Chung Ku
Publishing

신구용어 동시수록

요점 및 색칠실습

색칠사람해부학

Human Anatomy Coloring Book

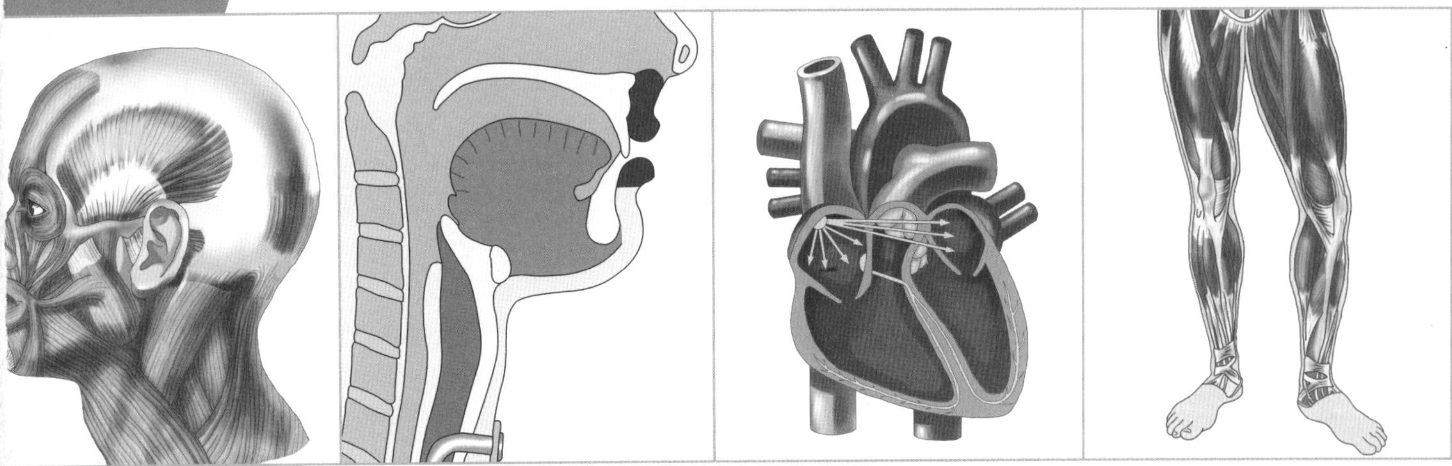

Coloring Book

청구문화사

머리말

사람해부학은 복잡한 구조와 기능을 가지고 있는 인체를 이해하는데 기초가 되는 중요한 학문입니다. 그러나 지금까지 밝혀진 인체의 구조를 1학기나 1년이라는 짧은 기간 내에 공부하여 익히기에는, 내용의 분량과 소요되는 시간을 감안할 때 많은 어려움이 뒤따르고 있습니다.

이에 따라 본 저자들은 다년간의 사람해부학 강의경험을 토대로 인체의 기본 형태를 보다 체계적으로 쉽게 이해하고 학습할 수 있도록 하기 위하여 본서를 펴내게 되었습니다.

본서의 특징은 다음과 같습니다.

1. 계통해부학과 국소해부학의 방대한 내용을 간략한 그림을 중심으로 서로 연관시켜 학습할 수 있도록 구성하였으며, 단원별 학습진도를 고려하여 학교에서는 물론 집에서도 예습과 복습을 할 수 있도록 구성하였습니다.
2. 해부학용어, 기관의 구조와 위치, 연관성을 이해하기 위해 오른쪽 그림에서 명칭을 찾아 왼쪽의 공란에 기입하고 공란에 해부학용어를 우리말과 영어를 쓰면서 그림에 색칠을 해 가도록 구성하여 해부학적 구조의 이해를 돕도록 하였습니다.
3. 2008학년도 신입생들이 국가시험을 볼 때부터는 해부학용어를 비롯한 의학용어를 신용어로만 출제한다는 방침에 따라 모든 용어를 대한의사협회 제정 새의학용어 네번째판과 대한해부학회 제정 해부학용어 다섯번째판을 기준으로 수정하였습니다.
4. 아래쪽에는 학습내용의 요점과 단어해설을 정리하여 수록함으로써 학습효율을 최대한 높일 수 있도록 정리하여 의과대학, 한의과대학, 간호대학을 비롯한 보건계, 특히 국가시험을 준비하는 학생들에게 도움이 될 수 있도록 구성하였습니다.

이 책은 과거 저자가 한창 대학교육에 전념하던 시절에 다른 출판사에서 출판되어 여러 대학에서 강의교재로 사용하였던 교재입니다. 세월은 유수와도 같다던 옛말처럼 어느 사이에 대학교육에 일생을 바친 끝에 정년퇴임을 하게 되었고, 이 책도 저자와 같이 퇴장될 운명이었으나 기울인 정성도 아깝지만 그동안 저자의 강의를 해주신 여러 교수님들의 성원과 후의에 보답드리고 싶은 감사함과 그간 간간이 보아두었던 오류만이라도 수정하고픈 노부의 마음을 헤아려 수정작업에 동참해준 여식 경아의 도움으로 새판을 준비하게 되었습니다.

거듭 이 자리를 빌려 그간 각별하신 격려와 성원을 보내 주신 여러 교수님들께 다시 한 번 깊이 머리 숙여 감사의 마음을 전하며, 앞으로도 부디 여러분들의 변함없으신 사랑과 후의로 지도편달 하여 주시길 간곡히 부탁드립니다.

이번 출판을 준비하는 과정에서도 언제나처럼 필자의 건강을 보살펴 준, 이제는 백발의 할머니가 된 인생의 동반자이자 동무인 아내에게 감사를 드리며, 꼼꼼히 내용을 교정해주신 여러 교수님들과, 이번에도 출판을 맡아 수고하신 靑丘文化社 李相泰사장님을 비롯한 임직원들의 노고에 깊이 감사를 드립니다.

언제나 모든 분들의 가정에 건강과 행운이 함께하시길 빕니다.

2011년 새 봄

대표저자 씀

목 차

제4장 근육계통 129

제5장 순환계통 181

제1장 해부학의 개념

1. 위치와 방향에 관한 용어

( ) 1. Median(midsagittal) plane(정중(시상)면)
( ) 2. Sagittal plane(시상면)
( ) 3. Transverse or horizontal plane(횡단 또는 수평면)
( ) 4. Frontal or coronal plane(이마면 또는 관상면)
( ) 5. Internal(내→속)
( ) 6. Deep(심→깊은)
( ) 7. External(외→바깥)
( ) 8. Superficial(천→얕은)

절단면에 관한 용어

1) Median(midsagittal) plane : 신체, 장기의 정중선을 지나는 절단면 신체의 좌우대칭, 시상봉합 통과
2) Sagittal plane : 정중면과 평행되는 절단면
3) Transverse plane : 몸을 위·아래로 가르는 절단면, 정중면과 관상면에 직각
4) Frontal plane : 신체 혹은 장기를 앞과 뒤로 가르는 절단면 관상봉합 통과, 정중면에 직각인 수직면
5) Vertical plane : 지평면과 직각이 되는 방향의 여러면

방향에 관한 용어

1) Anterior(전→앞) : 몸의 앞쪽, 신체나 장기의 앞면(눈은 뇌의전면)
2) Posterior(후→뒤) : 몸의 뒤쪽, 신체나 장기의 뒤면(식도는 기관의 뒤면)
3) Superior(상→위) : 윗쪽, 머리의 꼭대기에 가까운 부위, 바로선자세에서 머리쪽
4) Inferior(하→아래) : 아랫쪽, 발바닥에 가까운 부위, 바로선자세에서 발바닥쪽
5) Internal(내→속) : 몸의 속면 또는 장기의 안쪽
6) External(외→겉) : 몸의 표면 또는 장기의 겉면
7) Medial(내측→안쪽) : 몸의 정중면에 가까운 부위, 코는 눈의 안쪽
8) Lateral(외측→가쪽) : 몸의 정중선에서 멀어지는 쪽, 귀는 눈보다 가쪽
9) Cranial(두측→머리쪽) : 해부학 자세에서 머리쪽, 인체에서 '위'와 같음
10) Caudal(미측→꼬리쪽) : 꼬리쪽, 인체에서 '아래쪽'
11) Ventral(복측→배쪽) : 사람은 '앞쪽'이 배쪽
12) Dorsal(배측→등쪽) : 사람은 '뒤쪽'이 등쪽
13) Proximal(근위→몸쪽) : 몸통에서 가까운 쪽
14) Distal(원위→먼쪽) : 몸통에서 멀리 떨어진 쪽
15) Superficial(천→얕은) : 피부로부터 가까운 곳
16) Deep(심→깊은) : 피부로부터 먼 곳

해부학적 자세

해부학적 자세에서는 양다리를 약간 벌리고 서서 발끝이 앞으로 향하도록 하여 곧게 딛고, 양팔은 손바닥을 앞쪽으로 향하게 한 상태에서 아래로 늘어뜨린 상태.

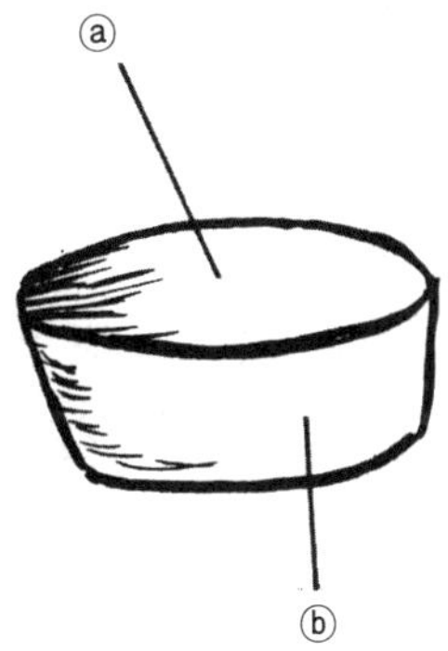

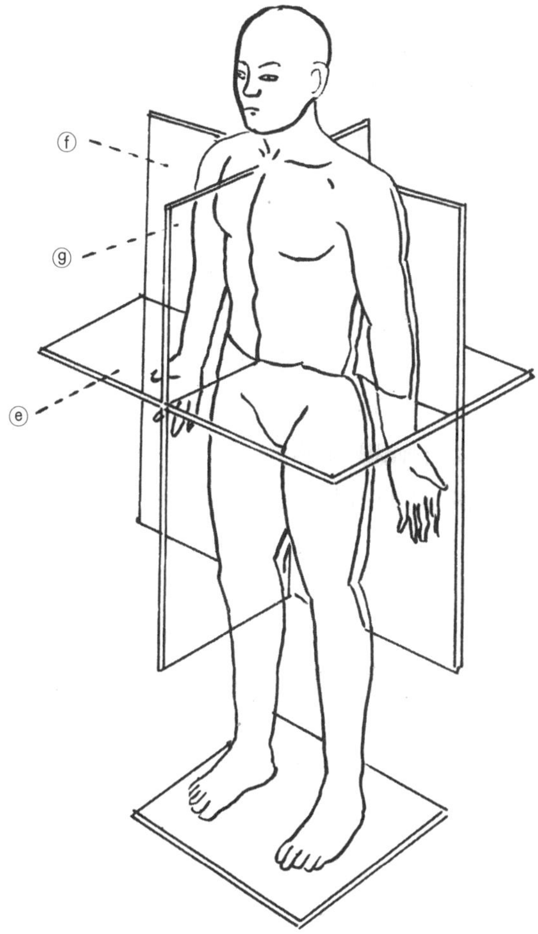

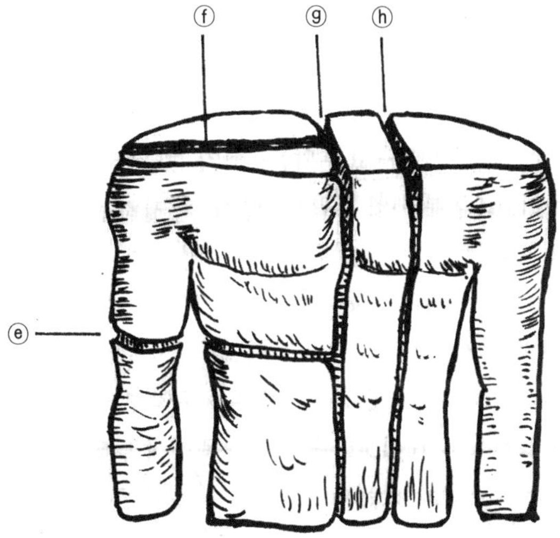

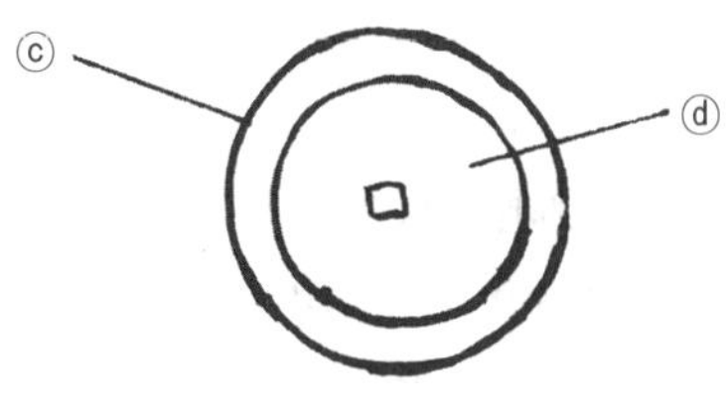

2. 두 · 안면부(머리와 얼굴부위 Regions of head and face)

( ) 1. Frontal region(전두부→이마부위)
( ) 2. Temporal region(측두부→관자부위)
( ) 3. Parietal region(두정부→마루부위)
( ) 4. Occipital region(후두부→뒤통수부위)
( ) 5. Infratemporal region(측두하부→관자아래부위)
( ) 6. Oral region(구부→입부위)
( ) 7. Nasal region(비부→코부위)
( ) 8. Orbital region(안와부→눈확부위)
( ) 9. Mental region(이부→턱끝부위)
( ) 10. Infraorbital region(안와하부→눈확아래부위)
( ) 11. Parotidomasseteric region(이하선교근부→귀밑샘깨물근부위)
( ) 12. Buccal region(협부→볼부위)
( ) 13. Zygomatic region(관골부→광대부위)
( ) 14. Posterior cervical region(후경부→목덜미부위 =Nuchal region)
( ) 15. Middle cervical region(중경부→중간목부위)
( ) 16. Sternocleidomastoid region(흉쇄유돌근부위→목빗근부위)
( ) 17. Hyoid region(설골부→목뿔뼈부위)
( ) 18. Mastoid region(유돌부→꼭지부위)
( ) 19. Submandibular triangle(악하삼각→턱밑삼각)
( ) 20. Laternal cervical triangle(외측경삼각→가쪽목삼각)
( ) 21. Carotid triangle(경동맥삼각→목동맥삼각)

두부(머리부위 Regions of head)

1) Frontal region(전두부→이마부위) : 앞머리. 이마뼈가 있는 부위
2) Parietal region(두정부→마루부위) : 좌우 두정골(마루뼈)과 두개관(머리덮개뼈, skull cap)부위
3) Temporal region(측두부→관자부위) : 측두골(관자뼈)과 측두근(관자근)으로 덮인 부위
4) Occipital region(후두부→뒤통수부위) : 후두골(뒤통수뼈), 외후두융기(바깥뒤통수뼈융기), 그리고 하방은 항부(목덜미)라 한다.

안면부(얼굴부위 Regions of face)

1) Orbital region(안와부→눈확부위) : 안와(눈확 orbit)부위로 안구(눈알 eyeball)가 들어있다.
2) Nasal region(비부→코부위) : 코가 차지하는 부위, 비근(코뿌리)에서 비첨(코끝)까지
3) Oral region(구부→입부위) : 입이 차지하는 부위
4) Mental region(이부→턱끝부위) : 입아래 부위(턱융기)
5) Buccal region(협부→볼부위) : 뺨 즉 구강(입안)의 가쪽벽을 이루는 부위

경부(목부위 Regions of neck)

1) Anterior cervical region(전경부→목앞부위)
2) Lateral cervical region(측경부→목가쪽부위) : 흉쇄유돌근(목빗근)의 주변부
3) Posterior cervical region(후경부→목뒤부위) : 유양돌기(꼭지돌기)와 견봉(봉우리)을 연결하는 선의 후방부

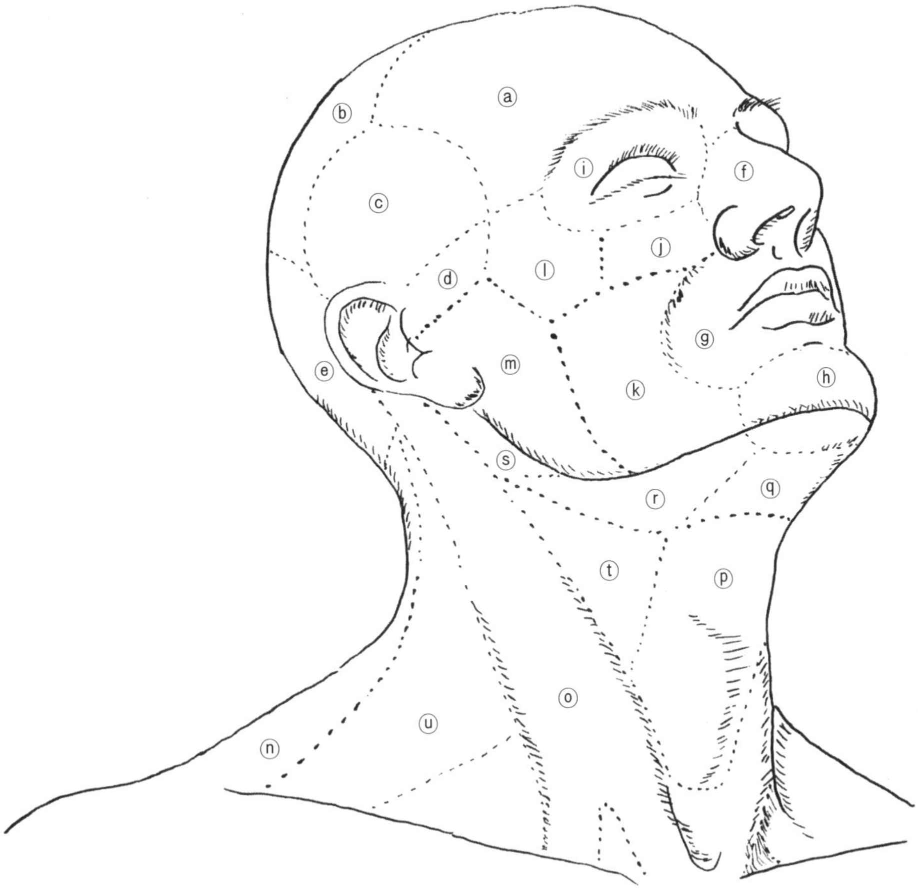

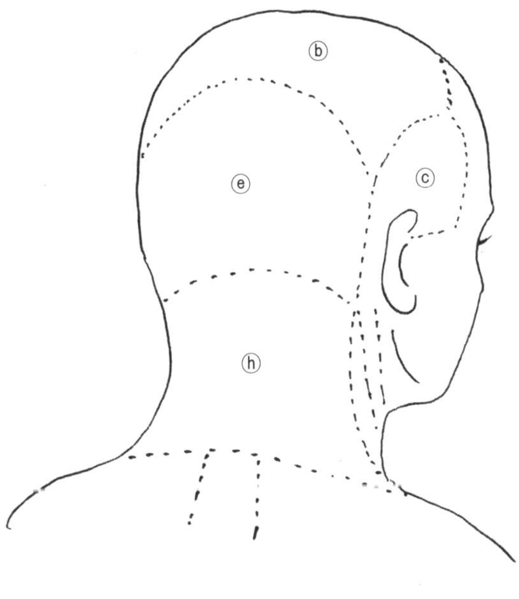

3. 흉부(가슴부위 Pectoral region)와 배부(등부위 Region of the back)

( ) 1. Deltoid region(삼각근부→세모근부위)
( ) 2. Deltopectoral triangle(삼각흉근삼각→삼각가슴근삼각)
( ) 3. Infraclavicular region(쇄골하부→빗장아래부위)
( ) 4. Mammary region(유방부→젖부위)
( ) 5. Axillary region(액와부→겨드랑부위)
( ) 6. Inframammarial region(유방하부→젖아래부위)
( ) 7. Sternal region(흉골부→복장부분)
( ) 8. Lateral thoracic region(측흉부→가슴가쪽부위)
( ) 9. Hypochondriac region(하늑부→갈비아래부위)
( ) 10. Epigastric region(상위부→명치부위)
( ) 11. Suprascapular region(견갑상부→어깨위부위)
( ) 12. Scapular region(견갑부→어깨부위)
( ) 13. Intrascapular region(견갑간부→어깨사이부위)
( ) 14. Vertebral region(척주부→척주부위)
( ) 15. Infrascapular region(견갑하부→어깨아래부위)
( ) 16. Lumbar region(요부→옆구리부위)

흉부(가슴위 부위 Pectoral region)

1) Infraclavicular region(쇄골하부→빗장뼈아래부위) : 쇄골(빗장뼈) 바로 아래쪽 오목한 부위
2) Mammary region(유방부→젖부위) : 유방이 있는 부위
3) Axillary region(액와부→겨드랑부위) : 앞쪽은 대흉근(큰가슴근), 뒤는 광배근(넓은등근)으로 경계지워진 오목한 부위 다수의 림프절이 있다.
4) Lateral thoracic region(외측흉부→가슴가쪽부위) : 겨드랑부위 전거근(앞톱니근)이 있다.

배부(등의 부위 Region of back)

1) Vertebral region(척주부→척주부위) : 척주를 따라 뒤목부위에서 요부(옆구리부위)까지, 좌우 둔부(볼기부위) 사이에 천골부(엉치부위)가 있다.
2) Scapular region(견갑부→어깨부위) : 견갑골(어깨뼈)에 해당하는 부위
3) Infrascapular region(견갑하부→어깨아래부위) : 견갑골(어깨뼈)
4) Lumbar region(요부→옆구리부위) : 최하위의 늑골(갈비뼈)과 장골릉(엉덩뼈능선)까지 둔부의 윗부분

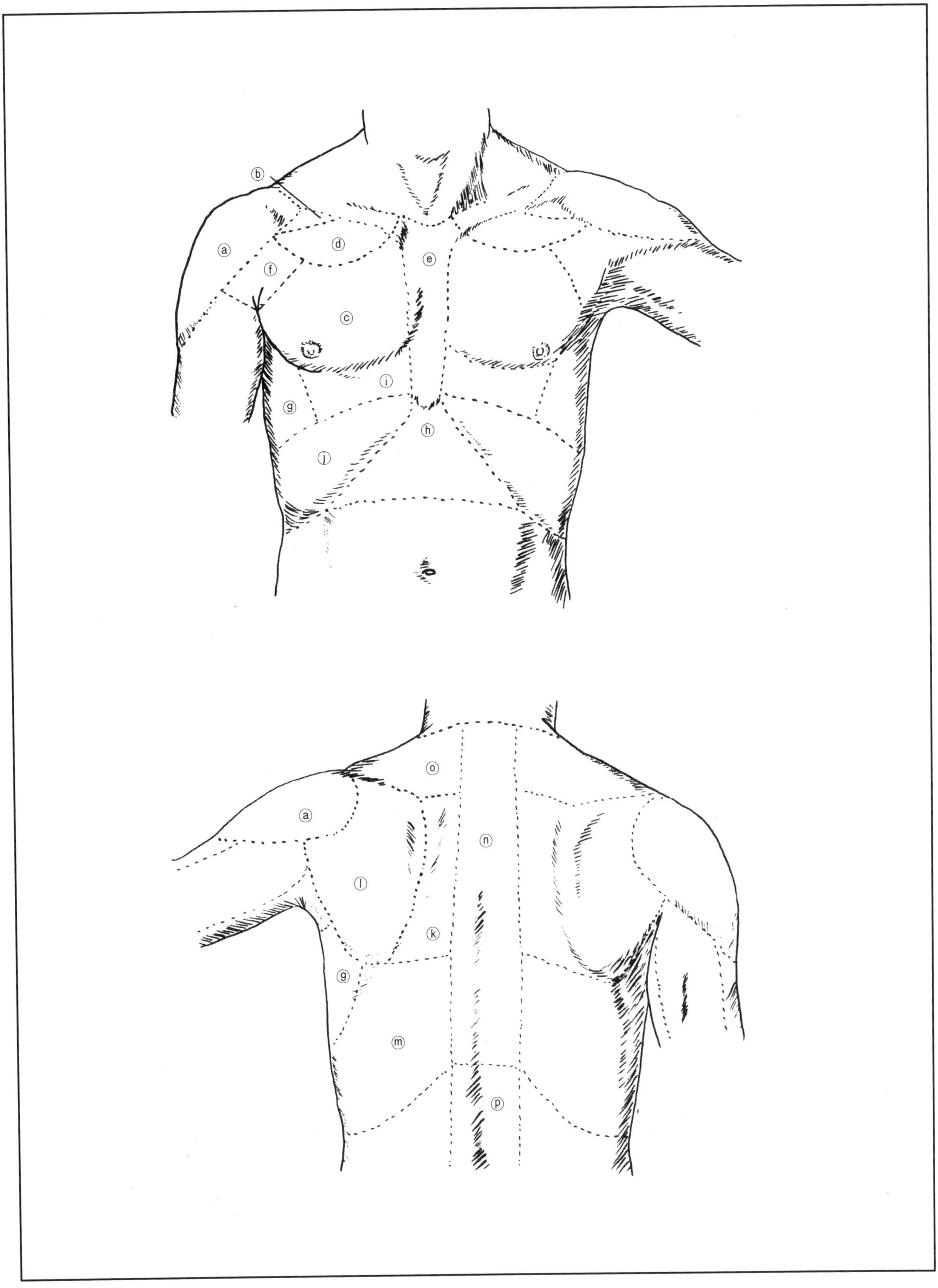

4. 상지부(팔부위 Region of upper limb)

( ) 1. Infraclavicular region(쇄골하부→빗장아래부위)
( ) 2. Deltopectoral triangle(삼각흉근삼각→삼각가슴근삼각)
( ) 3. Axillary region(액와부→겨드랑부위)
( ) 4. Axillary(액와→겨드랑)
( ) 5. Deltoid region(삼각근부→삼각근부위)
( ) 6. Scapular region(견갑부→어깨부위)
( ) 7. Anterior brachial region(전상완부→위팔앞부위)
( ) 8. Posterior brachial region(후상완부→위팔앞부위)
( ) 9. Sulcus bicapitalis medialis(내측이두근구→안쪽두갈래근고랑)
( ) 10. Anterior cubital region(전주부→팔굽앞부위)
( ) 11. Posterior cubital region(후주부→팔굽뒤부위)
( ) 12. Anterior antebrachial region(전전완부→아래팔앞부위)
( ) 13. Posterior antebrachial region(후전완부→아래팔뒤부위)
( ) 14. Palm(수장→손바닥)
( ) 15. Dorsum(수배→손등)
( ) 16. Foveola redialis(요측소와→노쪽작은오목)
( ) 17. Anterior carpalis region(전수근부→손목앞부위)
( ) 18. Posterior carpalis region(후수근부→손목뒤부위)

상지부(팔부위 Region of upper limb)

1) Deltoid region(삼각근부→세모근부위) : 삼각근이 있는 부위. 어깨의 둥근 융기
2) Brachial region(상완부→위팔부위) : 상완골(위팔뼈)을 중심으로 어깨관절에서 팔꿉관절까지의 부위
3) Cubital region(주부→팔꿉부위) : 주관절이 있는 부위. 앞면에 오목한 주와(팔오금 cubital fossa), 뒤쪽융기는 주두(팔꿈치머리olecranon)
4) Anterbrachial region(전완부→아래팔부위) : 척골(자뼈)과 요골(노뼈)을 중심을 주부에서 손목까지의 부분
5) Hand(수부=손부위)
(1) Wrist(수근부=손목부위) : 손목부위에는 80개의 수근골(손목뼈)이 있다.
(2) Metacarpus(중수부→손허리) : 손허리부위에는 5개의 중수골(손허리뼈)
(3) Finger(지골→손가락) : 손가락은 14개로 구성. 손가락은 가쪽부터
Thumb(First finger) : 엄지손가락
Index(Second finger) : 집게손가락
Middle(Third finger) : 가운데손가락
Ring(Fourth finger) : 반지손가락
Little(Fifth finger) : 새끼손가락
(4) Palm : 손목부위와 손허리부위를 합한 앞면
(5) Dorsum : Palm의 뒤면

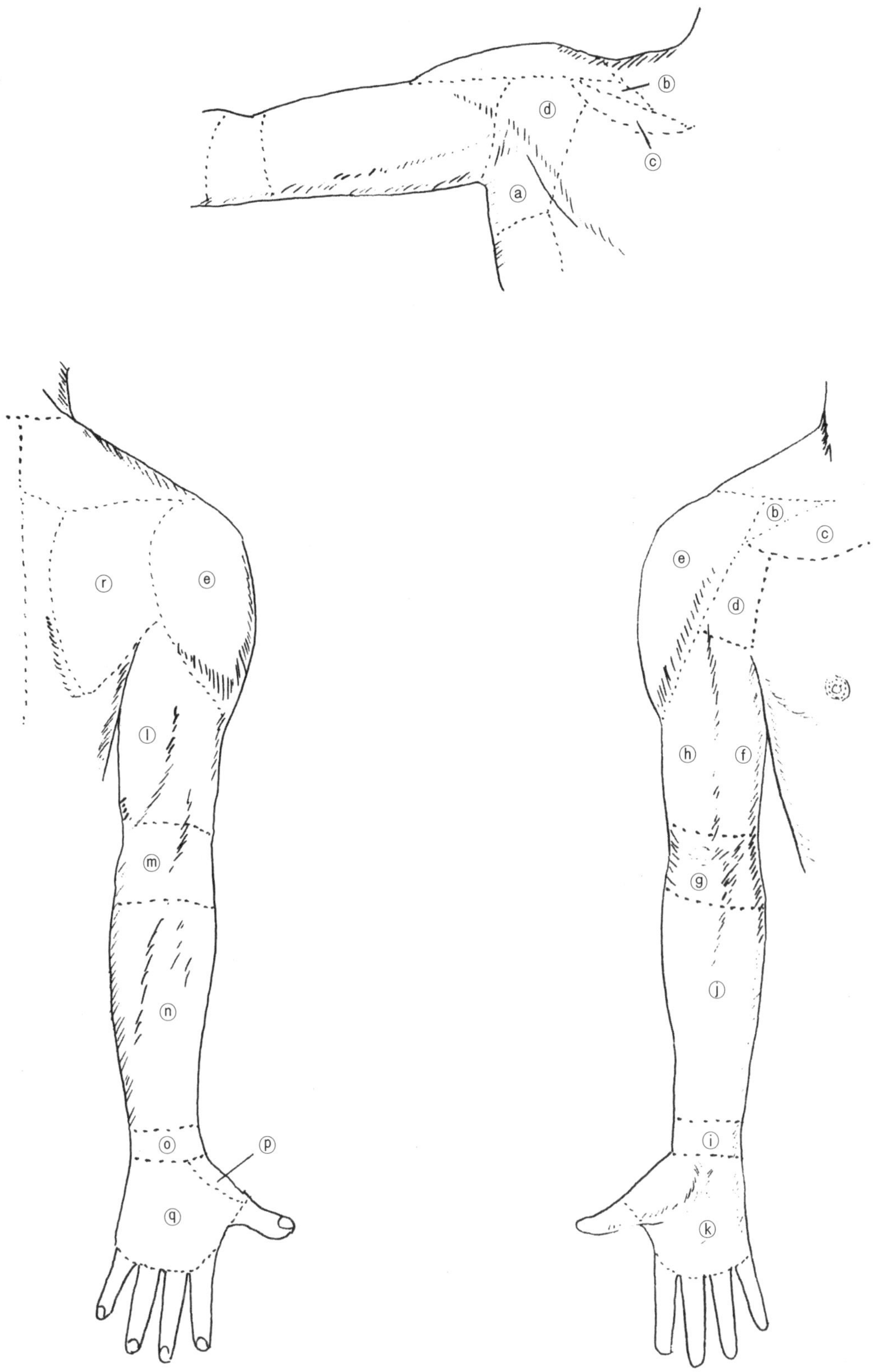

5. 복부(배부위 Abdominal region)와 요부(허리부위 Lumbar region)

( ) 1. Hypochondriac region(하늑부→갈비아래부위)
( ) 2. Epigastric region(상위부→명치부위)
( ) 3. Umbilical region(제부→배꼽부위)
( ) 4. Pubic region(치골부→두덩부위)
( ) 5. Lateral abdominal region(측복부→배가쪽부위)
( ) 6. Inguinal region(서혜부→샅굴부위)
( ) 7. Subinguinal region(서혜하부→샅굴아래부위)
( ) 8. Vertebral region(척추부→척주부위)
( ) 9. Lumbar region(요부→옆구리부위)
( ) 10. Lateal region(측복부→배가쪽부위)
( ) 11. Gluteal region(둔부→볼기부위)
( ) 12. Sacral region(천골부→엉치부위)

복부(배부위 Abdominal region)

1) Epigastric region(명치부위) : 흉골(복장뼈)의 검상돌기(칼돌기)와 좌우 늑골궁(갈비뼈활) 사이
2) Hypochondriac region(하늑부→갈비아래부위) : 좌우의 유방 아랫쪽에서 늑골궁(갈비뼈활) 사이의 부위
3) Umbilical region(제부→배꼽부위) : 배꼽의 주변부
4) Lateral abdominal region(측복부→배가쪽부위) : 제부(배꼽부위)의 양측
5) Pubic region(치골부→두덩부위) : 배꼽의 아랫쪽에서 두덩결합까지의 부위
6) Inguinal region(서혜부→샅굴부위) : 두덩부위의 좌·우에 있으며 아랫쪽은 서혜인대(샅굴인대)로서 넙다리부위와 경계부위

요부(허리부위 Lumbar region)

1) Vertebral region(척주부위) : 척주를 따라 뒤목부위에서 엉치부위까지 이르는 부위
2) Lumbar region(요부→옆구리부위) : 맨아래 늑골(갈비뼈)과 장골능(엉덩뼈능선)까지 이르는 부위
3) Gluteal region(둔부→볼기부위) : 천골부(엉치부위)의 양측에 있는 부위로서 둔근군(볼기근육무리)부위
4) Sacral region(천골부→엉치부위) : 척주부위 아랫쪽으로, 좌우에 둔부(볼기부위)로 싸여있는 부위

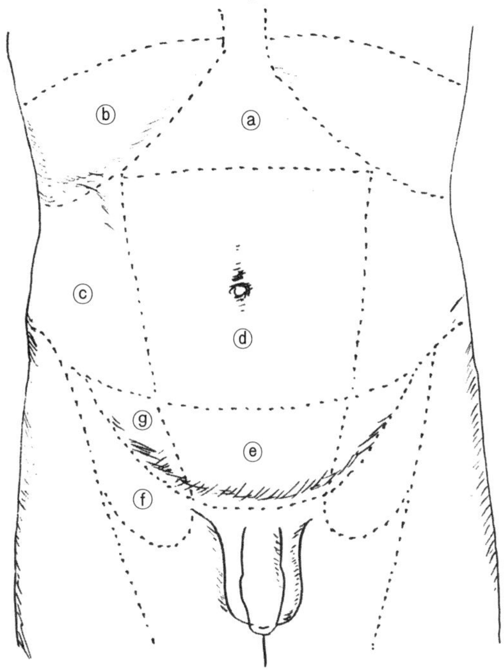

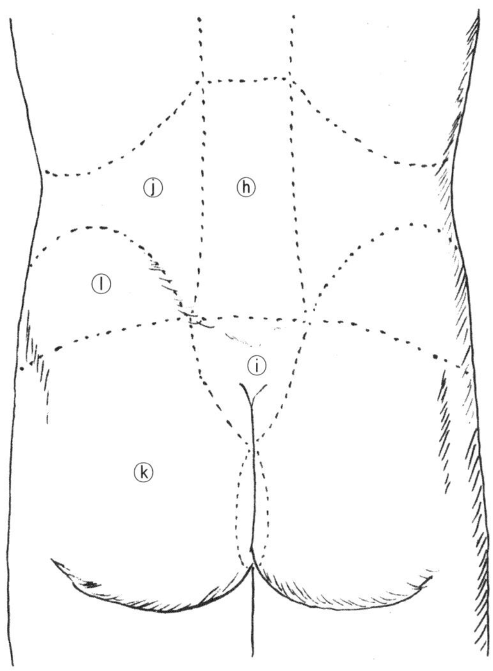

6. 회음부(샅부위 Perineal region)

( ) 1. Pubic region(치골부→두덩부위)
( ) 2. Urogenital region(비뇨생식부→비뇨생식부위)
( ) 3. Anal region(항문부→항문부위)
( ) 4. Anterior femoral region(전대퇴부→넓적다리앞부위)
( ) 5. Posterior femoral region(후대퇴부→넓적다리뒤부위)
( ) 6. Gluteal region(둔부→볼기부위)

회음부(샅부위 Perineal region)

1) Pubic reigion(치골부→두덩부위) : 배꼽부위의 아래에서 치골결합(두덩결합)까지
2) Urogenital region(비뇨생식부=외음부 pudendal region)→(바깥음부부위) : 회음의 앞쪽 부분으로 남성에서는 음경과 음낭, 여성에서는 질과 요도가 있다.
3) Anal region(항문부) : 항문이 있는 곳. 항문거근(항문올림근). 외항문괄약근(바깥항문조임근)이 위치.
4) Perineal region(회음부) : 비뇨생식부위와 항문부위 사이(좁은 의미)

※ **회음 perineum**이란 넓은 의미로는 골반의 출구(저)부 전체를 가리킴.

① 요생식삼각(비뇨생식삼각=외음부)
② 항문삼각=항문부위

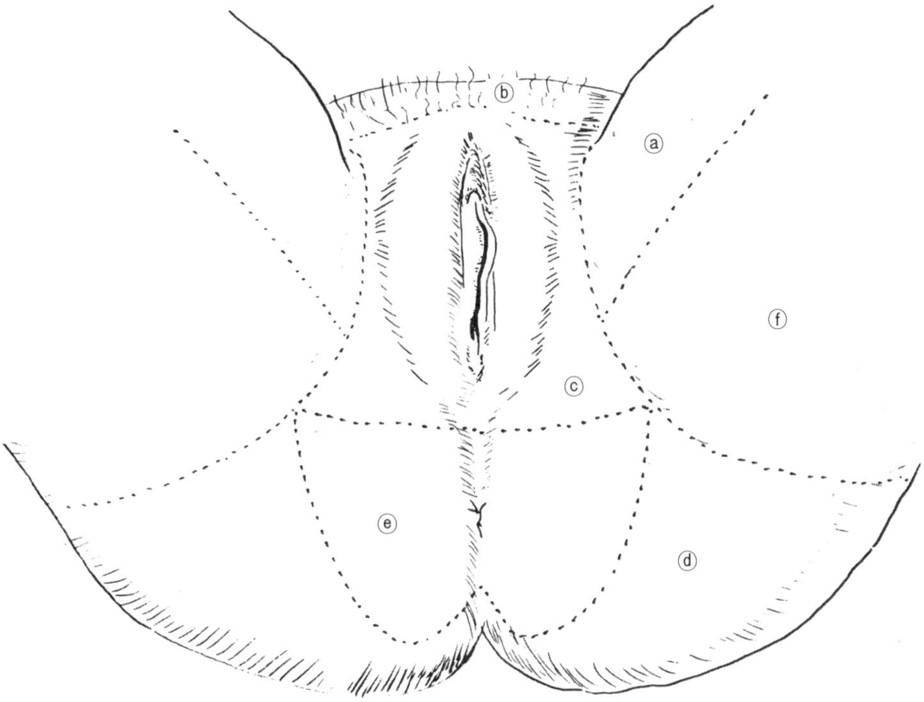

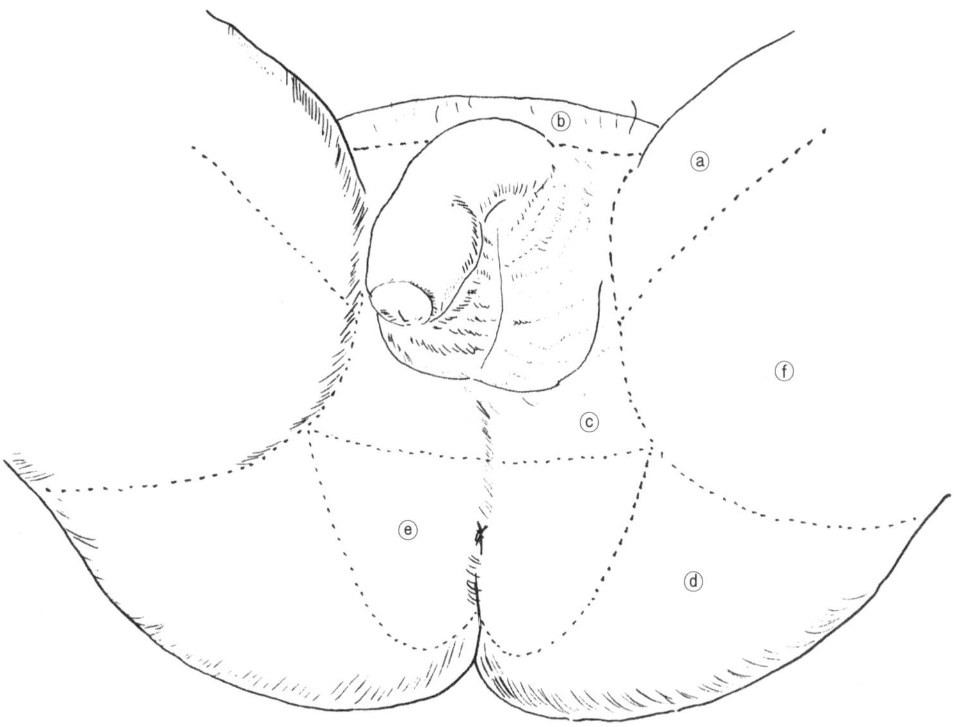

7. 하지부(다리부위 Regions of lower limb)

( ) 1. Subinguinal region(서혜하부→샅굴아래부위)
( ) 2. Femoral trigon(대퇴삼각→넓적다리삼각)
( ) 3. Gulteal region(둔부→볼기부위)
( ) 4. Anterior femoral region(전대퇴부→넓적다리앞부위)
( ) 5. Posterior femoral region(후대퇴부→넓적다리뒤부위)
( ) 6. Anterior knee region(전슬부→무릎앞부위)
( ) 7. Posterior knee region(후슬부→무릎뒤부위)
( ) 8. Anterior crural region(전하퇴부→종아리(하퇴)앞부위)
( ) 9. Posterior crural region(후하퇴부→종아리(하퇴) 뒤부위)
( ) 10. Lateral malleolus region(외과부→가쪽복사부위)
( ) 11. Calcaneal region(heel)(종부→발꿈치)
( ) 12. Dorsum pedis(족배→발등)
( ) 13. Planta pedis(족저→발바닥)

하지부(다리부위 Region of lower limb)

1) Femoral region(대퇴부→넓적다리부위) : 대퇴골(넙다리뼈)를 중심으로 고관절(엉덩관절)에서 슬관절(무릎관절)까지의 부위
2) Region of the knee(슬부→무릎부위) : 슬관절(무릎관절)이 있는 부위로서 앞면에서 슬개골(무릎뼈)이 돌출되어 있고 뒷면에 오목한 부위는 슬와(오금 popliteal fossa)이다.
3) Crural region(하퇴부→종아리부위) : 경골(정강뼈)과 비골(종아리뼈)이 있는 부위
하퇴부(종아리부위) 아래쪽과 발목사이 양쪽에 각각 내과(안쪽복사)와 외과(가쪽복사)가 있다.
하퇴부후면(종아리뒤부위)을 장딴지라고 한다.
4) Foot(족부→발) : 발은 족근(발목). 중족(발허리) 족지(발가락)으로 구분
① Ankle(족근=발목) : 발목부위에는 7개의 족근골(발목뼈)가 있다.
② Metatarsus(중족부=발허리부) : 발허리부위에는 5개의 중족골(발허리뼈)가 있다.
③ Toes(족지=발가락) : 발가락은 14개로 구성 안쪽부터
Great toe : 엄지발가락
2nd toe : 둘째발가락
3nd toe : 셋째발가락
4th toe : 넷째발가락
Little toe : 새끼발가락
5) Dorsum of the foot(족배→발등) : 발의 윗부분
6) Sole of foot(족척→발바닥) : 발의 아래부분

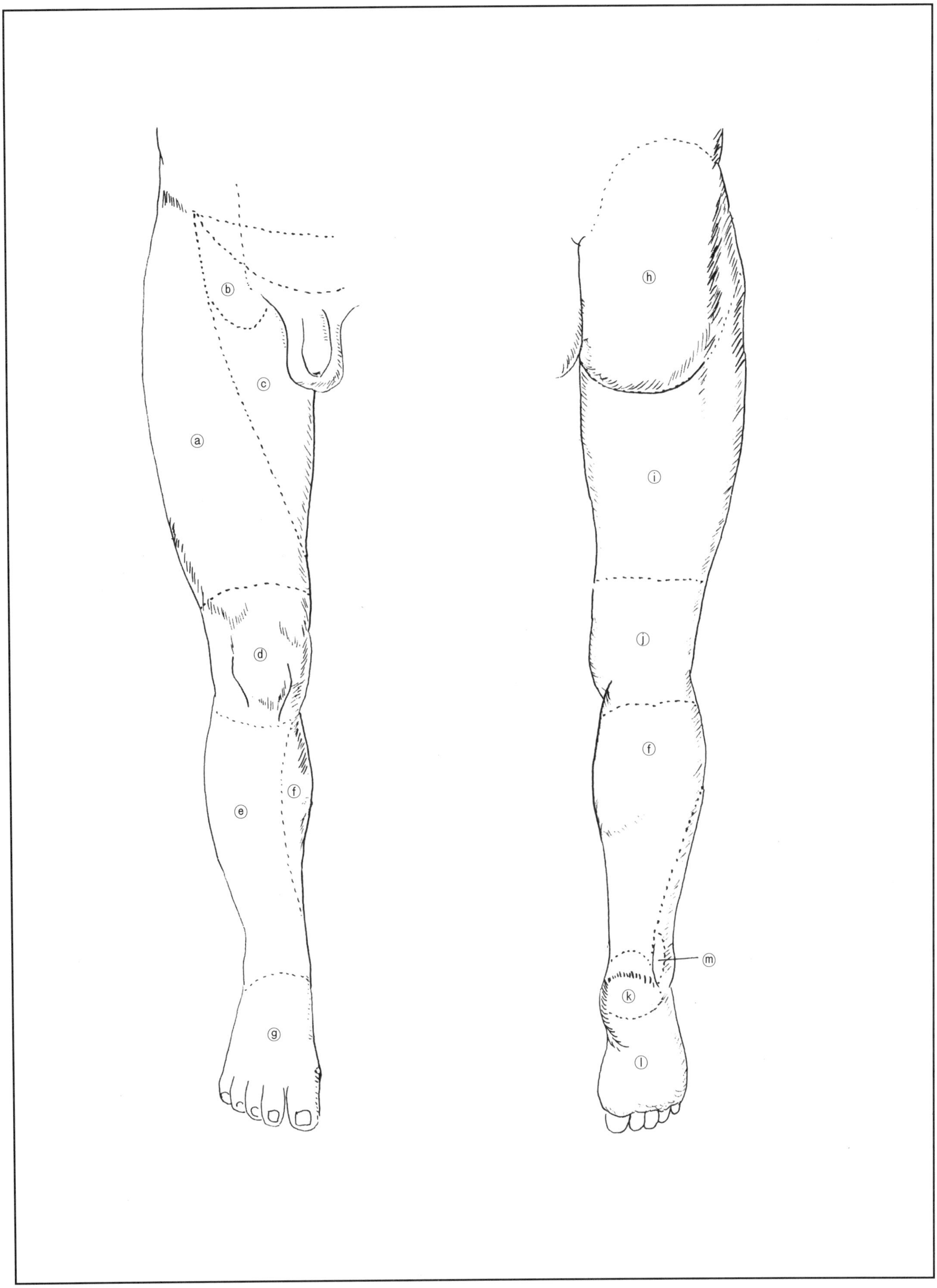

8. 상피조직(Epithelial tissue)

( ) 1. Simple squamous epithelium(단층편평상피)
( ) 2. Simple cuboidal epithelium(단층입방상피)
( ) 3. Simple columnar epithelium(단층원주상피)
( ) 4. Pseudostratified ciliated columnar epithelium (위중층섬모원주상피→거짓중층섬모원주상피)
( ) 5. Stratified squamous epithelium(중층편평상피)
( ) 6. Transitional epithelium(이행상피)

조직(tissues)이란 비슷한 형태와 기능을 가진 세포들의 집단 및 이들 세포로부터 나온 세포간질들을 말한다. 인체에는 4대 기본조직이 있다.

1) Epithelial tissue(**상피조직**)
몸의 내면과 외면을 덮고 있으며 세포들 간에 밀집되어 있고, 세포간질이 거의 없는 조직

2) Connective or supporting tissue(**결합 또는 지지조직**)
각 부분을 연결하고 유지하며 혈관, 림프관 및 신경을 필요한 장소에 분포시키기도 한다.

3) Muscular tissue(**근육조직**)
운동을 일으키며 가늘고 긴 근세포로 이루어지며 흥분성, 수축성, 신장성 및 신축성의 특징이 있다.

4) Nervous tissue(**신경조직**)
환경변화에 적응토록 조정하며 해부학적으로 중추신경계와 말초신경계로 나눌 수 있다.

(1) 상피조직의 형태와 배열에 따른 분류
① 단층편평상피 : 폐포(허파꽈리), 혈관내피, 흉막(가슴막), 심낭막, 흉강(가슴안)
② 단층입방상피 : 난소 표면, 집합관, 갑상샘
③ 단층원주상피 : 주로 소화기관, 위, 담낭(쓸개)
④ 단층원주섬모상피 : 난관, 소기관지
⑤ 중층편평상피 : 구강, 식도, 항문, 후두, 질상피
⑥ 이행상피 : 신우(콩팥깔대기), 요관, 방광, 요도

(2) 상피조직의 기능에 따른 분류
① 피개상피(보호상피) : 체표 및 기관표면을 덮어서 보호작용
② 분비상피(샘상피) : 샘(gland)에 있으며 분비작용
③ 흡수상피 : 소화관의 상피이며 영양소의 흡수작용
④ 감각상피 : 감각기의 상피이며 외계로부터의 자극을 감지
⑤ 배상피 : 생식샘(정소, 난소)의 상피이며 생식세포 산출

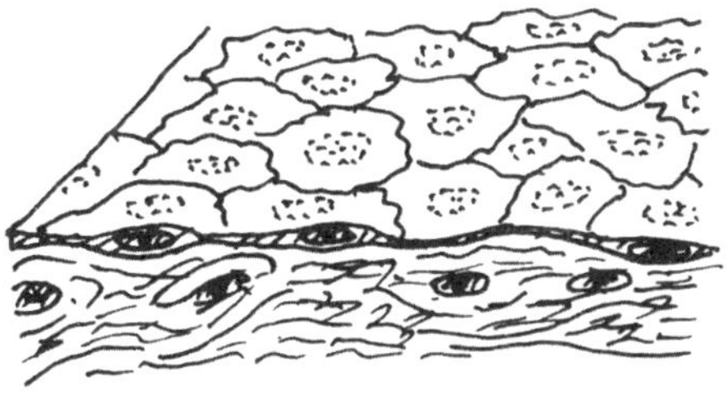

A

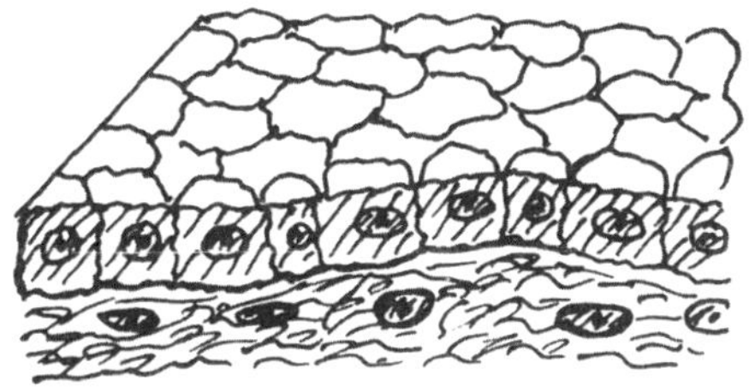

B

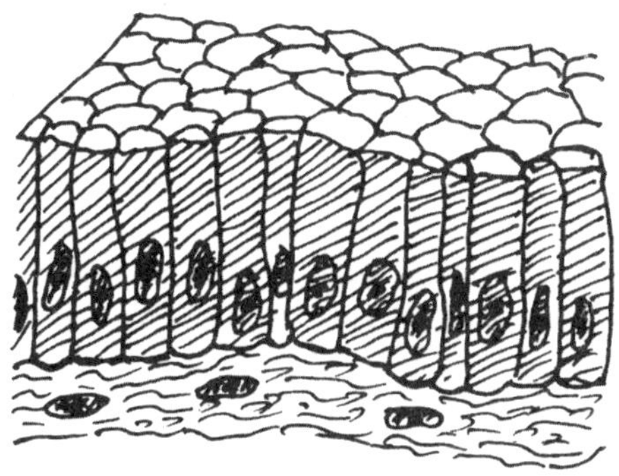

C

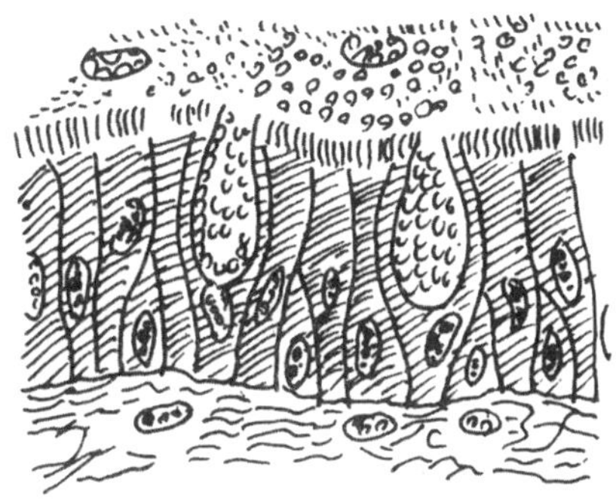

D

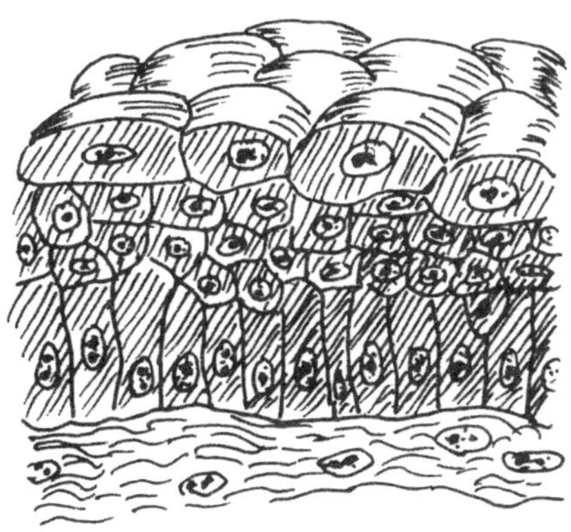

E

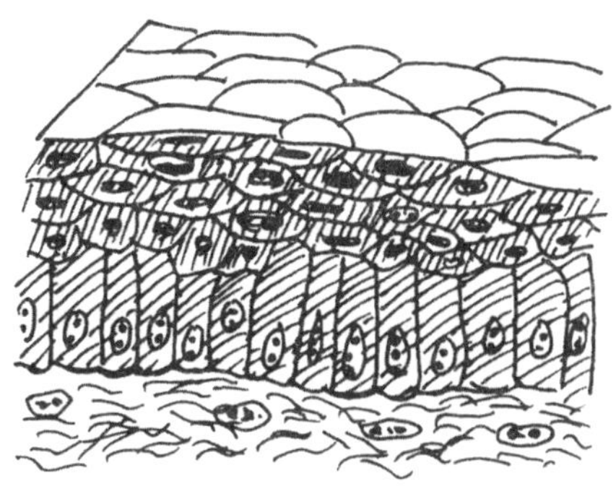

F

9. 결합조직(Connective tissue)

( ) 1. Reticular tissue(세망조직)
( ) 2. Loose connective tissue(소성결합조직)
( ) 3. Dense connective tissue(치밀결합조직)
( ) 4. Fat tissue(지방조직)
( ) 5. Elastic cartilage(탄력연골)
( ) 6. Hyaline cartilage(초자연골→유리연골)
( ) 7. Fibrous cartilage(섬유연골)
( ) 8. Fibrocyte(섬유세포)
( ) 9. Collagenous fiber(교원섬유→아교섬유)
( ) 10. Elastic fiber(탄력섬유)
( ) 11. Reticular fiber(세망섬유)
( ) 12. Mast cell(비만세포)
( ) 13. Plasma cell(형질세포)
( ) 14. Tendon cell(건세포→힘줄세포)
( ) 15. Reticular cell(세망세포)
( ) 16. Fat cell(지방세포)
( ) 17. Granulocyte(과립백혈구)
( ) 18. Monocyte(단핵구)
( ) 19. Lymphocyte(림프구)
( ) 20. Histiocyte(조직기구)
( ) 21. Cartilage matrix(연골기질)
( ) 22. Chondrocyte(연골세포)
( ) 23. Territorial matrix(기질영역)
( ) 24. Fat cell(nucleus)(지방세포(핵))

Connective tissue(결합조직)

결합조직은 각종 세포, 조직, 기관 사이를 결합 또는 채우는 조직을 말한다.
상피조직과는 달리 신체, 장기 표면이나 관강내 표면에 노출됨이 없이 전신에 널리 분포, 또한 재생능력이 강하며 기관의 보호 및 고정 그리고 기관에 영양공급, 조직손상에 대한 재생에 관여한다.

1) **고유결합조직** connective tissue proper
 (1) 소성결합조직 : 아교섬유의 배열이 엉성하고 피부, 점막, 장막 사이를 연결하고 구조물 사이를 메꾼다.
 (2) 치밀결합조직 : 아교섬유가 매우 치밀하게 배열
  규칙배열 : 힘줄, 인대, 골막
  불규칙배열 : 진피, 기관의 피막
2) **특수결합조직** special connective tissue
 태아결합조직, 탄력조직, 세망조직, 지방조직, 색소조직
3) **액상조직** fluid tissue : 혈액과 림프로 구성
 세포성분 : Blood(RBC, WBC, TC), Lymph(lymphocyte)
 액상성분 : Blood(blood plasma), Lymph(lymph plasma)
4) **지지조직** supporting tissue : 인체의 기본형태를 만들고 지지와 보호 역할
 (1) Bone - 뼈세포+뼈기질로 구성
 (2) Cartilage - 연골세포+연골기질로 구성
  ① 초자연골 : 관절연골, 코중격, 갈비연골, 기관, 기관지연골
  ② 탄력연골 : 이개(귓바퀴)연골, 후두덮개연골(일부)
  ③ 섬유연골 : 추간원판(척추사이원반), 치골간원판(두덩사이원반), 관절원반, 관절반달

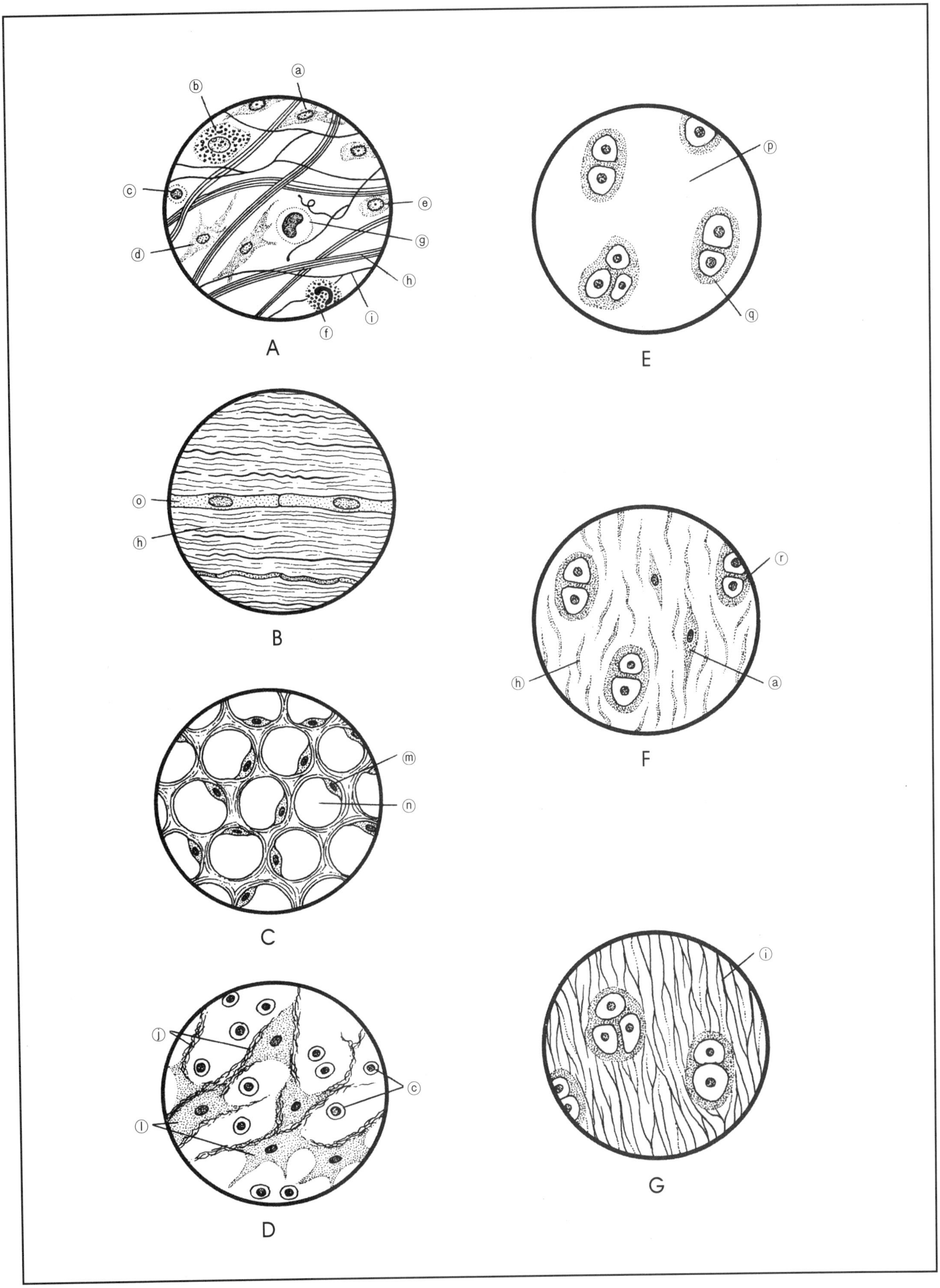
ⓐ
ⓑ
ⓒ
ⓔ
ⓓ
ⓖ
ⓗ
ⓘ
ⓕ
A
ⓟ
ⓠ
E
ⓞ
ⓗ
B
ⓡ
ⓗ
ⓐ
F
ⓜ
ⓝ
C
ⓘ
ⓙ
ⓒ
ⓛ
D
G

10. 근육조직(Muscular tissue)

( ) 1. Skeletal muscle(골격근→뼈대근육)
( ) 2. Smooth muscle(평활근→민무늬근육)
( ) 3. Cardiac muscle(심근→심장근→심장근육)
( ) 4. Smooth muscle cell(평활근세포→민무늬근육세포)
( ) 5. Cardiac muscle cell(심장근육세포)
( ) 6. Nucleus(핵)
( ) 7. Intercalated disc(개재판→사이원반)
( ) 8. Skeletal muscle cell(골격근세포)
( ) 9. Striate(횡문=가로무늬)

Muscular tissue

Muscle
- Striated muscle
  - Skeletal muscle — 수의근(맘대로근)
  - Cardiac muscle — 불수의근(제대로근)
- Smooth muscle — 불수의근(제대로근)

1) Skeletal muscle

① 뇌척수신경 지배 ② 뼈에 부착 ③ 수의근(맘대로근)
④ 핵은 다핵 ⑤ 가로무늬근 ⑥ 관절운동과 호흡 및 표정

2) Cardiac muscle

① 자율신경 지배 ② 심장에 있고 ③ 불수의근
④ 단핵 ⑤ 가로무늬근 ⑥ 심장운동

3) Smooth muscle

① 자율신경 지배 ② 내장 ③ 불수의근(제대로근)
④ 단핵 ⑤ 무늬가 없다 ⑥ 내장 및 혈관운동

*Sarcolemma(근초) : 근세포는 근세포막인 근초로 싸여 있다.

※ 결합조직을 구성하는 세포들의 구조와 기능

1) 섬유모세포(fibroblast) : 소성결합조직내 최다 내재. 길고 납작, 돌기분지, 염증시나 배양시 이동
2) 대식세포(조직구)(macrophage) : 두번째 많음. 혈관주위에 많다. 생체방어 역할
3) 미분화세포(undifferentiated cell) : 섬유세포와 비슷. 자극이 있을 때 다른 세포로 분화. 발생잠재력이 있어 조형조직의 원시세망세포와 비슷
4) 지방세포(fat cell) : 지방세포는 다수 집결하여 지방조직 형성. 지방조직은 피부밑, 신장(콩팥), 장간막(창자간막), 서혜부(샅부위), 액와부(겨드랑부위)에 다수 집결
5) 비만세포(mast cell) : 혈관주위에 다수 분포. Heparin, histamine, serotonin을 생산 분비
6) 호산성세포(eosinophil cell) : 혈액의 호산성 백혈구가 조직내 이동된 것. Allergy, 급성염증시 증가
7) 림프구(lymphocyte) : 결합조직내에서 가장 작은 세포. 염증부위에 현저히 다량 출현
   T림프구 : 세포매개면역에 관여　B림프구 : 항체를 만들어 체약면역에 관여
8) 형질세포(plasma cell) : 소성결합조직중 희소, 소화관, 만성염증시 증가, 난원형, 구형
9) 색소세포(pigment cell) : 진피, 몽고반점, 뇌연막, 안구 등에 분포. Melanin과립내재 피부와 안구의 홍채나 망막 등에 많고 광선의 흡수와 차광작용

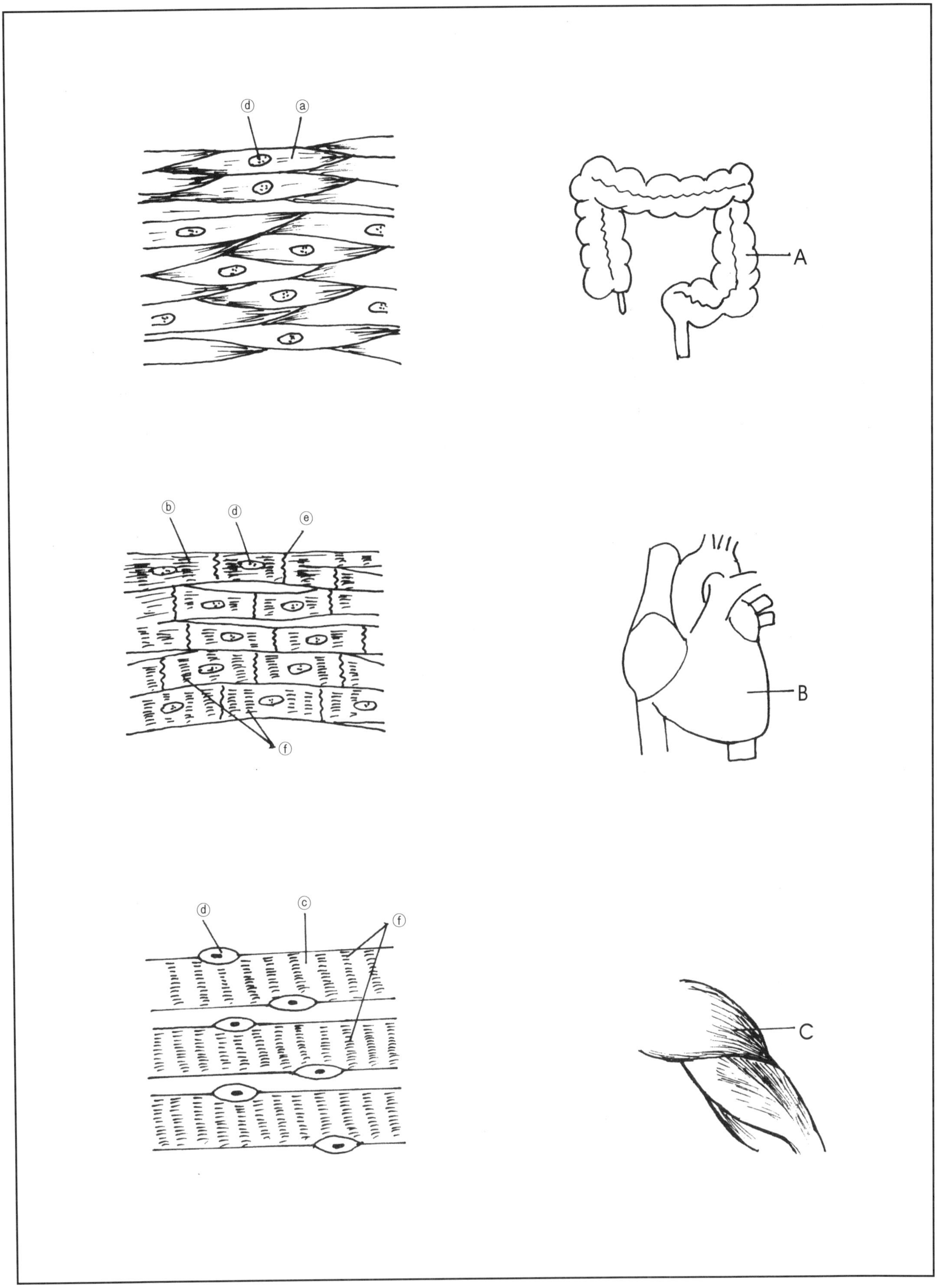
ⓓ
ⓐ
A
ⓑ
ⓓ
ⓔ
ⓕ
B
ⓓ
ⓒ
ⓕ
C

11. 신경조직(Nervous tissue)

( ) 1. Nucleus(핵)

( ) 2. Nucleolus(핵소체)

( ) 3. Dendrite(수상돌기→가지돌기)

( ) 4. Axon(축삭)

( ) 5. Neurolemma(신경집) 혹은 Schwann's sheath (슈반초)

( ) 6. Myelin sheath(수초→말이집)

( ) 7. Ranvier's node(란비어 절)

( ) 8. Nissl bodies(니슬소체)

( ) 9. Schwann cell(슈반세포→신경집세포)

신경계(신경계통)는 고유신경성분인 신경원(신경세포, neuron)과 지주역할을 하는 신경교(신경아교, neuroglia)로 형성

신경조직(nervous tissue)은 신경세포(neuron)와 이것을 지지하는 신경아교(neuroglia)가 기본이다.

신경세포는 신경세포체(cell body)와 돌기(process)로 구성되는데 이것을 신경세포(neuron=신경단위)라 한다.

1) Neuron

(1) 신경세포체(cell body) : 돌기와 구별할 때만 사용하는 명칭
원형, 타원형 및 별모양, 핵은 중앙에 위치

(2) 신경돌기(nerve process) : 신경섬유 형성
① Dendrite(가지돌기) : 구심성 자극 전달, 자극을 신경세포체에 전달
② Axon(축삭돌기) : 원심성 자극 전달, 세포체의 흥분을 말초에 전달

(3) Schwann's sheath(신경초→신경집) : Myelin sheath를 싸고 있으며 재생에 관여

(4) Myelin sheat(수초→말이집) : Myelin sheath가 있는 것을 유수신경섬유(말이집신경섬유, myelinated nerve fiber)라고 하며 골격근(뼈대근육) 운동, 지각섬유에 분포하며, myelin sheath가 없는 것을 무수신경섬유(민말이집신경섬유, unmyelinated nerve fiber)라고 하며 평활근(민무늬근), 샘(gland)에 분포.
유수신경섬유(말이집신경섬유) : Myelin sheaht가 있고 axon이 크며 myelin sheath가 두껍고 전도속도가 빠르다. 120m/sec
Myelin sheath는 axon을 싸고 있는 지방체로 된 피막. 신경흥분전달 신속. 절연체.
Schwann's sheath는 말초신경에 분포하나 중추신경에는 없다. 한편 축삭에 영양공급, myelin sheath형성에 관여.

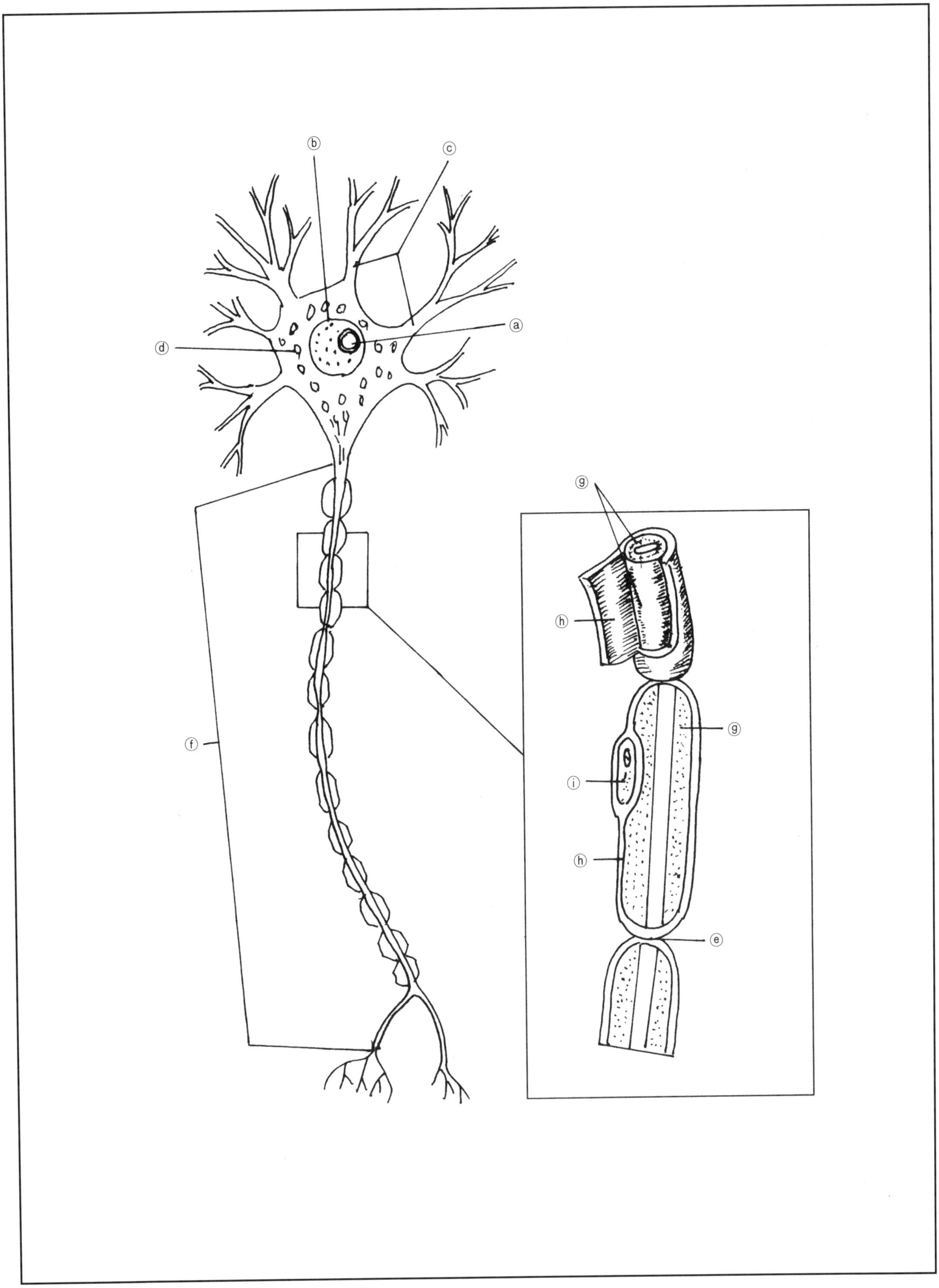

12. 신경세포와 뉴론의 종류

( ) 1. Apolar neuron(무극신경원→무극신경세포)

( ) 2. Unipolar(단극성→홑극성→홑극신경세포)

( ) 3. Bipolar(쌍극성→두극성→두극신경세포)

( ) 4. Pseudounipolar(위단극성→거짓홑극신경세포)

( ) 5. Multipolar nerve cell(다극성→뭇극신경세포)

( ) 6. Dendrites(수상돌기→가지돌기)

( ) 7. Neurite(Axon)(신경돌기=축삭)

( ) 8. Cell body(body of nerve cell→신경세포체)

( ) 9. Schwann's cell nucleus(슈반세포핵→신경집세포핵)

( ) 10. Schwann's sheath(슈반초→신경집)

( ) 11. Myelin sheath(수초→말이집)

( ) 12. Collateral branch(측부지→곁가지)

( ) 13. Axon ending(종말지→종말분지)

( ) 14. Nucleolus(핵소체)

( ) 15. Nucleus(핵)

신경원(Neuron→신경세포)의 종류는 돌기수에 의해 무극성(apolar), 단극성(unipolar), 쌍극성(bipolar), 다극성신경세포(multipolar nerve cell)로 구분.

1) Unipolar neuron(단극성신경세포) : 세포체에서 1개의 축삭과 같은 돌기가 나와 T자형으로 갈라지고, 감각을 담당하며 cranial nerve의 sensory ganglion내에 있다.
2) Bipolar neuron(쌍극성신경세포) : 세포체를 중심으로 한쪽은 축삭 그리고 다른 한쪽은 가지돌기가 나와 있고 특수감각과 관계가 있어 후각점막(olfactory mucosa), 망막(retina) 그리고 속귀의 전정과 달팽이신경절(vestibular and cochlear ganglion)에서 볼 수 있다.
3) Multipolar neuron(다극성 신경세포) : 한 개의 Axon에 둘 이상의 dendrite를 가지며 중추신경내에서 볼 수 있으며 자율신경절(autonomic ganglion)에서도 볼 수 있다.

*성인은 위단극성, 쌍극성 및 다극성신경세포가 분포하나 그 중 다극성신경세포가 많다.

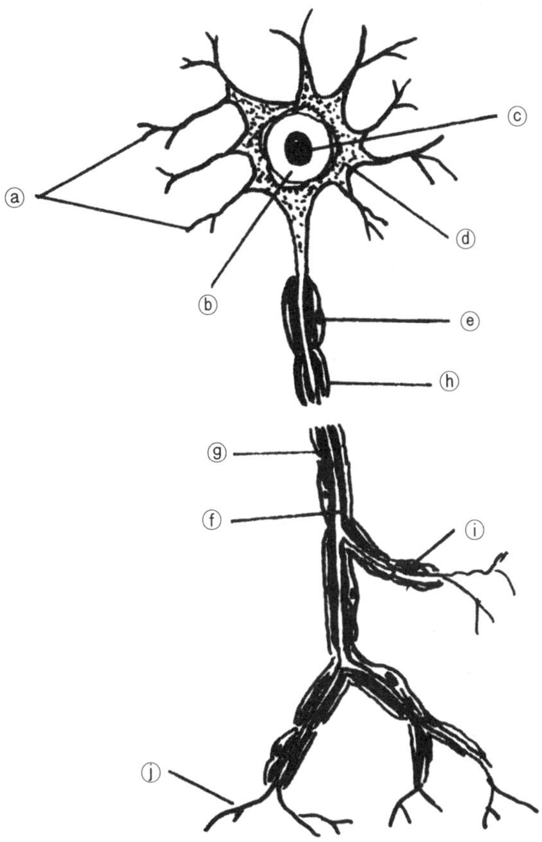
ⓐ
ⓑ
ⓒ
ⓓ
ⓔ
ⓗ
ⓖ
ⓕ
ⓘ
ⓙ

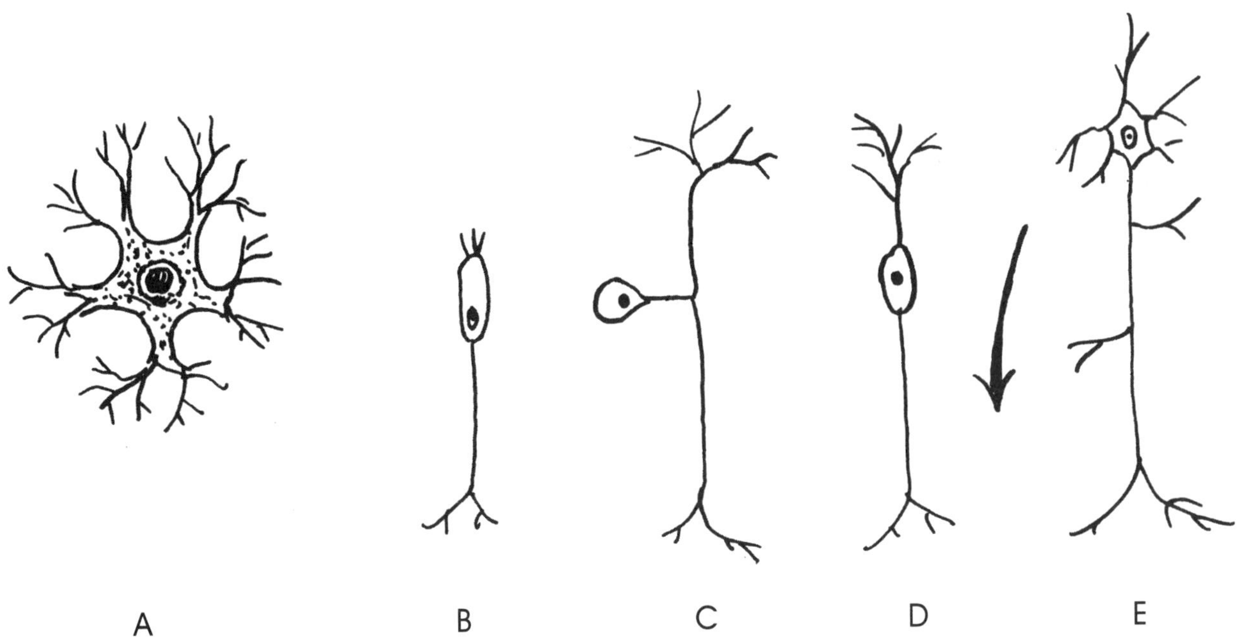
A
B
C
D
E

제2장 뼈대계통

Skeletal system

1. 뼈의 기본구조(Basic structure of bone)

( ) 1. Articular capsule(관절낭→관절주머니)
( ) 2. Epiphysis(골단→뼈끝)
( ) 3. Diaphysis(골간→뼈몸통)
( ) 4. Articular cartilage(관절연골)
( ) 5. Periosteum(골막→뼈막)
( ) 6. Compact substance(치밀질)
( ) 7. Sponge substance(해면질)
( ) 8. Marrow cavity(골수강→골수공간)
( ) 9. Haversian canal(중심관)
( ) 10. Volkmann's canal(관통관)
( ) 11. Epiphyseal line(골단선→뼈끝선)
( ) 12. Artery(동맥)
( ) 13. Vein(정맥)

뼈의 특성

① 뼈는 생명력을 갖는다.
② 뼈는 인체의 성장기에 자란다.
③ 생체내에서 정상뼈의 뼈조각이 떨어져 나왔을 때 불필요한 것은 흡수, 소실, 위축이 일어난다.
④ 가장 적은 뼈질로 가장 큰 힘을 받을 수 있고 외부작용시 변한다.

뼈의 생리적 작용

① 인체의 지주역할 ② 관절에 의한 운동 ③ 보호작용
④ 조혈작용 ⑤ 무기물질의 저장소

뼈의 구성

① Periosteum(뼈막) : 뼈를 덮으며 지각신경과 혈관이 풍부. 뼈보호

② 뼈조직
- 겉층 : Compact substance
  - Haversian canal(세로)
  - Volkmann's canal(가로)
- 석층 : Sponge substance

③ marrow cavity(골수강→골수공간) : 골수공간은 골수(bone marrow)로 채워져 있다. 골수는 세망조직으로 이루어지고 조혈작용을 한다.

Bone marrow
- Red bone marrow : 조혈작용 왕성. 적색(연소자의 골수, 특히 복장뼈, 척추뼈, 갈비뼈, 긴뼈)
- Yellow bone marrow(지방성, 아교성 골수) : 연령이 증가함에 따라 조혈기능이 부진, 지방조직 증가, 노인의 경우 빈혈의 원인

④ Articular cartilage : 뼈막이 없는 부위에 덮혀지며 뼈와 뼈의 연결부

골세포들의 구조와 기능

① 골조성세포(뼈조성세포, osteoprogenitor cell) : 방추형. 간질조직에서 유래, 분열능력과 뼈세포로 분화능력 소유. 골외막(뼈바깥막)의 속층. 골내막(뼈속막), 중심관내면, 골단연골(뼈끝연골) 지주(기둥)에 분포
② 골모세포(뼈모세포, osteoblast) : 다수돌기 가진 입방형, 단층배열, 세포질은 RNA함유. 뼈발생 및 성장과정에서 단백질 합성, 석회염류 침전
③ 골세포(뼈세포, osteocyte) : 완전발육된 뼈의 주세포. 뼈형성중 뼈모세포가 뼈기질내에 있는 것을 의미. 골소강(뼈방) 안에 있고, 돌기는 뼈세관에 연결
④ 파골세포(뼈파괴세포, osteoclast) : 다핵성 거대세포, 연골의 석회화, 기질의 파괴 및 흡수에 관여. 혈중 칼슘농도에 민감

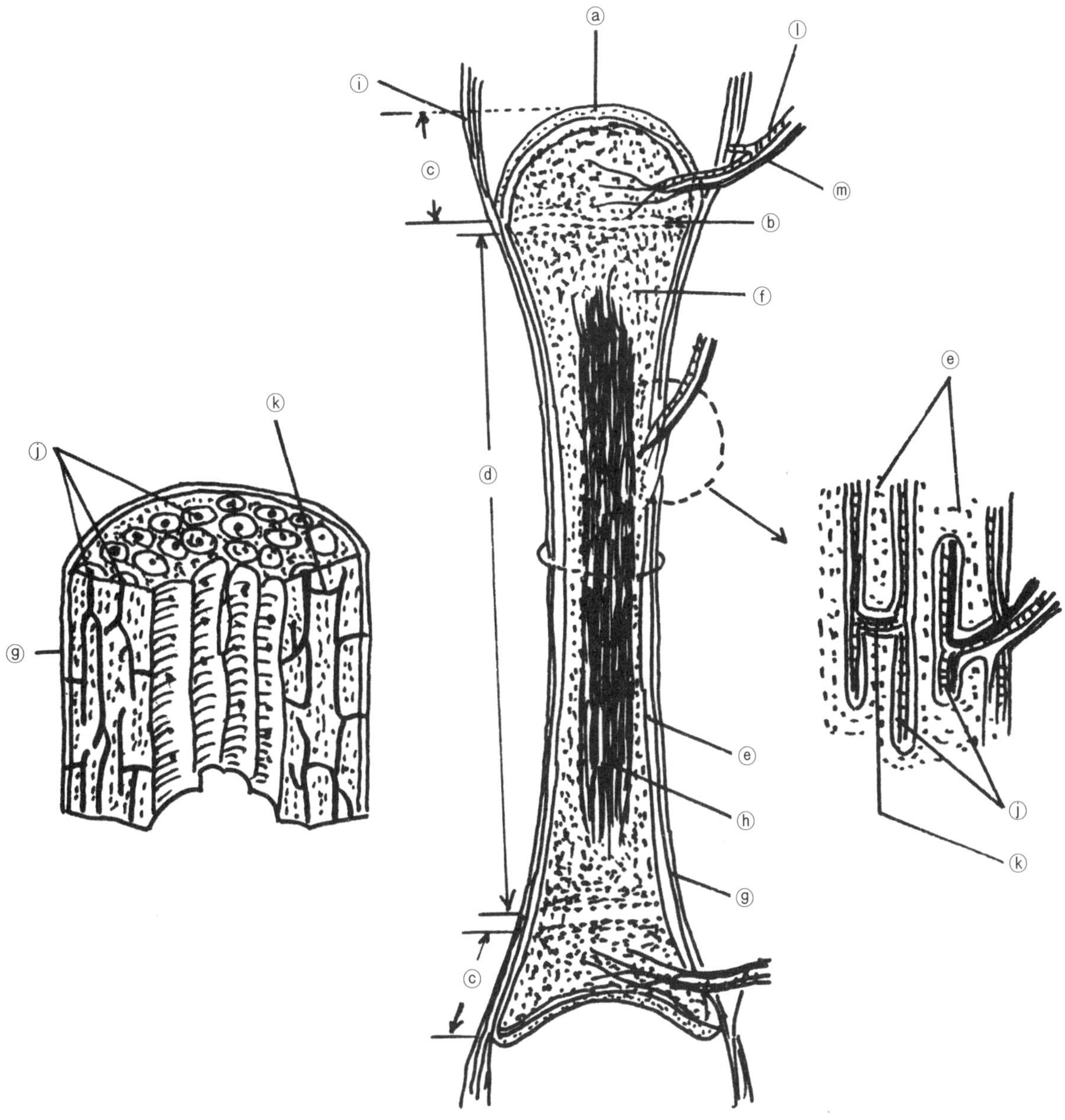

2. 체강(몸통공간 Body cavities)

( ) 1. Ventral cavity(복측강→배쪽안)
( ) 2. Thoracic cavity(흉강→가슴안)
( ) 3. Dorsal cavity(배측강→등쪽안)
( ) 4. Abdominal cavity(복강→배안)
( ) 5. Spinal cavity(척수강→척수안)
( ) 6. Pelvic cavity(골반강→골반안)
( ) 7. Cranial cavity(두개강→머리뼈안)
( ) 8. Diaphragm(횡격막→가로막)
( ) 9. Vertebrae(척추골→척추뼈)
( ) 10. Brain(뇌)
( ) 11. Spinal cord(척수)
( ) 12. Abdominopelvic cavity(복골반강→배골반안)
( ) 13. Pleural cavity(흉막강→가슴막안)
( ) 14. Pericardial cavity(심막강→심장막안)
( ) 15. Lung(폐→허파)
( ) 16. Heart(심장)

체강과 중요 보호장기

1) Dorsal cavity(배측강→등쪽공간)
   Cranial cavity→Brain
   Vertebral cavity→Spinal cord
2) Ventral cavity(복측강→배쪽공간)
   - Thoracic
     - Pleural cavity→Lung
     - Pericardial cavity→Heart
   - Abdominal cavity→간, 담낭(쓸개), 위, 췌장(이자), 대·소장(큰창자, 작은창자)
   - Pelvic cavity→방광, 직장(곧창자), S결장(구불잘록창자)

   여자는 난소, 자궁, 난관(자궁관)
   남자는 전립선(샘), 정낭, 정관

후두골(뒤통수뼈)의 대후두공(큰구멍, foramen magnum)에 의해 위끝은 두개강(머리뼈안), 아래끝은 척수강으로 구분되며, 가로막(diaphragm)에 의해 위부분을 흉부(가슴부위), 아래부분을 복부(배부위)라 한다.

사람뼈의 형태에 따른 분류

1) Long bone(장골→긴뼈) : 양끝에 있는 뼈끝과 골간(뼈몸통)으로 구분되는 뼈. 넙다리뼈, 상완골(위팔뼈)
2) Short bone(단골→짧은뼈) : 뼈끝과 뼈몸통이 구별 안됨. 수근골(손목뼈), 족근골(발목뼈)
3) Flat bone(편평골→납작뼈) : 편편하고 양면이 치밀하며 얇다. 두개골(머리뼈), 견갑골(어깨뼈)
4) Irregular bone(불규칙골) : 뼈모양이 불규칙. 척추뼈, 접형골(나비뼈)

뼈의 발생과 성장

1) 연골내골화 : 태생기에 뼈의 원형을 이루는 연골 발생→점차 뼈조직으로 대치
   칼슘침착. ㉑ 긴뼈, 짧은뼈
2) 막내골화 : 막을 형성하는 치밀결합조직에 Ca^{++} 침착. ㉑ 전두골(이마뼈), 두정골(마루뼈)
   긴뼈에서 골화점(뼈되기점)은 중앙부의 뼈몸통과 양측 뼈끝에 생김

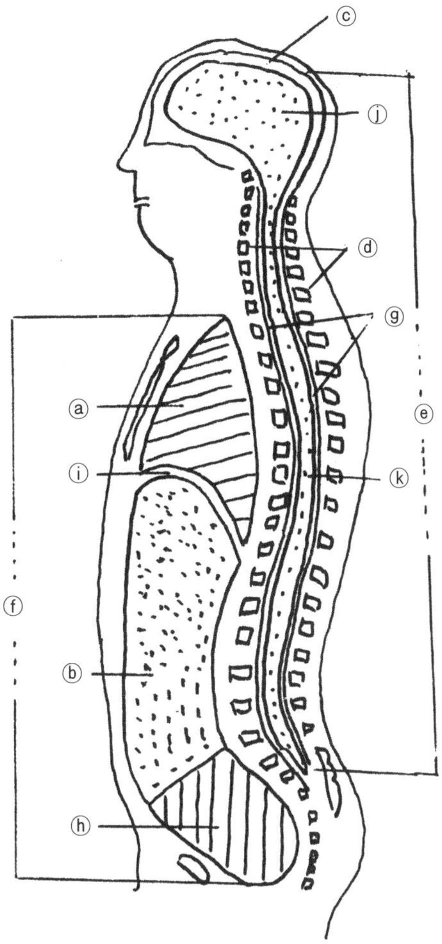

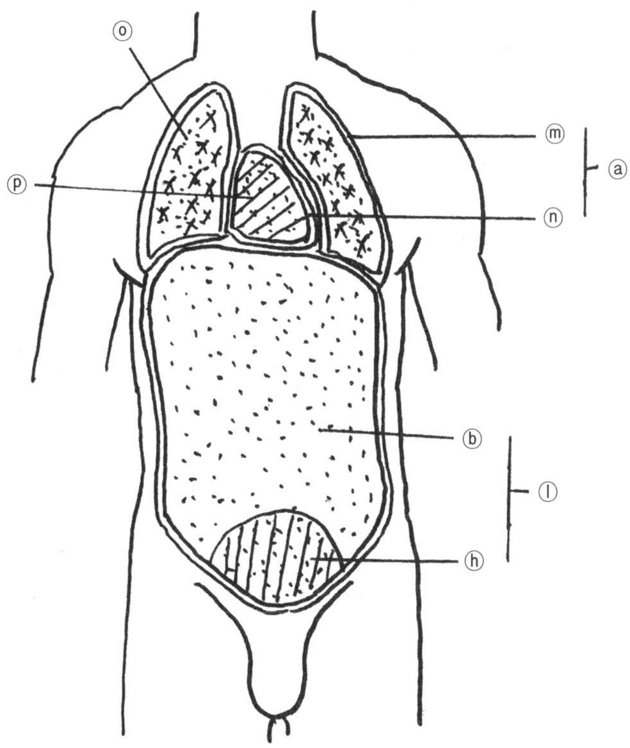

3. 사람뼈대의 부위명(Region human body)

( ) 1. Scapula(견갑골→어깨뼈)	( ) 2. Tibia(경골→정강뼈)
( ) 3. Hip bone(관골→볼기뼈)	( ) 4. Femur(대퇴골→넙다리뼈)
( ) 5. Humerus(상완골→위팔뼈)	( ) 6. Fibula(비골→종아리뼈)
( ) 7. Clavicle(쇄골→빗장뼈)	( ) 8. Patella(슬개골→무릎뼈)
( ) 9. Carpal bone(수근골→손목뼈)	( ) 10. Phalanges of hand(수지골→손가락뼈)
( ) 11. Radius(요골→노뼈)	( ) 12. Tarsal bone(족근골→발목뼈)
( ) 13. Phalanges of foot(족지골→발가락뼈)	( ) 14. Metacarpal bones(중수골→손허리뼈)
( ) 15. Metatarsal bones(중족골→발허리뼈)	( ) 16. Ulna(척골→자뼈)
( ) 17. Sacrum(천골→엉치뼈)	( ) 18. Sternum(흉골→복장뼈)
( ) 19. Rib(늑골→갈비뼈)	( ) 20. Cervical vertebrae(경추→목뼈)
( ) 21. Cranial bones(뇌두개→뇌머리뼈)	( ) 22. Facial bones(안면골→얼굴뼈)
( ) 23. Thorax(흉곽→가슴우리)	( ) 24. Vertebral column(척주)

Skeletal system(골격계→뼈대계통)

Axial skeleton(체간골격→몸통뼈대)	80개	Appendicular skeleton(체지골격→팔다리뼈대)	126개
1) Skull(두개골→머리뼈)	29개	1) Bones of upper limbs(상지골→팔뼈)	64개
Cranial bones	6종 8개	Clavicle	2개
Facial bones	8종 14개	Scapula	2개
Hyoid bone	1종 1개	Humerus	2개
Auditoryossicle	3종 6개	Radius	2개
2) Vertebral column(척주)	26개(32~35개)	Ulna	2개
Cervical vertebrae	7개	Carpal bones	16개
Thoracic vertebrae	12개	Metacarpal bones	10개
Lumbar vertebrae	5개	Digital phalanges	28개
Sacrum	1개(5개)	2) Bones of lower limbs(하지골→다리뼈)	62개
Coccyx	1개(3~6개)	L, R hip bone	2개
3) Sternum( )	1개	Femur	2개
4) Ribs( )	24개	Patella	2개
		Tibia	2개
		Fibula	2개
		Tarsal bones	14개
		Metatarsal bones	10개
		Phalanges of toe	28개

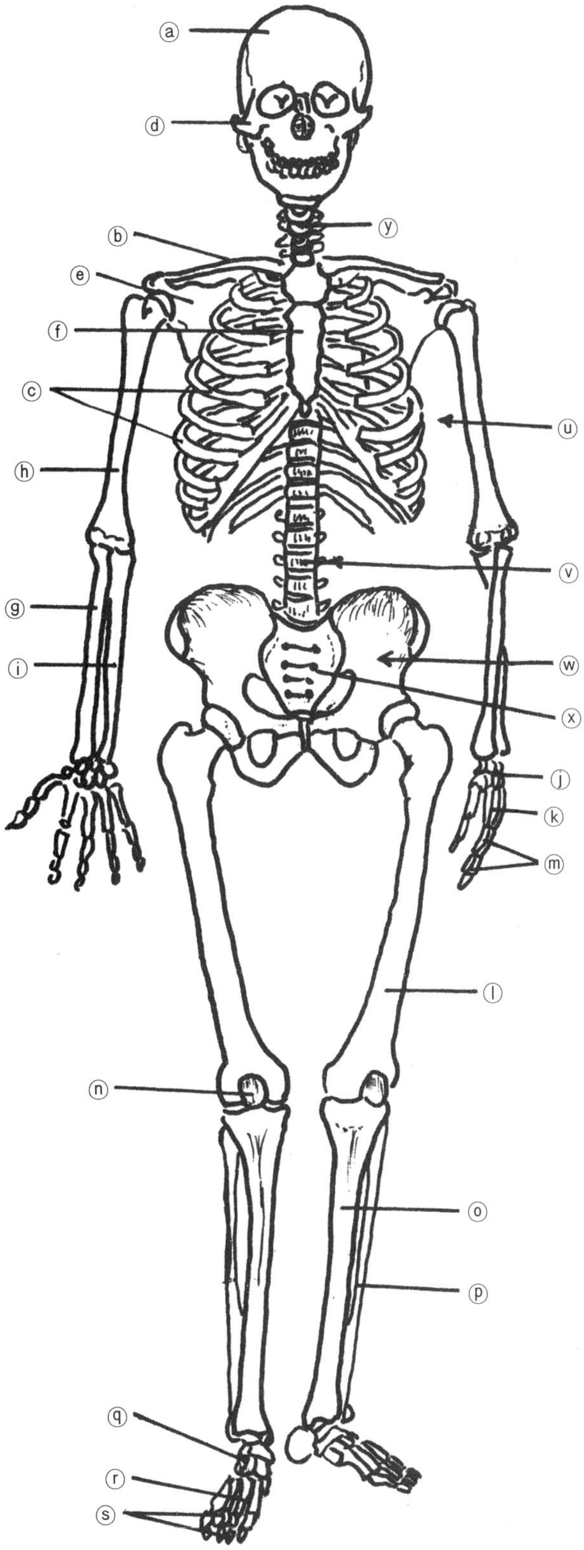

4. 두개골(머리뼈 Skull)의 앞면(Anterior view)

( ) 1. Zygomatic bone(관골→광대뼈)
( ) 2. Frontal bone(전두골→이마뼈)
( ) 3. Temporal fossa(측두와→관자오목)
( ) 4. Nasal cavity(비강→코안)
( ) 5. Mental foramen(이공→턱끝구멍)
( ) 6. Nasal bone(비골→코뼈)
( ) 7. Infraorbital foramen(안와하공→눈확아래구멍)
( ) 8. Orbit(안와→눈확)
( ) 9. Maxilla(상악골→위턱뼈)
( ) 10. Glabella(미간→눈썹활사이)
( ) 11. Body of mandible(하악체→턱뼈몸통)
( ) 12. Supraorbital foramen(안와상공→눈확위구멍)

Skull(두개골→머리뼈)

머리뼈는 척추의 윗쪽 끝에 있어 머리의 운동과 뇌를 보호하고 눈, 귀, 코 등의 특수감각기관이 자극에 쉽게 반응토록 한다.

1) **Cranial bones**(뇌두개골→뇌머리뼈)
하나로 된 뼈 : Occipital bone, frontal bone, sphenoid bone, ethmoid bone
두개로 된 뼈 : Parietal bone, temporal bone

2) **Facial bones**(안면골→얼굴뼈)
하나로 된 뼈 : Mandible, vomer
두개로 된 뼈 : Maxilla, zygomatic bones, lacrimal bones, nasal bones, palatine bone, inferior nasal conchae

Anterior view(aspect)

1) 위로 frontal bone, 아래로 mandible의 body, 옆으로 zygomatic bones으로 이루어진다.
2) Glabella(미간) : 미궁(눈썹활)사이, 내부에 전두동(이마굴), 비강(코안)과 교통
3) Mastoid process(유양돌기→꼭지돌기) : 바깥귀구멍(외이공) 뒤쪽돌출부. 속은 벌집모양의 함기강인 유돌봉소(꼭지벌집). 고실강과 교통(염증시 염증파급로)
4) Pterygoid process(익상돌기→날개돌기) : 접형골체(나비뼈몸통) 아래, 상악골(위턱뼈)과 구개골(입천장뼈)이 접하며 코안과 입안 깊은 곳에 있다. 기시부에 날개관이 있어 신경과 혈관통과
5) Ext. occipital protuberance(외후두융기→바깥뒤통수융기) : 뒤통수뼈 바깥면 중앙부. 두피를 통해 촉지가능한 뼈융기. 바깥뒤통수능선이 있으며 항인대(목덜미인대) 부착. 융기가쪽에 융기선 3개(맨위목덜미선, 위목덜미선, 아래목덜미선)
6) Nasal bone(비골→코뼈) : 전두골(이마뼈) 아래쪽에 있는 한 쌍의 작은 뼈
7) **안면에 3쌍의 구멍**
(1) 안와상공(눈확위구멍) : 눈확위동맥 및 눈확위신경의 가쪽가지 출구. 삼차신경지의 제1지의 압통점.
(2) 안와하공(눈확아래구멍) : 눈확아래동맥 및 눈확아래신경의 출구. 삼차신경지의 제2지의 압통점.
(3) 이공(턱끝구멍) : 제 2소구치(작은어금니)의 아래쪽. 하치조신경(아래이틀신경) 및 혈관 통과. 삼차신경 제3지의 압통점.

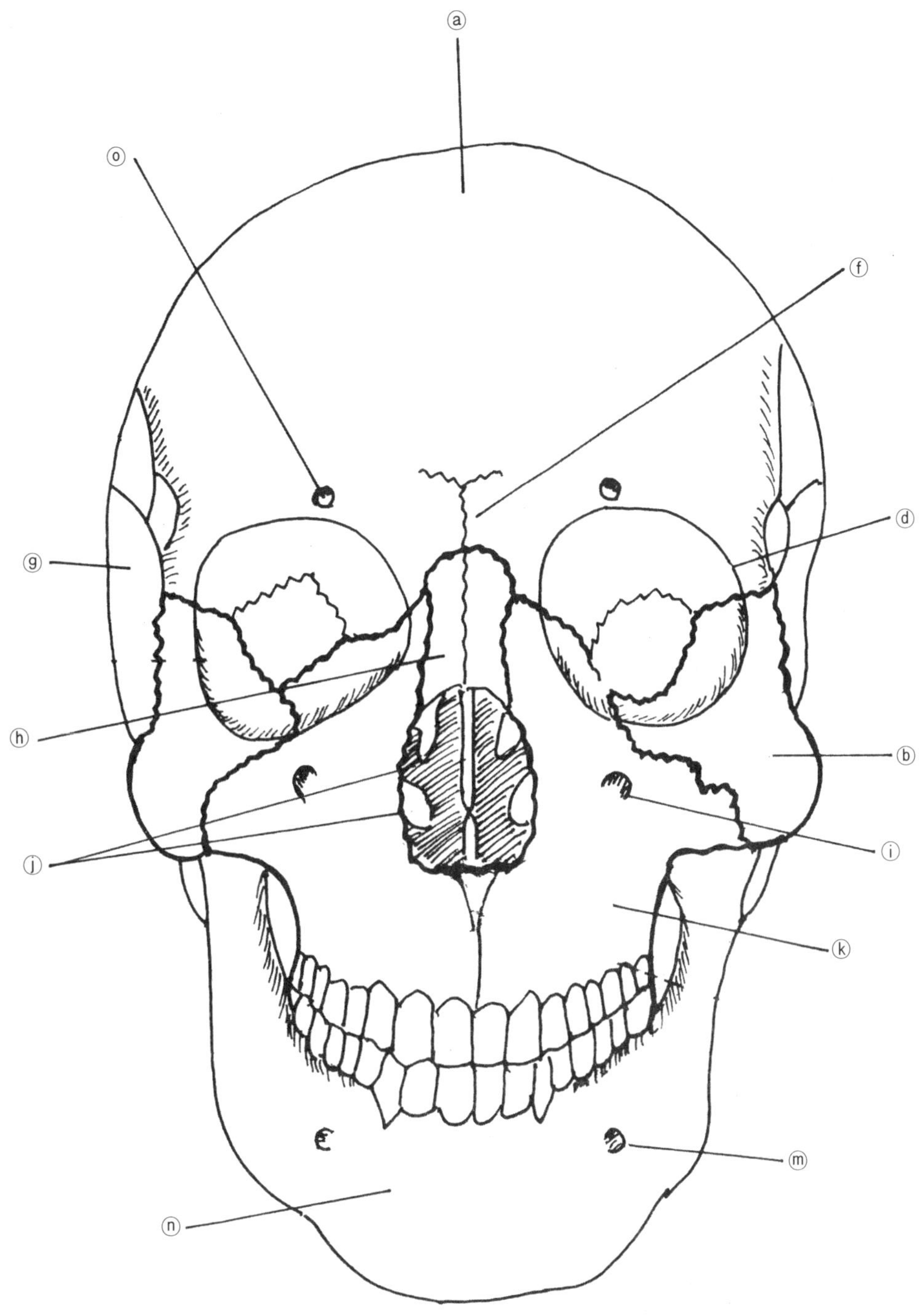

5. 두개골(머리뼈 Skull)의 바깥면(Lateral view)

( ) 1. Frontal bone(전두골→이마뼈)
( ) 2. Occiptial bone(후두골→뒤통수뼈)
( ) 3. Sphenoid bone(접형골→나비뼈)
( ) 4. Mental foramen(이공→턱끝구멍)
( ) 5. Coronary suture(관상봉합)
( ) 6. Lambdoid suture(인자봉합→시옷자봉합)
( ) 7. Zygomatic bone(관골→광대뼈)
( ) 8. Maxilla(상악골→위턱뼈)
( ) 9. Mandible(하악골→아래턱뼈)
( ) 10. Nasal bone(비골→코뼈)
( ) 11. Orbit(안와→눈확)
( ) 12. Styloid process(경상돌기→붓돌기)
( ) 13. External auditory meatus(외이도→바깥귀길)
( ) 14. Temporal bone(측두골→관자뼈)
( ) 15. Parietal bone(두정골→마루뼈)
( ) 16. Zygomatic arch(관골궁→광대활)

Lateral view(aspect)

1) 머리가쪽면은 코뼈위끝과 관자뼈의 유양돌기(꼭지돌기, mastoid process)를 연결하여 뇌두개골(뇌머리뼈, cranial bones)로 나누어진다.
2) 뇌머리부위 : Temporal fossa, external auditory meatus, mastoid process
3) 얼굴머리부위 : Zygomatic arch, infratemporal fossa 및 상·하악골(위·아래턱뼈)의 가쪽면이 있다.
4) Zygomatic arch(관골궁→광대활) : 광대뼈와 관자뼈의 관절돌기와 광대뼈의 측두돌기(관자돌기) 사이에 형성. 생체에서도 만져진다.
5) Temporomandibular joint(악관절→턱관절) : 턱뼈의 관절돌기와 관자뼈의 하악와(턱관절오목) 사이에 이루는 과상관절(융기관절, condyloid joint).
6) Temporal bone(측두골→관자뼈) : 불규칙한 1쌍의 뼈. 3part로 나눔
   (1) 인부(squamous→비늘부위) : 윗쪽 편편한 부위. 마루뼈와 관절.
   (2) 추부(petrous→바위부위) : 비늘부위 아래쪽
   (3) 고실부(tympanic) : 바깥귀길 밑을 둘러싼 가락지 모양
7) Squamous suture(인상봉합→비늘봉합) : 관자뼈와 마루뼈 사이 좌우 2개

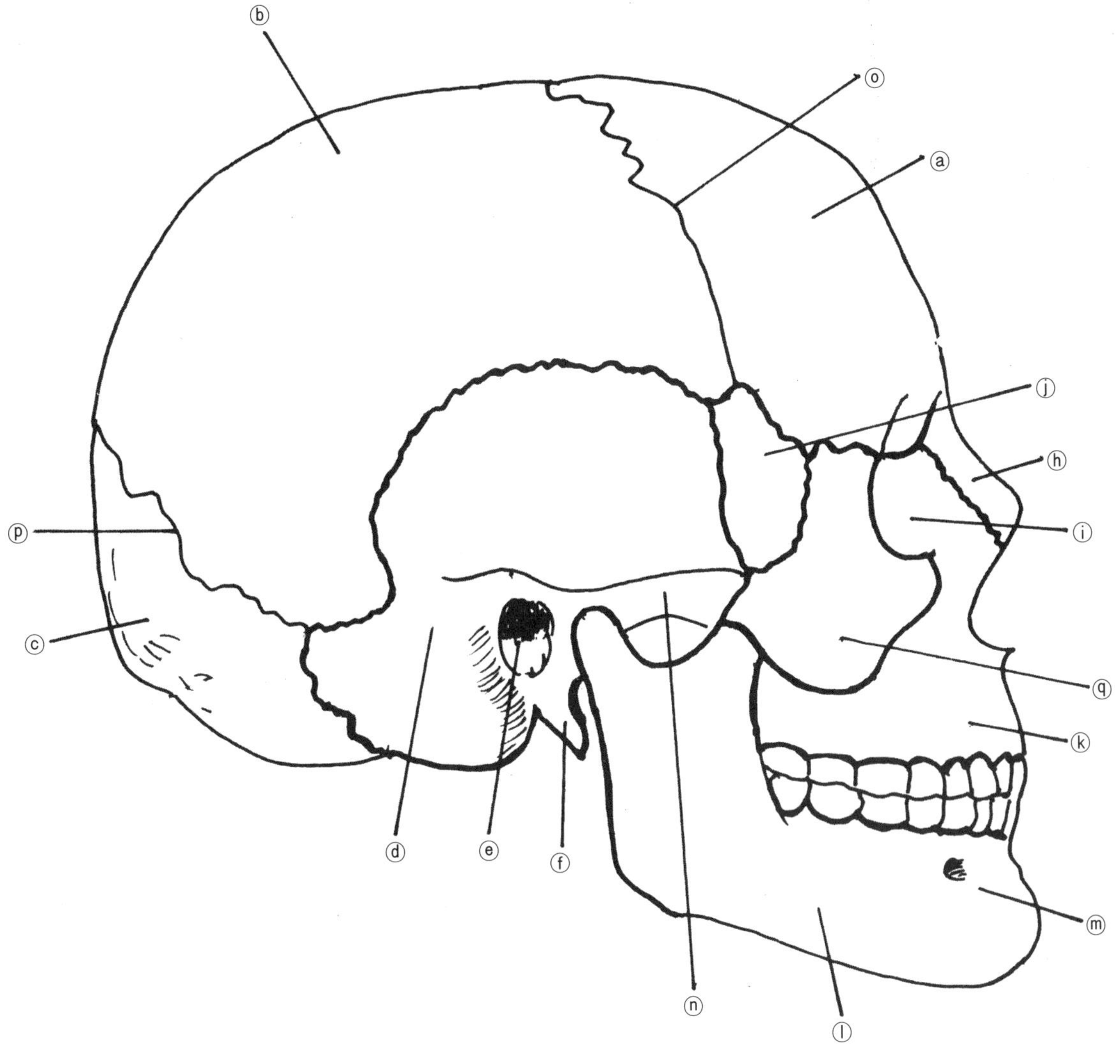

6. 두개골(머리뼈 Skull)의 윗면(Superior view)

( ) 1. Frontal bone(전두골→이마뼈)
( ) 2. Coronal suture(관상봉합)
( ) 3. Sagittal suture(시상봉합)
( ) 4. Lambdoidal suture(인자봉합→시옷자봉합)
( ) 5. Parietal foramen(두정공→마루뼈구멍)
( ) 6. Zygomatic arch(관골궁→광대활)
( ) 7. Bregma(정수리)
( ) 8. Lambda(시옷점)
( ) 9. Zygomatic process(관골돌기→광대돌기)
( ) 10. Temporal process(측두돌기→관자돌기)
( ) 11. Occipital bone(후두골→뒤통수뼈)
( ) 12. Parietal bone(두정골→마루뼈)

1) 머리뼈의 윗면은 바가지 모양의 머리덮개뼈(skull cap)으로 3종의 봉합선
  (1) 관상봉합(coronal suture) : 이마뼈와 좌우 마루뼈 사이
  (2) 시상봉합(sagittal suture) : 좌우 마루뼈 사이
  (3) 람다봉합(lambdoidal suture→시옷자봉합) : 좌우 마루뼈과 뒤통수뼈 사이
2) 두정공(parietal→마루뼈구멍) : 한 쌍이며 머리뼈안 내·외의 정맥의 통로. 시상봉합의 후방 1/3 부위
3) 관골궁(zygomatic arch→광대활) : 관자뼈의 광대돌기와 관골의 관자돌기가 궁 형성
4) 정수리(bregma) : 관상봉합과 시상봉합의 교차점으로 대천문(앞숫구멍)의 골화된 후 명칭
5) Lambda : 시상봉합과 시옷자봉합의 교차점으로 소천문(뒤숫구멍)이 골화된 후 명칭

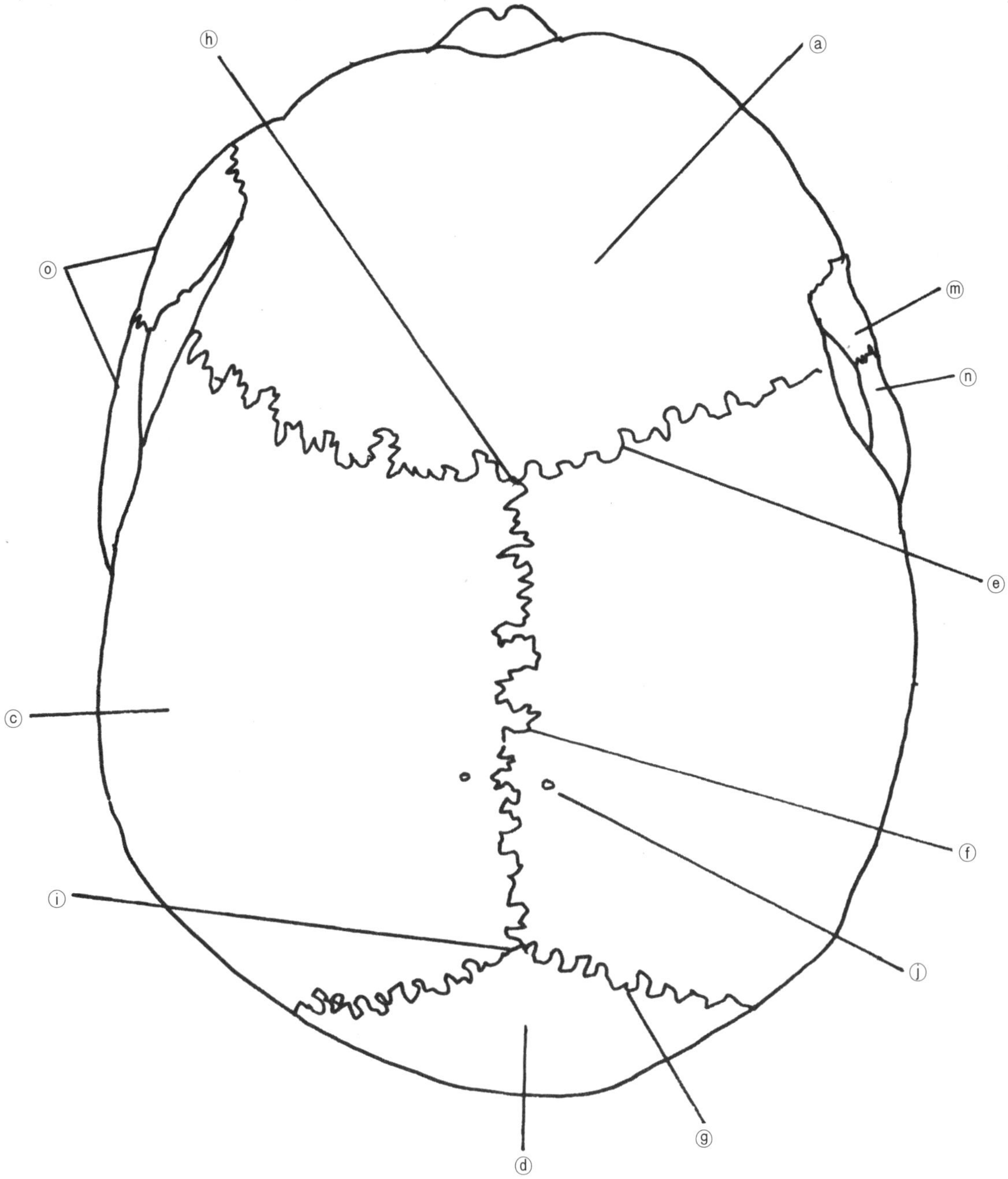

7. 두개골(머리뼈 Skull)의 뒷면(Posterior view)

( ) 1. Sagittal suture(시상봉합)
( ) 2. Lambdoidal suture(시옷자봉합)
( ) 3. Parietal foramen(두정공→마루뼈구멍)
( ) 4. Ext. occipital protuberance(외후두융기→바깥뒤통수뼈융기)
( ) 5. Inf. nuchal line(하항선→아래목덜미선)
( ) 6. Sup. nuchal line(상항선→위목덜미선)
( ) 7. Parietal bone(두정골→마루뼈)
( ) 8. Mastoid process(유양돌기→꼭지돌기)
( ) 9. Occipital plane (후두골평면→뒤통수뼈널판)
( ) 10. Nuchal plane(항평면→목덜미널판)
( ) 11. Supreme nuchal line(최상항선→맨위목덜미선)

1) External occipital protuberance(외후두융기→바깥뒤통수뼈융기) : 뒤통수에서 목덜미를 거쳐 두개저(머리뼈바닥)에 이르는 뼈이며 뒤통수뼈의 바깥 중앙부에서 피부를 통하여 만져지는 골성의 돌출부
2) Parietal foramen(두정공→마루뼈구멍) : 시상봉합의 후방 1/3지점. 머리뼈안 내외 정맥통로
3) Interparietal bone(두정간골→마루사이뼈) : 후두린(뒤통수뼈비늘)의 거의 상반부가 봉합에 의해 분리된 것.
4) Mastoid foramen(유돌공→꼭지구멍) : 꼭지돌기 뒤쪽에 있는 구멍. 머리뼈안의 도출정맥의 유출구
5) Sup. nuchal line(상항선→위목덜미선) : 바깥뒤통수뼈융기의 높이에 있는 가로로 이어지는 융기선
6) Inf. nuchal line(하항선→아래목덜미선) : 상항선(위목덜미선)과 대후두공(큰구멍) 사이를 가로로 달리는 융기선
7) Supreme nuchal line(최상항선→맨위목덜미선) : 바깥뒤통수뼈융기의 위모서리에서 시작되는 승모근(등세모근)의 부착부
8) Occipital plane(후두골평면→뒤통수뼈널판) : 위목덜미선을 경계로 위쪽평면
9) Nuchal plane(항평면→목덜미널판) : 위목덜미선을 경계로 아래쪽평면

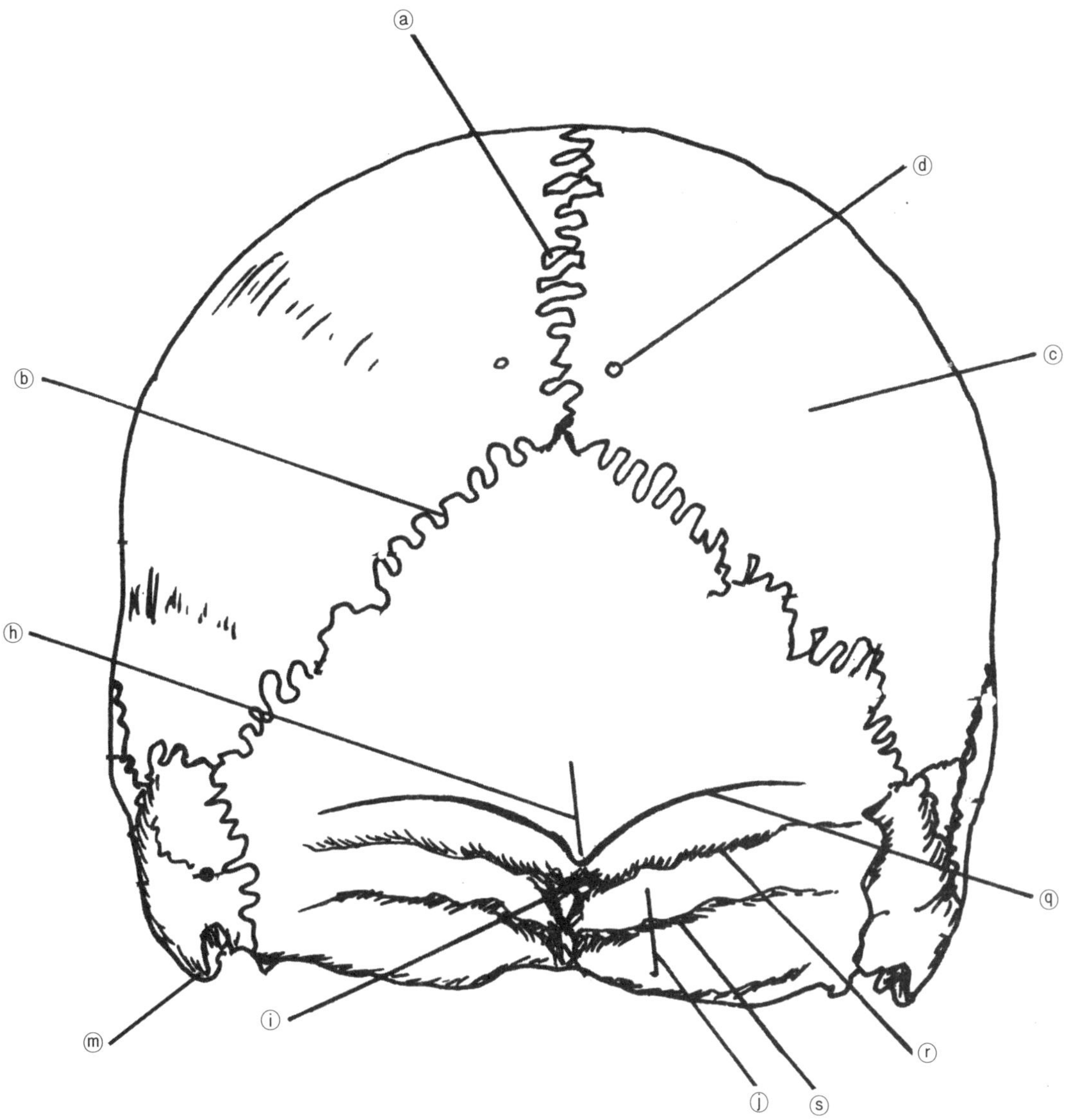

8. 두개(머리뼈)바닥 Base of skull)의 속면(Interior view)

( ) 1. Cribriform plate(사판→벌집체판)
( ) 2. Oval foramen(난원공→타원구멍)
( ) 3. Lesser wing(소익→작은날개)
( ) 4. Greater wing(대익→큰날개)
( ) 5. Crista galli(계관→볏돌기)
( ) 6. Foramen spinosum(극공→뇌막동맥구멍)
( ) 7. Foramen magnum(대후두공→큰구멍)
( ) 8. Hypophysial fossa(하수체와→뇌하수체오목)
( ) 9. Posterior cranial fossa(후두개와→뒷머리뼈우묵)
( ) 10. Middle cranial fossa(중개두와→중간머리뼈우묵)
( ) 11. Anterior cranial fossa(전두개와→앞머리뼈우묵)
( ) 12. Optic canal(시신경관→시각신경관)
( ) 13. Sup. orbital fissure(상안와열→위눈확틈새)
( ) 14. Foramen rotundum(정원공→원형구멍)
( ) 15. Int. acoustic meatus(내이도→속귀길)
( ) 16. Foramen jugular(경정맥공→목정맥구멍)
( ) 17. Foramen lacerum(파열공→파열구멍)
( ) 18. Internal occipital protuberance(내후두융기→속뒤통수뼈융기)
( ) 19. Dorsum sellae(안배→안장등)

두개와(머리뼈우묵)	구멍 / 통로	위 치	통과구조물
1) 전두개와 (ant. fossa, 앞머리뼈우묵)	후신경공(olfactory foramen, 후각신경구멍) 시신경공(optic foramen, 시각신경구멍) 상안와열(sup. orbital fissue, 위눈확틈새)	사골(벌집뼈)의 사판(벌집체판) 소익(작은날개) 소익과 대익(큰날개 사이)	I II III, 안신경(눈신경), VI
2) 중두개와 (mid. fossa, 중간머리뼈 우묵)	정원공(foramen rotundum, 원형구멍) 난원공(foramen ovale, 타원구멍) 극공(foramen spinosum, 뇌막동맥구멍)	대익(큰날개) 대익(큰날개) 대익(큰날개)	상악신경(위턱신경) 하악신경(턱뼈신경) 중뇌막동맥
3) 후두개와 (post. fossa, 뒤머리뼈 우묵)	내이도(internal auditory meatus, 속귀길) 경정맥공(jugular foramen, 목정맥구멍) 대후두공(foramen magnum, 큰구멍) 설하신경관(hypoglossal canal, 혀밑신경관)	대익, 암양부(바위꼭지부분) 측두골(관자뼈)과 후두골(뒤통수뼈)사이 후두골(뒤통수뼈)	VII, VIII IX, X, XI 속목정맥 척수, X I , XII

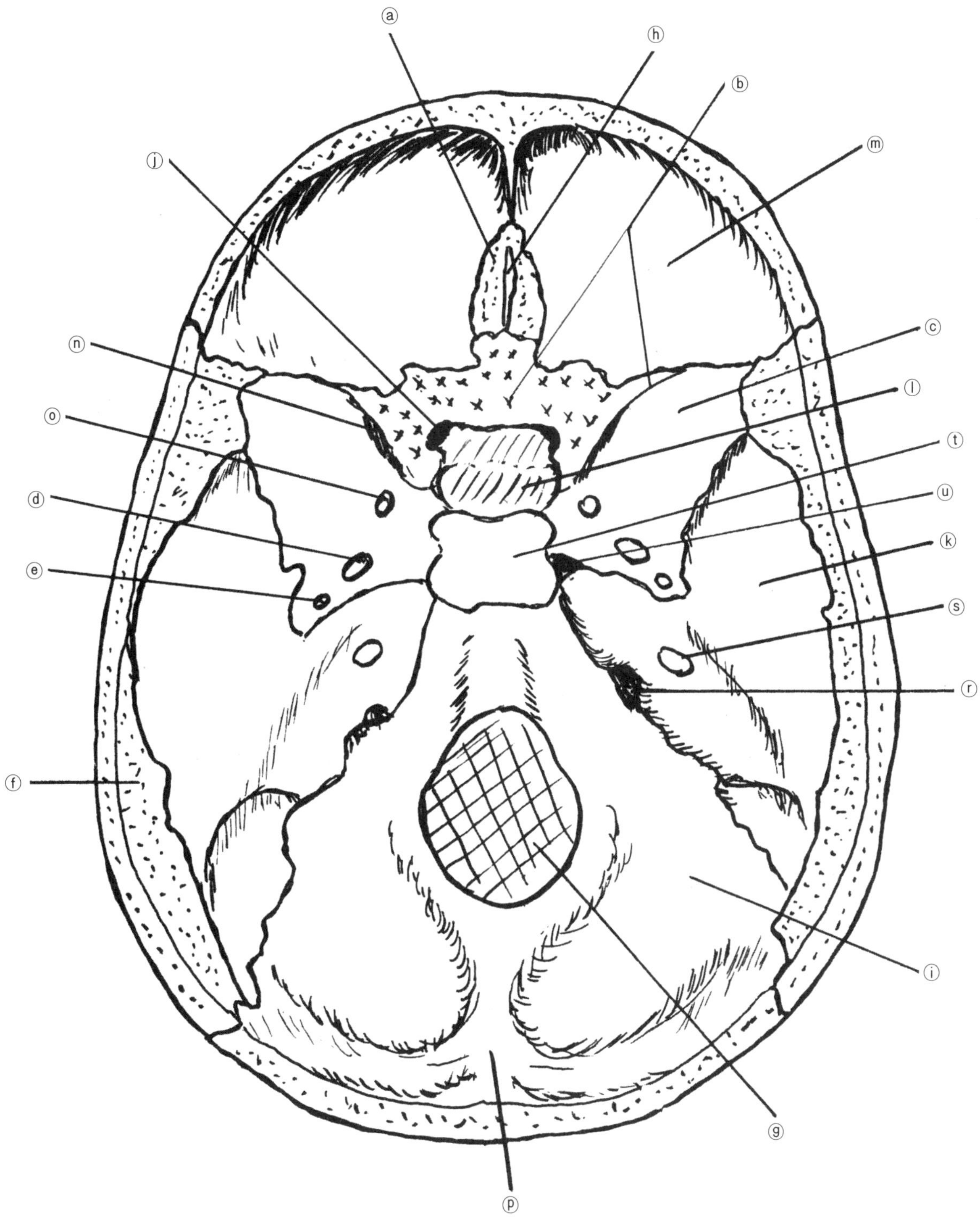

9. 두개골(머리뼈 Skull)의 아랫면(Inferior view)

( ) 1. Zygomatic bone(관골→광대뼈)
( ) 2. Occipital bone(후두골→뒤통수뼈)
( ) 3. Sphenoidal bone(접형골→나비뼈)
( ) 4. Temporal bone(측두골→관자뼈)
( ) 5. Parietal bone(두정골→마루뼈)
( ) 6. Foramen magnum(대후두공→큰구멍)
( ) 7. External occipital protuberance(외후두융기→바깥뒤통수뼈융기)
( ) 8. Occipital condyle(후두과→뒤통수뼈관절융기)
( ) 9. Vomer(서골→보습뼈)
( ) 10. Incisive fossa(절치와→앞니오목)
( ) 11. Palatine process(구개돌기→입천장돌기
( ) 12. Median palatine suture(정중구개봉합→정중입천장봉합)
( ) 13. Palatine bone(구개골→입천장뼈)
( ) 14. Choana(후비공→뒤콧구멍)
( ) 15. Jugular foramen(경정맥공→목정맥구멍)
( ) 16. Carotid canal(경동맥관→목동맥관)

Inferior view(aspect)

1) 머리뼈 아랫면은 상악골(위턱뼈), 구개골(입천장뼈), 서골(보습뼈), 접형골(나비뼈), 관자뼈(측두골), 후두골(뒤통수뼈)로 이루어진다.
2) Palatine bone(구개골→입천장뼈) : L자 모양 한 쌍의 작은뼈로 수직판과 수평판으로 구성
3) Choana(후비공→뒤콧구멍) : 비강의 뒤구역인 1쌍의 큰 구멍으로, 비강와 비인두강 사이에 있는 좌우의 개구부
4) Foramen magnum(대후두공→큰구멍) : 머리뼈 아랫면 중앙에 3㎝ 정도의 큰 구멍으로 머리뼈안과 척주관을 연결하며 척수, 더부신경, 척추동정맥, 뒤척수동맥, 뇌척수막 통과
5) Occipital condyle(후두과→뒤통수뼈관절융기) : 대후두공(큰구멍)의 양쪽 가쪽에는 제1목뼈와 관절한다.
6) Styloid process(경상돌기→붓돌기) : 뒤통수관절융기 가쪽의 가늘고 긴 뼈로 근육과 인대의 부착 부위가 된다.
7) Foramen ovale(난원공→타원구멍) : 하악신경(아래턱신경) 통과
8) Foramen spinosum(극공→뇌막동맥구멍) : 중간뇌막동, 정맥 통과
9) Incisive fossa(절치와→앞니오목) : 앞니관의 개구인 앞니구멍이 개구
10) Palatine process(구개돌기→입천장돌기) : 위턱 좌우로부터 중앙을 향해 편평한 울타리모양의 경구개(단단입천장)의 배부분
11) Median palatine suture(정중구개봉합→정중입천장봉합) : 구강(입안)에서 보이는 양쪽 구개골(입천장뼈) 반쪽 사이의 봉합
12) Jugular foramen(경정맥공→목정맥구멍) : 뒤통수뼈과 바위(petrous) 사이에 있는 큰 구멍 내경정맥(속목동맥) 및 제 Ⅸ, Ⅹ, ⅩⅠ 뇌신경이 통과한다.
13) Carotid canal (경동맥관→목동맥관) : 내경동맥(속목동맥)의 통로

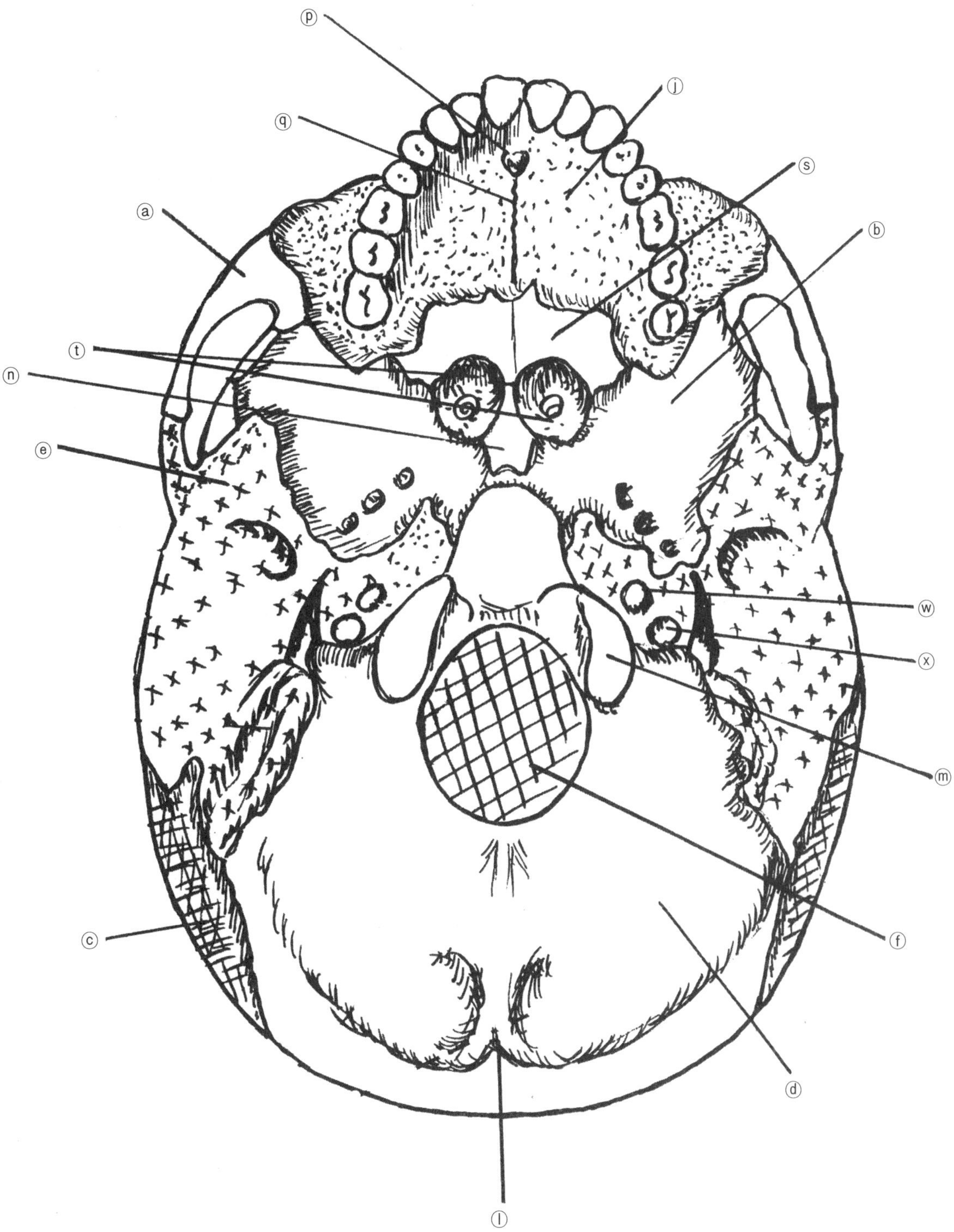

10. 전두골(이마뼈)의 바깥면(External view)과 후두골(뒤통수뼈)의 속면(Int. view)

( ) 1. Frontal eminence(전두결절→이마뼈융기)
( ) 2. Frontal squama(전두린→이마뼈비늘)
( ) 3. Supercilliary arch(미궁→눈썹활)
( ) 4. Frontal notch(전두절흔→이마뼈패임)
( ) 5. Supraorbital foramen(안와상공→눈확위구멍)
( ) 6. Glabella(미간→눈썹사이)
( ) 7. Temporal surface(측두면→관자면)
( ) 8. Supraorbital margin(안와상연→눈확위모서리)
( ) 9. Nasal part(비강부분→코부분)
( ) 10. Orbital plate(안와면→눈확면)
( ) 11. Sulcus of superior sagittal sinus(상시상동구→위시상정맥동굴고랑)
( ) 12. Sulcus of transverse sinus(횡동구→가로정맥굴고랑)
( ) 13. Cruciate eminence(십자융기)
( ) 14. Internal occipital crest(내후두능→속뒤통수뼈융기)
( ) 15. Condylar canal(과관→관절융기관)
( ) 16. Occipital condyle(후두과→뒤통수뼈관절융기)

Frontal bone

1) 전두골(이마뼈)은 (1) 인부(비늘부위), (2) 눈확부위, (3) 코부위.
2) Supraorbital foramen(안와상공→눈확위구멍) : 눈확의 윗모서리에 있으며 눈확위신경과 눈확위동맥혈관이 통과
※ 안면골과 이마뼈에는 3개의 구멍에 세로로 일직선상에 있는데,
   (1) Supraorbital foramen(안와상공→눈확위구멍)
   (2) Infraorbital foramen(안와하공→눈확아래구멍)
   (3) Mental foramen(이공→턱끝구멍)
3) Frontal eminence(전두결절→이마뼈융기) : 양쪽 이마뼈의 골화점으로 돌출되어 있다.
4) Frontal notch(전두절흔→이마뼈패임) : 눈확위구멍의 안쪽에 있는 패임(또는 구멍)이며 활차상동맥(도르래위동맥) 및 눈확위신경의 안쪽가지의 출구
5) Supraorbital margin(안와상연→눈확위모서리) : 눈확의 위모서리

Occipital bone

1) 머리뼈의 뒷면과 아랫부분에 위치하며 마름모꼴의 뼈
2) Cruciate eminence(십자융기) : 십자형의 언덕진 곳
3) Sulcus of transverse sinus(횡동구→가로정맥굴고랑) : 가로정맥굴을 수용하며, 가로정맥굴고랑을 중심으로 윗부분에 대뇌의 후두엽(뒤통수엽)이 있고 아래부분에 소뇌가 위치한다.
4) Sulcus of superior sagittal sinus(상시상정맥동구→위시상정맥굴고랑) : 상시상정맥동(위시상정맥굴) 수용
5) Condylar canal(과관→관절융기관) : 후두과(뒤통수뼈관절융기)의 뒤쪽에 있는 관. 도출정맥 통과
6) Occipital Condyle(후두과→뒤통수뼈관절융기) : 환추(고리뼈)와 관절을 이룬다.

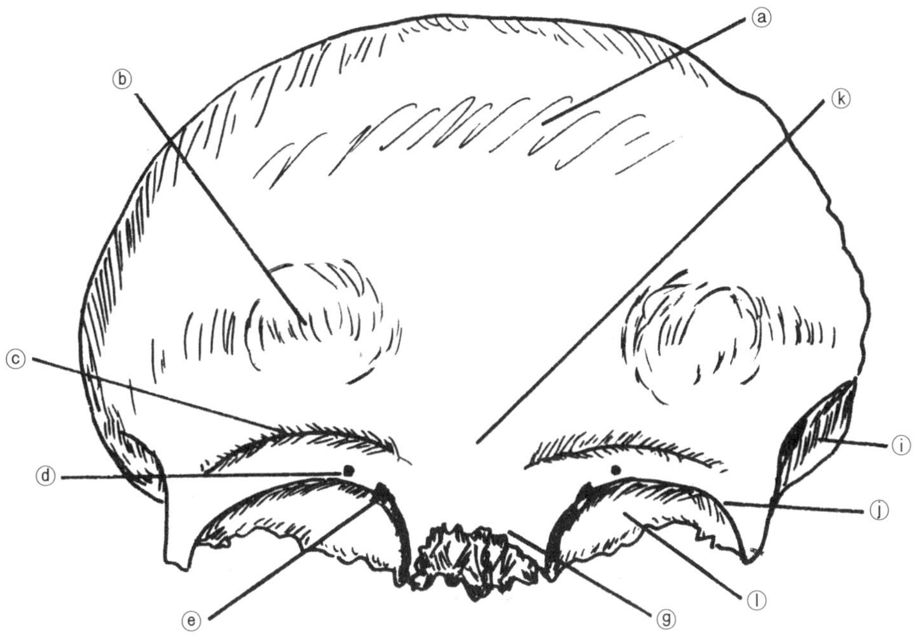

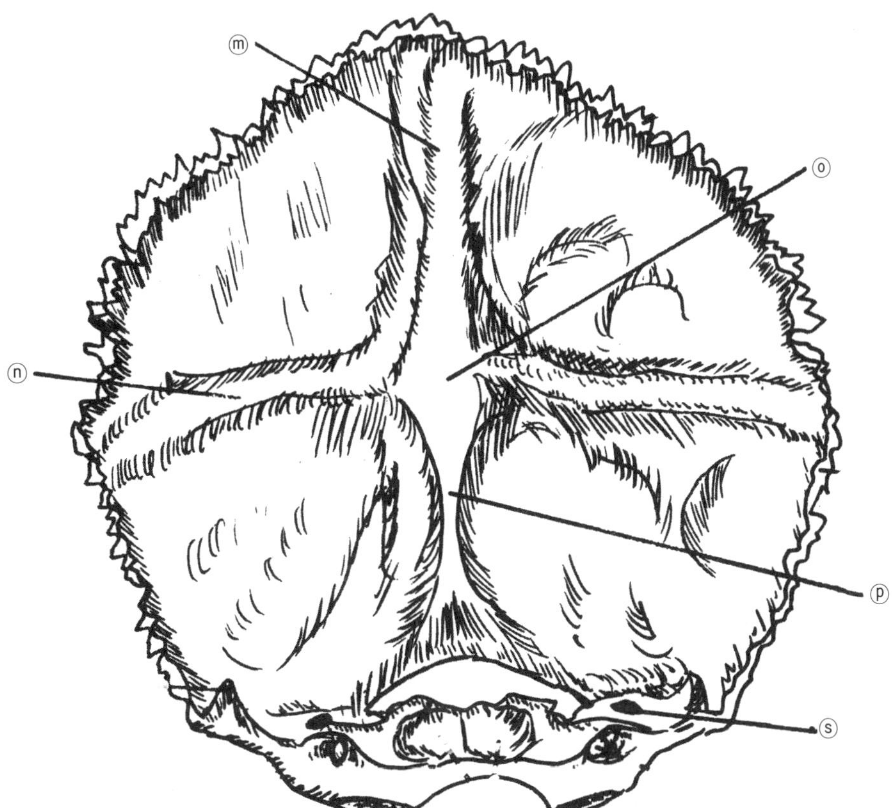

11. 측두골(관자뼈 Temporal bone)과 접형골(나비뼈 Sphenoide bone)

1) Temporal lateral view(측두골외측면→관자뼈가쪽면)
2) Sphenoid superior view(접형골상면→나비뼈윗면)
3) Sphenoid anterior view(접형골전면→나비뼈앞면)
4) Tympanic portion(고실부→고실부분)
5) Zygomatic process(관골돌기→광대돌기)
6) Mastoid portion(유돌부→꼭지부분)
7) Mandibular fossa(하악와→턱관절오목)
8) foramen ovale(난원공→타원구멍)
9) Optic foramen(시신경공→시신경구멍)
10) Greater wing(대익→큰날개)
11) Lesser wing(소익→작은날개)
12) Foramen rotundum(정원공→원형구멍)
13) Hypophysis(하수체→뇌하수체)
14) Pterygoid process(익상돌기→날개돌기)
15) Dorsum sellae(안배→안장등)
16) Sphenoidal sinus(접형골동→나비굴)
17) Lateral plate(외측판→가쪽판)
18) Sup. orbital fissure(상안와열→위눈확틈새)
19) Pterygoid canal(익돌관→날개관)

Temporal bone

1) 머리뼈안의 가쪽벽과 밑바닥을 이루는 뼈
2) 상단(위끝) : Parietal bone 　하단(아래끝) : Mandible bone
   전단(앞끝) : Zygomatic bone 　후단(뒤끝) : Occipital bone과 관절
3) 그 속에 평형, 청각기의 중요 부분 수용
4) 3부로 나뉘어 : 비늘부, 바위부, 고실부

※ 측두와(관자오목 Temporal fossa) : 관자선과 관골궁(광대활) 사이에 위치
측두하와(관자아래오목 Infratemporal fossa) : 관자오목의 계속이며 아래쪽에 위치. 외면은 넓고 깊은 홈. 아래턱뼈의 관절돌기, 가쪽날개돌기, 관자근아래부위 수용
익구개와(날개입천장오목 Pterygopalatine fossa) : 나비뼈날개돌기와 위턱뼈 사이의 틈새

Sphenoide bone

1) 두개 아래부위 중앙에 날개를 편 나비 모양의 뼈
2) 몸통, 작은날개, 큰날개, 날개돌기의 4부로 나뉘며
3) Body(몸통) : 등쪽모양의 터키안(sella turcia) "하수체와(hypophyseal fossa 뇌하수체오목)"
   정원공(Foramen rotundum 원형구멍) : 상악신경(위턱신경) 통과
   난원공(Foramen ovale 타원구멍) : 하악신경(아래턱신경) 통과
   극공(Foramen spinosum 뇌막동맥구멍) : 중경막동맥(중간뇌막동맥) 통과
4) Sphenoidal sinus(접형골동→나비굴) : 나비뼈몸통 안의 빈공간. 좌우 한쌍
5) Pterygoid process(익상돌기→날개돌기) : 나비뼈몸통으로부터 아래쪽에 한쌍
   날개돌기에는 안쪽판과 가쪽판이 있다. 안쪽판은 후비공(뒤콧구멍)의 가쪽벽을 구성
6) Superior orbital fissure(상안와열→위눈확틈새) : 나비뼈의 큰날개와 작은날개 사이의 틈새.
   머리뼈안을 눈확과 연락. 이곳을 눈신경, 눈돌림신경, 도르래신경, 갓돌림신경, 위눈정맥 통과

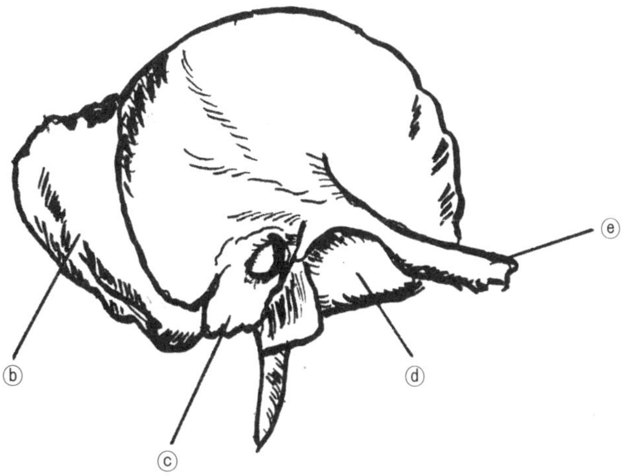

A

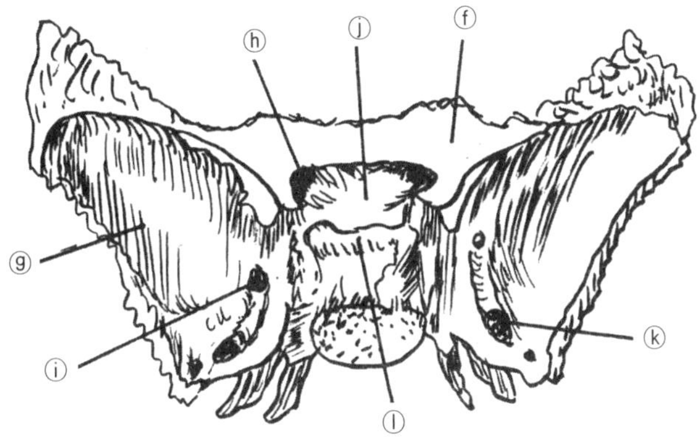

B

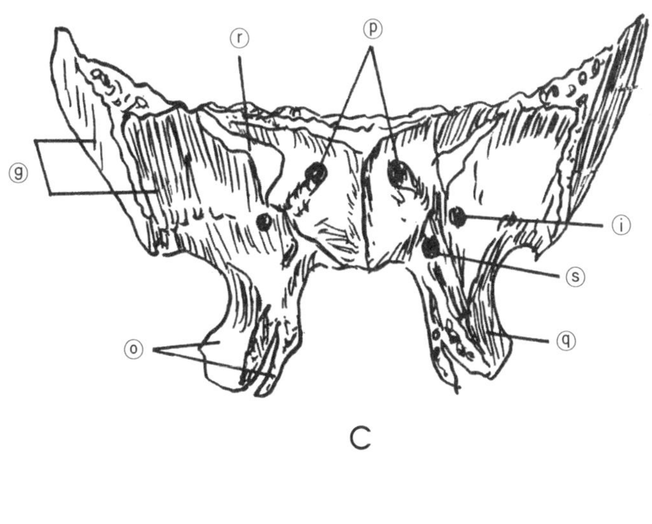

C

12. 사골(벌집뼈), 관골(광대뼈), 구개골(입천장뼈), 서골(보습뼈)

( ) 1. Ethmoid bone(사골→벌집뼈)
( ) 2. Zygomatic bone lateral view(관골외측면→광대뼈가쪽면)
( ) 3. Zygomatic bone medial view(관골내면→광대뼈속면)
( ) 4. Palatine bone dorsal view(구개골배면→입천장뼈등면)
( ) 5. Vomer lateral view(서골외측면→보습뼈바깥면)
( ) 6. Perpendicular plate(수직판)
( ) 7. Crista galli(계관→볏돌기)
( ) 8. Cribriform plate(사판→벌집체판)
( ) 9. Ethmoidal air cell(사골봉소→벌집뼈벌집)
( ) 10. Superior concha(상비갑개→위코선반)
( ) 11. Middler concha(중비갑개→중간코선반)
( ) 12. Orbital surface(안와면→눈확면)
( ) 13. Temporal surface(측두면→관자면)
( ) 14. Frontal process(전두돌기→앞이마돌기)
( ) 15. Temporal process(측두돌기→관자돌기)
( ) 16. Zygomaticofacial foramen(관골안면공→광대얼굴구멍)
( ) 17. Zygomaticoorbital foramen(관골안와공→광대눈확구멍)
( ) 18. Zygomaticotemporal foramen(관골측두공→광대관자구멍)
( ) 19. Horizontal plate(수평면)
( ) 20. Perpendicular plate(수직판)
( ) 21. Orbital process(안와돌기→눈확돌기)
( ) 22. Wings of vomer(서골익→보습뼈날개)

Ethmoid bone

불규칙형태의 입방형 뼈, 코안 위쪽과 코중격 일부 구성. 사골봉소(벌집뼈벌집)이 있어 상비도(위콧길)와 중비도(중간콧길)에 개구하는 함기골. 내부가 sponge처럼 속이 비어있고 3부로 되어 있다.

(1) Cribriform plate(사판→벌집체판) : 후신경(후각신경) 통로
(2) Crista galli(계관→볏돌기) : 뇌경막(뇌경질막) 부착
(3) Perpendicular plate(수직판) : 비중격(코중격) 이름

Zygomatic bone

뺨 위쪽 돌출부위, 일명 광대뼈, 불규칙 사각형
(1) 3개의 돌기 : Temporal process, frontal process, maxillaryl process
(2) 3개의 구멍 : Zygomatic facial foramen, Zygomatic orbital foramen, Zygomatic temporal foramen
(3) Zygomatic arch(관골궁→광대활) : 관자뼈의 광대돌기와 광대뼈의 관자돌기가 궁(활) 형성

Palatine bone

L자 모양의 작은 뼈로 좌・우에 한 쌍
(1) 수직판(perpendicular plate) : 코안 가쪽벽 뒷부분 구성
(2) 수평판(horizontal plate) : 좌우쪽이 서로 맞닿고 경구개(단단입천장) 뒤쪽 1/4정도 구성
(3) 3개의 돌기 : 안와돌기(눈확돌기), 접형돌기(나비뼈돌기), 추체돌기(바위모뿔돌기)

Vomer(서골→보습뼈)

사골(벌집뼈)의 중앙 하부. 코중격의 수직판 아래끝(보습모양)
앞면 : 수직판과 위턱뼈의 입천장돌기와 관절

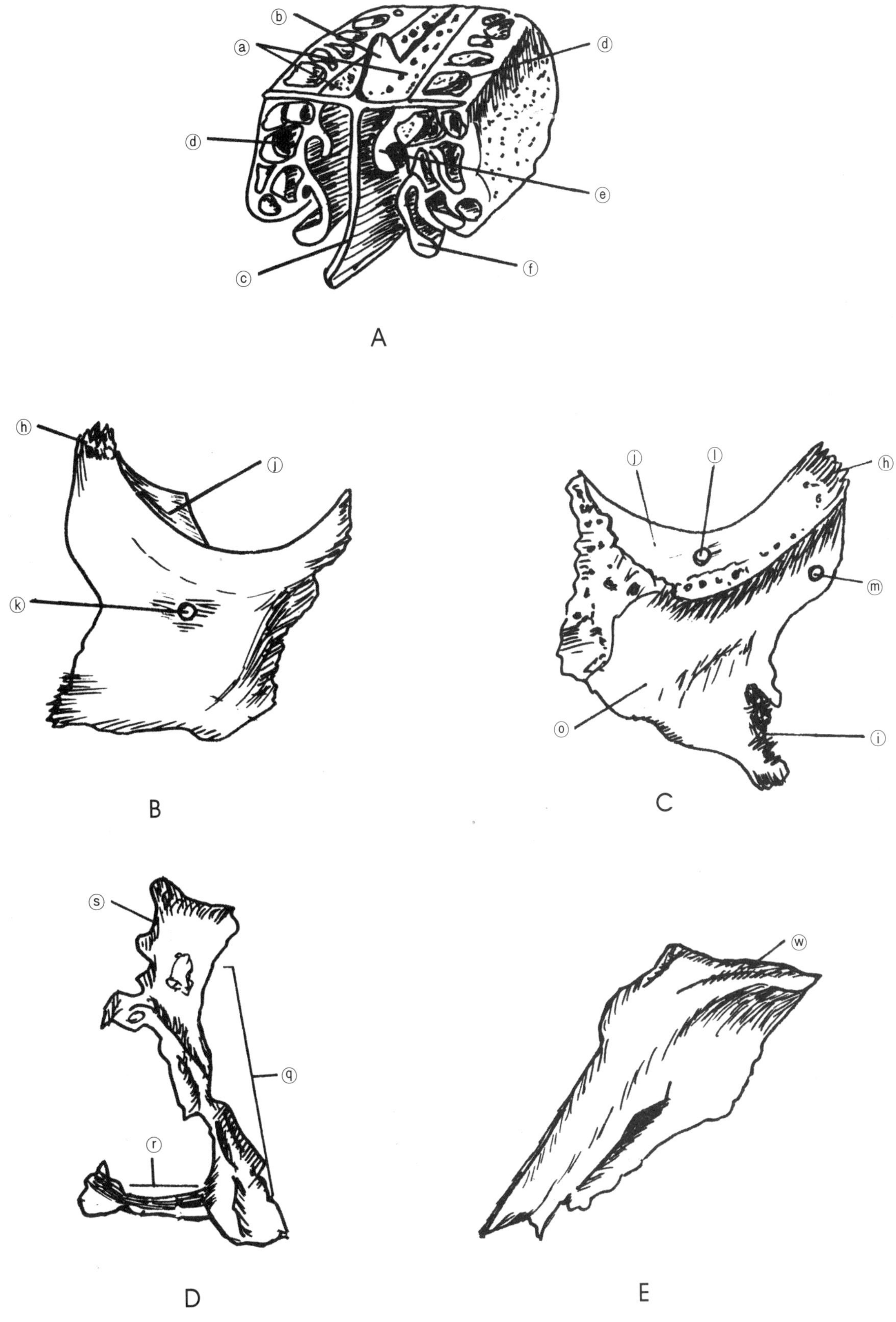
ⓐ
ⓑ
ⓒ
ⓓ
ⓓ
ⓔ
ⓕ
A
ⓗ
ⓙ
ⓚ
B
ⓙ
ⓛ
ⓗ
ⓜ
ⓞ
ⓘ
C
ⓢ
ⓠ
ⓡ
D
ⓦ
E

13. 상악골(위턱뼈 Maxilla)과 하악골(아래턱뼈 Mandible)

( ) 1. Maxilla lateral surface(상악골외측면→위턱뼈 가쪽면)
( ) 2. Maxilla inferior surface(상악골하면→위턱뼈아랫면)
( ) 3. Mandible(하악골→아래턱뼈)
( ) 4. Frontal process(전두돌기→이마돌기)
( ) 5. Nasal notch(비절흔→코패임)
( ) 6. Zygomatic process(관골돌기→광대돌기)
( ) 7. Orbital surface(안와면→눈확면)
( ) 8. Infraorbital foramen(안와하공→눈확아래구멍)
( ) 9. Incisive foramen(절치공→앞니구멍)
( ) 10. Greater palatine foramen(대구개공→큰입천장구멍)
( ) 11. Palatine bone(구개골→입천장뼈)
( ) 12. Canine(견치→송곳니)
( ) 13. Incisors(절치→앞니)
( ) 14. Molars(대구치→큰어금니)
( ) 15. Premolars(소구치→작은어금니)
( ) 16. Mandibula notch(하악절흔→턱뼈패임)
( ) 17. Coronoid process(근돌기→근육돌기)
( ) 18. Mental foramen(이공→턱끝구멍)
( ) 19. Condylar process(관절돌기)
( ) 20. Ramus(하악지→턱뼈가지)
( ) 21. Mandibula canal(하악관→턱뼈관)
( ) 22. Mandibula angle(하악각→턱뼈각)
( ) 23. Mandibula foramen(하악공→턱뼈구멍)
( ) 24. Median palatine suture(정중구개봉합→정중입천장봉합)
( ) 25. Transverse palatine suture(횡구개봉합→가로입천장봉합)
( ) 26. Incisive suture(절치봉합→앞니골봉합)

Maxilla

1) 윗니를 받치고 얼굴의 중앙에 있는 뼈.
2) Body(몸통=상악부) : 눈확의 아래벽과 코안의 가쪽벽 형성
내강에 상악동(위턱굴) Maxillary sinus(중간콧길 개구, 축농증다발지역)
3) 4개 돌기
(1) Frontal process(전두돌기→이마돌기) : 앞면 안쪽에 있으며 위쪽으로 뻗어 이마뼈의 코부위와 관절
(2) Palatine process(구개돌기→입천장돌기) : 수평의 관상구조.
좌우가 합하여 단단입천장 이룸. 입안과 코안의 경계 이룸
(3) Zygomatic process(관골돌기→광대돌기) : 위가쪽으로 뻗어 광대뼈와 관절
(4) Alveolar process(치조돌기→이틀돌기) : 밑으로 뻗어 활모양의 치조궁(이틀활 alveolar arch)형성. 윗니수용
4) 안와하공(눈확아래구멍)은 안와하열(눈확아래틈새)→안와하구(눈확아래고랑)→완와하관(눈확아래관) 순으로 연장

Mandible

1) 우리 몸에서 가장 강한 뼈로 말굽모양이며, 독립된 뼈
2) Body : 수평부이며 위모서리에 치조궁(이틀활). 중앙 아래쪽에 이융기(턱끝융기)가 치열보다 앞쪽으로 나온것이 사람의 특징 중 하나
3) Ramus(하악지→하악가지) : 수직으로 뻗은 뼈로 끝에
(1) Condylar process(관절돌기) : 턱관절의 관절머리
(2) Coronoid process(근육돌기) : 저작근(씹기근육) 부착
(3) Mandibular notch(하악절흔→턱뼈패임) : 관절돌기와 근육돌기 사이
4) Mandibula foramen(하악공→턱뼈구멍) : 아래턱뼈가지 내면중앙에 후방위쪽에서 전방아래쪽으로 뚫린 구멍
하악공(턱뼈구멍)→하악관(턱뼈관)→이공(턱끝구멍=아래턱뼈 바깥면에 분포 혈관, 신경통과)
5) Angle of mandible(하악각→턱뼈각) : Body와 ramus'이행부 각

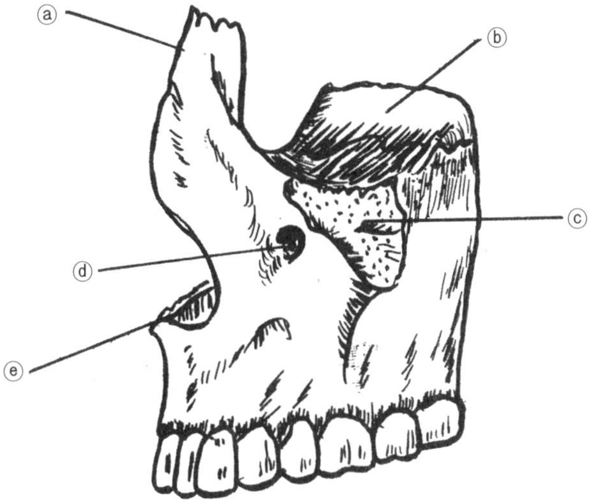

A

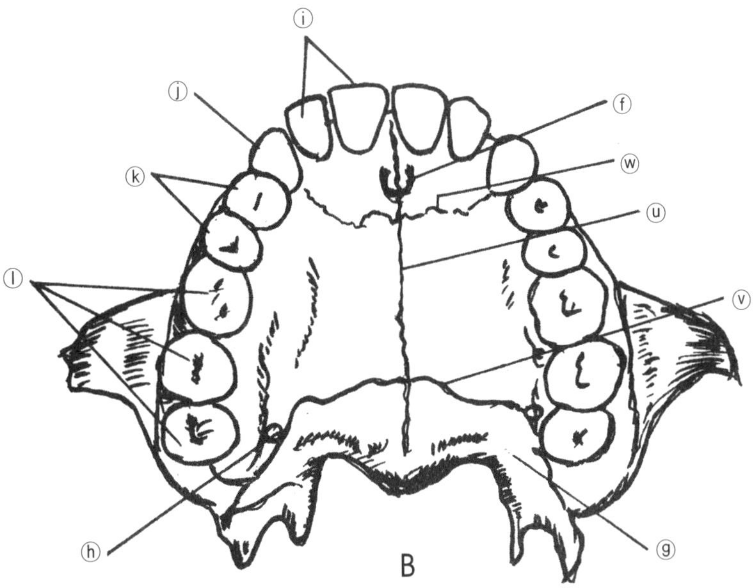

B

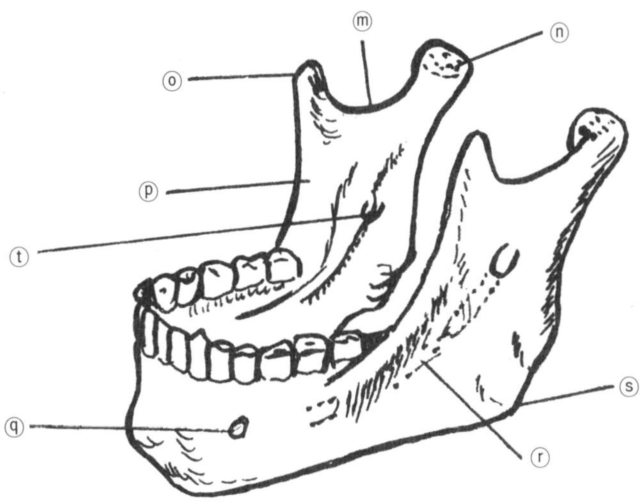

C

14. 설골(목뿔뼈 Hyoid bone), 안와(눈확 Orbit), 비중격(코중격 Nasal septum)

( ) 1. Hyoid bone(설골→목뿔뼈)
( ) 2. Orbit(안와→눈확)
( ) 3. Nasal septum(비중격→코중격)
( ) 4. Body(설골체→목뿔뼈몸통)
( ) 5. Greater horn(대각→큰뿔)
( ) 6. Lesser horn(소각→작은뿔)
( ) 7. Supraorbital foramen(안와상공→눈확위구멍)
( ) 8. Infraorbital foramen(안와하공→눈확아래구멍)
( ) 9. Supraorbital fissure(상완와열→위눈확틈새)
( ) 10. Infraorbital fissure(하안와열→아래눈확틈새)
( ) 11. Maxilla(상악골→위턱뼈)
( ) 12. Infraorbital canal(안와하관→눈확아래관)
( ) 13. Zygomatic bone(관골→광대뼈)
( ) 14. Sphenoid lesser wing(접형골→나비뼈)
( ) 15. Lacrimal bone(누골→눈물뼈)
( ) 16. Palatine bone(구개골→입천장뼈)
( ) 17. Ethmoid bone(사골→벌집뼈)
( ) 18. Nasal bone(비골→코뼈)
( ) 19. Mid. nasal concha(중비갑개→중간코선반)
( ) 20. Inf. nasal concha(하비갑개→아래코선반)
( ) 21. Piriform aperture(이상구→뼈콧구멍)
( ) 22. Frontal sinus(전두동→이마굴)
( ) 23. Sphenoid sinus(접형동→나비굴)
( ) 24. Nasal cartillage(비연골→코연골)
( ) 25. Ethmoidal cribriform plate(사골판→벌집체판)
( ) 26. Hypophyseal fossa(뇌하수체와→뇌하수체오목)
( ) 27. Nasal cavity(비강→코안)
( ) 28. Choanae(후비공→뒤콧구멍)
( ) 29. Nasal bone(비골→코뼈)
( ) 30. Occipital bone(후두골→뒤통수뼈)
( ) 31. Uvula(구개수→목젖)
( ) 32. Ethmoid perpendiccular plate(사골수직판→벌집수직판)
( ) 33. Cartilage of nasal septum(비중격연골)
( ) 34. Vomer(서골→보습뼈)
( ) 35. Hard palatine(경구개→단단입천장)
( ) 36. palatine bone(구개골→입천장뼈)

1) Hyoid bone(목뿔뼈) : U자 모양의 작은뼈. 중앙부를 body라 하고 양끝에 대각
Body의 뒤가쪽에 작은날개. 혀뿌리속에 있으며 관자뼈의 붓돌기에 붓목뿔인대에 의해 매달려 있다. 방패연골과 방패목뿔막에 의해 연결. 목뿔뼈는 혀뿌리무리 및 목뿔뼈근무리의 기시부. 혀를 받치고 혀를 움직이거나, 말하기, 연하운동(삼키기운동)을 돕는 근육들의 부착부위.

아래벽 : Maxilla bone, palatine bone
가쪽벽 : Zygomatic bone, sphenoid bone
안쪽벽 : Ethmoid bone
중심벽 : Lacrimal bone

2) Nasal cavity(비강→코안) : 좌・우 위턱뼈와 코뼈가 둘러싸고 있다.
(1) 앞쪽에 뼈콧구멍 입구가 있으며
(2) Nasal cavity의 구성은
위쪽 : 사골(벌집뼈)의 수직판
아래쪽 : 서골(보습뼈), 좌・우 코안의 칸막이로 코중격연골로 구성된다. 뒤쪽엔 뒤콧구멍(post. nasal aperture)

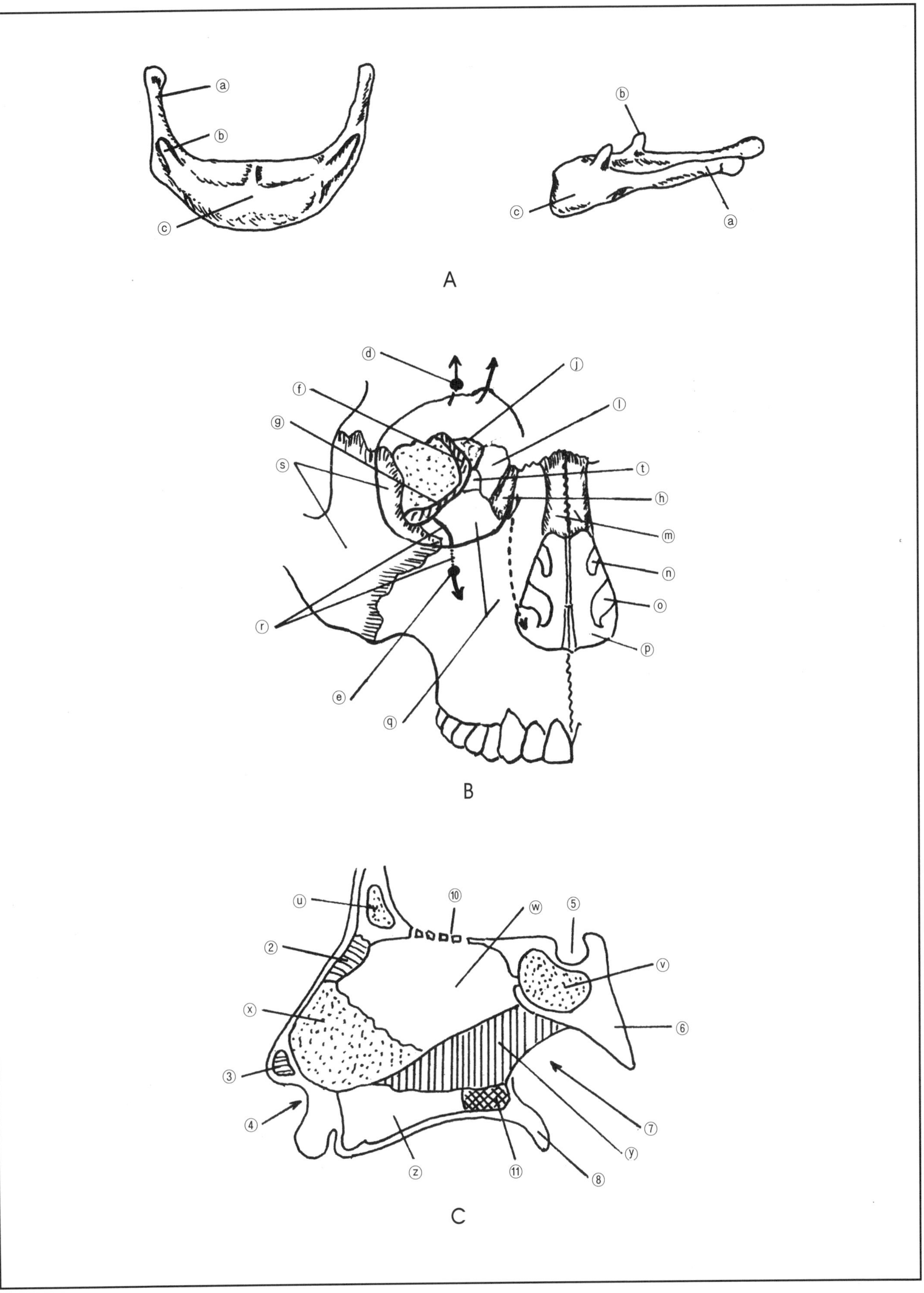
ⓐ
ⓑ
ⓒ
ⓑ
ⓒ
ⓐ
A
ⓓ
ⓙ
ⓕ
ⓛ
ⓖ
ⓢ
ⓣ
ⓗ
ⓜ
ⓝ
ⓞ
ⓡ
ⓟ
ⓔ
ⓠ
B
ⓤ
⑩
ⓦ
⑤
②
ⓥ
ⓧ
⑥
③
④
⑦
ⓨ
ⓩ
⑪
⑧
C

15. 두개골(머리뼈)의 봉합(Suture)과 천문(숫구멍 Fontanelles)

( ) 1. Lambdoid suture(시옷자봉합)
( ) 2. Occipital bone(후두골→뒤통수뼈)
( ) 3. Parietal bone(두정골→마루뼈)
( ) 4. Sagittal suture(시상봉합)
( ) 5. Coronal suture(관상봉합)
( ) 6. Frontal bone(전두골→이마뼈)
( ) 7. Sup. nuchal line(상항선→위목덜미선)
( ) 8. Post. fontanelle(소천문→뒤숫구멍)
( ) 9. Ant. fontanelle(대천문→앞숫구멍)
( ) 10. Anterolateral fontanelle(전외측천문→앞가쪽숫구멍)
( ) 11. Posterolateral fontanelle(후외측천문→뒤가쪽숫구멍)
( ) 12. Temporal bone(측두골→관자뼈)
( ) 13. Zygomatic bone(관골→광대뼈)

Skull의 윗면에 skull cap이 있으며 3개의 suture line이 있다.

1) Coronal suture : Frontal bone과 parietal bone 사이 연결선
2) Sagittal suture : 좌우 parietal bone 사이 연결선
3) Lambdoid suture : parietal bone과 occipital bone 사이 연결선

Fontanelles(천문→숫구멍)

1) Anterior fontanelle(대천문→앞숫구멍) : Coronal suture와 sagittal suture의 교차. 생후 1~2년 사이 폐쇄
2) Posterior fontanelle(소천문→뒤숫구멍) : sagittal suture와 lambdoid suture의 교차. 생후 3개월경 폐쇄
3) Anterolateral fontanelle(전외측천문→앞가쪽숫구멍) : Frontal, parietal, temporal, sphenoid bone관 연접. 생추 6개월경 폐쇄
4) Posterolateral fontanelle(후외측천문→뒤가쪽숫구멍) : Parietal, occipital, temporal bone 연접부. 생후 1~1.5년 경에 폐쇄

※ 관상봉합과 시상봉합(대천문)의 교차점을 bregma라 하고 시상봉합과 lambda 봉합(소천문)의 교차점을 lambda라고 하며 이들은 머리뼈 계측에 이용된다.
특히 영아의 anterior fontanelle은 박동이 촉진되며 어린이의 구급의학영역에서 이곳이 혈액채취나 수혈시 정맥내 주사부위가 된다.

※ fontanelle(숫구멍) : 신생아의 골화가 불완전한 머리덮개뼈에 남아 있는 막으로 덮혀진 틈새

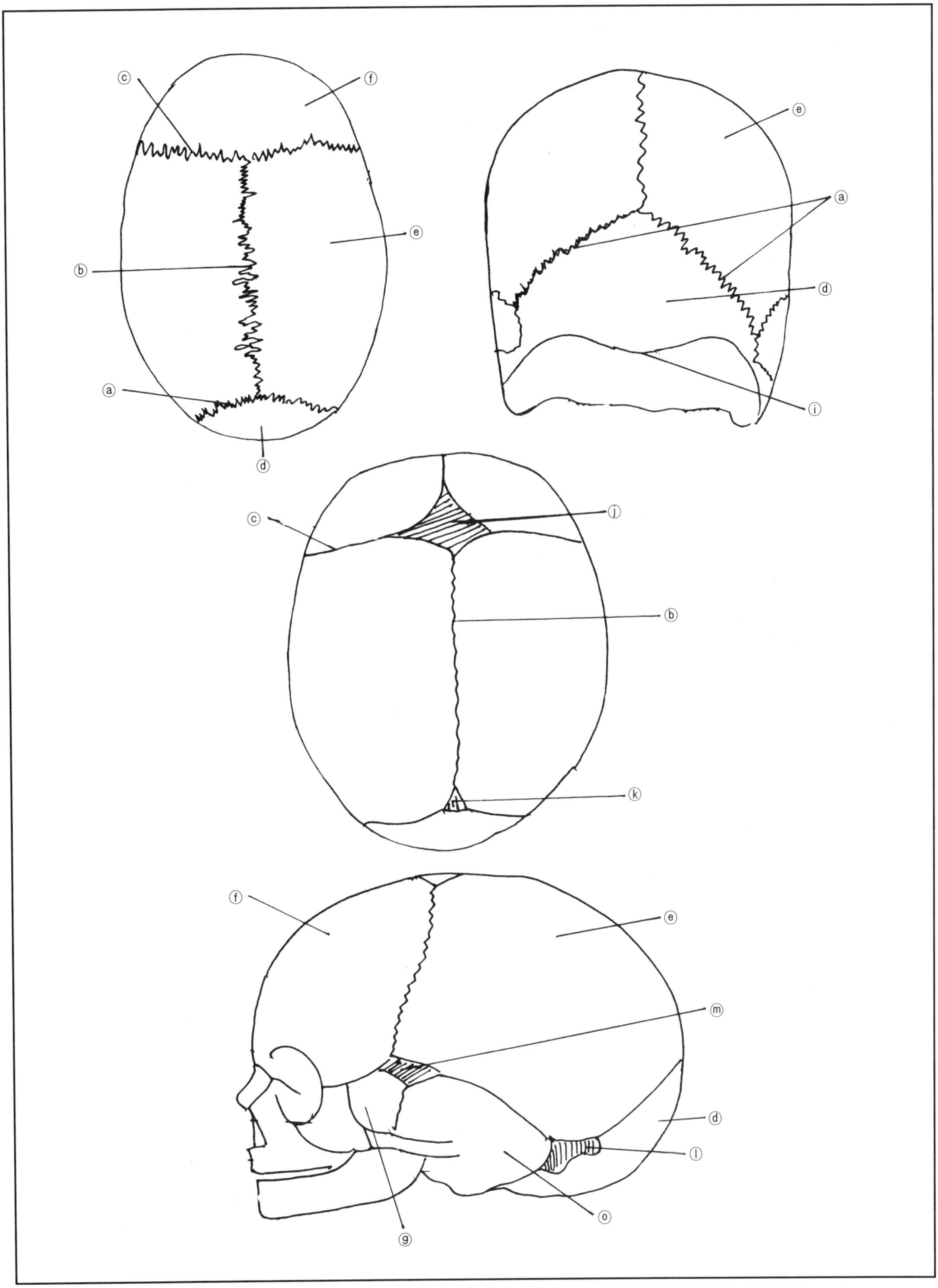

16. 척주(Vertebral column)

( ) 1. Lumbar(요추→허리뼈)
( ) 2. Coccyx(미골→꼬리뼈)
( ) 3. Thoracic(흉추→등뼈)
( ) 4. Cervical(경추→목뼈)
( ) 5. Sacrum(천골→엉치뼈)
( ) 6. Axis(축추→둘째목뼈=중쇠뼈)
( ) 7. Atlas(환추골→첫째목뼈=고리뼈)
( ) 8. Vertebra promines(융추→솟을뼈)
( ) 9. Intervertebral foramen(추간공→척추사이구멍)
( ) 10. Sacral foramen(천골공→엉치뼈구멍)
( ) 11. Intervertebral disc(추간원판→척추사이원반)
( ) 12. Thoracic curve(흉부만곡→등굽이)
( ) 13. Sacral curve(천부만곡→엉치굽이)
( ) 14. Cervical curve(경부만곡→목굽이)
( ) 15. Lumbar curve(요부만곡→허리굽이)

척주(Vertebral column)는 32~35개의 척추뼈와 척추사이원반(intervertebral discs)으로 이루어지며 성인에서 71~75㎝나 되고 4개의 만곡을 갖는다.

1) **진성추골**(True vertebrae 참척추뼈=가동성)
   Cervical vertebrae(7)
   Thoracic vertebrae(12)
   Lumbar vertebrae(5)
2) **가성추골**(False vertebrae 거짓척추뼈=부동성)
   Sacrum(1)
   Coccyx(1)
3) **Primary curve**(1차만곡→일차굽이) : 출생시(후굴→뒤굽힘)=신생아
   Thoracic curve
   Sacral curve
4) **Secondary curve**(2차만곡→이차굽이) : 출생후(전굴→앞굽힘)
   Cervical curve(생후 3~4개월)
   Lumbar curve(생후 12~18개월)
5) 척주는 24개의 독립된 척추뼈와 2개의 융합척추 즉, 천골(엉치뼈)과 미골(꼬리뼈)로 되어있다. 24개의 척추뼈 중 12개는 늑골(갈비뼈)을 지탱하고 나머지 12개중 7개는 목부분에, 5개는 허리부분에 있다.
6) 척주는 몸통을 이루는데 중심골격으로 몸을 받치고, 또한 지주 역할
7) 척수(spinal cord)를 보호하며 보호작용에는 척주에 대한 충격완화시키는 척추사이원반의 쿠션(cushion)작용
8) 척추사이원반은 목뼈에서 허리뼈까지 23개 있다.
9) 척주굽이이상 : 측방굽이→오른손잡이의 영향, 대동맥 위치 때문, 성장기 체위, 습성, 특정운동, 과도의 노동 및 질환. 후굴(뒤굽이), 전굴(앞굽이), 측굴(옆굽이)
   원배(구부러짐) : 등뼈의 굽이가 증가된 상태(노인성 원배, 직업성 원배, 선천성, 구루병성 혹은 경직성 원배)

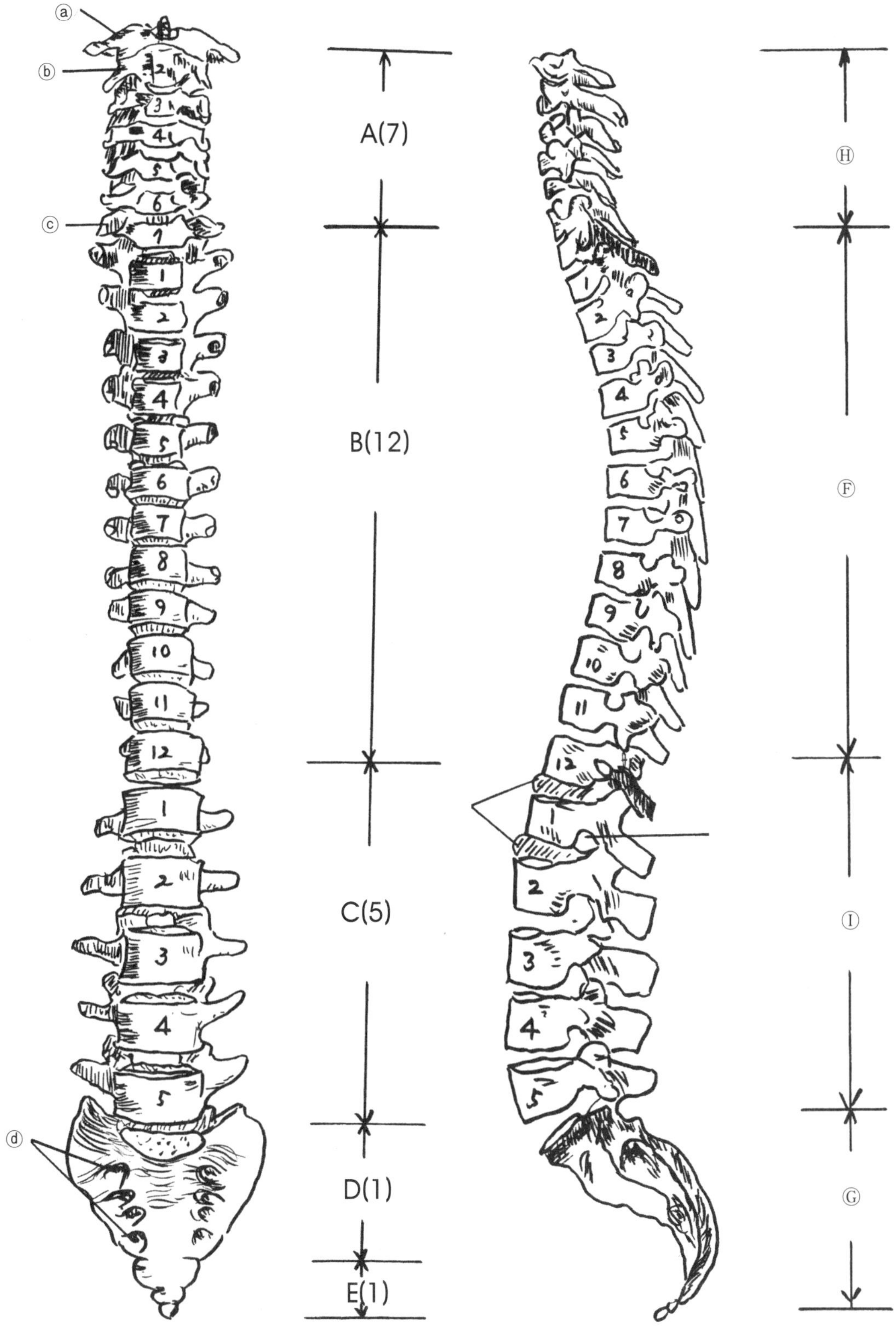
ⓐ
ⓑ
ⓒ
ⓓ
A(7)
B(12)
C(5)
D(1)
E(1)
Ⓗ
Ⓕ
Ⓘ
Ⓖ

17. 척추뼈(Vertebrae)의 기본구조

( ) 1. Body(추체→척추뼈몸통)
( ) 2. Spinous process(극돌기→가시돌기)
( ) 3. Transverse process(횡돌기→가로돌기)
( ) 4. Sup. articular process(상관절돌기→위관절돌기)
( ) 5. Transverse costal facet(횡돌늑골와→가로갈비오목)
( ) 6. Lamina(추궁판→고리판)
( ) 7. Pedicle(추궁근→고리뿌리)
( ) 8. Sup. costal facet(상늑골와→위갈비오목)
( ) 9. Inf. costal facet(하늑골와→아래갈비오목)
( ) 10. Sup. vertebral notch(상추절흔→위척추뼈패임)
( ) 11. Inf. vertebral notch(하추절흔→아래척추뼈패임)
( ) 12. Intervertebral disc(추가원판→척추사이원반)
( ) 13. Sup. inf. articular process(상 · 하관절돌기→위 · 아래관절돌기)
( ) 14. Intervertebral foramen(추간공→척추사이구멍)

1) Vertebral body : 척추뼈의 무게를 받치는 부위. 몸무게 지탱
2) Vertebral arch(추궁→척추뼈고리) : Body를 뒤에서 에워싼 벽 내부에 Vertebral foramen이 있으며 그 속에 spinal cord가 있다.
   - part
     - Vertebral lamina
     - Vertebral pedicle
     - → 이 모여 arch 형성
3) Process : Vertebral arch를 중심으로 3종 7개의 돌기가 있다.
   - (1) Spinous process : 1개
   - (2) Transverse process : 2개
     - → Movement에 관여
       - 척추기립근 및 기타 척추근 부착
       - 척추운동시 지렛대 역할
   - (3) Superior articular process : 2개
   - Inferior articular process : 2개
     - → Joint에 관여
       - 방향운동 제한
       - 앞쪽 탈출 방지
       - 굽혔다 펼 때에 체중 지탱
4) Vertebral canal : 척추뼈구멍에 위 · 아래로 겹쳐져 이루어진 관이며, 그 속에 척수(spinal cord)가 들어 있다.
   (1) 위쪽은 foramen magnum 대후두공(큰후두구멍)
   (2) 아래쪽은 천골(엉치뼈) 아래끝의 천골열공(sacral hiatus 엉치뼈틈새)이 개구
5) Intervertebral foramen : Vertebral canal과 교통하며 척수신경(spinal nerve)과 척수혈관(spinal bood vessel)의 출입구

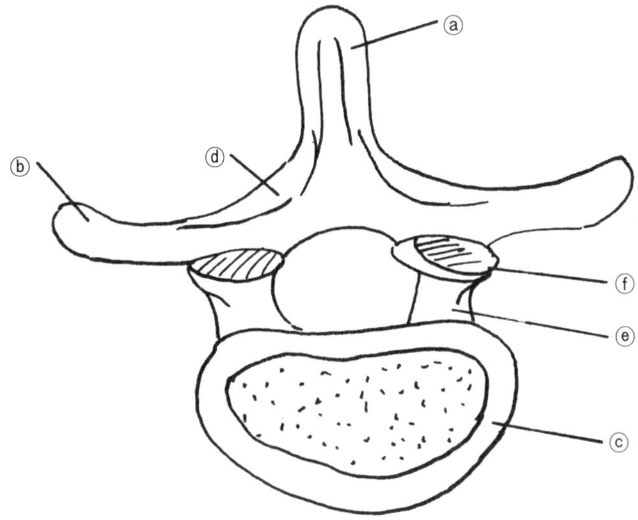

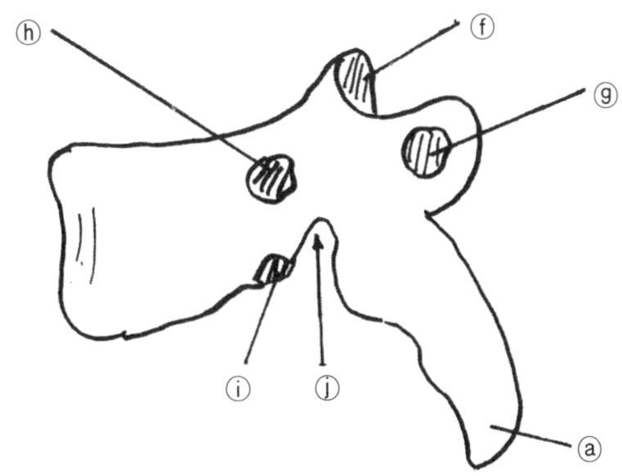

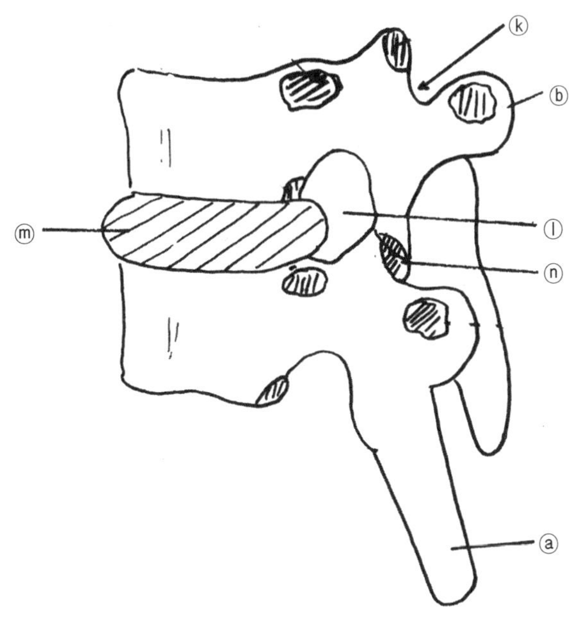

18. 경추[목뼈 Cervical vertebrae]

( ) 1. Atlas superior view(환추상면→고리뼈윗면)
( ) 2. Axis superior view(축추상면→중쇠뼈윗면)
( ) 3. Fifth cervical vertebra(다섯째 목뼈)
( ) 4. Atlas inferior view(환추하면→고리뼈아랫면)
( ) 5. Axis lateral view(축추외측면→중쇠뼈가쪽면)
( ) 6. Seventh cervical vertebra(일곱째 목뼈)
( ) 7. Transverse process(횡돌기→가로돌기)
( ) 8. Anterior arch(전궁→앞고리)
( ) 9. Posterior arch(후궁→뒤고리)
( ) 10. Body of vertebra(추체→척추뼈몸통)
( ) 11. Lamina of vertebra arch(추궁판→고리판)
( ) 12. Inferior articular surface(하관절면→아래관절면)
( ) 13. Superior articular surface(상관절면→위관절면)
( ) 14. Vertebral foramen(추공→척추뼈구멍)
( ) 15. Transverse foramen(횡돌공→가로돌기구멍)
( ) 16. Dens(치돌기→치아돌기)
( ) 17. Spinous process(극돌기→가시돌기)
( ) 18. Superior articular process(위관절돌기)

Cervical vertebrae(경추→목뼈)

1) Cervical vertebrae는 7개의 뼈로 구성
2) 위끝은 Cranial bone, 아래끝은 Thoracic bone과 관절
3) 가로돌기에 가로돌기구멍(transverse foramen)이 있어 뇌 및 척수에 영양공급하는 척추동맥 및 정맥이 통과
4) 셋째, 넷째, 다섯째 목뼈는 "전형적"이다. 제1, 제2, 제7 목뼈는 특이한 모양을 하고 있다.
5) 목뼈는 척추중 가장 움직임이 크고 척추뼈구멍이 큰 삼각형이고 고리뼈의 척추뼈구멍이 가장 크다.
6) 가시돌기는 고리뼈와 솟을뼈를 제외하고는 짧고 끝이 갈라져 있다. 솟을뼈의 가시돌기는 길지만 끝이 갈라져 있지 않다.
7) 가로돌기는 짧고 가로돌기구멍이 있다.
   (1) Atlas(고리뼈 = 첫째목째→고리뼈)
      ① 몸통은 없고, 앞고리(anterior arch), 뒤고리(posterior arch) 및 가쪽덩이(lateral mass)의 3부분으로 된 고리모양. 고리뼈의 가로돌기는 크고, 나머지 둘째~여섯째목뼈의 가로돌기는 작다.
      ② 척추뼈구멍은 크며 위관절면(superior articular surface)은 머리를 떠 받고 있다.
   (2) Axis(축추 = 둘째목뼈→중쇠뼈)
      ① 위끝에 치아돌기(dens)가 있어 첫째목뼈와 자축관절(중쇄관절)을 이룸
      ② Atlas와 Axis 사이에서 머리를 돌리는 운동 가능
   (3) Vertebra promines(융추→솟을뼈)
      ① 제 7목뼈를 솟을뼈라고도 하는데 spinous process가 특히 들어 목을 앞으로 굽힐 때 만질 수 있으며, 임상적으로 목부분 위치 추정
   (4) 가시돌기는 환추(고리뼈)와 제 7목뼈를 제외하고 짧으며 또 이분되어 있다. 제 7목뼈의 가시돌기는 이분되지 않고 중쇠뼈에서는 굵다.

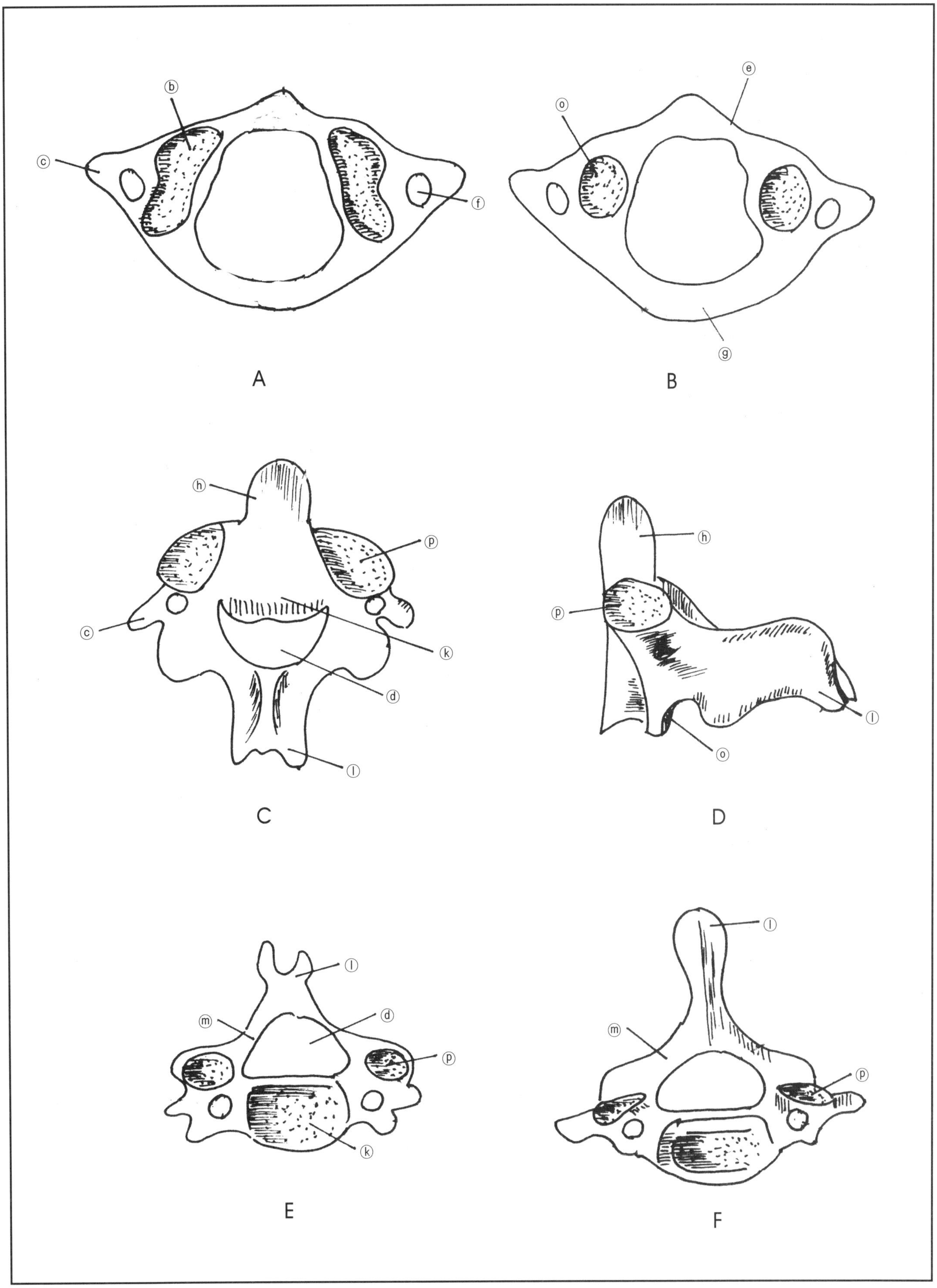
ⓑ
ⓒ
ⓕ
A
ⓔ
ⓞ
ⓖ
B
ⓗ
ⓟ
ⓒ
ⓚ
ⓓ
ⓛ
C
ⓗ
ⓟ
ⓛ
ⓞ
D
ⓛ
ⓜ
ⓓ
ⓟ
ⓚ
E
ⓛ
ⓜ
ⓟ
F

19. 흉추(등뼈 Thoracic vertebrae)와 요추(허리뼈 Lumbar vertebrae)

( ) 1. Thoracic vertebra superior surface(흉추상면→등뼈윗면)
( ) 2. Lumbar vertebra superior surface(요추상면→허리뼈윗면)
( ) 3. Thoracic vertebra lateral surface(흉추측면→등뼈가쪽면)
( ) 4. Lumbar vertebra anterior surface(요추전면→허리뼈앞면)
( ) 5. Thoracic vertebra ventral surface(흉추복면→등뼈배쪽면)
( ) 6. Spinous process(극돌기→가시돌기)
( ) 7. Transverse process(횡돌기→가로돌기)
( ) 8. Body of vertebra(추체→척추뼈몸통)
( ) 9. Inferior costal facet(하늑골와→아래갈비오목)
( ) 10. Lamina of vertebral arch(추궁판→고리판)
( ) 11. Superior articular process(상관절돌기→위관절돌기)
( ) 12. Pedicle of vertebral arch(추궁근→고리뿌리)
( ) 13. Vertebral foramen(추공→척추뼈구멍)
( ) 14. Transverse costal facet(횡돌늑골와→가로갈비오목)
( ) 15. Inferior articular process(하관절돌기→아래관절돌기)
( ) 16. Superior costal facet(상늑골와→위갈비오목)
( ) 17. Accessory process(부돌기→덧돌기)
( ) 18. Mammillary process(유두돌기→꼭지돌기)
( ) 19. Costal process(늑골돌기→갈비뼈돌기)

Thoracic vertebrae(흉추→등뼈)

1) 12개의 뼈로 기본형태를 갖추고 있다.
2) 12개중 윗쪽 4등뼈는 목뼈의 특징을, 중간 4개의 등뼈는 전형적이며 아래 4개는 허리뼈의 특징을 갖는다.
3) 가운데 4등뼈의 가시돌기는 길고 서로 겹쳐 있으며 수직에 가깝고 제1, 제2 및 제11, 제12 등뼈의 가시돌기는 수평, 제3, 제4, 제9, 제10 등뼈의 가시돌기는 비스듬하다.
4) 등뼈는 2곳에서 관절한다.
   (1) Joint of head of ribs(늑골두관절→갈비뼈머리관절) : 갈비뼈머리와 등뼈몸통의 상·하 갈비뼈와의 사이
   (2) Costotransverse joints(늑횡돌관절→갈비가로돌기관절) : 갈비뼈결절의 관절면과 가로갈비오목 사이
5) 가시돌기는 길고 뒤쪽으로 향하여 서로 관절하면서 겹쳐져 있고 운동범위가 제한되어 있다.

Lumber vertebrae(요추→허리뼈)

1) 5개이며, 크고 강하며 무겁고 튼튼하다.
2) 등뼈와 비슷하지만 몸통은 크고 횡돌공(가로돌기구멍)이 없고, 늑골와(갈비뼈오목)도 없다.
3) 갈비뼈돌기 costal process, 덧돌기 accesory process, 유두돌기 mammillary process가 있는 것이 특징이다.
4) 허리뼈는 머리, 가슴우리, 위팔뼈 들의 무게 지탱
5) 가로돌기는 퇴화되고, 가시돌기는 짧고 크고 넓으며 수평이기 때문에 요추천자(허리뼈천자 lumbar puncture)가 가능하며 척추뼈구멍은 모가 없는 삼각형이고 척추기립근(척추세움근)이 부착한다.

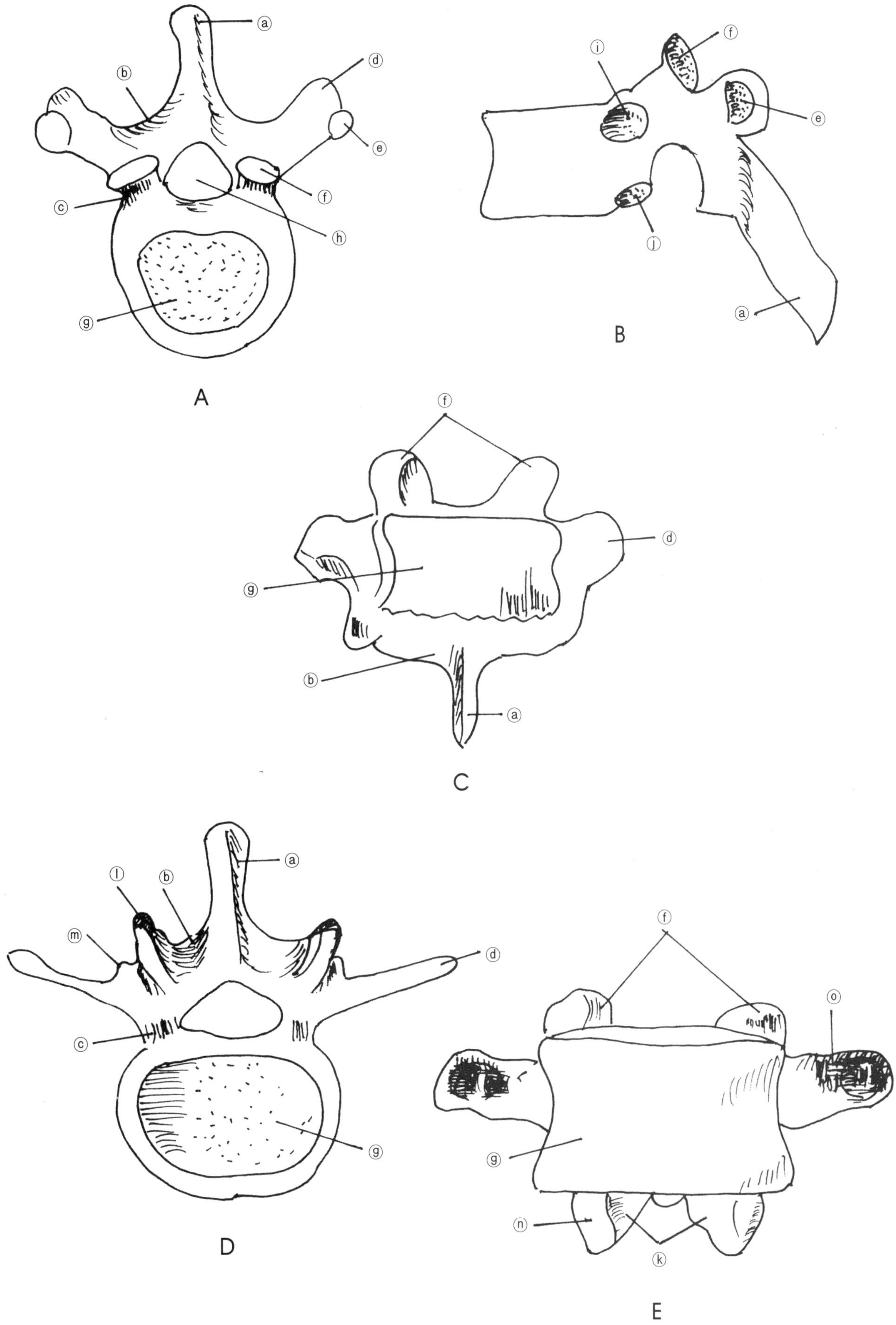
ⓐ
ⓑ
ⓒ
ⓓ
ⓔ
ⓕ
ⓖ
ⓗ
A
ⓘ
ⓕ
ⓔ
ⓙ
ⓐ
B
ⓕ
ⓓ
ⓖ
ⓑ
ⓐ
C
ⓐ
ⓛ
ⓑ
ⓜ
ⓓ
ⓒ
ⓖ
D
ⓕ
ⓞ
ⓖ
ⓝ
ⓚ
E

20. 천골(엉치뼈 Sacrum)과 미골(꼬리뼈 Coccyx)

( ) 1. Sacrum, anterior surface(천골전면→엉치뼈앞면)
( ) 2. Sacrum, posterior surface(천골후면→엉치뼈뒷면)
( ) 3. Coccyx, dorsal view(미골배면→꼬리뼈등면)
( ) 4. Sacrum, lateral view(천골외측면→엉치가쪽면)
( ) 5. Coccyx, lateral view(미골외측면→꼬리가쪽면)
( ) 6. Anterior sacral foramen(전천골공→앞엉치뼈구멍)
( ) 7. Posterior sacral foramen(후천골공→뒤엉치뼈구멍)
( ) 8. Sacral horn(천골각→엉치뼈뿔)
( ) 9. Median sacral crest(정중천골능→정중엉치능선)
( ) 10. Intermediate sacral crest(중천골능→중간엉치능선)
( ) 11. Lateral sacral crest(외측천골능→가쪽엉치능선)
( ) 12. Base of sacrum(천골저→엉치뼈바닥)
( ) 13. Transverse lines(횡선→가로선)
( ) 14. Auricular surface(이상면→귀모양면)
( ) 15. 2nd, 3rd and 4th coccygeal vertebra(둘째, 셋째, 넷째 미골→2, 3, 4 꼬리뼈)
( ) 16. Coccygeal horn(미골각→꼬리뼈뿔)
( ) 17. 1st coccygeal vertebra(첫째미골→꼬리뼈)
( ) 18. Sacral hiatus(천골열공→엉치뼈틈새)
( ) 19. Transverse process(횡돌기→가로돌기)
( ) 20. Superior articular process(상관절돌기→위관절돌기)
( ) 21. Apex of sacrum(천골점→엉치뼈끝)
( ) 22. Sacral canal(천골관→엉치뼈관)

Sacral vertebrae

1) 5개의 엉치뼈는 성장(17~18세쯤)하면서 연골결합으로 1개의 삼각형(sacrum)의 엉치뼈로 되어 골반의 뒷부분 형성, 제 4와 제 5엉치뼈는 가시돌기와 고리판이 없다.
2) 위쪽은 base, 아랫쪽은 apex로 되고,
3) 융합된 4개의 transverse line이 있고,
4) 앞면에 ventral sacral foramen, 뒷면에 dorsal sacral foramen 4쌍이 있으며, 뒷면에 3종의 융기가 세로로 줄짓는다. 정중면에 있는 것이 정중엉치능선 median sacral crest, 중간엉치능선 intermediate sacral crest 그리고 귀모양면과 중간엉치능선 사이에 가쪽엉치능선 lateral sacral crest이 있다.
5) 정중엉치능선은 가시돌기연결선, 중간엉치능선은 관절돌기의 융합선, 가쪽엉치능선은 가로돌기의 융합선 4쌍의 전・후 엉치능선은 좌우 척추사이구멍에 해당
6) 위끝 가쪽부에 관골(볼기뼈)과 관절하는 이상면(auricular surface ; 귀모양면)이 있다.

Coccygeal vertebrae

1) 3~6개의 꼬리뼈가 연골결합으로 1개의 coccyx을 이룬다.
2) 제 1미추는 척추뼈의 일반적 모습을 이룬다.
3) 사람에서는 퇴화되었고 삼각형의 굳은 뼈로, 추공(척추뼈구멍)이 없다.
4) 꼬리뼈는 4부분으로 되어있다. 첫째부분은 1쌍의 가로돌기와 1쌍의 뿔을 갖고 있다. 나머지 3부분은 결절모양으로 되어있다.

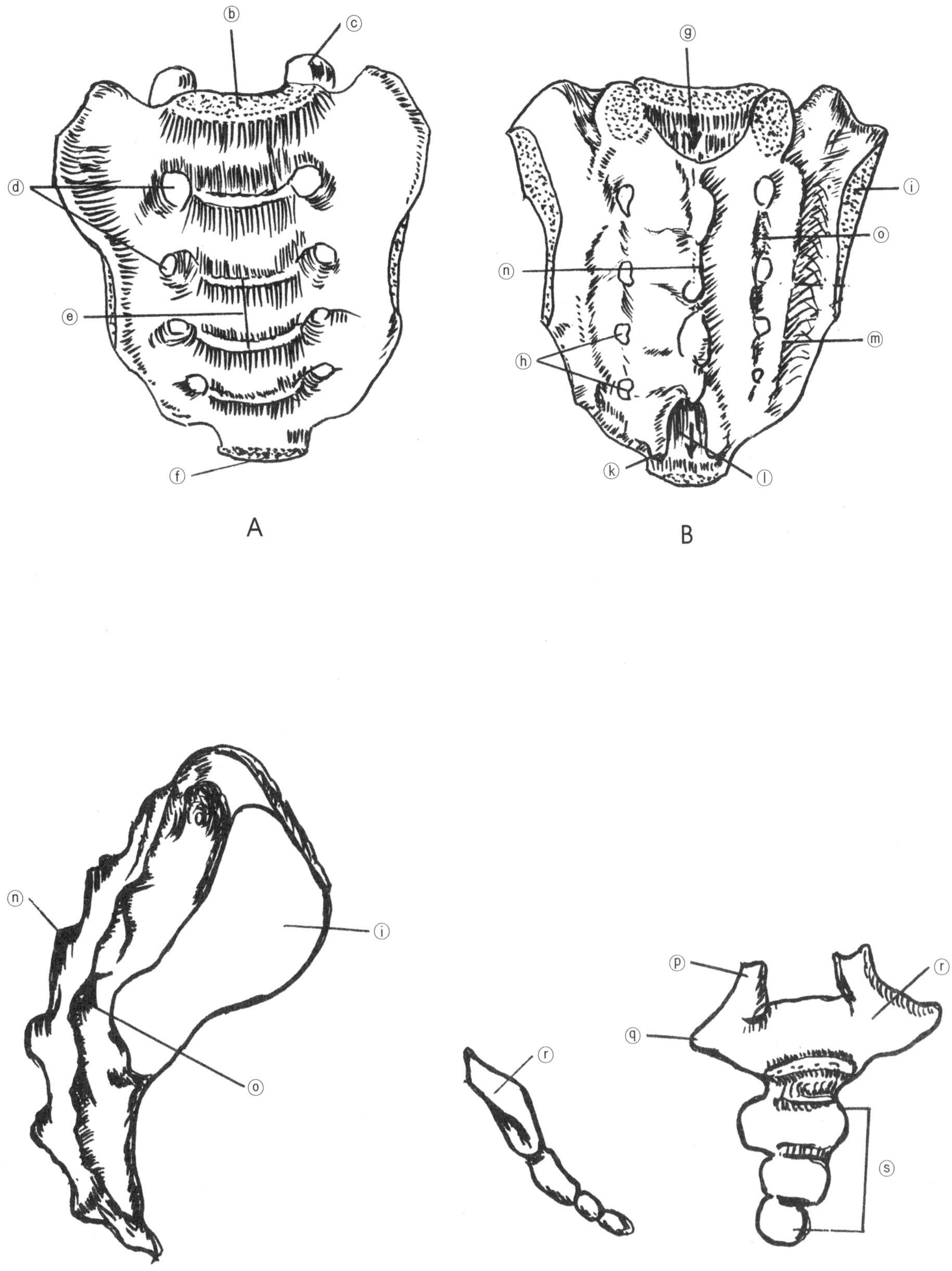

b
c
d
e
f
A
g
i
o
n
m
h
k
l
B
n
i
o
C
r
E
p
r
q
s
D

21. 흉곽(가슴우리 Thorax)과 흉골(복장뼈 sternum)

( ) 1. Thorax, anterior surface(흉곽전면→가슴우리 앞면)
( ) 2. Thorax, posterior surface(흉곽후면→가슴우리뒷면)
( ) 3. Sternum(흉골→복장뼈)
( ) 4. Sternum, lateral surface(흉골외측면→복장뼈 가쪽면)
( ) 5. Thoracic vertebrae(흉추→등뼈)
( ) 6. Manubrium of sternum(흉골병→복장뼈자루)
( ) 7. Body of sternum(흉골체→복장뼈몸통)
( ) 8. Xiphoid process(검상돌기→칼돌기)
( ) 9. Ribs(늑골→갈비뼈)
( ) 10. Costal cartilage(늑연골→갈비연골)
( ) 11. Superior thoracic aperture(흉곽상구→위가슴문)
( ) 12. Floating ribs(부유늑골→뜬갈비뼈)
( ) 13. Scapula(견갑골→어깨뼈)
( ) 14. Sternal angle(흉골각→복장뼈각)
( ) 15. Jugular notch(경절흔→목패임)
( ) 16. Clavicular notch(쇄골절흔→빗장패임)
( ) 17. Costal notch(늑골절흔→갈비뼈패임)
( ) 18. Depression for first costal cartilage(첫째늑연골관절면→갈비뼈연골의 관절면)
( ) 19. Facet for second costal cartilage(둘째늑연골의 관절면)
( ) 20. Inferior thoracic aperture(흉곽하구→아래가슴문)
( ) 21. Clavicle(쇄골→빗장뼈)

Thorax

1) 흉곽(가슴우리)은 12개의 등뼈, 12쌍의 갈비뼈, 1개의 복장뼈로 흉강(가슴안 thoracic cavity)을 이루며, 그 속에 심장, 폐, 기관지, 식도 등 중요 장기를 둘러싸며, 간(liver)과 비장보호, 호흡에 중요한 역할.
2) 위끝에 흉곽상구(위가슴문 superior aperture)가 있으며 위가슴문은 제1등뼈, 좌우 제1갈비뼈, 복장뼈위모서리로 좁다.
3) 하단에 흉곽하구(아래가슴문 interior aperture)가 있으며 제12등뼈, 좌우 갈비활, 복장뼈 아래끝으로서 위가슴문보다 넓다.

Sternum

1) 흉골(복장뼈)은 장방형의 편평골(납작뼈)로, 가슴의 중앙에 있다.
2) 복장뼈는 manubrium, body, xiphoid process로 3분 된다.
3) 복장뼈자루는 빗장뼈와 제1갈비뼈가 관절
4) 복장뼈자루와 복장뼈몸통이 맞닿는 곳을 sternal angle이라 하고 제2갈비연골이 연결
5) 복장뼈는 일생동안 적골수를 가지고 있으며 흉골천자(복장뼈천자) sternal puncture의 부위가 되고, 백혈병이나 기타 혈액질환검사에 이용
6) 복장뼈자루와 복장뼈 좌우에 7쌍의 갈비뼈와 관절
7) 칼돌기(Xiphoid proces): 가슴우리와 배근육의 부착부위가 된다.

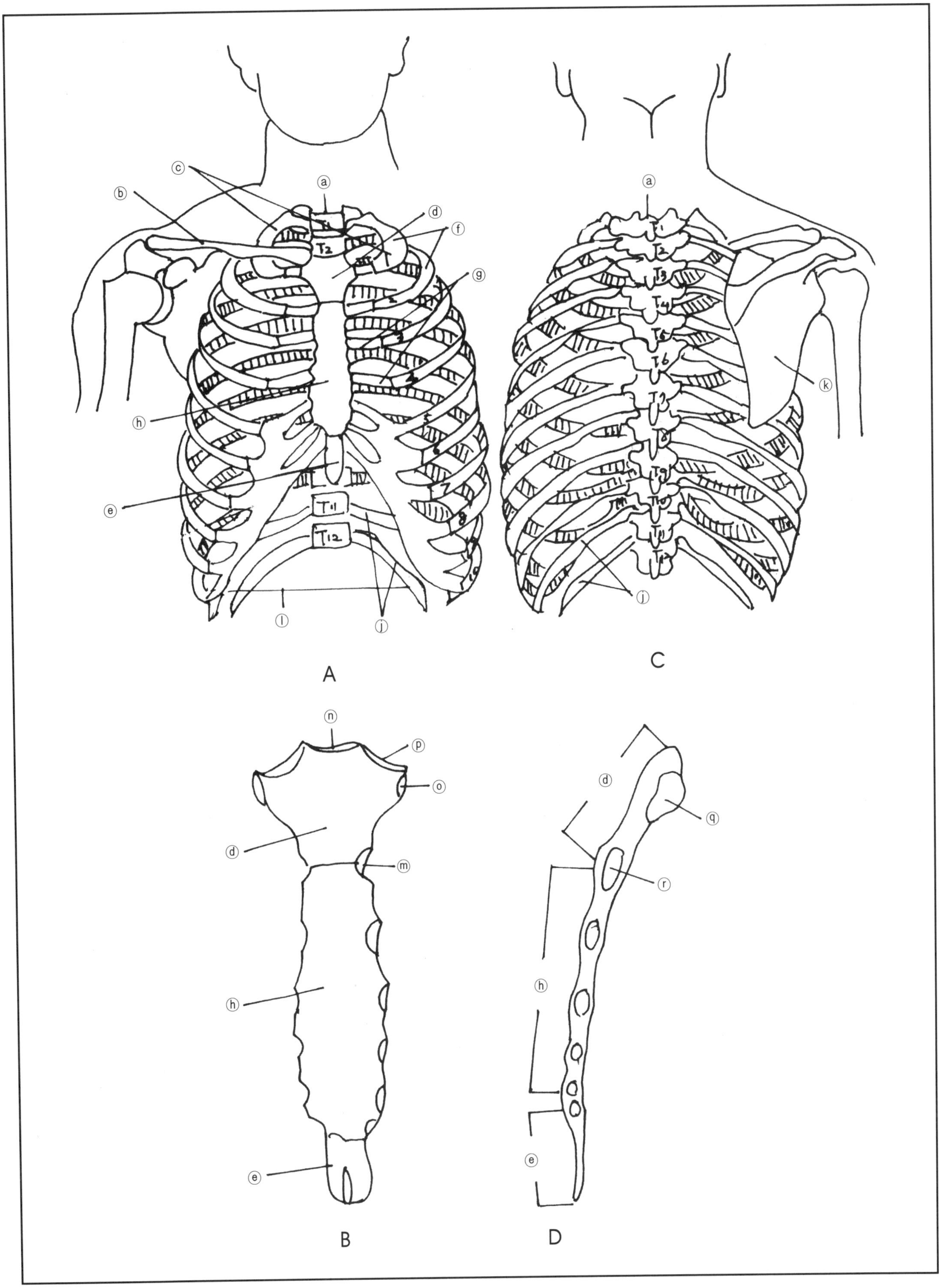
ⓐ
ⓑ
ⓒ
ⓓ
ⓕ
ⓖ
ⓗ
ⓔ
T1
T2
T11
T12
ⓛ
ⓙ
A
ⓐ
T1
T2
T3
T4
T5
T6
T7
T8
T9
T10
T11
T12
ⓚ
ⓙ
C
ⓝ
ⓟ
ⓞ
ⓓ
ⓜ
ⓗ
ⓔ
B
ⓓ
ⓠ
ⓡ
ⓗ
ⓔ
D

22. 늑골(갈비뼈 Ribs)

( ) 1. Rib(늑골→갈비뼈)

( ) 2. 2nd rib(제2늑골→둘째갈비뼈)

( ) 3. 11th rib(제11늑골→열한째갈비뼈)

( ) 4. 1st rib(제1늑골→첫째갈비뼈)

( ) 5. 12th rib(제12늑골→열두째갈비뼈)

( ) 6. art. surface for costal head(늑골두관절면→갈비뼈머리관절면)

( ) 7. Head of rib(늑골두→갈비뼈머리)

( ) 8. Neck of rib(늑골경→갈비뼈목)

( ) 9. Costal tubercle(늑골결절→갈비뼈결절)

( ) 10. Crest of head of rib(늑골두능→갈비뼈머리능선)

( ) 11. Costal angle(늑골각→갈비뼈각)

( ) 12. Body of rib(늑골체→갈비뼈몸통)

( ) 13. Costal groove(늑골구→갈비뼈고랑)

Ribs

1) 등뼈와 복장뼈를 잇는 뼈(앞쪽 갈비연골, 뒤쪽 등뼈)
2) 좌우 24개(12쌍)
3) 형태는 head, neck, body
4) Costal head와 costal tubercle은 등뼈의 몸통 및 가로돌기와 각각 관절한다.
5) 갈비뼈는 편의상
   (1) **True rib**→제1~제7갈비뼈
   (2) **False rib**→제8~제12갈비뼈

특히 제11~제12 갈비뼈를 부유늑골(뜬갈비뼈) floating rib라 한다.

6) 제1갈비뼈가 가장 짧고 폭이 넓으며 편평하고 구부러져 있다. 납작한 수평면, 갈비뼈각이 없다. 제7~제8갈비뼈가 가장 길로 갈비뼈사이공간도 길이와 폭이 넓다.
7) 제2갈비뼈에서는 갈비뼈고랑이 그다지 분명히 않으며 전거근조면(앞톱니근거친면)이 있다.
8) Costal groove(늑골구→갈비뼈고랑) : 내면의 하연을 따라 파여진 고랑. 이곳에 갈비사이정맥, 갈비사이동맥, 갈비사이신경이 통과
9) 제10~제12 갈비뼈는 앞끝과 갈비뼈머리는 뾰족하며, 제11과 제12 갈비뼈의 앞끝은 가쪽복벽에 있는 근육에 묻혀있고 갈비뼈목과 갈비뼈결절은 없다.

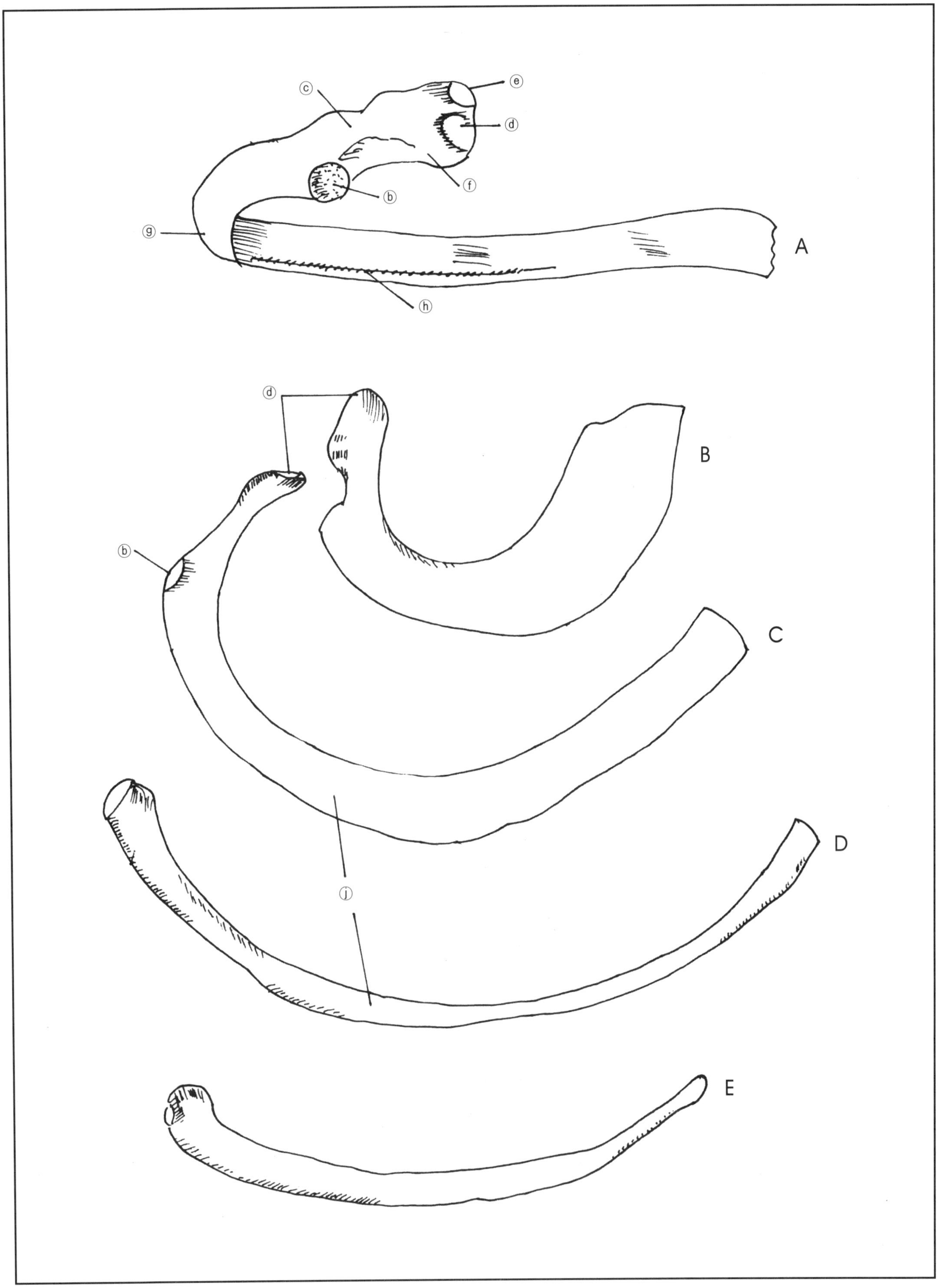
ⓒ
ⓔ
ⓓ
ⓕ
ⓑ
ⓖ
A
ⓗ
ⓓ
B
ⓑ
C
D
ⓙ
E

23. 골반(Pelvis)

( ) 1. Promontory(갑각→엉치뼈곶)
( ) 2. Ilium(장골→엉덩뼈)
( ) 3. Illiac crest(장골능선→엉덩뼈능선)
( ) 4. Anterior superior iliac spine(상전장골극→위앞 엉덩뼈 가시)
( ) 5. Obturator foramen(폐쇄구멍)
( ) 6. Ischim(좌골→궁둥뼈)
( ) 7. Pubis(치골→두덩뼈)
( ) 8. Symphysis pubis(치골결합→두덩결합)
( ) 9. Acetabulum(관골구→절구)
( ) 10. Sacroiliac joint(천장관절→엉치엉덩관절)
( ) 11. Iliopubic eminence(장치융기→엉덩두덩융기)
( ) 12. Oblique diameter(경사직경→빗지름)
( ) 13. Transverse diameter(가로직경)
( ) 14. Ant. posterior diameter(전후직경)
( ) 15. Conjugata diameter(대각결합선)
( ) 16. Conjugata anatomica(해부결합선)
( ) 17. Interspinosus diameter(극간경→가시사이거리)
( ) 18. Intercristal diameter(능간경→능선사이거리)
( ) 19. Base of sacum(천골저→엉치뼈바닥)
( ) 20. 분만시 태아 위치

Pelvis

1) 골반은 좌우관골(볼기뼈), 천골(엉치뼈), 미골(꼬리뼈) 및 제5요추(허리뼈)로 구성.
2) 골반은 분계선(terminal line)을 경계로
   위쪽을 큰골반(greater pelvis)→거짓골반(복강 abdominal cavity(배안)에 해당)
   아래쪽을 작은골반(lesser pelvis)→참골반(골반강 pelvic cavity(골반안)에 해당)
3) Pelvic cavity(골반안) : S결장(구불잘록창자), 직장(곧창자), 방광, 내부생식기 내재.
   여자의 경우 작은골반은 출산시 산도 역할
4) Terminal line(분계선) : 갑각(엉치뼈곶), 궁상선(활꼴선), 치골결합(두덩결합) 윗면을 잇는 선.
5) Promontory(갑각→엉치뼈곶) : 천골(엉치뼈)과 제5허리뼈 사이에 형성되는 각.

골반계측(Pelvimetry)

1) 골반상구(위골반문)
   (1) Ant. posterior diameter(전후경) : 산과결합선, 참결합선
       엉치뼈곶→두덩결합 뒷면 중앙(한국여성 11cm, 가장 짧은 거리 9.0cm 이하 =좁은골반)
   (2) Transverse diameter(가로지름) : 분계선을 좌우로 잇는 최대거리 13cm
   (3) Oblique diameter(빗지름) : 엉치엉덩관절→반대쪽 엉덩두덩융기 사이.
       Conjugata diagonal(대각결합선) : 엉치뼈곶→두덩결합 아래쪽 연결(정중직경 11.5~12.2cm)
   (4) Conjuagata externa(외결합선) : 두덩결합 위모서리→제5허리뼈 가시돌기 끝(19~20cm)
   (5) Interspinosus diameter(가시사이거리) : 좌우 볼기뼈의 위엉덩뼈가시 사이 직경(23cm)
   (6) Intercristal diameter(능선사이거리) : 좌우 엉덩뼈능선의 최대거리(26cm)

2) 골반하구(아래골반문)(미골하단+좌골결절+치골결합 하연)
   (1) Ant. posterior diameter : 꼬리뼈끝→두덩결합 중앙
   (2) 골반안 위입구에서 앞뒤직경 : 엉치뼈곶→두덩결합 중앙
   (3) Transverse diameter : 좌우 궁둥뼈결절 사이

※ 골반경사도 : 사람이 서 있을 때 위골반문은 수평면에 대하여 55°~65°
   두덩밑각 : Male→50°~60°, Female→70°~90°

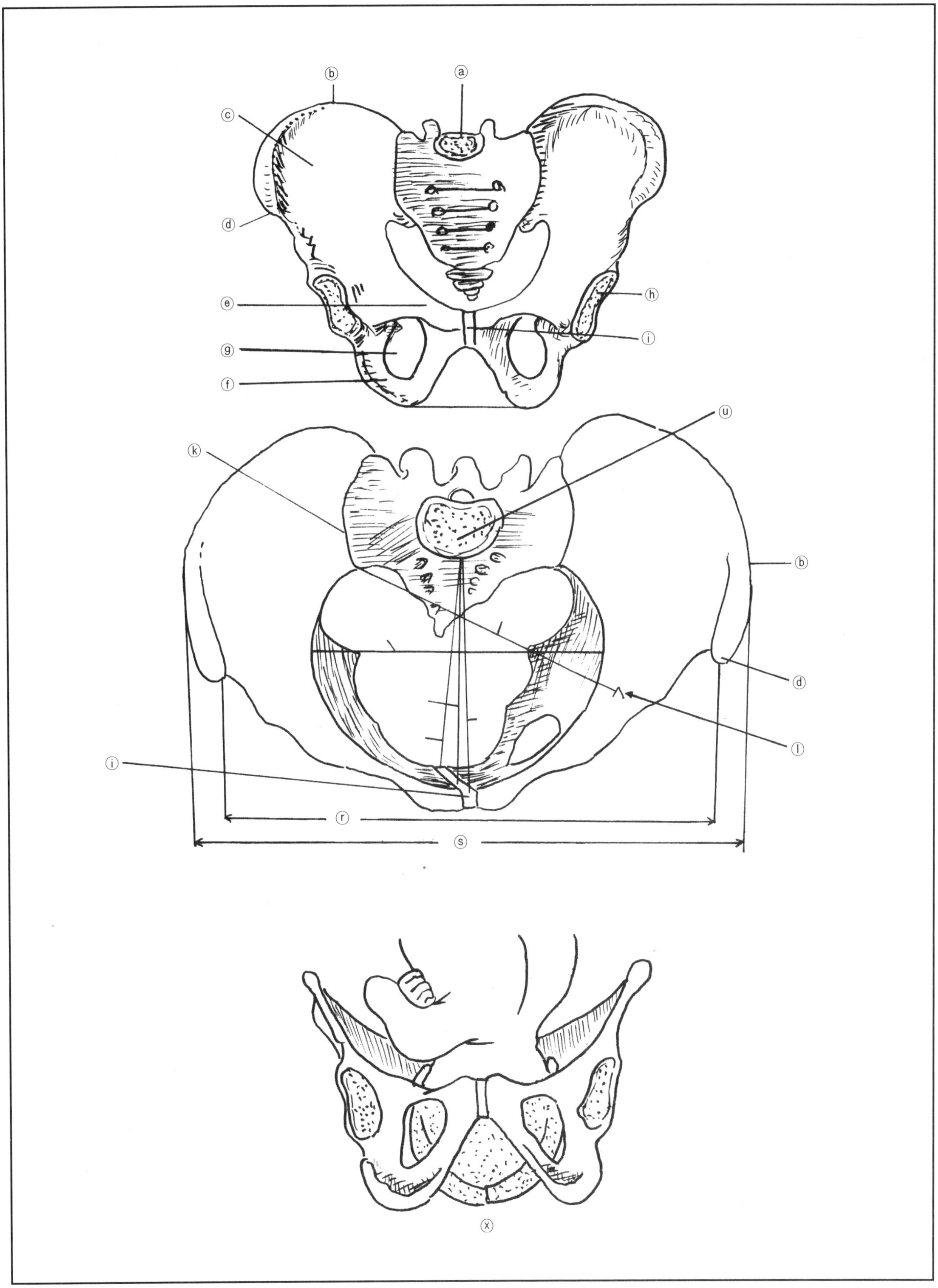

24. 상지골(팔뼈 Bones of the upper limb)

( ) 1. Anterior surface(앞면)
( ) 2. Posterior surface(뒷면)
( ) 3. Clavicle(쇄골→빗장뼈)
( ) 4. Humerus(상완골→위팔뼈)
( ) 5. Radius(요골→노뼈)
( ) 6. Carpals(수근골→손목뼈)
( ) 7. Scapula(견갑골→어깨뼈)
( ) 8. Ulna(척골→자뼈)
( ) 9. Metacarpals(중수골→손허리뼈)
( ) 10. Phalanges(수지골→손가락뼈)

상지골(팔뼈)의 구성

Shoulder girdle(상지대→팔이음뼈)

1) Clavicle(쇄골→빗장뼈)	1×2=2
2) Scapula(견갑골→어깨뼈)	1×2=2

Bones of free upper limb(자유상지골→자유팔뼈)

1) Arm(상완→위팔)	
(1) Humerus(상완골→위팔뼈)	1×2=2
2) Forearm(전완→아래팔)	
(1) Ulna(척골→자뼈)	1×2=2
(2) Radius(요골→노뼈)	1×2=2
3) Hand(손)	
(1) Carpal bones(수근골→손목뼈)	8×2=16
(2) Metacarpal bones(중수골→손허리뼈)	5×2=10
(3) Phalanges(수지골→손가락뼈)	14×2=28
	좌우 합계 64개

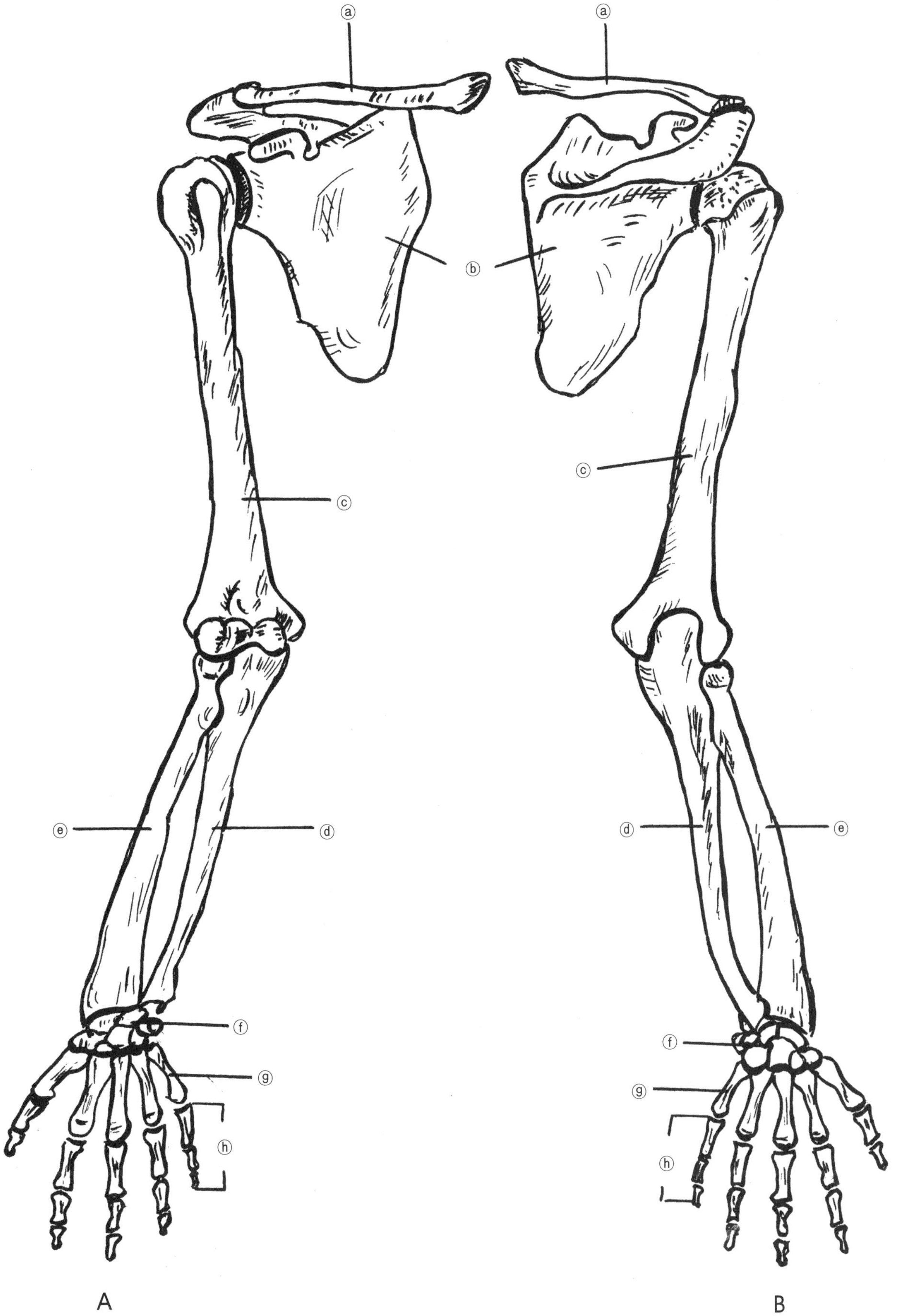
ⓐ
ⓐ
ⓑ
ⓒ
ⓒ
ⓔ
ⓓ
ⓓ
ⓔ
ⓕ
ⓖ
ⓗ
ⓕ
ⓖ
ⓗ
A
B

25. 상지대(팔이음뼈 Upper girdle)

( ) 1. Clavicle(쇄골→빗장뼈)
( ) 2. Sternal end(흉골단→복장뼈끝)
( ) 3. Acromial end(견봉단→어깨끝)
( ) 4. Impression of costoclav. lig(늑쇄인대압흔→갈비빗장인대자국)
( ) 5. Subscapular fossa(견갑하와→어깨뼈밑오목)
( ) 6. Scapula(견갑골→어깨뼈)
( ) 7. Acromion(견봉→봉우리)
( ) 8. Glenoid cavity(관절강→관절안)
( ) 9. Coracoid process(오훼돌기→부리돌기)
( ) 10. Greater tubercle(대결절→큰결절)
( ) 11. Surgical neck(외과경→외과목)
( ) 12. Intertubercular groove(결절간구→결절사이고랑)
( ) 13. Lesser tubercle(소결절→작은결절)
( ) 14. Deltoid tuberosity(삼각근조면→세모근거친면)
( ) 15. Med. epicondyle(내측상과→안쪽위관절융기)
( ) 16. Lat. epicondyle(외측상과→가쪽위관절융기)
( ) 17. Trochlea(상완골활차→위팔뼈도르래)
( ) 18. Coronoid fossa(구돌와→갈고리오목)
( ) 19. Capitulum(상완골소두→위팔뼈작은머리)

Clavicle

1) 인체에서 가장 먼저 골화가 일어나며, 뼈가 강하지 못해 충격에 골절(fracture)이 잘 된다.
2) 길이는 13~14㎝, S자형의 긴 뼈
3) 안쪽끝(sternal end)은 복장뼈자루(manubrium)에, 가쪽끝(acromial end)은 봉우리(acromion)에 연결
4) 윗면은 매끈하고 아래면은 근육 및 인대가 부착하기 때문에 거칠다.
5) 안쪽 2/3의 절단면은 삼각기둥. 앞쪽으로 돌출. 가쪽 1/3은 편평하며 뒤쪽으로 융기
6) 빗장뼈골절 fracture of the clavicle은 빗장뼈 중앙에서 가쪽사이에서 빈발(두 curve가 만나는 곳)

Scapula

1) 가슴우리 양쪽 뒤위부위에 얹히며 삼각형의 납작뼈
2) 등쪽면의 돌기인 견갑극(scapular spine 어깨뼈가시)에 의해 위를 극상와(가시위오목, supraspinous fossa), 아래를 극하와(가시아래오목, infraspinous fossa)로 구분
3) 가쪽각에 관절공간(glenoid cavity)이 있어 위팔뼈(humerus head)와 연접되어 어깨관절(shoulder joint)형성
4) Coracoid process(오훼돌기→부리돌기) : 관절공간의 바로 안쪽에 새의 부리와 같은 돌기로 근육과 인대가 부착한다.
5) 3개의 모서리(boder)
   (1) Sup. border
   (2) Med. border
   (3) Lat. border
6) 3개의 각(angle)
   (1) Sup. angle
   (2) Inf. angle
   (3) Lat. angle

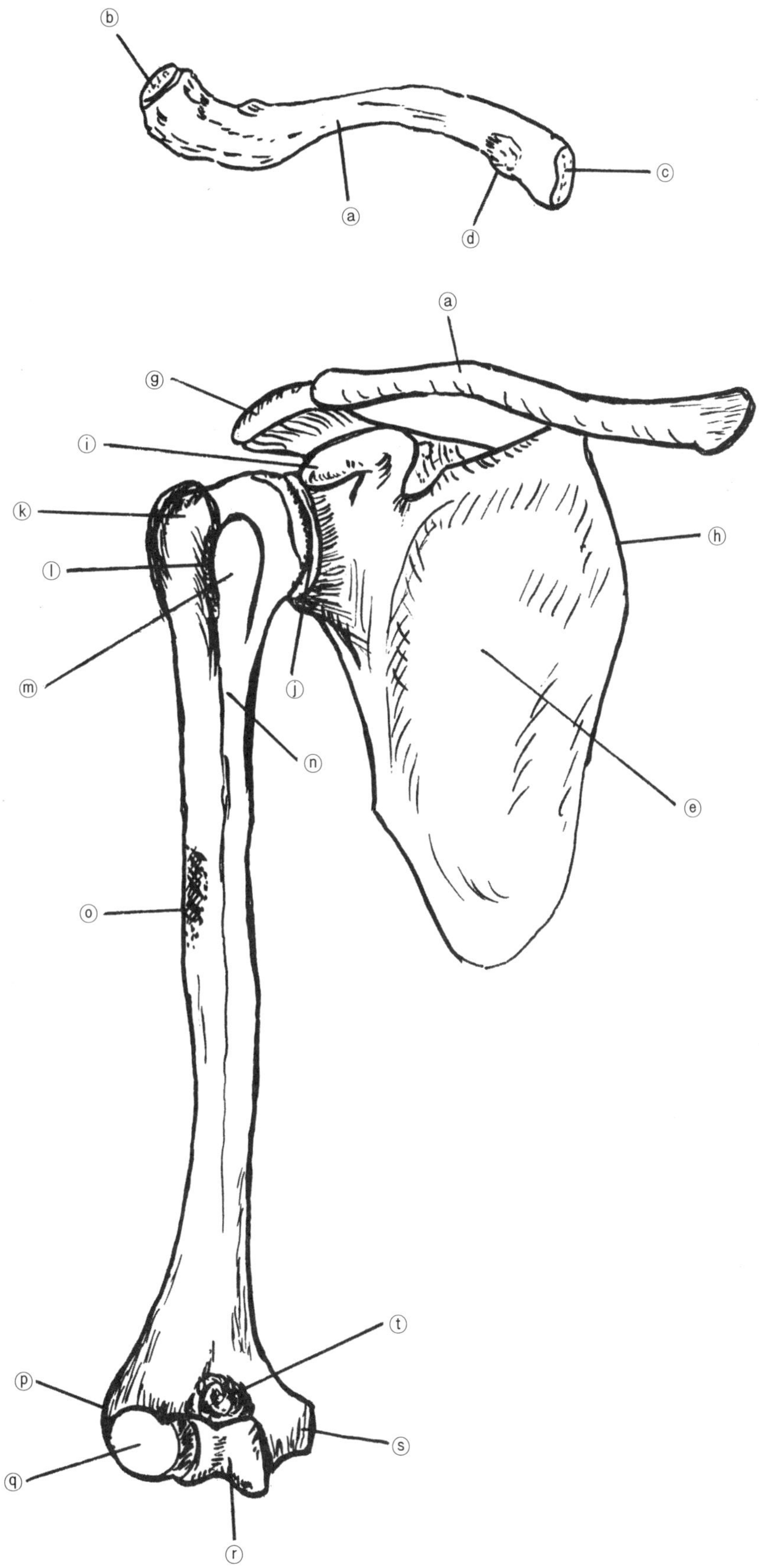

26. 상완골(위팔뼈 Humerus)

( ) 1. Clavicle(쇄골→빗장뼈)
( ) 2. Sup. angle(상각→위각)
( ) 3. Inf. angle(하각→아래각)
( ) 4. Lat. angle(외측각→가쪽각)
( ) 5. Scapular spine(견갑극→어깨가시)
( ) 6. Supraspinous fossa(극상와→가시위오목)
( ) 7. Coracoid process(오훼돌기→부리돌기)
( ) 8. Infraspinous fossa(극하와→가시아래오목)
( ) 9. Glenoid fossa(관절와→관절오목)
( ) 10. Humeral head(상완골두→위팔뼈머리)
( ) 11. Greater tubercle(대결절→큰결절)
( ) 12. Lat. epicondyle(외측상과→가쪽위관절융기)
( ) 13. Med. epicondyle(내측상과→안쪽위관절융기)
( ) 14. Trochlea(활차→도르래)
( ) 15. Olecranon fossa(주두와→팔꿈치오금)
( ) 16. Groove radial nerve(요골신경구→노신경고랑)
( ) 17. Groove ulnar nerve(척골신경구→자신경고랑)
( ) 18. Anatomical neck(해부경→해부목)

Humerus

1) 위팔의 기초가 되는 뼈로 팔뼈 중 가장 길고 무겁다. 길이 27~29㎝(신장의 1/5)
2) Upper end(proximal end)
   (1) Head : 견갑골(어깨뼈)의 관절강(관절오목)과 관절(shoulder joint)
   (2) Anatomical neck : Head와 greater tubercle사이
   (3) Greater tubercle : 위팔뼈의 뒤 가쪽에 있는 큰 융기
3) Body
   (1) Surgical neck(외과경→외과목) : 결절부 아래쪽이며, 임상적으로 골절(fracture)이 잘된다.
   (2) Groove for radial nerve(요골신경구→노신경고랑) : 위팔뼈 뒷면에 있으며, 비스듬히 가쪽으로 내려가는 고랑. 노신경이 통과
4) Lower end(distal end)
   (1) Capitulum of humerus(상완골두→위팔뼈머리) : 노뼈머리와 관절
   (2) Trochlea of humerus(상완골활차→위팔뼈도르래) : 자뼈의 도르래패임과 관절
   (3) Medial epicondyle(내측상과→안쪽위관절융기) : 안쪽돌출부, 아래팔의 굽힘근 기시부
   (4) Lat. epicondyle(외측상과→가쪽위관절융기) : 가쪽돌출부, 아래팔의 폄근 기시부
   (5) Groove for ulnar nerve(척골신경구) : 안쪽위관절융기와 뒷면. 자신경 통과
   (6) Olecranon fossa(주두와→팔꿈치오목) : 자뼈의 팔꿈치머리가 닿는 곳

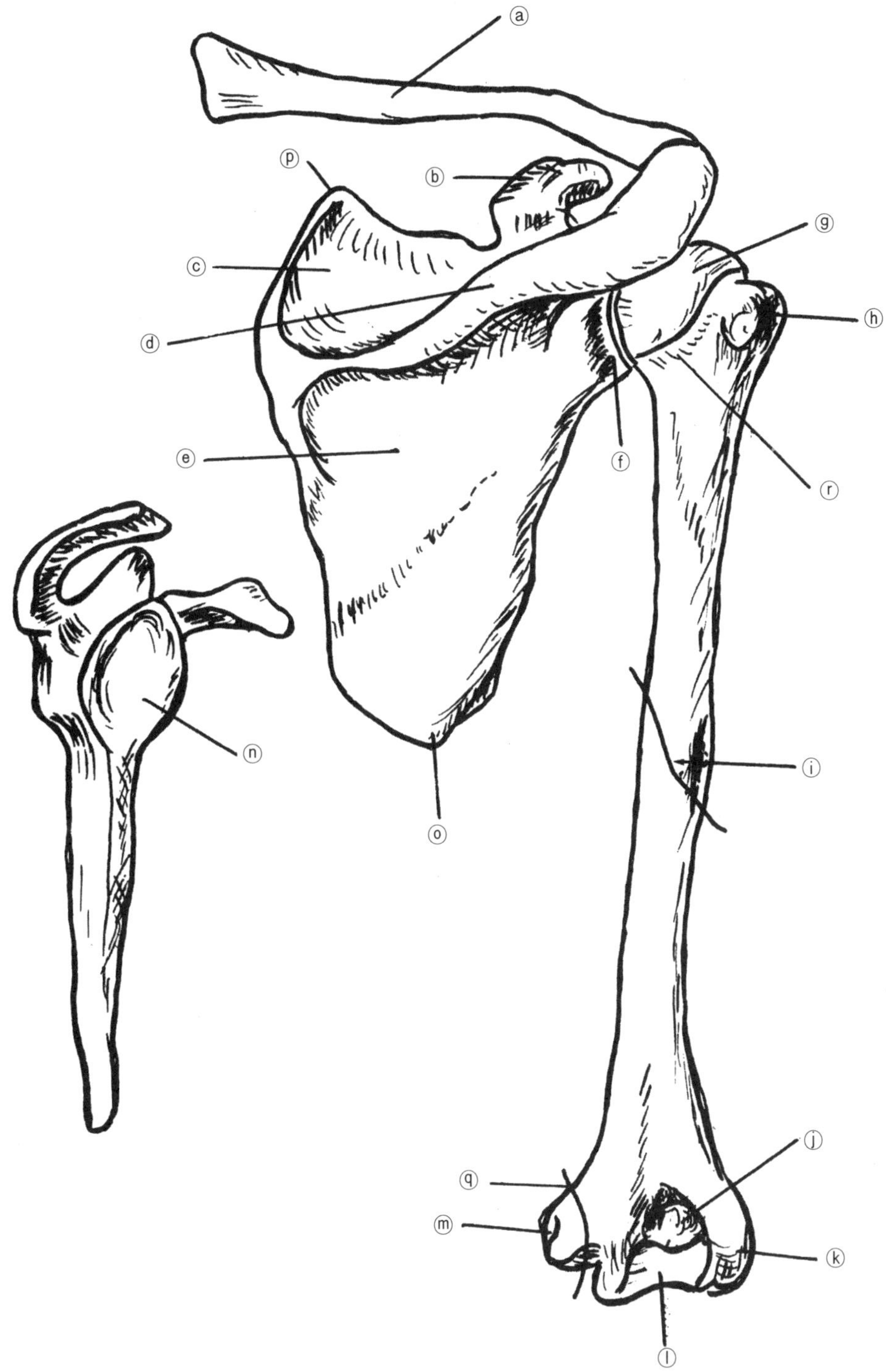

27. 전완골(아래팔뼈 Bones of Forearm)

( ) 1. Body of radius(요골체→노뼈몸통)
( ) 2. Body of ulna(척골체→자뼈몸통)
( ) 3. Head of radius(요골두→노뼈머리)
( ) 4. Radial neck(요골경→노뼈목)
( ) 5. Radial tuberosity(요골조면→노뼈거친면)
( ) 6. Articular circumference(관절환상면→둘레관절면)
( ) 7. Styloid process(경상돌기→붓돌기)
( ) 8. Olecranon(주두→팔꿈치머리)
( ) 9. Coronoid process(구상돌기→갈고리돌기)
( ) 10. Ulnar tuberosity(척골조면→자뼈거친면)
( ) 11. Head of ulna(척골두→자뼈머리)
( ) 12. Styloid process(경상돌기→붓돌기)
( ) 13. Trochlear notch(활차절흔→도르래패임)
( ) 14. Carpal surface(수근관절면→손목관절면)
( ) 15. Interosseus border(골간연→뼈사이 모서리)

Ulna

1) 아래팔을 구성하는 안쪽뼈로 길이가 22~24cm
2) 위끝에
   (1) Olecranon(주두→팔꿈치머리) : 새 주둥이 모양. 위팔의 팔꿈치오목과 관절
   (2) Coronoid process(구상돌기→갈고리돌기) : 팔꿈치머리 앞쪽. 도르래패임의 앞끝에 있는 돌기
   (3) Trochlear notch(도르래패임) : 팔꿈치머리와 갈고리돌기 사이에 있으며 위팔뼈도르래와 관절
   (4) Radial notch(노패임) : 갈고리돌기 가쪽면. 여기에는 노뼈머리의 둘레관절면이 접촉(노자관절)
3) 아래끝에
   (1) Head(자뼈머리) : 노뼈의 자패임과 관절.
   (2) Styloid process(경상돌기→붓돌기) : 먼쪽끝의 바깥쪽에 있는 작은 돌기

※ 붓돌기는 광대뼈, 자뼈, 노뼈, 제3 손허리뼈에 있다.

Radius

1) 아래팔의 가쪽 엄지쪽에 있느며 길이는 20~22cm
2) 위끝에
   (1) Head(노뼈머리) : Humerus의 위팔뼈 작은머리와 관절, 노패임과도 관절
   (2) Radial tuberosity(요골조면→노뼈거친면) : 안쪽에 있는 타원형의 돌출부로 위팔두갈래근이 부착
3) 하단에
   (1) Ulna notch(척골절흔→자패임) : 자뼈머리와 관절, 안쪽면의 얕은 오목
   (2) 아래에서 손목의 주상골과 월상골이 접하는 수근관절면이 있다.
   (3) Colle's fracture : 특히 손을 짚고 넘어질 때 골절이 잘 되는 곳은 힘을 먼저 받는 아래쪽 1/3지점
4) 노뼈는 아래팔의 바깥쪽에 위치하며 몸쪽끝보다 먼쪽끝이 크다.
5) 몸통은 자뼈몸통과 같이 3면과 3모서리를 가지며 자뼈와 마주보는 곳에 아래팔뼈사이막이 있다.

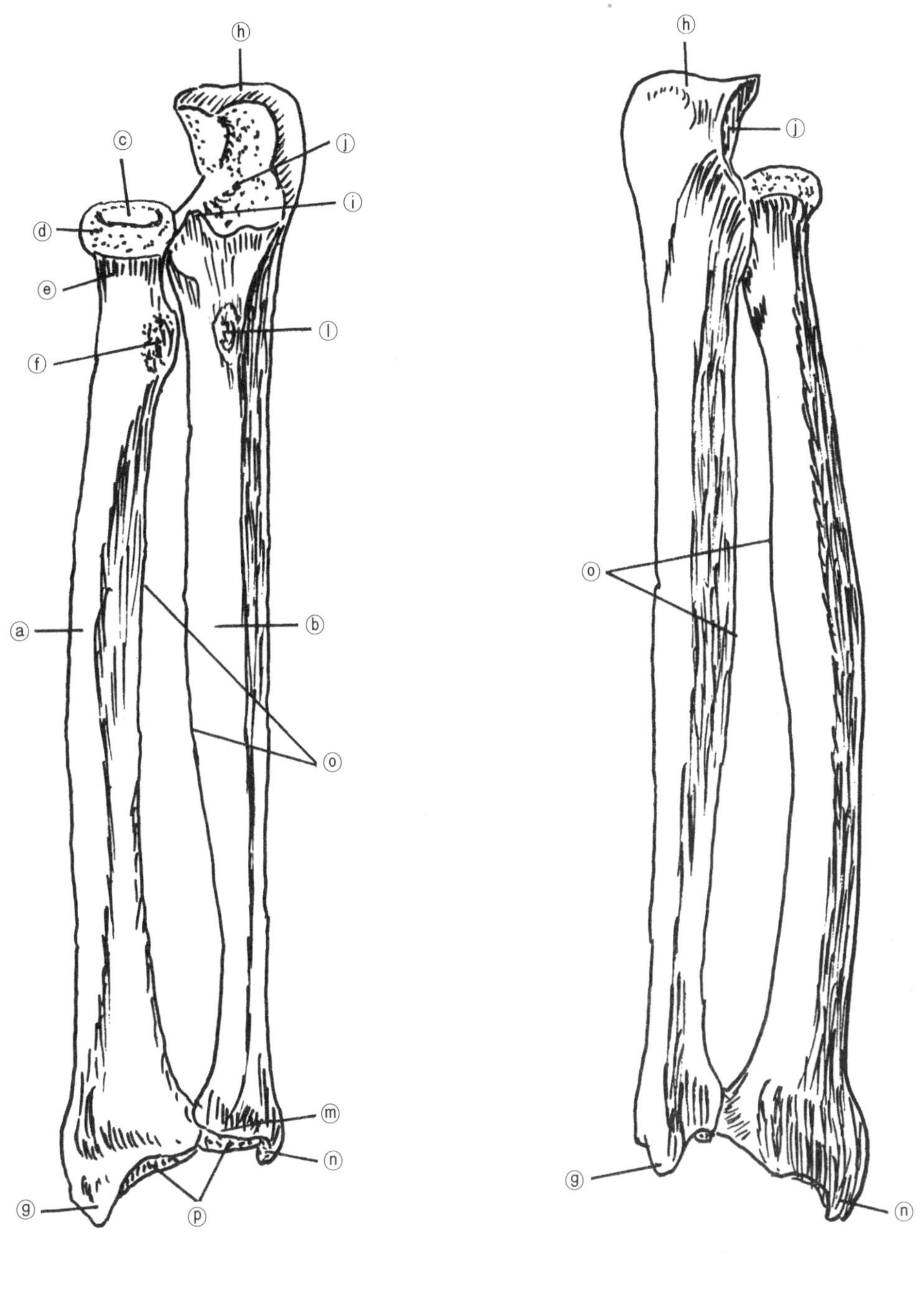

28. 수근골[손뼈 bones of the hand]

( ) 1. Scaphoid bone(주상골→손배뼈)
( ) 2. Triangular bone(삼각골→세모뼈)
( ) 3. Pisiform bone(두상골→콩알뼈)
( ) 4. Lunate bone(월상골→반달뼈)
( ) 5. Trapezoid bone(소능형골→작은마름모뼈)
( ) 6. Trapezium bone(대능형골→큰마름모뼈)
( ) 7. Capitate bone(유두골→알머리뼈)
( ) 8. Hamate bone(유구골→갈고리뼈)
( ) 9. Metacarpal bone(중수골→손허리뼈)
( ) 10. Middle phalanx(중절골→중간마디뼈)
( ) 11. Proximal phalanx(기절골→첫마디뼈)
( ) 12. Distal phalanx(말절골→끝마디뼈)
( ) 13. Sesamoid bone(종자골→종자뼈)

Carpal bones(수근골→손목뼈)

1) 손목을 이루는 뼈로서 모두 8개로 되어 있으며 4개씩 몸쪽열(proximal row)과 먼쪽열(distal row)로 나뉜다.
2) 손목운동을 유연하게 하는 bearing역할
   (1) Proximal carpal bones(근위수근골→몸쪽손목뼈)
      ① Scaphoid bone(주상골→손배뼈) : 작은배 모양의 뼈
      ② Lunate bone(월상골→반달뼈) : 반달모양의 뼈
      ③ Triangular bone(삼각골→세모뼈) : 삼각형 모양의 뼈
      ④ Pisiform bone(두상골→콩알뼈) : 삼각형뼈에 얹혀있다.
   (2) Distal carpal bones(원위수근골→먼쪽손목뼈)
      ① Trapezium bone(대능형골→큰마름모뼈) : 주사위 모양의 뼈
      ② Trapezoid bone(소능형골→작은마름모뼈) : 작은 주사위 모양의 뼈
      ③ Capitate bone(유두골→알머리뼈) : 손목뼈 중 가장 크다.
      ④ Hamate bone(유구골→갈고리뼈) : 갈고리 모양의 뼈

Metacarpal bone(중수골→손허리뼈)

1) 손바닥을 이루는 5개의 뼈로 제1, 제2, 제3, 제4, 제5 손허리뼈라 한다.
2) 제1 손허리뼈가 가장 굵고 짧다.
3) 제2 손허리뼈가 가장 길다.
4) 길이는 약 5cm로 base, body, head로 구분

Phalanx(수지골→손가락뼈)

1) 명칭은 base, body, head로 구분
2) 엄지만 2개, 나머지는 3개씩으로 14개의 뼈
3) 엄지는 proximal phalanx와 distal phalax로만 구성된다.
4) 엄지를 제외한 나머지 손가락뼈는 proximal phalanx, middle phalanx, distal phalanx로 구성된다.
5) 낱낱의 손가락뼈의 명칭은 가쪽으로부터 thumb, index finger, middle finger, ring finger, little finger라고 한다.
6) 손가락뼈는 지절간관절(마디뼈사이관절) interphalangeal joint에 의해 연결.
7) Distal phalanx의 등면에 손톱이 있다.

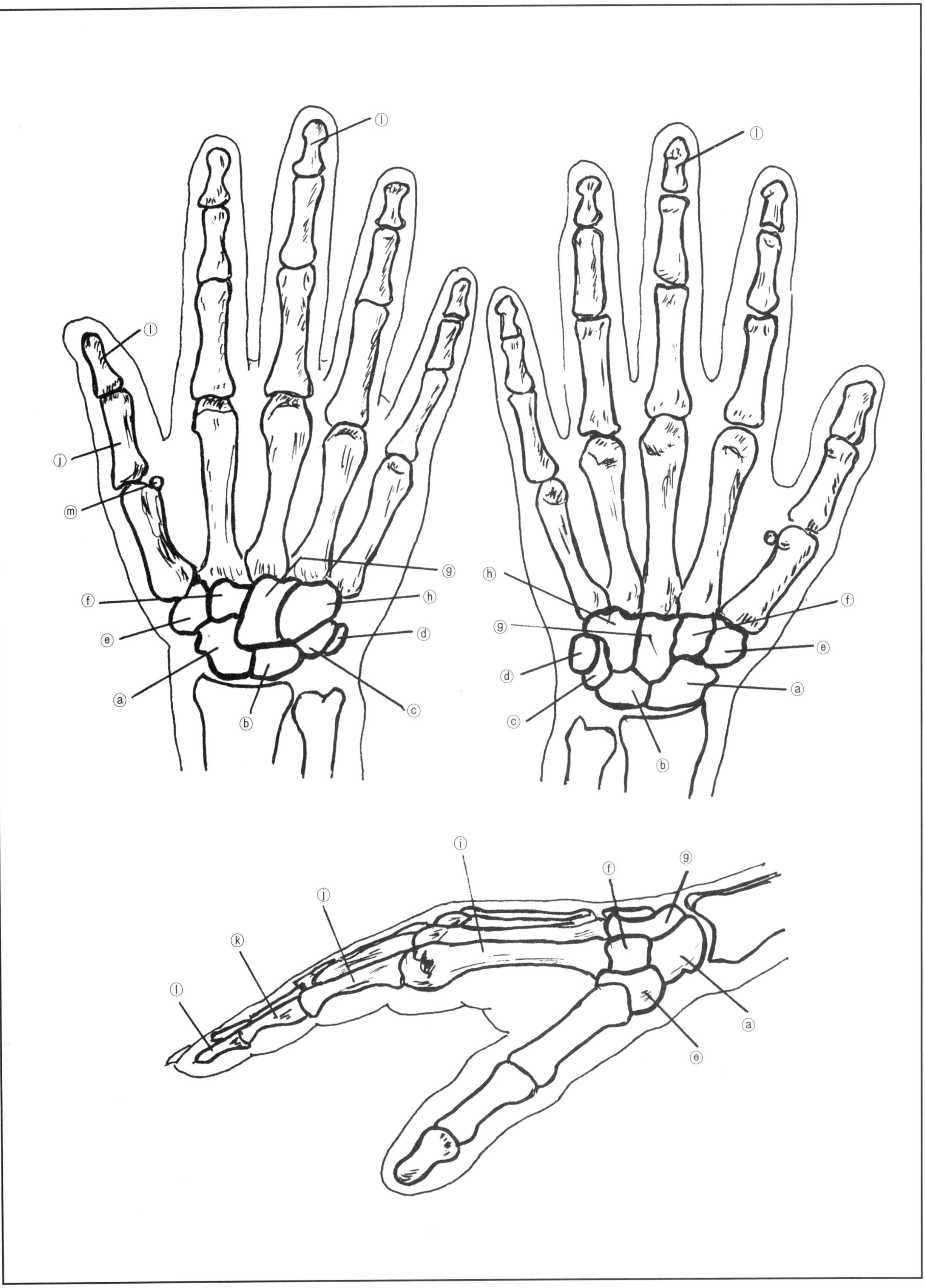

29. 하지골(다리뼈 Bones of the lower limb)

( ) 1. Hip bone(관골→볼기뼈)
( ) 2. Patella(슬개골→무릎뼈)
( ) 3. Femur(대퇴골→넙다리뼈)
( ) 4. Tibia(경골→정강뼈)
( ) 5. Fibula(비골→종아리뼈)
( ) 6. Phalanges(족지골→발가락뼈)
( ) 7. Tarsal bones(족근골→발목뼈)
( ) 8. Metatarsal bones(중족골→발허리뼈)
( ) 9. Hip joint(고관절→엉덩관절)
( ) 10. Knee joint(슬관절→무릎관절)
( ) 11. Ankle joint(족관절→발목관절)

하지골(다리뼈)의 구성

Hip girdle(하지대→다리이음뼈)

1) L., R. hip bone(왼 · 오른볼기뼈)	1×2=2

Bones of free lower limb(자유하지골→자유다리뼈)

1) Femur(대퇴골→넙다리뼈)	1×2=2
2) Patella(슬개골→무릎뼈)	1×2=2
3) Tibia(경골→정강뼈)	1×2=2
4) Fibula(비골→종아리뼈)	1×2=2
5) Tarsal bone(족근골→발목뼈)	7×2=14
6) Metatarsal bone(중족골→발허리뼈)	5×2=10
7) Phalanges(족지골→발가락뼈)	14×2=28
	좌우 합계 62개

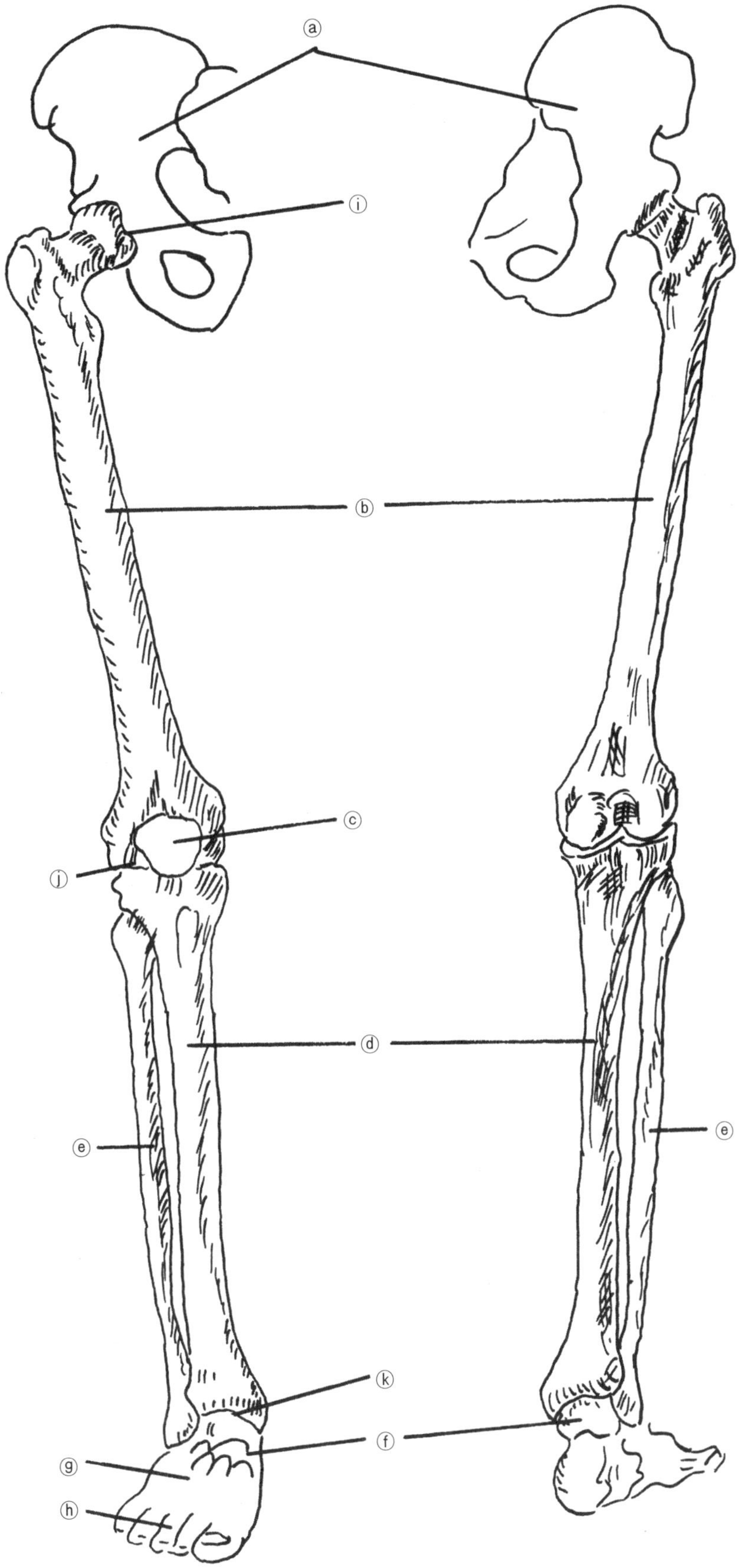

30. 우관골 외측면(오른 볼기뼈 가쪽면 Lateral view of the right hip bone)

( ) 1. Ala of ilium(장골익→엉덩뼈날개)
( ) 2. Iliac crest(장골능→엉덩뼈능선)
( ) 3. Post. sup. iliac spine(상후장골극→위뒤엉덩뼈가시)
( ) 4. Ant. sup. iliac spine(상전장골극→위앞엉덩뼈가시)
( ) 5. Ischial spine(좌골극→궁둥뼈가시)
( ) 6. Greater sciatic notch(대좌골절흔→큰궁둥뼈패임)
( ) 7. Ant. inf. iliac spine(하전장골극→아래엉덩뼈가시)
( ) 8. Ischial tuberosity(좌골결절→궁둥뼈결절)
( ) 9. Pubic tubercle(치골결절→두덩뼈결절)
( ) 10. Sup. ramus(상지→위가지)
( ) 11. Inf. ramus(하지→아래가지)
( ) 12. Obturator foramen(폐쇄공→폐쇄구멍)
( ) 13. Acetabulum fossa(관골구와→절구오목)
( ) 14. Body of ilium(장골체→엉덩뼈몸통)
( ) 15. Body of pubic(치골체→두덩뼈몸통)
( ) 16. Ramus of ischium(좌골지→궁둥뼈가지)
( ) 17. Body of ischium(좌골체→궁둥뼈몸통)
( ) 18. Lunate surface(월상면→반달면)
( ) 19. Acetabulum(관골구→볼기뼈절구)
( ) 20. Lesser sciatic notch(소좌골절흔→작은궁둥뼈패임)

Hip bone(관골→볼기뼈)

1) 태생시 3개의 뼈로 장골(엉덩뼈, ilium), 좌골(궁둥뼈, ischium), 치골(두덩뼈, pubis)로 되어있으나 이들이 결합하여 1개로 된 뼈 = 관골(볼기뼈)
2) 연골부는 16~17세가 되면 모두 골화
3) 가쪽에 관골구(볼기뼈절구, acetabulum)가 있으며 관골구의 중심이 엉덩뼈, 궁둥뼈, 두덩뼈의 결합중심이 된다.
   (1) Ilium(장골→엉덩뼈)
      ① Body : 절구의 위 2/5차지
      ② Arcuate line(궁상선→활꼴선) : 엉덩뼈날개와 몸통의 이행부위로, 활모양의 곡선
      ③ Ala of ilium(장골익→엉덩뼈날개) : 내면은 매끄럽고 오목한 엉덩뼈오목(iliac fossa)이다. 넓고 편평.
      ④ 앞뒷면에 4개의 spine이 있다.
      앞면 : Ant. sup. iliac spine(상전장골극→위앞엉덩뼈가시) : 넙다리빗근의 기시. 샅인대와 넙다리근부착.
      Ant. inf. iliac spine(하전장골극→아래앞엉덩뼈가시) : 대퇴직근(넙다리곧은근)의 기시부.
      뒷면 : Post. sup. iliac spine(상후장골극→위뒤엉덩뼈가시) : 엉덩뼈능선의 뒤끝에 있는 돌출부
      Post. inf. iliac spine(하후장골극→아래뒤엉덩뼈가시) : 큰궁둥뼈패임의 위끝에 있는 돌출부
      ⑤ Auricular surface(이상면→귀모양면) : 천골(엉치뼈)의 귀모양면과 더불어 엉치엉덩관절구성
      ⑥ Acetabulum(관절구→볼기뼈절구) : 장골(엉덩뼈), 좌골(궁둥뼈), 치골(두덩뼈)로 이루어진 큰 구멍이며 절구를 3등분하여 엉덩뼈와 궁둥뼈가 각각 2/5, 두덩뼈가 1/5차지. 절구는 대퇴골두(넙다리뼈머리)와 고관절(엉덩관절, hip joint)형성
      ⑦ Greater sciatic notch(대좌골절흔→큰궁둥패임) : 아래위엉덩뼈가시와 궁둥뼈가시 사이의 큰 함요
      ⑧ Spine of ischium(좌골극→궁둥뼈가시) : 대·소궁둥뼈패임 사이의 뼈의 돌출부
   (2) Ischium(좌골→궁둥뼈)
      ① Body : 절구의 뒤아래쪽이 2/5 차지
      ② Ramus(궁둥뼈가지) : 궁둥뼈는 body와 ramus로 나뉘며, ramus는 두덩뼈가지와 연결 폐쇄구멍을 이룬다.
      ③ Ischial tuberosity(궁둥뼈결절) : Body의 아래끝에 있는 큰 결절로, 앉을때 몸무게 지탱

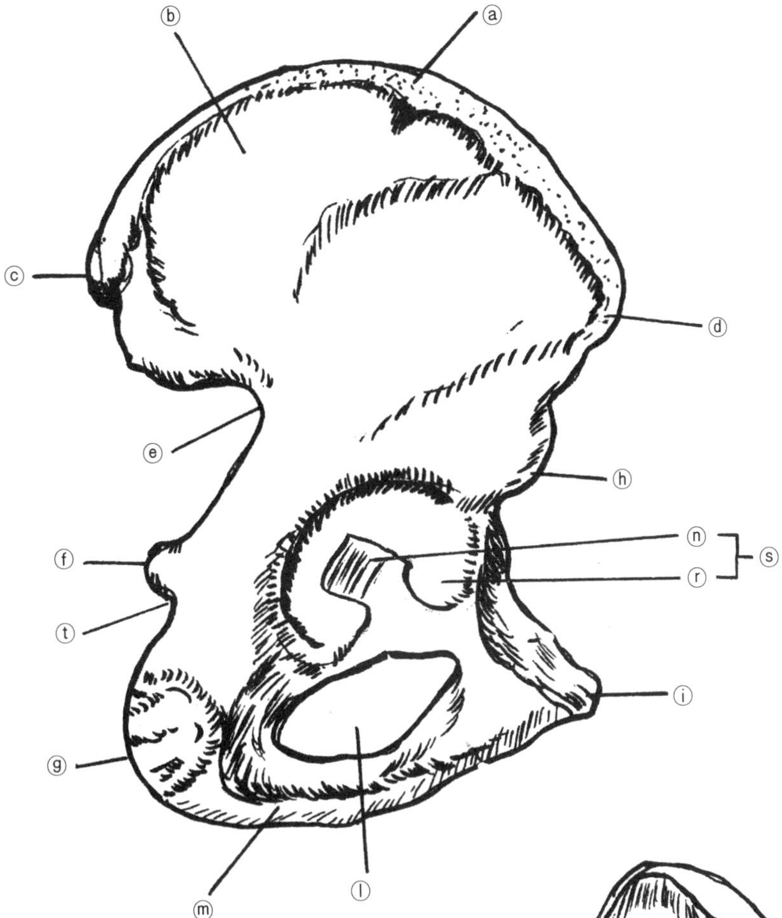

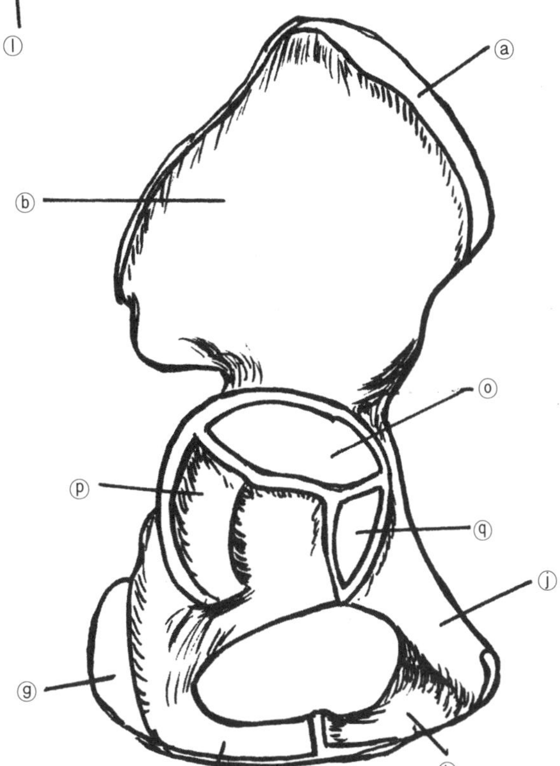

31. 우관골 내면(오른 볼기뼈 속면 Medial view of the right hip bone)

( ) 1. Body of ilium(장골체→엉덩뼈몸통)
( ) 2. Body of ischium(좌골체→궁둥뼈몸통)
( ) 3. body of pubis(치골체→두덩뼈몸통)
( ) 4. Sup. post. iliac spine(상후장골극→위뒤엉덩뼈가시)
( ) 5. Auricular surface(이상면→귀모양면)
( ) 6. Iliac fossa(장골와→엉덩뼈오목)
( ) 7. Iliac crest(장골능→엉덩뼈능선)
( ) 8. Ischial spine(좌골극→궁둥뼈가시)
( ) 9. Ischial tuberosity(좌골결절→궁둥뼈결절)
( ) 10. Ramus of ischium(좌골지→궁둥뼈가지)
( ) 11. Obturator foramen(폐쇄공→폐쇄구멍)
( ) 12. Arcuate line(궁상선→활꼴선)
( ) 13. Symphysial surface(치골결합면→두덩뼈결합면)
( ) 14. Pubic tubercle(치골결절→두덩뼈결절)
( ) 15. Inf. ramus of pubis(치골하지→두덩뼈아래가지)
( ) 16. Sup. ramus of pubis(치골상지→두덩뼈위가지)
( ) 17. Post. inf. iliac spine(하후장골극→아래엉덩뼈가시)

(3) Pubis(치골→두덩뼈)

① Body : 절구의 앞안쪽 1/5 차지

② Ramus Sup. ramus of pubic(치골상지→두덩뼈위가지) : 폐쇄구멍 위쪽부분
Inf. ramus of pubic(치골하지→두덩뼈아래가지)

③ Pubic tubercle(치골결절→두덩뼈결절) : 두덩뼈결합의 앞가쪽에 있는 불룩한 곳 서혜인대(샅인대)복직근(배곧은 근)이 부착

④ Symphysial surface(치골결합면→두덩결합면) : 위가지와 아래가지의 이행부. 반대쪽의 두덩뼈를 향하는 안쪽면. 그 아래끝을 치골하각(두덩밑각 subpubic angle)이라 한다.

⑤ Obturator foramen(폐쇄구멍) : 절구 밑에 궁둥뼈와 두덩뼈로 싸여있는 모가 적은 삼각형의 큰 구멍. 생체시 폐쇄막으로 막혀 있는 폐쇄관(obturator canal)이 있어 그곳으로 폐쇄동·정맥과 폐쇄신경의 통로가 된다.

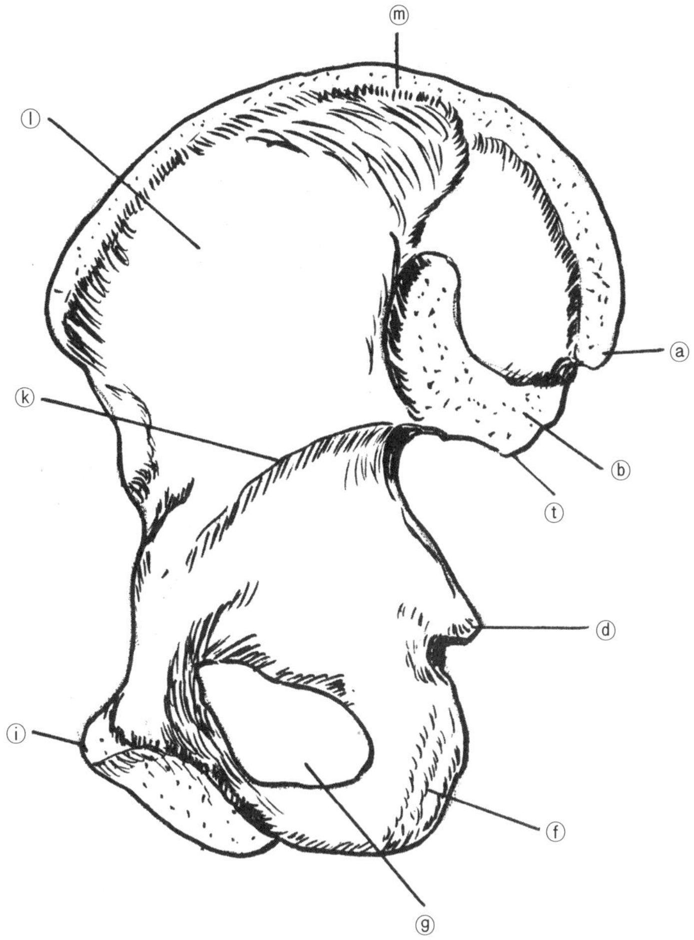

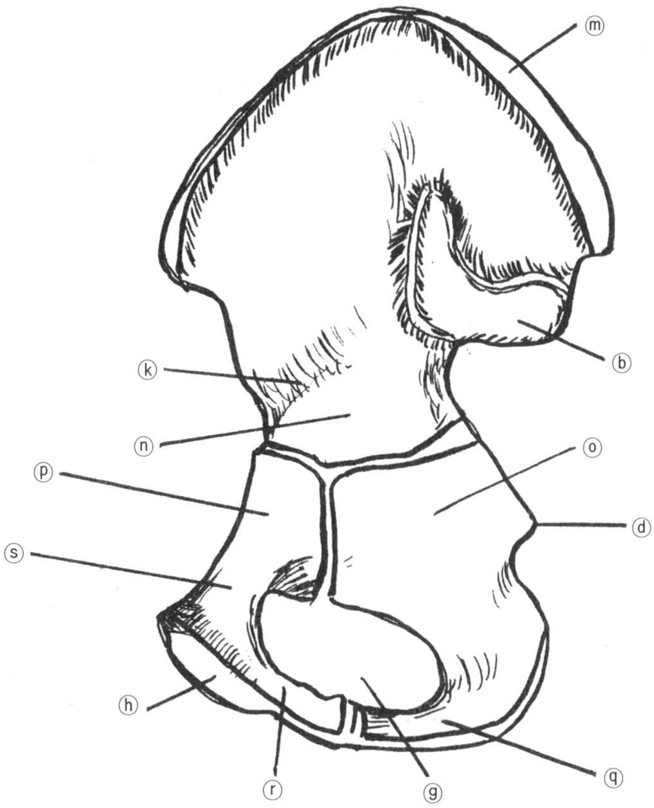

32. 대퇴골(넙다리뼈 Femur)

( ) 1. Head(대퇴골두→넙다리뼈머리)
( ) 2. Greater trochanter(대전자→큰돌기)
( ) 3. Lat. epicondyle(외측상과→가쪽위관절융기)
( ) 4. Med. epicondyle(내측상과→안쪽위관절융기)
( ) 5. Med. condyle(내측과→안쪽관절융기)
( ) 6. Lat. condyle(외측과→가쪽관절융기)
( ) 7. Lesser trochanter(소전자→작은돌기)
( ) 8. Patellar surface(슬개면→무릎면)
( ) 9. Intertrochanteric crest(전자간능→돌기사이능선)
( ) 10. Intercondylar fossa(과간와→융기사이오목)
( ) 11. Body(대퇴골체→넙다리뼈몸통)
( ) 12. Neck(대퇴골경→넙다리뼈목)
( ) 13. Intertrochanteric line(전자간선→돌기사이선)
( ) 14. Fovea capitis(대퇴골두와→넙다리뼈오목)

Femur(대퇴골→넙다리뼈)

1) 뼈대 중에서 가장 길고 무거운 장골(긴뼈). 신장의 1/4, 38.2~41.5㎝
2) 체중을 골반으로 이어 받아 정강뼈로 전달하기에 알맞다.
3) Proximal end→hip joint Distal end→knee joint
4) Head : 원형, 매끈하고, 2/3가 공 모양으로 절구에 깊이 들어가 hip joint형성
5) Greater trochanter(대전자→큰돌기) : Body와 Neck이 이어지는 윗가쪽의 돌기. 중간볼기근, 작은볼기근, 폐쇄근, 십자근 부착
6) Lesser trochanter(소전자→작은돌기) : 뒤안쪽에 있으며 장요근(엉덩허리근)이 부착
7) Linea aspera(조선→거친선) : 내선과 외선 2개의 선으로 내전근군(모음근무리), 넙다리두갈래근 짧은머리가 부착. 직립보행에 필요한 근육부착부위
8) Patella surface(슬개면→무릎면) : 매끈하고 무릎뼈와 관절
9) Medial and lateral condyles(내측 및 외측과→안쪽 및 가쪽관절융기) : 넙다리뼈의 먼쪽끝 안·가쪽융기부
10) Medial and lateral epicondyles(내측 및 외측상과→안쪽 및 가쪽위관절융기) L 안쪽과 및 가쪽관절융기의 안쪽관절융기 가쪽에 있는 융기. 돌출부에 근육과 인대가 부착한다.
11) Intercondylar fossa(과간와→융기사이오목) : 안쪽관절융기와 가쪽관절융기는 뒤면에서 깊게 패인 부위. 앞면에서는 서로 연결되어 무릎관절면을 형성
12) Fovea capitis(대퇴골두와→넙다리뼈머리오목) : 넙다리뼈머리에 있는 작은 오목으로 여기에 넙다리뼈머리인대가 부착
13) 체(body)와 경(neck)을 이루는 각은 120°~130°

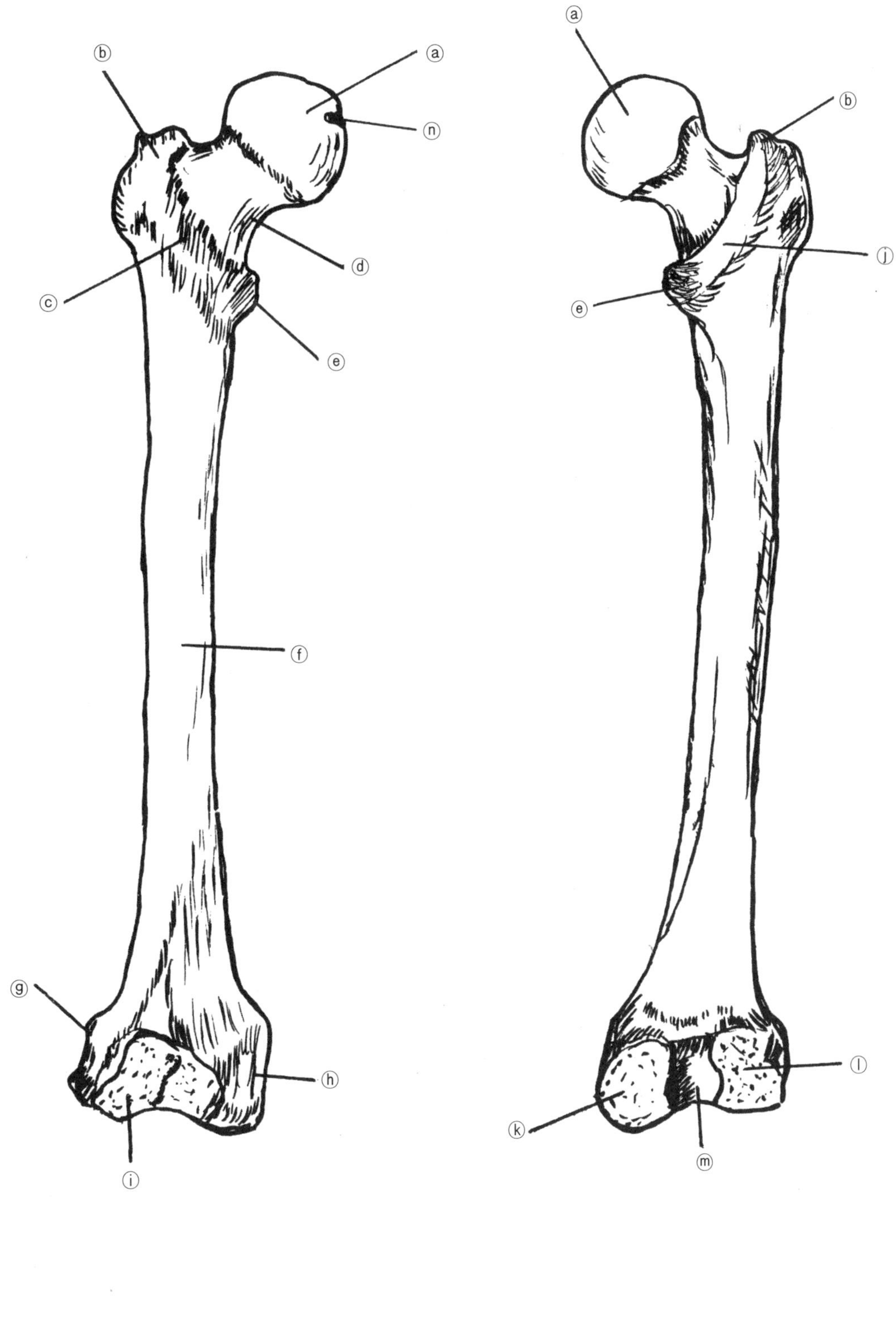

33. 슬개골(무릎뼈 Patella)

( ) 1. Femur(대퇴골→넙다리뼈)
( ) 2. Tibia(경골→정강뼈)
( ) 3. Patella(슬개골→무릎뼈)
( ) 4. Articular capsule(관절낭→관절주머니)
( ) 5. Tendon quadriceps femoris(대퇴사두근건→넙다리네갈래근힘줄)
( ) 6. Patellar ligament(슬개인대→무릎인대)
( ) 7. Articular meniscus(관절반월→관절반달)
( ) 8. Synovial fold(윤활막주름(지방체))
( ) 9. Base of patella(슬개골저→무릎뼈바닥)
( ) 10. Apex of patella(슬개골첨→무릎뼈끝)
( ) 11. Medial surface(내측면→안쪽면)
( ) 12. Laternal surface(외측면→가쪽면)
( ) 13. Articular cartilage(관절연골)

Patella(슬개골→무릎뼈)

1) 넙다리네갈래근힘줄 속에 있는 큰 종자뼈(seasmoid bone)이다.
2) Knee joint의 강한 폄짐근의 지렛대가 된다.
3) 삼각형이며 편평하고 밤알 모양
4) 앞면은 다소 불룩하고 거칠며 작은 혈관구멍이 많다
5) 뒷면은 매끄러운 관절면이 있고 넙다리뼈의 무릎면과 관절
6) Knee joint에 관여하는 뼈는 femur의 distal end, patella, tibia가 관여한다.
7) 윗쪽의 넓은 곳을 base, 아래쪽의 뾰족한 부위를 apex라 한다.
8) 무릎뼈는 앞쪽에 있기 때문에 종종 골절이 된다.
9) 뼈와 힘줄의 마찰을 막기 위한 뼈이다.
10) **종자골(sesamoid bone 종자뼈)** : 근의 부착건(힘줄)속에 있는 작은 뼈.
뼈와 힘줄의 마찰을 막기 위한 뼈. 가장 큰 종자뼈는 무릎뼈이다.
발의 종자뼈 : 제1발허리뼈의 머리아래쪽
손의 종자뼈 : 제1손허리뼈의 머리아래쪽

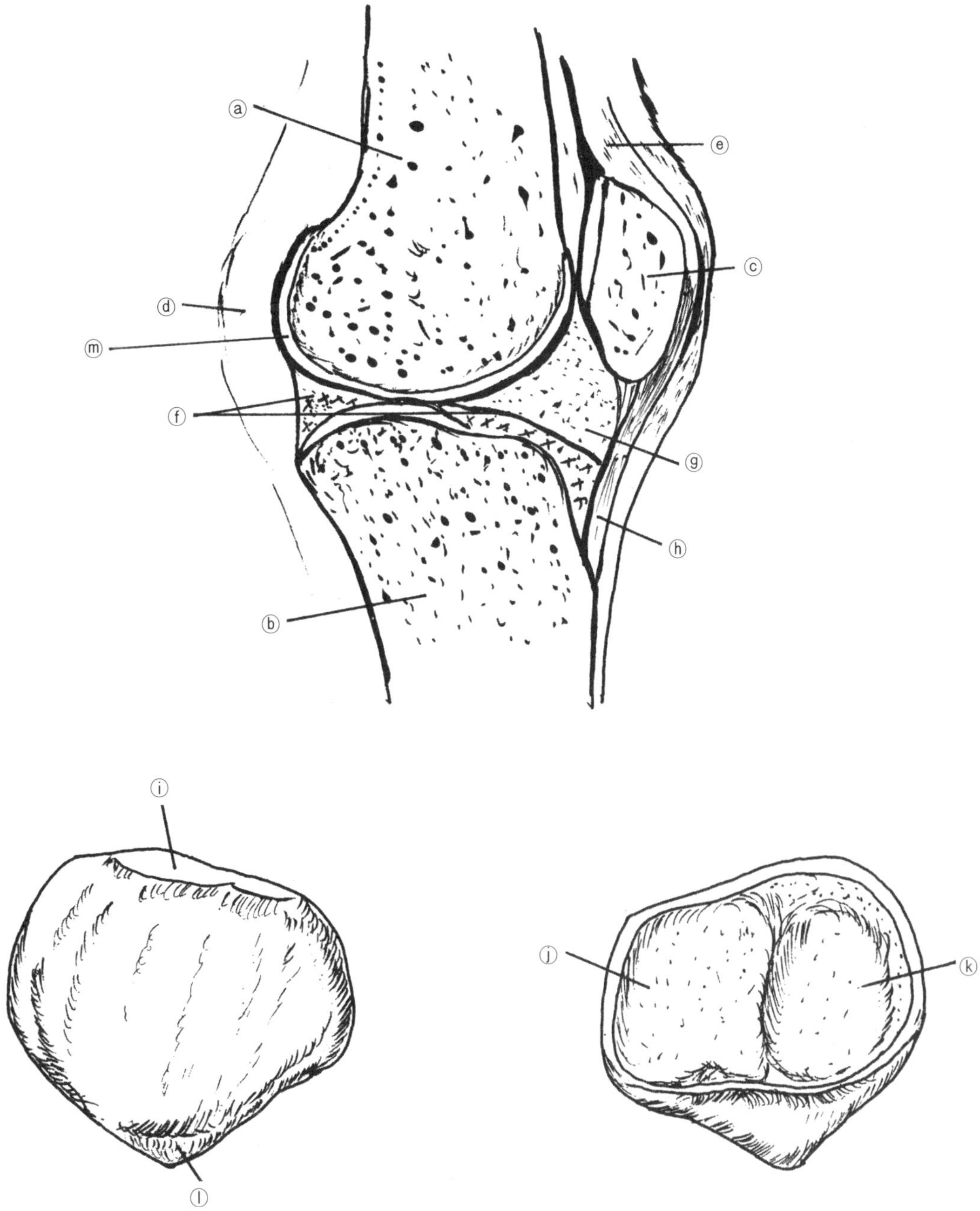

34. 경골(정강뼈 Tibia)

( ) 1. Ant. view of tibia(정강뼈 오른쪽 앞면)
( ) 2. Post. view of tibia(정강뼈 오른쪽 뒷면)
( ) 3. Lat. condyle(외측과 →가쪽관절융기)
( ) 4. Med. condyle(내측과→안쪽관절융기)
( ) 5. Intercondylar eminence(과간융기→융기사이융기)
( ) 6. Tibial tubersosity(경골조면→정강뼈거친면)
( ) 7. Body(경골체→정강뼈몸통)
( ) 8. Med. malleolus(내과→안쪽복사)
( ) 9. Linea of soleus(넙치근선→가자미근선)
( ) 10. Fibular notch(비골절흔→종아리뼈패임)
( ) 11. Articular surface of head(비골두관절면→종아리뼈머리관절면)

Tibia(경골→정강뼈)

1) 하퇴(leg 종아리)에 있는 2개의 뼈 중 안쪽에 있으며, 몸쪽끝이 두껍고 크며 길이는 30~33cm
2) 위끝에 내측 및 외측과(medial and lateral condyles→안쪽 및 가쪽관절융기)가 있고 이 관절면은 넙다리뼈와 관절하여 knee joint를 이룸
3) Intercondylar eminence(과간융기→융기사이융기) : 위끝의 중앙, 즉 안쪽관절융기와 가쪽관절융기 사이이며 십자인대와 반월판이 부착
4) Body에 예리한 모서리(border)가 있으며 삼각기둥 모양이고 종아리뼈와 골간연(뼈사이모서리)을 이룬다.
5) 먼쪽끝의 안쪽에 내과(medial malleolus→안쪽복사)가 있고, 가쪽에는 종아리뼈와 관절하는 비골절흔(fibilar notch→종아리뼈패임). 안쪽복사는 정강뼈 안쪽 팽대부
6) 아래끝에 관절면이 있어 거골(Talus→목말뼈)와 관절=ankle joint(거퇴관절→발목관절)
7) Fibular articular surface(비골관절면→종아리뼈관절면) : 뒷가쪽에 있으며 비골두(종아리뼈머리)와 관절
8) Tibial tuberosity(경골조면→정강뼈거친면) : body의 앞면 위쪽 융기부로 무릎인대가 부착
9) Fibular notch(비골절흔→종아리뼈패임) : 정강뼈 먼쪽끝의 가쪽에 있는 패임이며 종아리뼈와 접하는 면
10) 아래쪽 관절면은 직사각형이며, 발목뼈의 거골(목말뼈)과 관절=ankle joint

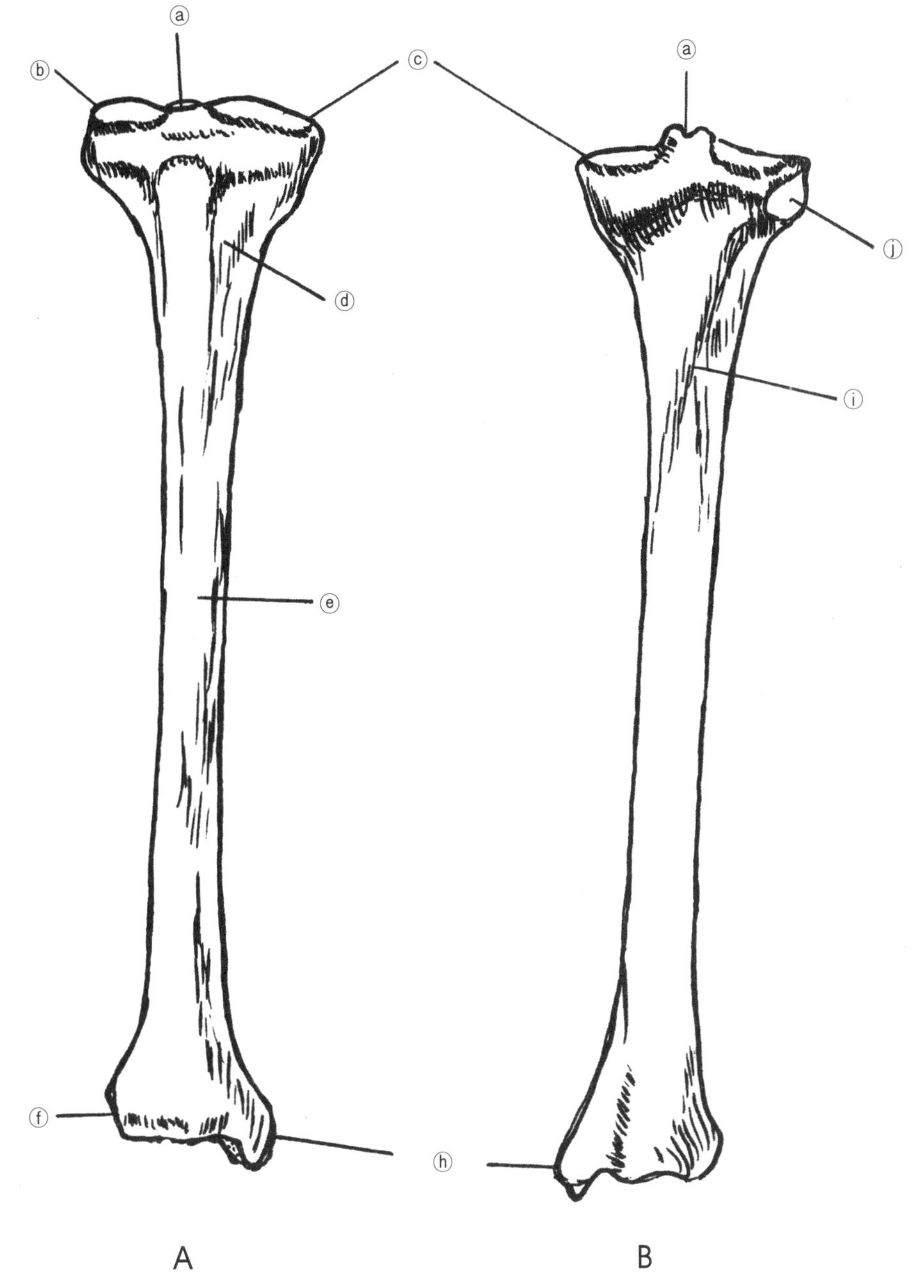
ⓐ
ⓑ
ⓒ
ⓓ
ⓔ
ⓕ
ⓗ
ⓐ
ⓙ
ⓘ
A
B

35. 비골(종아리뼈 Fibula)

( ) 1. Head(비골두→종아리뼈머리)
( ) 2. Apex of fibular head(비골두첨→종아리뼈머리끝)
( ) 3. Ant. border(전연→앞모서리)
( ) 4. Post. border(후연→뒤모서리)
( ) 5. Lat. surface(외측면→가쪽면)
( ) 6. Malleolar articular surface(외과관절면→가쪽복사관절면)
( ) 7. Med. condyle(내측과→안쪽관절융기)
( ) 8. Lat. condyle(외측과→가쪽관절융기)
( ) 9. Articular surface of head(비골두관절면→종아리뼈머리관절면)
( ) 10. Lat. malleolus(외과→가쪽복사)
( ) 11. Interosseus border(골간연→뼈사이모서리)
( ) 12. Med. malleolus(내과→안쪽복사)

Fibula(비골→종아리뼈)

1) 종아리의 뒤가쪽에 경골(정강뼈)과 나란하며, 길이는 30~32㎝
2) 정강뼈보다 가늘고 무게 전달과 무관한 부목역할
3) Head : 종아리뼈머리는 정강뼈의 종아리뼈관절면에 관절
4) Body : 4각주상이며 4개의 모서리를 갖는다.
5) Lateral malleolus 외과(가쪽복사) : 아래쪽 가쪽의 융기로, 가쪽복사를 만든다.
6) 장딴지뼈라고도 하며, 넙다리뼈와 관절하지 않고 체중을 받지 않는다. 그러나 ankle joint 형성에 관여한다.
7) 안쪽복사와 종아리뼈먼쪽끝의 골절은 Pott's fracture로써 움직일 수 없는 상태에 있을 때 갑작스럽게 발목이 꼬여서 일어난다. 흔히 스키장에서 이런 종류의 골절이 일어난다.

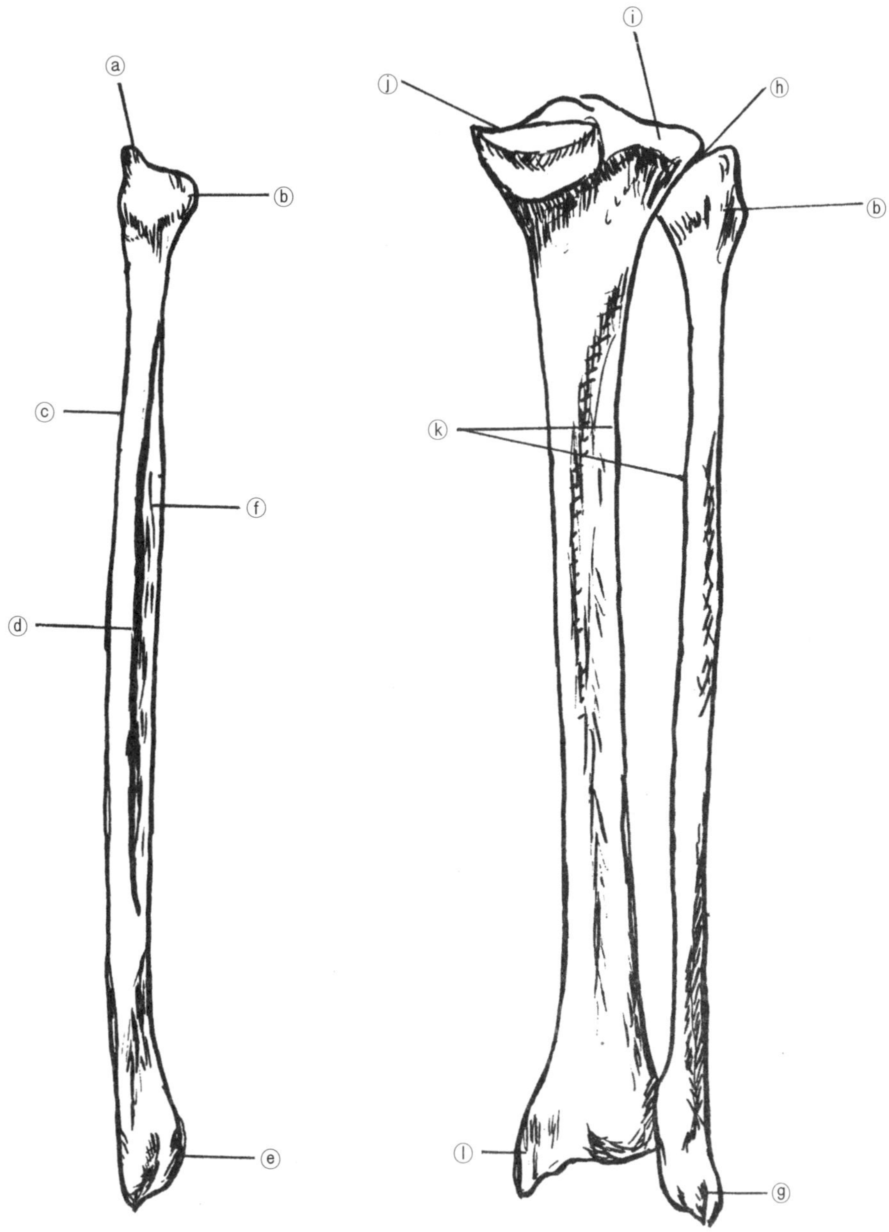

36. 족근골(발뼈 Bones of the foot)

( ) 1. Dorsal surface(족배면→발등면)
( ) 2. Lateral surface(외측면→가쪽면)
( ) 3. Planter surface(족저면→발바닥면)
( ) 4. Metatarsal bones(중족골→발허리뼈)
( ) 5. Phalanges(지절골→발가락뼈)
( ) 6. Proximal phalanx(기절골→첫마디뼈)
( ) 7. Distal phalanx(말절골→끝마디뼈)
( ) 8. Middle phalanx(중절골→중간마디뼈)
( ) 9. Cuneiform(설상골→쐐기뼈)
( ) 10. Cuboid bone(입방골→입방뼈)
( ) 11. Calcaneus(종골→발꿈치뼈)
( ) 12. Talus(거골→목말뼈)
( ) 13. Navicular bone(주상골→발배뼈)
( ) 14. Fibula(비골→종아리뼈)
( ) 15. Tibia(경골→정강뼈)

Bones of foot

발뼈에는 족근골(발목뼈), 중족골(발허리뼈), 족지골(발가락뼈)로 구성

1) Tarsal bones(족근골→발목뼈)
   (1) 발목을 이루는 7개의 뼈로, 운동의 다양성보다 무게지탱이 중요하다.
   (2) 위로는 정강뼈와 종아리뼈, 앞은 중족골(발허리뼈)와 관절
   (3) 근위족근골(몸쪽발목뼈) : 거골(Talus→목말뼈), 종골(Calcaneus→발꿈치뼈), 주상골(Navicular→발배뼈)
   (4) 원위족근골(먼쪽발목뼈) : 제1,2,3 설상골(1st, 2nd, 3rd cuneiform→가쪽, 중간, 안쪽쐐기뼈), 입방골(cuboid →입방뼈)
2) Metatarsal bones(중족골→발허리뼈)
   (1) 발바닥의 뼈대이며 안쪽에서부터 제1, 제2, 제3, 제4, 제5 중족골(발허리뼈)
   (2) 위쪽은 base로 원위족근골(먼쪽발목뼈)과 관절. Body는 발다닥으로 약간 굽어지며, 아래쪽은 head로 발가락뼈와 관절
   (3) 제 1발허리뼈가 가장 굵고 짧으며 제2 발허리뼈가 가장 길다.
3) Phalanges(족지골→발가락뼈)
   (1) 14개의 뼈로, 엄지발가락 2마디, 나머지는 3마디
   (2) 명칭 : proximal phalanges(기절골→첫마디뼈), middle phalanges(중절골→중간마디뼈), distal phalanges(말절골→끝마디뼈)
4) Tarsal bone의 특성
   (1) Talus(거골→목말뼈) : L자 모양의 뼈. 발목관절의 구성, 정강뼈의 무게를 받는다.
   (2) Calcaneus(종골→발꿈치뼈) : 긴 타원형 뼈, 발꿈치의 융기형성, 거골(목말뼈)지지
   (3) Navicular(주상골→발배뼈) : 보트모양의 뼈, 거골(목말골)의 앞끝과 관절
   (4) Cuboid(입방골→입방뼈) : 입방형 모양의 뼈, 종골(발굽골)의 앞끝과 관절
   (5) Cuneiforms(설상골→쐐기뼈) : 3개의 쐐기모양의 뼈. 주상골(발배골)의 앞끝과 관절

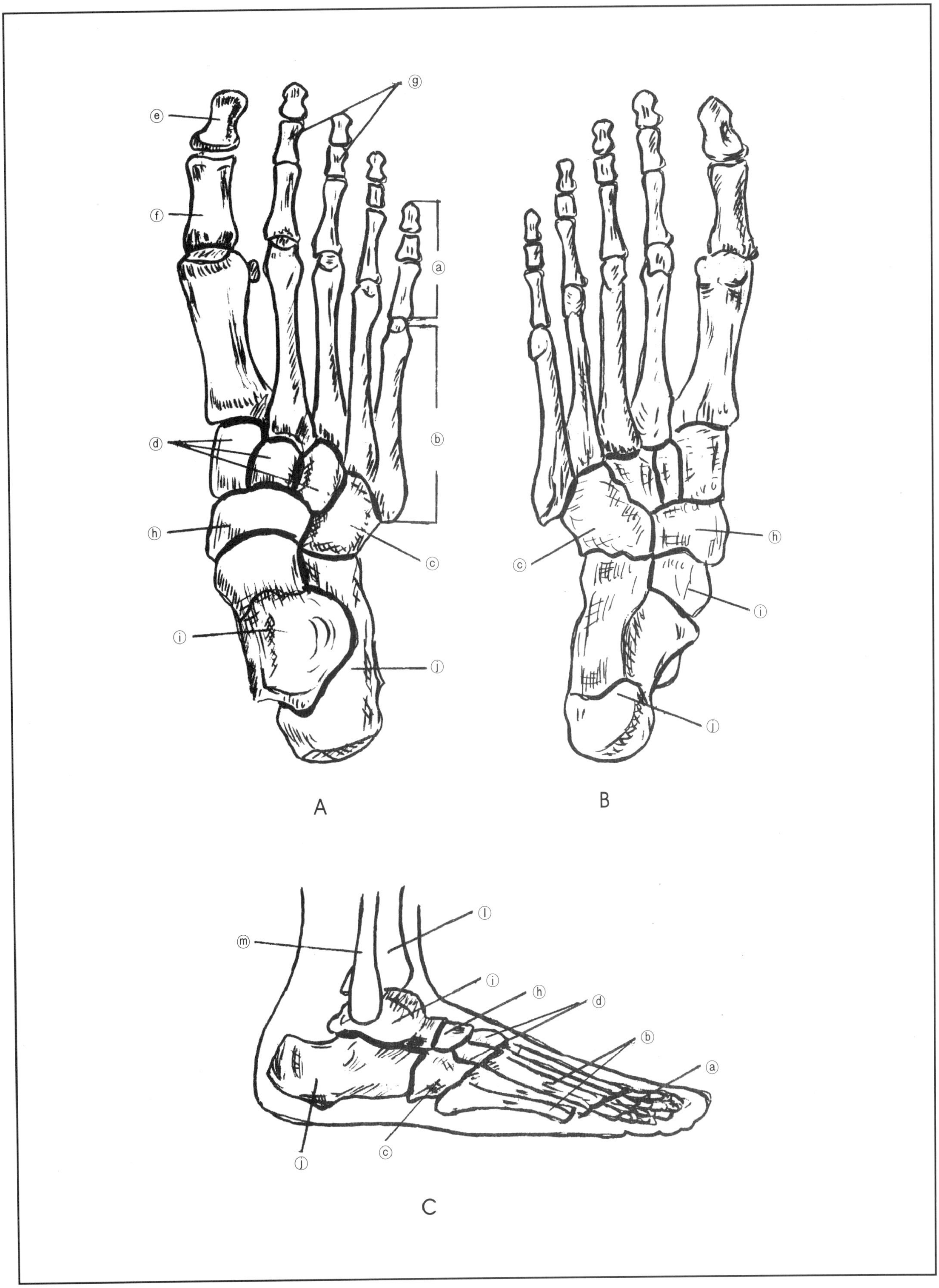
ⓐ
ⓑ
ⓒ
ⓓ
ⓔ
ⓕ
ⓖ
ⓗ
ⓘ
ⓙ
ⓛ
ⓜ
A
B
C

제3장 관절계통

Articuar system

1. 관절의 기본구조(Basic structure joint)

( ) 1. Articular cavity(관절강→관절공간)
( ) 2. Articular capsule(관절낭→관절주머니)
( ) 3. Synovial membrane(활막→윤활막)
( ) 4. Fibrous membrane(섬유막)
( ) 5. Articular cartilage(관절연골)
( ) 6. Joint head(관절두→관절머리)
( ) 7. Joint fossa(관절와→관절오목)
( ) 8. Epiphyseal line(골단선→뼈끝선)
( ) 9. Periosteum(골막→뼈막)
( ) 10. Articular disc(관절원판→관절원반)
( ) 11. Articular meniscus(관절반월→관절반달)
( ) 12. Glenoid labrum(관절순→오목테두리)
( ) 13. Ligament(인대)
( ) 14. Interarticular ligament(관절내인대→관절주머니속 인대)

관절(Joint or articulation)

1) 뼈와 뼈가 서로 연결되는 곳
2) 2개 이상의 뼈가 만나는 곳
3) 뼈와 연골(cartilage)이 만나는 곳
4) 관절의 보조장치
   (1) 관절순(관절테두리 glenoid labrum) : Shoulder joint, hip joint
   (2) 관절원판(관절원반 articular disc) : T.M. joint
   (3) 관절반월(관절반달 articular meniscus) : Knee joint

※ 관절의 분류

1) 부동성 관절(immovable articulation)
   (1) 섬유성 관절(fibrous joint) : 두 뼈 사이가 결합조직 섬유로 연결되어 운동이 불가능
      ① suture(봉합), ② gymphosis(정식→못박이관절) 예) 치조관절, ③ syndesmosis(인대결합)
   (2) 연골성 관절(cartilagenous joint) : 연결되는 뼈 사이에 연골조직이 끼어 있는 관절로 약간의 운동이 가능하다.
      ① 연골결합(synchondrosis) : 태아발생중 혹은 유아기 때 볼 수 있으며, 유리연골로 연결되며 성년때는 골결합으로 대치. 예) 골단선(뼈끝선), 관골(hip bone 볼기뼈)
      ② 섬유연골결합(symphysis) : 섬유연골로 결합. 예) 척추사이원반, 두덩결합
2) 가동성 관절(movable articulation)
   일명 활막성 관절(synovial joint) = 일반적인 관절에 해당

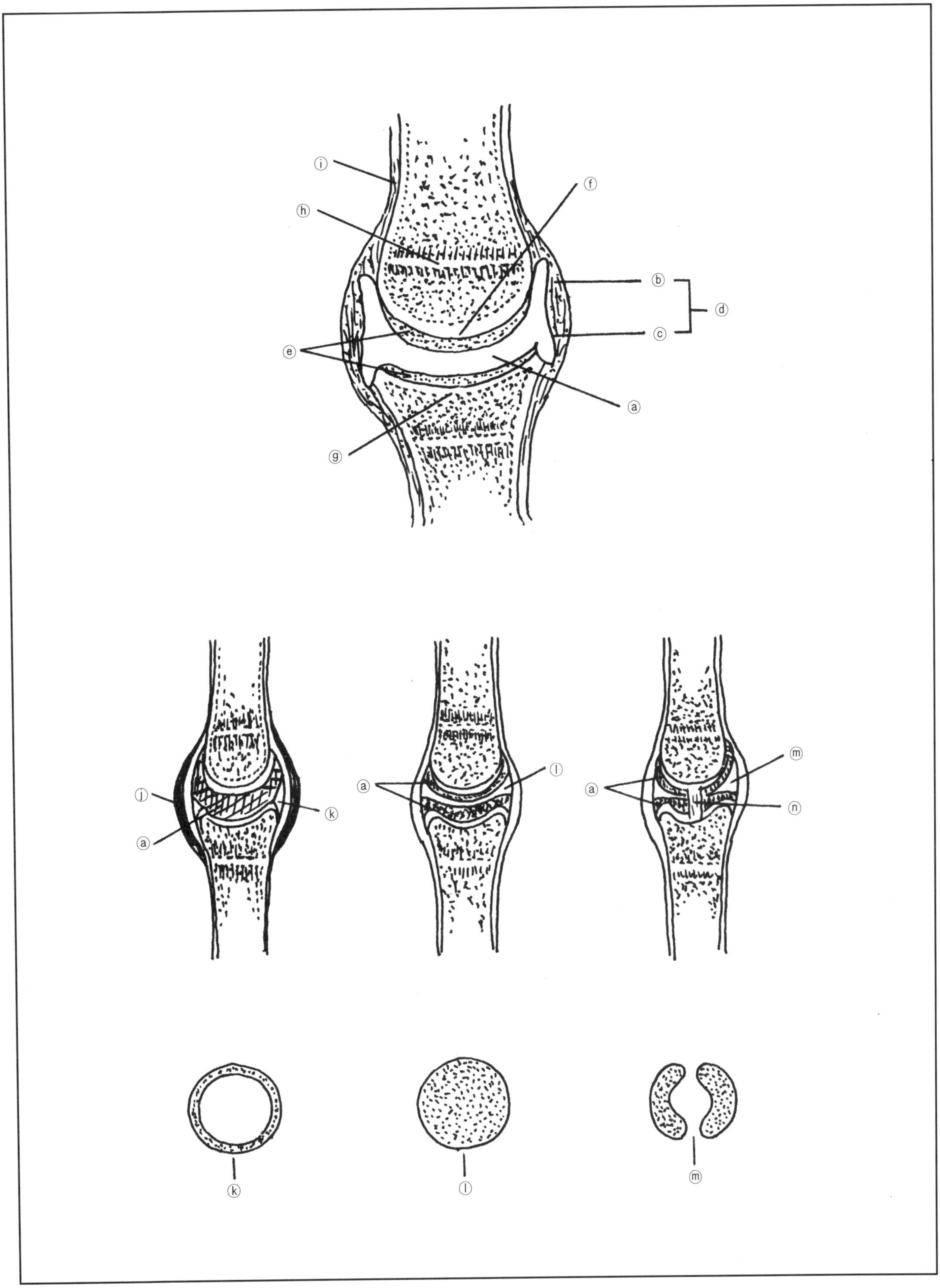

2. 활막성(윤활)관절(synovial joint)과 연골(cartilage)

( ) 1. Suture(봉합)
( ) 2. Syndesmosis(인대결합)
( ) 3. Symphysis(섬유연골결합)
( ) 4. synchondrosis(연골결합)
( ) 5. Sutural ligment(봉합인대)
( ) 6. Periosteum(골막→뼈막)
( ) 7. Sagittal suture(사상봉합)
( ) 8. Fibrous ring(섬유륜→섬유테)
( ) 9. Ligamenr(인대)
( ) 10. Nucleus pulposus(수핵→속질핵)
( ) 11. Body of vertebra(추골체→척추몸통)
( ) 12. Intervertebral disc(추간원판→척추사이원반
( ) 13. Epiphysis(골단→뼈끝)
( ) 14. Epiphyseal line(골단선→뼈끝선)
( ) 15. Diaphysis(골간→뼈몸통)

활막성 관절의 종류

1) Plane joint(gliding joint, 평면관절)
2) Hinge joint(ginglymus joint, 접번관절→경첩관절)
3) Condyloid joint(ovoid joint, 과상관절→타원관절)
4) Pivot joint(trochoid joint, 차축, 활차관절→중쇠관절)
5) Saddle joint(안관절→안장관절)
6) Ball and socket joint(sphenoid joint, 구상관절→절구(공이)관절)

※ 활막성관절의 특징

① 결합하는 두 뼈의 관절면에 반드시 연골로 되어 있어야 한다.
② 연골 사이에는 일정한 간격의 관절강(articular cavity)이 있고
③ 관절강은 관절주머니(articular capsule)으로 싸여 있다.
④ 관절주머니의 속면은 윤활막(syovial memnrane)이며 그 속에 윤활액(synovial fluid)이 있다.
⑤ Intraarticular ligament(관절속인대) : 관절주머니 보강인대. ㉠ 넙다리뼈머리인대나 무릎십자인대

※ **Cartilage(연골)** : 연골세포(cartilage cell)+matrix로 구성
관절연골의 기능 : 마모방지, 운동에 따른 충격방지 및 예방, 관절의 마춤을 원활하게하며 탈구방지
연골의 종류 : ① 유리연골(hyaline cartilage) ㉠ 관절연골, 기관, 방패연골
② 탄력연골(elastic cartilage) ㉠ 귓바퀴연골, 후두덮개연골
③ 섬유연골(fibro cartilage) ㉠ 척추사이원반, 두덩사이원반

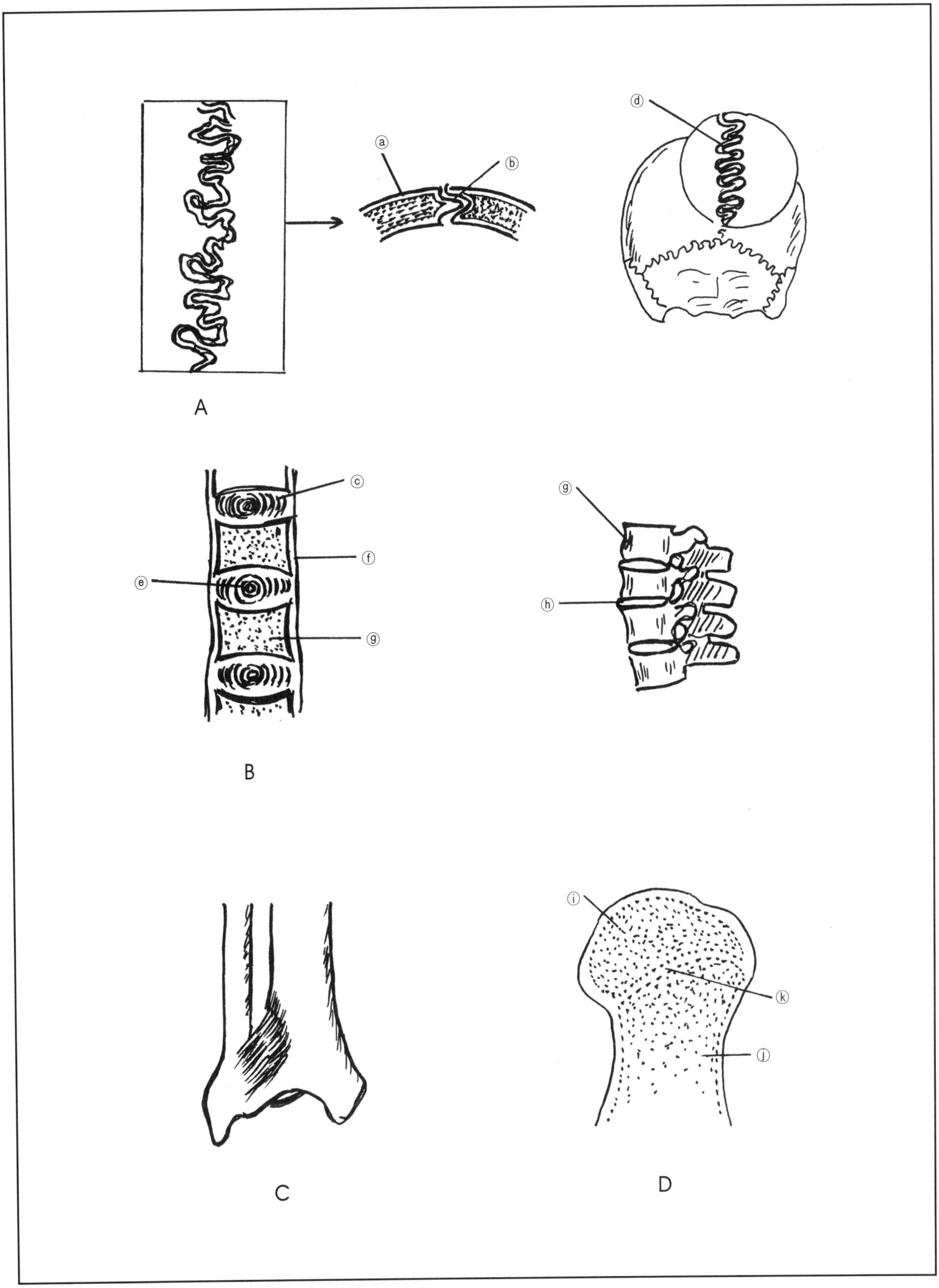
ⓐ
ⓑ
ⓓ
A
ⓒ
ⓕ
ⓔ
ⓖ
ⓖ
ⓗ
B
C
ⓘ
ⓚ
ⓙ
D

3. 관절의 운동(Movement of the joint)

( ) 1. Flexion(굴곡→굽힘)
( ) 2. Extension(신전→펴짐)
( ) 3. Adduction(내전→모음)
( ) 4. abduction(외전→벌림)
( ) 5. Circumduction(원회전→휘돌림)
( ) 6. Medial rotation(내측회전→안쪽돌림)
( ) 7. Lateral rotation(외측회전→가쪽돌림)
( ) 8. Pronation(회내→엎침)
( ) 9. Supination(회외→뒤침)
( ) 10. Elevation(거상→올림)
( ) 11. Depression(하체→내림)
( ) 12. Retraction(퇴축→들임)
( ) 13. Protraction(안면돌출→내밈)
( ) 14. Dorsiflexion(배굴→발등쪽굽힘)
( ) 15. Plantarflexion(족척굴→발바닥쪽굽힘)
( ) 16. Inversion(내번→안쪽번짐)
( ) 17. Eversion(외번→가쪽번짐)

1) Sliding movement(활주)…관절면의 한면이 다른면 위로 미끄러지는 운동.
2) Angular movement(각운동)…2개의 인접한 뼈사이의 각이 커지거나 작아지는 운동.
   ① Flexion
   ② Extension
   ③ Adduction
   ④ Abduction
   ⑤ Circumduction
3) Rotational movement(회전운동)…뼈가 세로축을 따라 회전하는 운동.
   ① Medial rotation
   ② Lateral rotation
4) Special movement(특수한 운동)
   ① Elevation(거상→올림)…신체의 일부분을 높이는 운동
   ② Depression(하체→내림)…신체의 일부분을 낮추는 운동
   ③ Pronation(회내→엎침)…손을 편 상태에서 손등이 위로 향하는 운동
   ④ Supination(회의→뒤침)…손을 편 상태에서 손바닥이 위로 향하는 운동
   ⑤ Retraction(퇴축)…수평선상에서 뒤쪽으로 움직이는 운동
   ⑥ Protraction(안면돌출)…수평선상에서 앞쪽으로 움직이는 운동
   ⑦ Inversion(내번)…발바닥이 안쪽으로 향하게 하는 운동
   ⑧ Eversion(외번)…발바닥이 바깥쪽으로 향하게 하는 운동

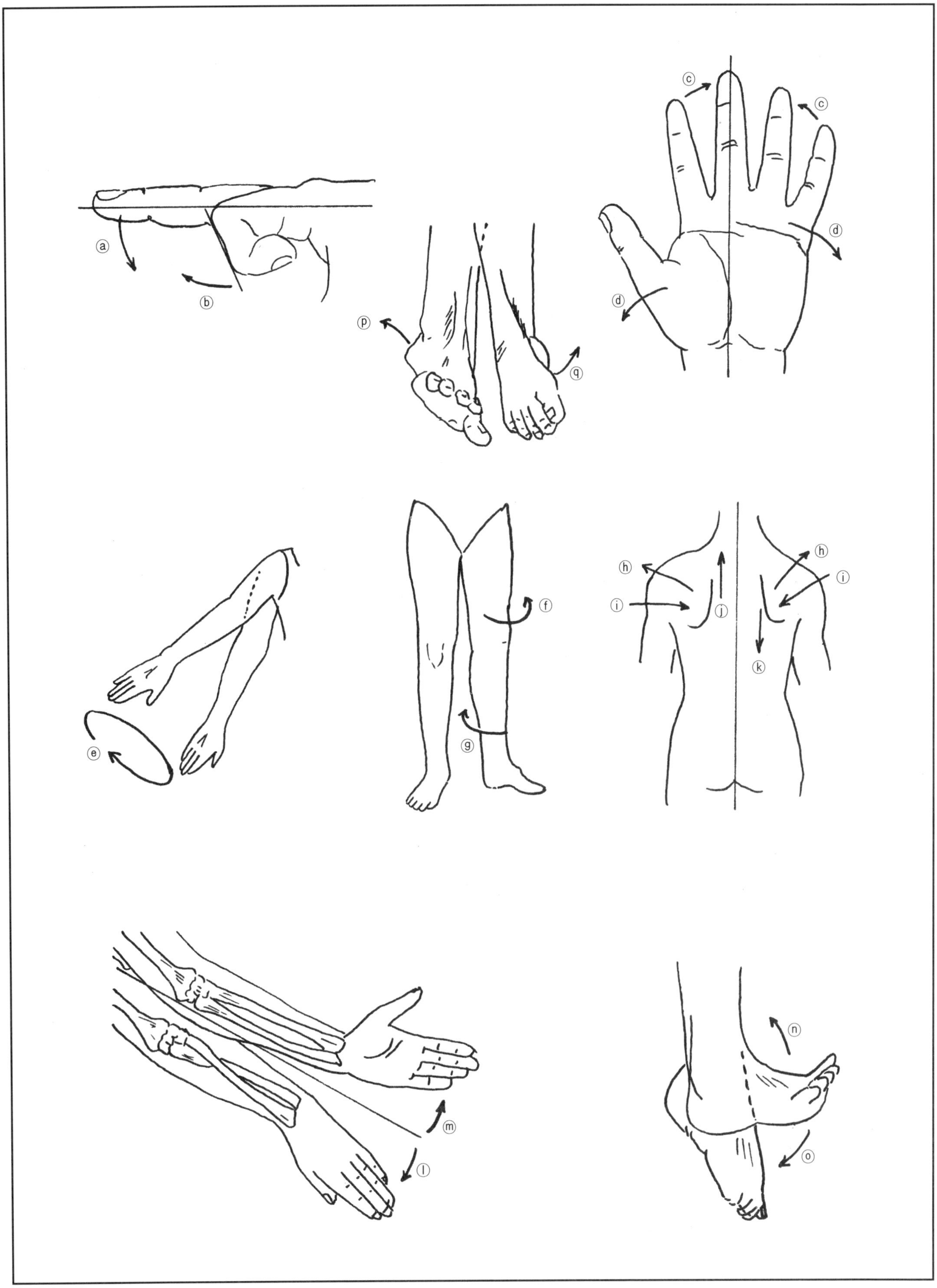

4. 두개척추관절(머리뼈척추관절 Cranio vertebral joint)

( ) 1. Occipital bone(후두골→뒤통수뼈)
( ) 2. Atlas(환추→고리뼈)
( ) 3. Axis(축추→중쇠뼈)
( ) 4. Transverse lig. of atlas(환추 횡인대→고리뼈가로인대)
( ) 5. Fasciculi longitudinales(종속→세로다발)
( ) 6. Alar ligament(익상인대→날개인대)
( ) 7. Nucleus pulp(수핵→속질핵)
( ) 8. Fibrous ring(섬유륜→섬유테)
( ) 9. Intervertebral disc(추가원판→척추사이원반)
( ) 10. Body of vertebra(추체→척추뼈몸통)
( ) 11. Transverse process(횡돌기→가로돌기)
( ) 12. Spinous process(극돌기→가시돌기)
( ) 13. Intervertebral foramen(추간공→척추사이구멍)
( ) 14. Vertebral canal(척추관)
( ) 15. Ant. longitudianl lig.(전종인대→앞세로인대)
( ) 16. Post. longitudinal lig.(후종인대→뒤세로인대)
( ) 17. Yellow ligament(황색인대)
( ) 18. Interspinal lig.(극간인대→가시사이인대)
( ) 19. Supraspinous lig.(극상인대→가시위인대)

1) 두개척추관절(머리뼈척추관절 craniopvertebral joint)…머리뼈와 척추를 잇는 관절로 3종류가 있다.
   ① Atlantoocipital joint(환추후두관절→고리뒤통수관절)
   ② Median atlantoaxial joint(정중환축관절→정중고리중쇠관절)
   ③ Lateral atlantoaxial joint(외측환축관절→가쪽고리중쇠관절)
2) 추간원판(intervertebral disk→척추사이원반)
   ① Vertebral column의 1/4 길이
   ② 성인의 경우 23개
   ③ 척추사이원반의 구성…㉠ 섬유연골판
      ㉡ 섬유륜(fibrous ring)(1/4 압력 받음)
      ㉢ 속질핵(nucleus pulp)(3/4 압력 받음)
   ④ 기능…㉠ 충격, 흡수장치
      ㉡ 척추에 가해지는 압력을 받는다.
3) **추간판탈출증**(intervertebral disc herniation) 또는 **속질핵탈출증**(hernia of nucleus pulposus)
   원인 : ① 척추사이원반의 속질핵이 뒤로 밀려나는 경우 생긴다.
   ② 척추사이원반이 압박을 받게되면 뒤세로인대쪽으로 나가 뒤가쪽에 있는 spinal nerve(lumbar n., sacral n.)를 나가 누르는 경우 해당신경의 지배부위에 통증과 운동불편이 나타난다.
   ③ 체중과다 또는 과격한 운동으로 허리에 요통(lumbar pain)이 나타난다.
   ④ 발생지점 : Lumbar vertebrae 4~5 또는 L5~S1 사이에 다발.

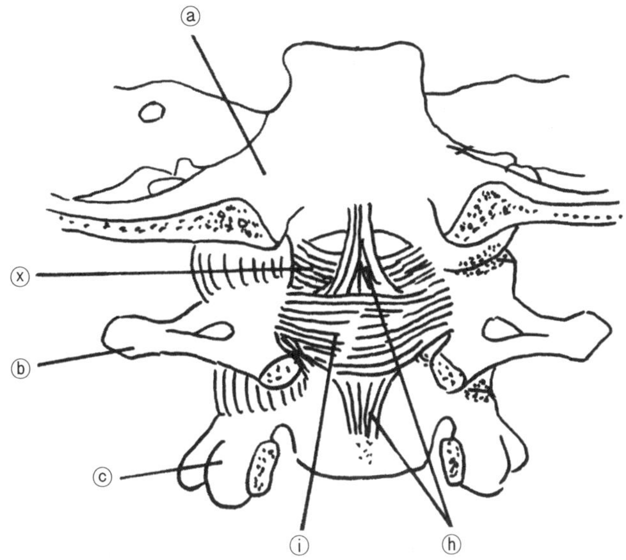

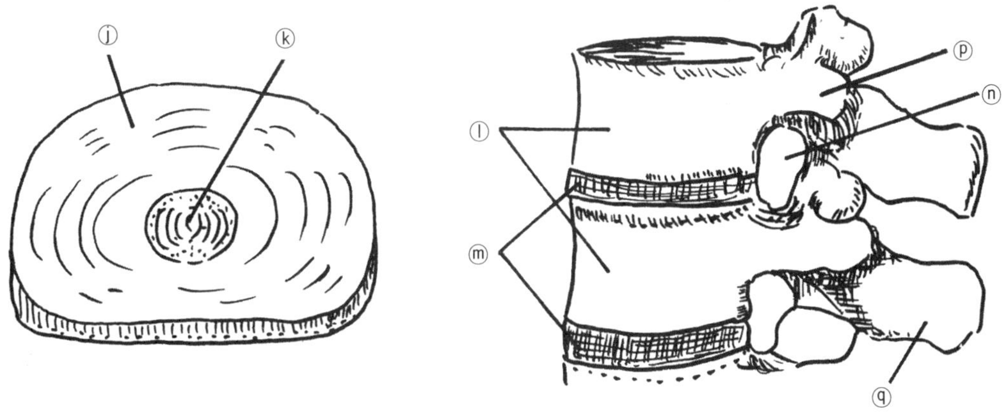

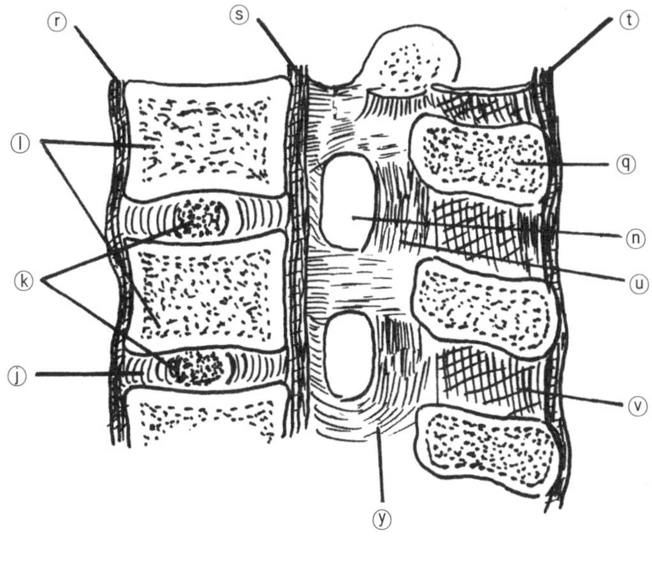

5. 흉골(복장뼈) · 늑골(갈비뼈) · 쇄골(빗장뼈) · 골반의 관절

( ) 1. Clavicle(쇄골→빗장뼈)
( ) 2. Manubrium(흉골병→복장뼈자루)
( ) 3. Articular disk(관절원판→관절원반)
( ) 4. Inguinal lig(서혜인대→샅고랑인대)
( ) 5. 1st rib(제1늑골→제1갈비뼈)
( ) 6. Sternal synchondrosis(흉골결합→복장뼈결합)
( ) 7. Ant. sternoclavicular lig.(전흉쇄인대→앞복장빗장인대)
( ) 8. Costoclavicular lig.(전늑쇄인대→앞갈비빗장인대)
( ) 9. Interclavicular lig.(쇄골간인대→빗장뼈사이인대)
( ) 10. Radiate sternocostal lig.(방사상 흉늑인대→부채살복장갈비인대)
( ) 11. Presacral foramen(전천골공→앞엉치뼈구멍)
( ) 12. Greater sciatic foramen(대좌골공→큰궁둥구멍)
( ) 13. Obturator membrane(폐쇄막)
( ) 14. Ant. longitudinal lig.(전종인대→앞세로인대)
( ) 15. Ant. sacroiliac lig.(전천장인대→앞엉치엉덩인대)
( ) 16. Iliolumbar lig.(장요인대→엉덩허리인대)
( ) 17. Iliofemoral lig.(장골대퇴인대→엉덩넙다리인대)
( ) 18. Pubofemoral lig.(치골대퇴인대→두덩넙다리인대)
( ) 19. Dorsal sacral foramen(후천골공→뒤엉치뼈구멍)
( ) 20. Post. sacrococcygeal lig.(후천미인대→뒤엉치꼬리인대)
( ) 21. Sacrotuberous lig.(천결절인대→엉치결절인대)
( ) 22. Iliolumbar lig.(장요인대→엉덩허리인대)
( ) 23. Ischiofemoral lig.(좌골대퇴인대→궁둥넙다리인대)
( ) 24. Lesser sciatic foramen(소좌골공→작은궁둥구멍)

1) **Sternocostal joint**(흉늑관절→복장갈비 관절)
① Location…7쌍의 갈비연골과 복장뼈의 갈비뼈패임 사이.
② Type…Plane joint

2) **Sternoclavicular joint**(흉쇄관절→복장빗장관절)
① Location…복장뼈의 clavicular notch와 빗장뼈의 sternal end 사이.
② Type…Saddle joint
③ Movement…Scapula의 retraction과 protraction

※ 몸통과 팔을 연결하는 유일한 관절. 복장뼈자루의 빗장뼈패임과 빗장뼈의 복장뼈끝 사이에 관절원반이 있어 운동범위는 작지만 자유운동이 가능하다.

3) **Sacroiliac joint**(천장관절→엉치엉덩관절)
① Location…엉치뼈의 귀모양면(auricular surface)과 엉덩뼈의 귀모양면 사이.
② Type…Plane joint
③ Movement…극히 제한
④ Ligament…엉덩허리뼈인대, 엉치결절인대, 엉치가시인대, 뼈사이 엉치엉덩인대는 sacroiliac joint를 고정한다.

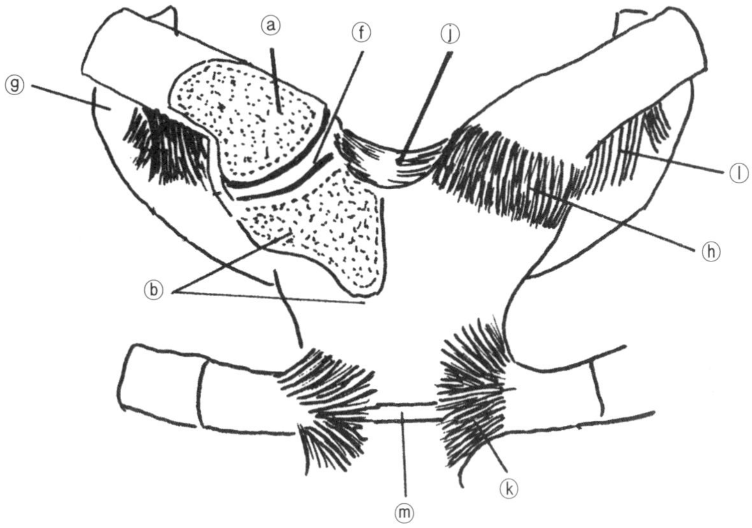

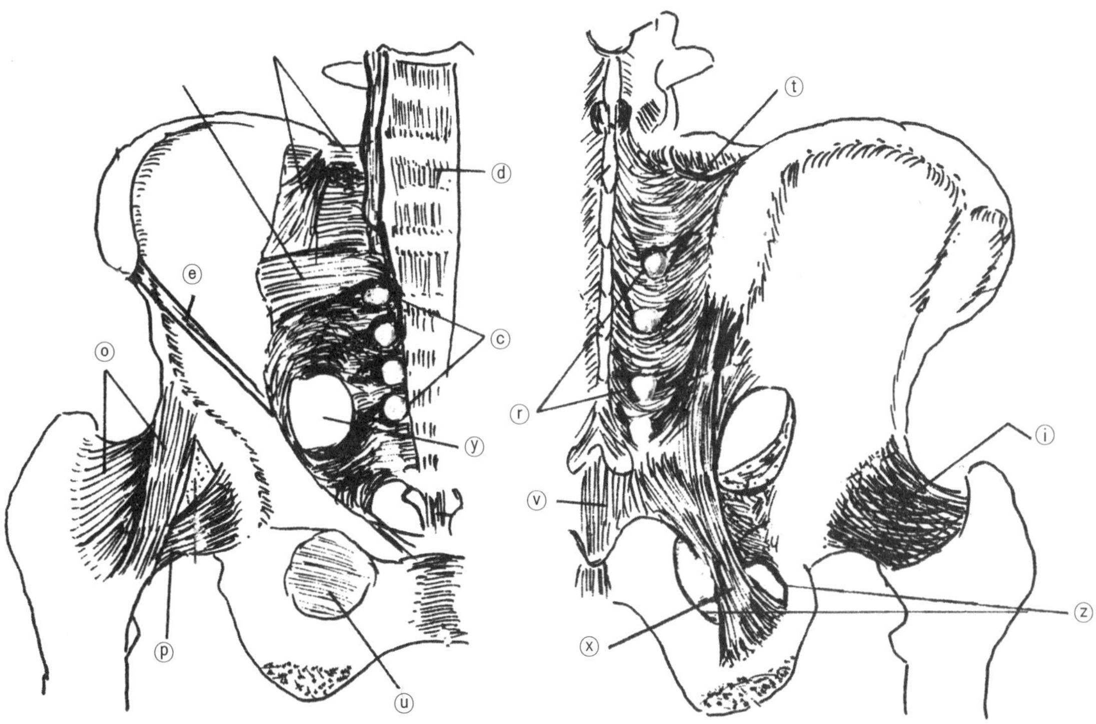

6. 상지(팔뼈)의 관절(Joint of upper limb)

( ) 1. Humerus(상완골→위팔뼈)
( ) 2. Scapula(견갑골→어깨뼈)
( ) 3. Synovial sheath(활액초→윤활집)
( ) 4. Articular cartilage(관절연골)
( ) 5. Glenoid lip(관절순→오목테두리)
( ) 6. Coracoacromial lig.(오훼견봉인대→부리봉우리인대)
( ) 7. Coracohumeral lig.(오훼상완인대→부리위팔인대)
( ) 8. Glenohumeral lig.(관절상완인대→오목위팔인대)
( ) 9. Trapezoid lig.(능형인대→마름모인대)
( ) 10. Conoid lig.(원추인대→원뿔인대)
( ) 11. Joint cavity(관절강→관절공간)
( ) 12. Long head triceps brachii(상완이두근장두→위팔두갈래근 긴갈래)
( ) 13. Ulna(척골→자뼈)
( ) 14. Radius(요골→노뼈)
( ) 15. Humeroradial joint(완요관절→위팔노관절)
( ) 16. Humeroulnar joint(완척관절→위팔자관절)
( ) 17. Proximal radioulnar joint(근위요척관절→몸쪽노자관절)
( ) 18. Annular lig.(윤상인대→고리인대)
( ) 19. Med. collateral lig.(내측측부인대→안쪽곁인대)
( ) 20. Lat. collateral lig.(외측측부인대→가쪽곁이대)
( ) 21. Triangular bone(삼각골→세모뼈)
( ) 22. Scaphoid bone(주상골→손배뼈)
( ) 23. Distal radioulnar joint(하요척관절→먼쪽노자관절)
( ) 24. Radiocarpal joint(요골수근관절→손목관절)
( ) 25. Articular disc(관절원판→관절원반)
( ) 26. Hamate bone(유구골→갈고리골)
( ) 27. Trapezium(대능형골→큰마름골)
( ) 28. Mediocarpal joint(수근중앙관절→손목뼈중간관절)
( ) 29. 5th metacarpal bone(제5중수골→다섯손허리뼈)
( ) 30. 1st metacarpal bone(제1중수골→첫째손허리뼈)
( ) 31. Saddle joint of thumb(무지의 수근중수관절→엄지의 손목손허리관절)
( ) 32. Carpal interosseus lig.(수근간인대→손목사이인대)
( ) 33. Carpometacarpal joint(수근중수관절→손목손허리관절)
( ) 34. Metacarpal interosseus joint(중수간관절→손허리뼈사이관절)
( ) 35. Articular capsule(관절낭→관절주머니)

Shoulder joint

1) Location…Scapula의 glenoid cavity와 humerus의 head 사이.
2) Type…Ball and soket joint
3) Movement…인체에서 가장 운동범위가 넓다.

Glenoid lip(관절순)…Glenoid cavity는 humerus head에 비해 작아 탈구하기 쉬운데 이것을 보강하기 위해 존재.

Elbow joint(복합관절)

1) Humeroulnar joint…위팔뼈 도르래와 자뼈의 도르래패임 사이.
   Type…Hinge joint
2) Humeroradius joint…위팔뼈 작은머리와 노뼈머리 사이.
   Type…Hinge joint
3) Proximal radioulnar joint…자뼈의 노뼈패임과 노뼈머리 사이.
   Type…Pivot joint
   Movement…Flexion과 extension

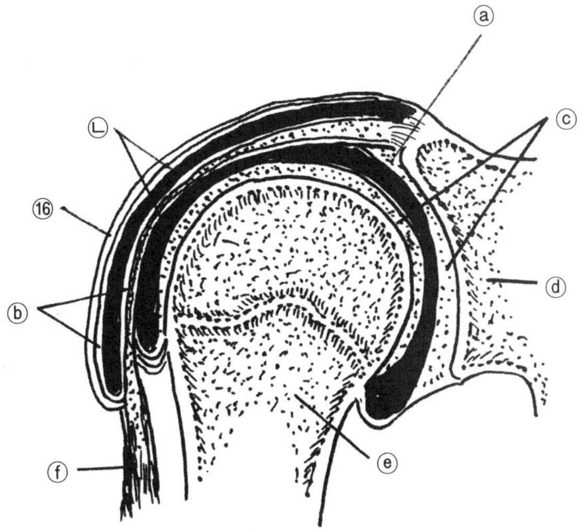
ⓐ
ⓒ
㉡
⑯
ⓑ
ⓓ
ⓕ
ⓔ

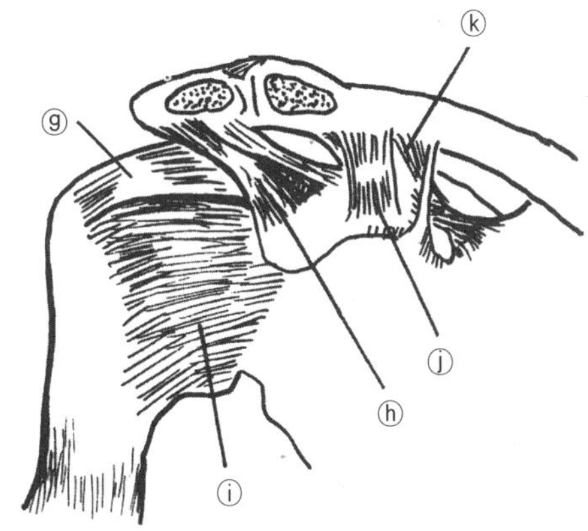
ⓚ
ⓖ
ⓙ
ⓗ
ⓘ

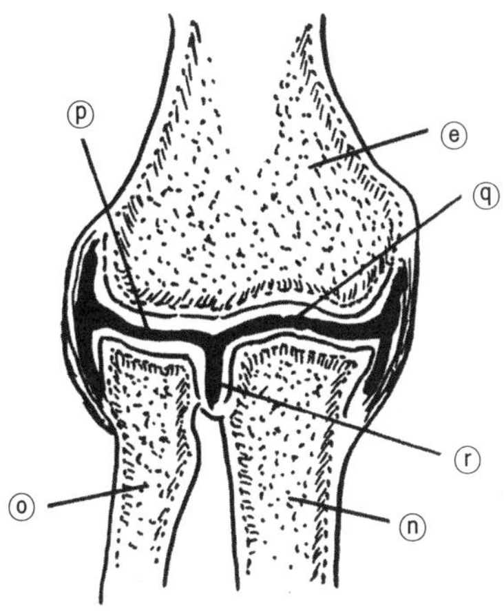
ⓟ
ⓔ
ⓠ
ⓡ
ⓞ
ⓝ

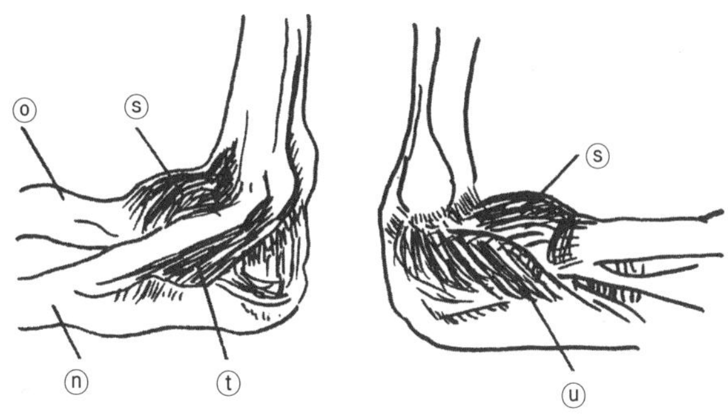
ⓞ
ⓢ
ⓢ
ⓝ
ⓣ
ⓤ

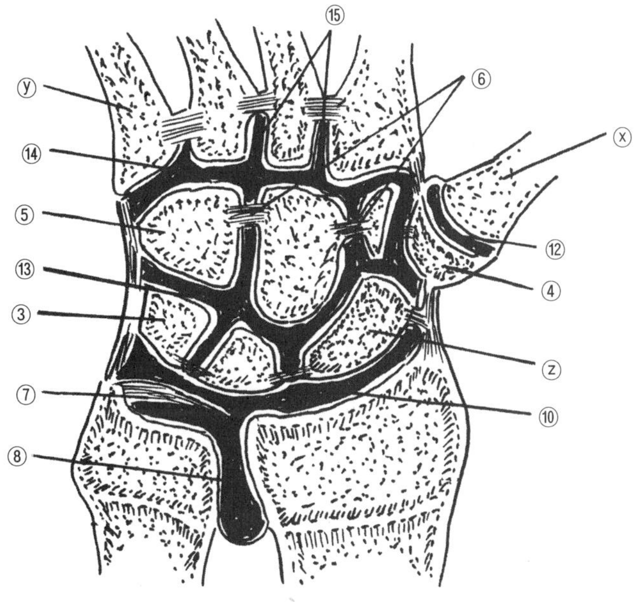
⑮
⑥
ⓨ
ⓧ
⑭
⑤
⑫
⑬
④
③
ⓩ
⑦
⑩
⑧

7. 고관절(대퇴관절 Hip joint)

(　) 1. Hip bone(관골→볼기뼈)	(　) 2. Femur(대퇴골→넙다리뼈)
(　) 3. Acetabular labrum(관절순→절구테두리)	(　) 4. Orbicular zone(윤대→둘레띠)
(　) 5. Articular cartilage(관절연골)	(　) 6. Articular cavity(관절강→관절공간)
(　) 7. Articular capsule(관절낭→관절주머니)	(　) 8. Lig. of Head of femur(넙다리뼈머리인대)
(　) 9. Ilium(장골→엉덩이뼈)	(　) 10. Ischial tuberosity(좌골결절→궁둥뼈결절)
(　) 11. Pubic bone(치골→두덩뼈)	(　) 12. Ischium(좌골→궁둥뼈)
(　) 13. Obturator foramen(폐쇄공→폐쇄구멍)	(　) 14. Pubofemoral lig.(치골대퇴인대→두덩넙다리인대)
(　) 15. Iliofemoral lig.(장골대퇴인대→엉덩넙다리인대)	(　) 16. Lunate surface(반월면→반달모양면)
(　) 17. Acetabular fossa(관골구와→절구오목)	(　) 18. Head of femur(대퇴골두→넙다리뼈머리)

Hip joint

1) Location…Hip bone의 acetabulum(절구)과 femur의 head 사이.
2) Type…Ball and socket joint
3) Movement…Shoulder joint와 같이 운동범위가 넓다.
   (flexion, extensin, adduction, abduction, med. lat. rotation)
   ※ Acetabulum 모저리에 acetabular lip이 있어 hip joint를 보강.
4) Ligament of head of femur(넙다리뼈머리인대)…Head of femur와 acetabulum 사이에 있으며 head of femur의 이탈을 방지한다.
5) Acetabulum(절구)…Lunate surface(반달면)와 acetabular fossa(절구오목)로 되어 있다.

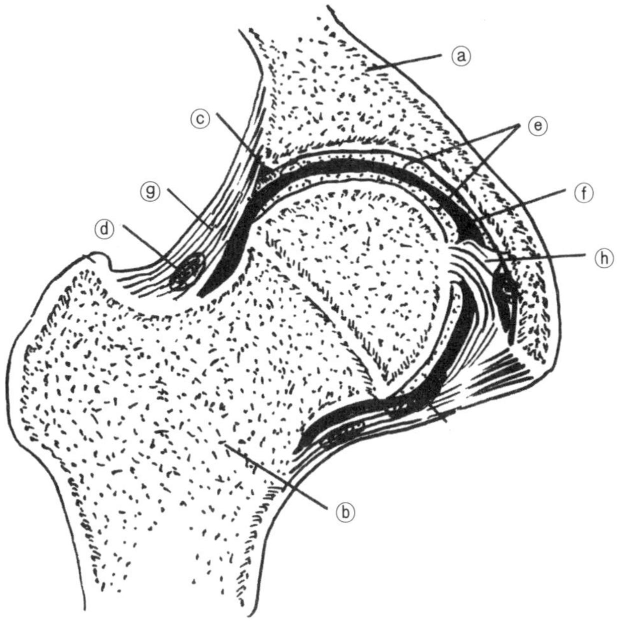

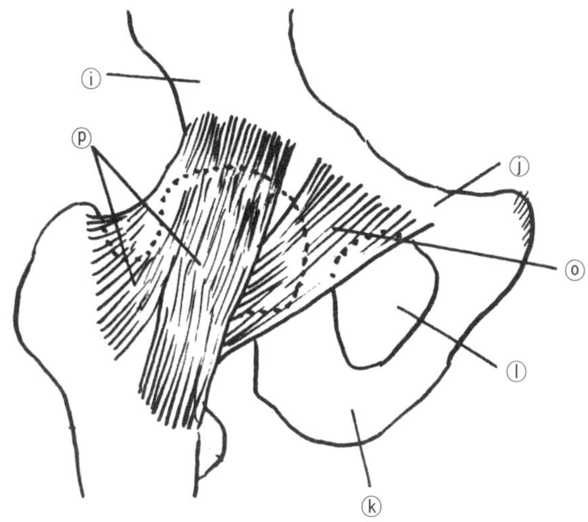

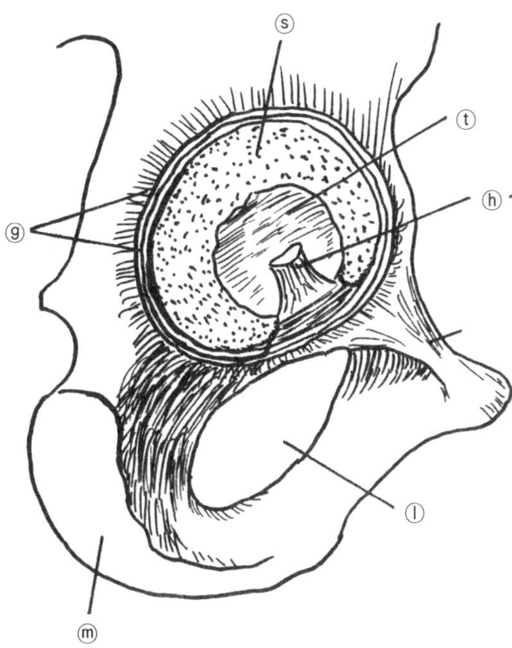

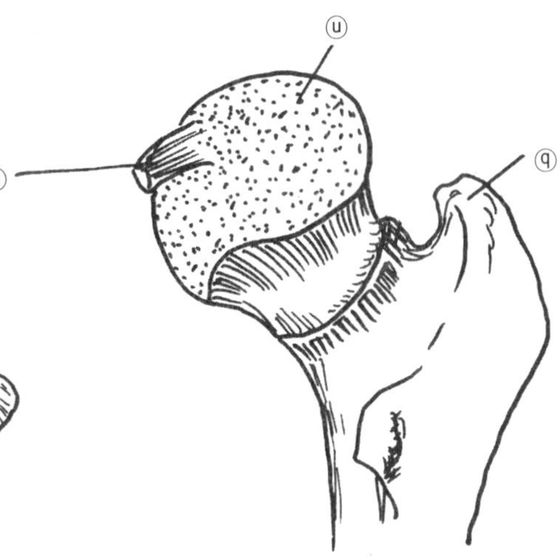

8. 슬관절(무릎관절 Knee joint)

( ) 1. Femur(대퇴골→넙다리뼈)
( ) 2. Tibia(경골→정강뼈)
( ) 3. Articular cartilage(관절연골)
( ) 4. Articular capsule(관절낭→관절주머니)
( ) 5. Articular cavity(관절강→관절공간)
( ) 6. Patella(슬개골→무릎골)
( ) 7. Tendoquadriceps femoris(대퇴사두근건→넙다리네갈래근의 힘줄)
( ) 8. Articular meniscus(관절반월→관절반달)
( ) 9. Synovial fold(윤활막주름[지방체])
( ) 10. Patellar lig.(슬개인대→무릎인대)
( ) 11. Cruciate lig.(슬개십자인대→무릎십자인대)
( ) 12. Ant. cruciate lig.(전십자인대→앞십자인대)
( ) 13. Post. cruciate lig.(후십자인대→뒤십자인대)
( ) 14. Lat. meniscus(외측반월→외측반달)
( ) 15. Med. meniscus(내측반월→내측반달)
( ) 16. Transverse genicular lig.(횡슬인대→무릎가로인대)
( ) 17. Fibular collateral lig.(비골쪽곁인대→종아리쪽곁인대)
( ) 18. Tibial collateral lig.(경골쪽곁인대→정강쪽곁인대)
( ) 19. Fibula(비골→종아리뼈)
( ) 20. Med. condyler(내측과→안쪽관절융기)
( ) 21. Lat. condyler(외측과→가쪽관절융기)
( ) 22. Subcutaneous prepatellar bursa(슬개전피하낭→무릎앞피부밑주머니)
( ) 23. Subcutaneou infrapatellar bursa(슬개하피하낭→무릎아래피부밑주머니)

Knee joint

1) Location…Femur의 distal end와 tibia의 medial condyle과 lateral condyle사이.
2) Type…Femur와 tibia사이에 hinge joint. Femur와 patella사이에 plane joint.
3) Movement…Femur와 tibia사이는 flexion, extension, rofation이 가능. Femur와 patella 사이는 sliding movement.
4) Ligament
   십자인대(cruciate ligament) - ① 앞십자인대(ant. cruciate lig.)
   ② 뒤십자인대(post. cruciate lig.)
   반달(meniscus) - ① 안쪽반월(medial meniscus)(C자형)
   ② 가쪽반월(lateral meniscus)(O자형)

※ Femur의 distal end와 tibia의 proximal end의 관절면의 곡면이 일치가 잘되지 않아 두 뼈 사이에 발달. 관절반월은 관절의 보조장치.

5) Synovial fold…관절반달(안 · 가쪽반월)과 십자인대 주위에 지방조직(지방체)이 있어 무릎관절공간을 보호.
6) **Articular capsule**(무릎관절주머니)…윤활액 주머니
   ① 무릎앞피부밑주머니(subcutaneous prepatellar bursa)…넙다리네갈래근 밑에서 무릎관절주머니와 넓게 연락하며 무릎뼈 위쪽 5cm까지 이른다. 관절에 염증이 있을 대 삼출액이 이 주머니에 고이고 이때 슬개골이 붓게 된다.
   ② 무릎아래피부밑주머니(subcutaneou infrapatellar bursa)…무릎을 꿇은 상태에서 일하는 부인들에게 빈발하며 종종 염증을 일으키고 일명 housemaids knee(주부의 무릎)이라고 한다.

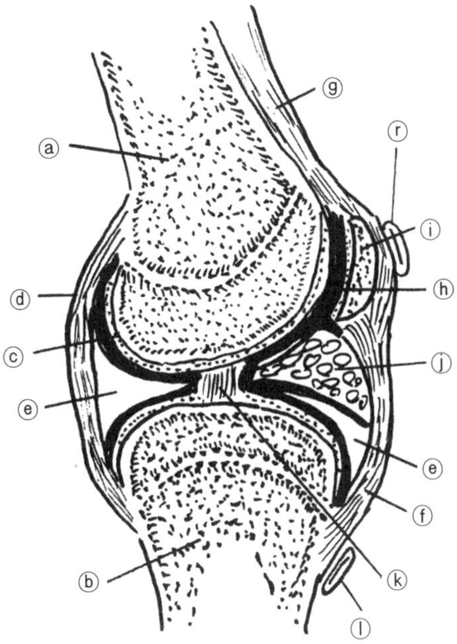

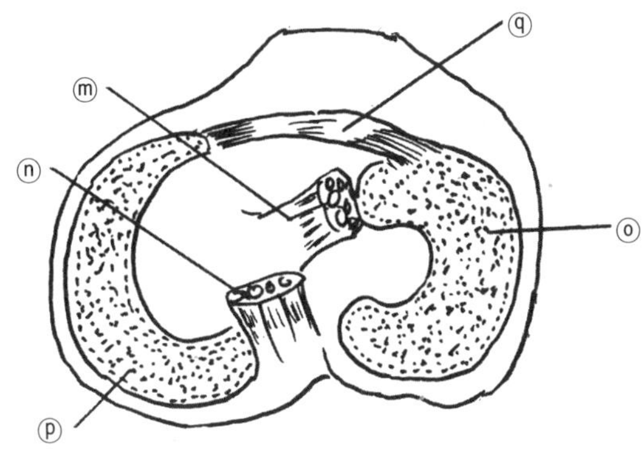

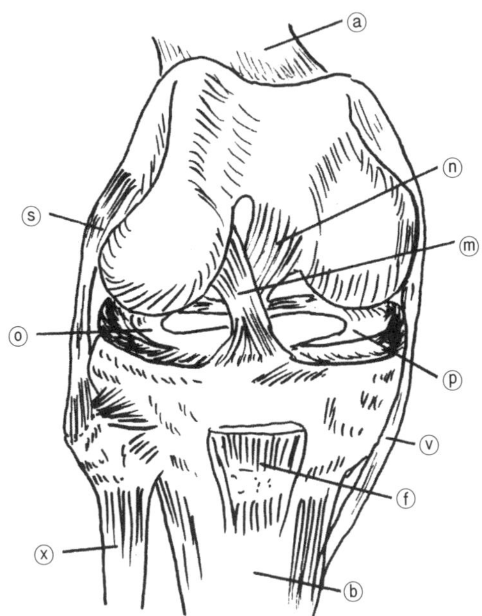

전면(무릎을 구부린 상태)

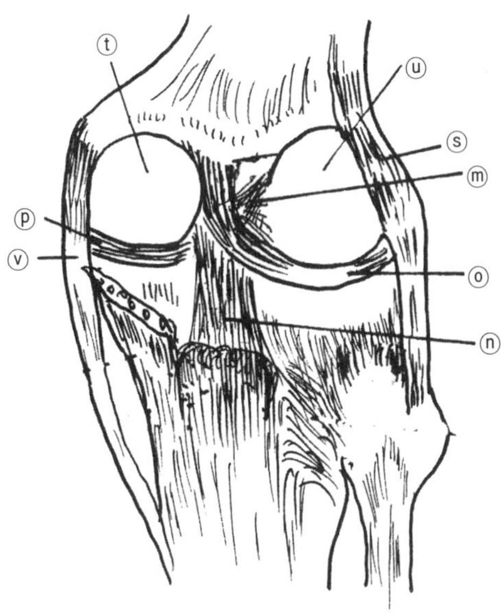

후면(무릎을 편 상태)

9. 발목관절(Ankle joint)

( ) 1. Med. cuneiform(내측설상골→안쪽쐐기뼈)
( ) 2. 5th metatarsal bone(제5중족골→다섯째 발허리뼈)
( ) 3. Navicular bone(주상골→발배뼈)
( ) 4. Cuboid bone(입방골→입방뼈)
( ) 5. Talus(거골→목말골)
( ) 6. Calcaneus(종골→발꿈치뼈)
( ) 7. Tarsometatarsal joint(족근중족골관절→발목발허리관절)
( ) 8. Intermetatarsal joint(중족간관절→발허리뼈사이관절)
( ) 9. Cuneonavicular joint(설주관절→쐐기발배관절)
( ) 10. Calcaneocuboid joint(종입방관절→발꿈치입방관절)
( ) 11. Subtalar joint(거골하관절→목말밑관절)
( ) 12. Interosseous talocalcaneal lig.(골간거종인대→목말발굽골사이 인대)
( ) 13. Talocalcaneonavicular joint(거종주관절→목말발꿈치발배관절)
( ) 14. Fibula(비골→종아리뼈)
( ) 15. Tibia(경골→정간뼈)
( ) 16. Membrana interossea cruris(하퇴골간막→종아리뼈사이막)
( ) 17. Articulation talocruralis(거퇴관절→발목관절)
( ) 18. Calcaneofibular lig.(종비인대→발꿈치종아리인대)
( ) 19. Interosseus talocalcaneal lig.(골간거종인대→목말발꿈치사이인대)
( ) 20. Subtalar joint(거골하관절→목말아래관절)
( ) 21. Lisfranc's joint
( ) 22. Chopart's joint
( ) 23. Long plantar lig.(장족척인대→긴발바닥인대)
( ) 24. Deltoid lig.(삼각인대→세모인대)
( ) 25. Post. talofibullar lig.(후거비인대→뒤목말종아리인대)
( ) 26. Ant. talofibullar lig.(전거비인대→앞목말종아리인대)

Ankle joint

1) Location…관절오목과 목말뼈도르래 사이.

관절오목 ─ ① 정강뼈안쪽복사 관절면 / ② 종아리뼈가쪽복사 관절면 / ③ 정강뼈아래 관절면 ─ ㄷ자형 3면

2) Type…Hinge joint
3) Movement…Flexion and extension

※ Ankle joint는 체중을 지탱하는 큰 지점이 되기에 염좌(distorsion 비틀림)나 탈구(luxation)가 빈발한다.

4) Deltoid ligament…뒤정강목말부위와 정강발꿈치부위에 있으며 안쪽복사와와 발목뼈(목말골, 발굽골, 발배골)을 연결.
5) Lisfranc's joint…먼쪽발목뼈와 발허리뼈바닥 사이의 연결로 거의 일직선.
6) Chopart's joint…거종주관절(목말발꿈치 발배관절)과 종입방관절(발꿈치입방관절)은 가로방향으로 거의 일직선.

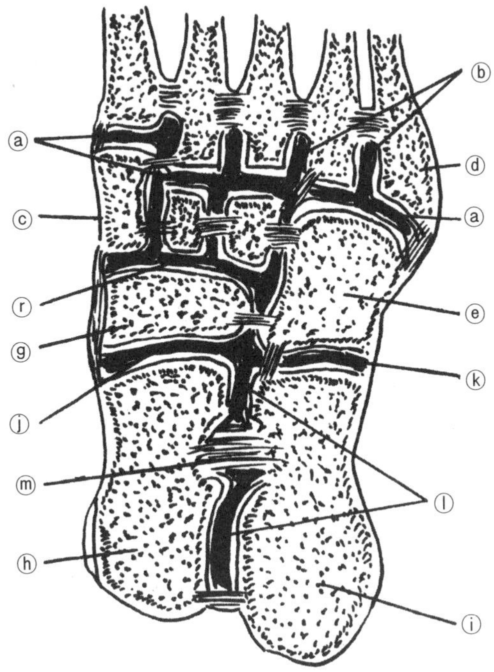

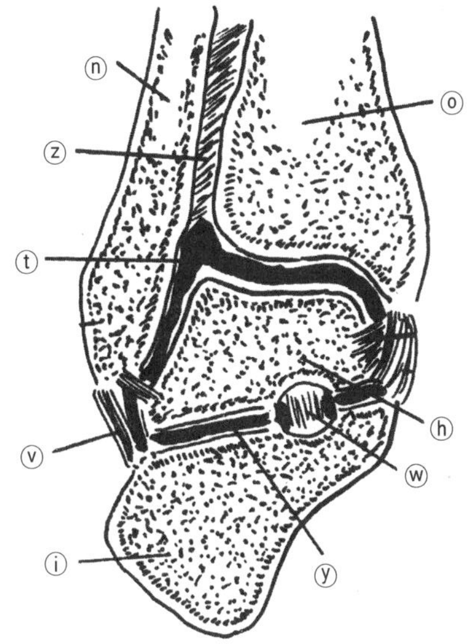

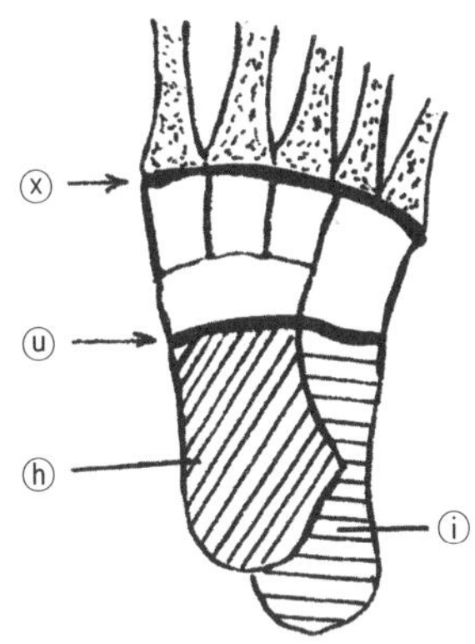

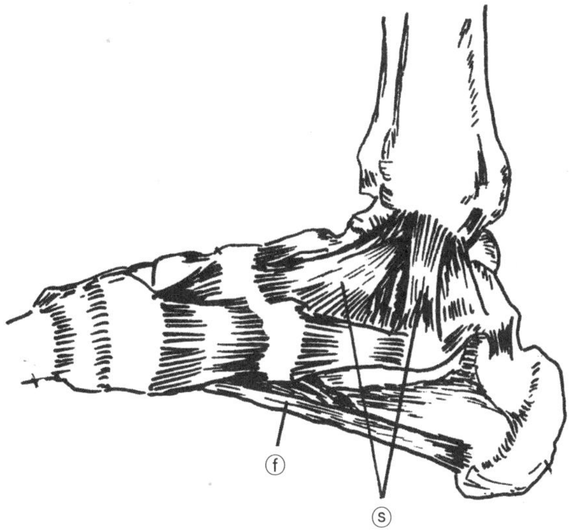

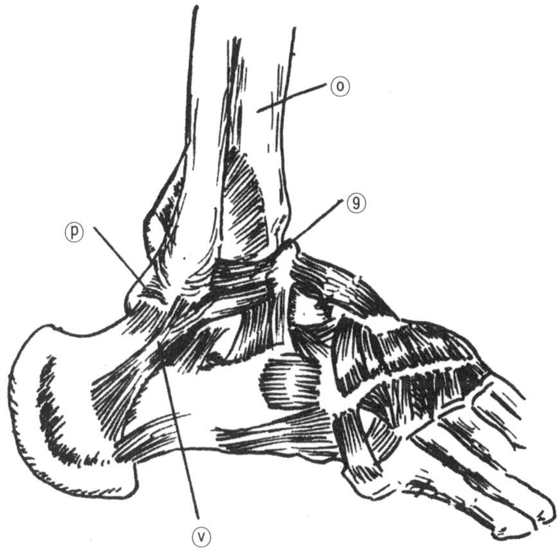

제4장 근육계통

Muscular system

1. 근육조직(Muscular tissues)

( ) 1. Smooth muscle(평활근→민무늬근)
( ) 2. Skeletal muscle(골격근→뼈대근)
( ) 3. Cardiac muscle(심장근)
( ) 4. Muscle(근육)
( ) 5. Muscle fiber(근섬유→근육섬유)
( ) 6. Muscle bundle(근속→근육다발)
( ) 7. A band(암대, A대→어두운띠, A띠)
( ) 8. H band(H대→투명띠(H띠))
( ) 9. Z line(Z선→마디끝격막, 선))
( ) 10. M line(M선→마디중간격막(M선))
( ) 11. I bnad(명대, I대→밝은띠, I띠)
( ) 12. Myofibril(근원섬유→근육원섬유)
( ) 13. Myosin filament(미오신근사→미오신근세사)
( ) 14. Actin filament(액틴근사→액틴근세사)
( ) 15. Sarcomere(근절→근육분절)
( ) 16. Myofilament(근사→근육미세섬유)
( ) 17. Cross striation(황문→가로무늬)
( ) 18. Nucleus(핵)

Mussle
- Striated muscle
  - Skeletal muscle — Voluntray movement
  - Cardiac muscle ┐
- Smooth muscle ┘ Involuntary movement

Skeletal muscle…근섬유와 결합조직구성. 근세포의 특징은 근원섬유. 근형질, 근집아래끝에 핵이 있다.

1) 모양…원주상, 핵은 다핵.
2) 근원섬유(myofibrils)는 light band와 dark bnad. 가로무늬를 형성.
Light bnad→단굴절성 물질인 actin
Dark band→중굴절성 물질인 myosin
3) 수근육이며 뼈에 부착.
4) 뇌척수신경 지배하에 있다.
5) 신체운동근이며 수축기간이 짧다.

Smooth muscle

1) 모양…방추형, 핵은 단핵으로 중앙에 있다.
2) 근형질에 근섬유가 빽빽히 차있다.
3) 민무늬이며 불수의근육, 주로 내장이나 혈관.
4) 자율신경 지배하에 있다.
5) 수축은 완만하며 가소성이다.

Cardiac muscle

1) 모양…원주상, 핵은 단핵이며 중앙에 있다.
2) 근원섬유는 light band와 dark band가 있어 가로무늬형성.
3) 불수의 근육이며 심장에 있다.
4) 자율신경 지배하에 있다.
5) 자동능이 있다.

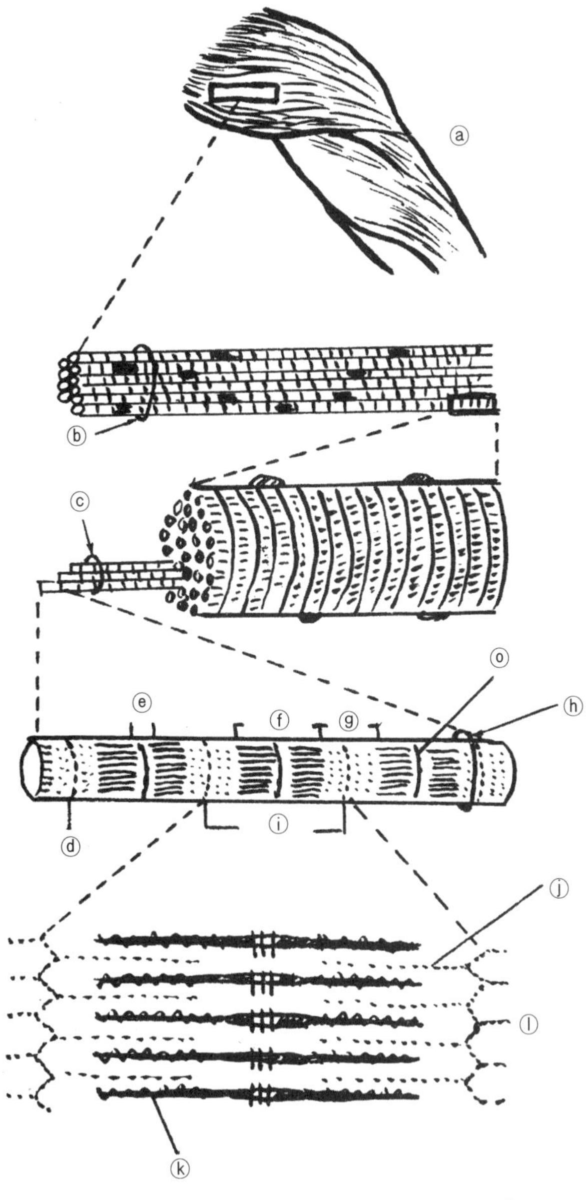

A

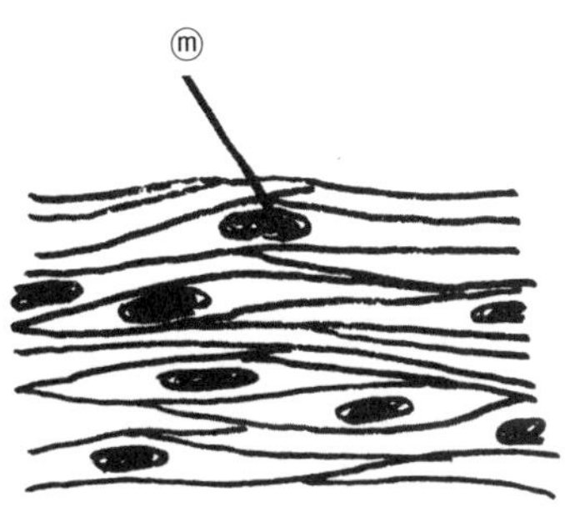

B

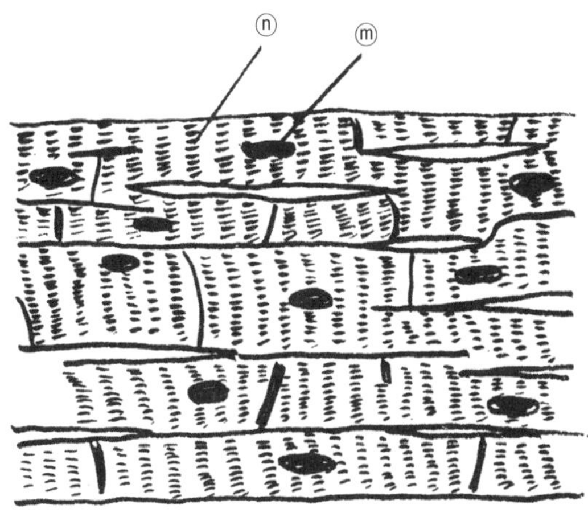

C

2. 안면부[얼굴부위]와 경부[목부위]의 근육[Muscles of face and neck]

( ) 1. Frontal belly of M. occipitofrontalis(후두전두근의 전두근→뒤통수이마근의 이마힘살)

( ) 2. Galea aponeurotica(모상건막→머리덮개널힘줄)

( ) 3. Temporalis(측두근→관자근)

( ) 4. Occipital belly of M. occipitofrontalis(후두전두근의 후두근→뒤통수이마근의 뒤통수힘살)

( ) 5. Temporal fascia(측두근막→관자근막)

( ) 6. Masster(교근→깨물근)

( ) 7. Sternocleidomastoideus(흉쇄유돌근→목빗근)

( ) 8. Orbicularis oris(구륜근→입둘레근)

( ) 9. Platysma(광경근→넓은목근)

( ) 10. Zygomaticus major(대관골근→큰광대근)

( ) 11. Risorius(소근→입꼬리당김근)

( ) 12. Depressor anguli oris(구각하체근→입꼬리내림근)

( ) 13. Levator labii superioris(상순거근→위입술올림근)

( ) 14. Orbicularis oculi(안윤근→눈둘레근)

( ) 15. Nasalis(비근→코근)

( ) 16. Buccinator(협근→볼근)

( ) 17. Zygomaticus minor(소관골근→작은광대근)

Muscle of head and face

머리와 얼굴 근육의 안면근과 저작근으로 대별된다.

안면근은 일명 표정근(expression muscle)이라 하며 뼈에서 가시하여 피부에 정지하며, 안면신경의 지배하에 있다.

안면근은 위치에 따라 4분된다.

1) Muscle of scalp(두개표근→머리덮개근)
   - a) Frontal belly(전두근→이마힘살)
   - b) Occipital belly(후두근→후두힘살)
   - c) Galea aponeurotica(모상건막→머리덮개널힘줄)
2) Muscle of eye(눈의 근육)
   - a) Levator palpebrae superioris(상안검거근→위눈꺼풀 올림근)
   - b) Orbicularis oculi(안륜근→눈둘레근)
3) Muscle of nose(코부위의 근육)
   - a) Nasalis(비근→코근)
   - b) Depressor septi(비중격하체근→코중격내림근)
4) Muscle of mouth(입부위의 근육)

■ 입을 여는 데 관여하는 근육

a) Zygomaticus major(대관골근→큰광대근)…입꼬리를 위로 당겨 웃는 표정.

b) Depressor anguli oris(구각하체근→입꼬리내림근)…입꼬리 밑으로. 슬픈표정.

c) Levator labii sup.(alaeque nasi, 상순비익거근)…윗입술위로 당김. 코에 주름.

d) Risorius(소근→입꼬리당김금)…입꼬리외측으로. 보조개 형성.

■ 입을 다무는 데 관여하는 근

a) Orbicularis oris(구륜근→입둘레근)…휘파람. 촛불끌 때.

b) Buccinator(협근→볼근)…입꼬리밖으로. 성난표정. 트럼펫.

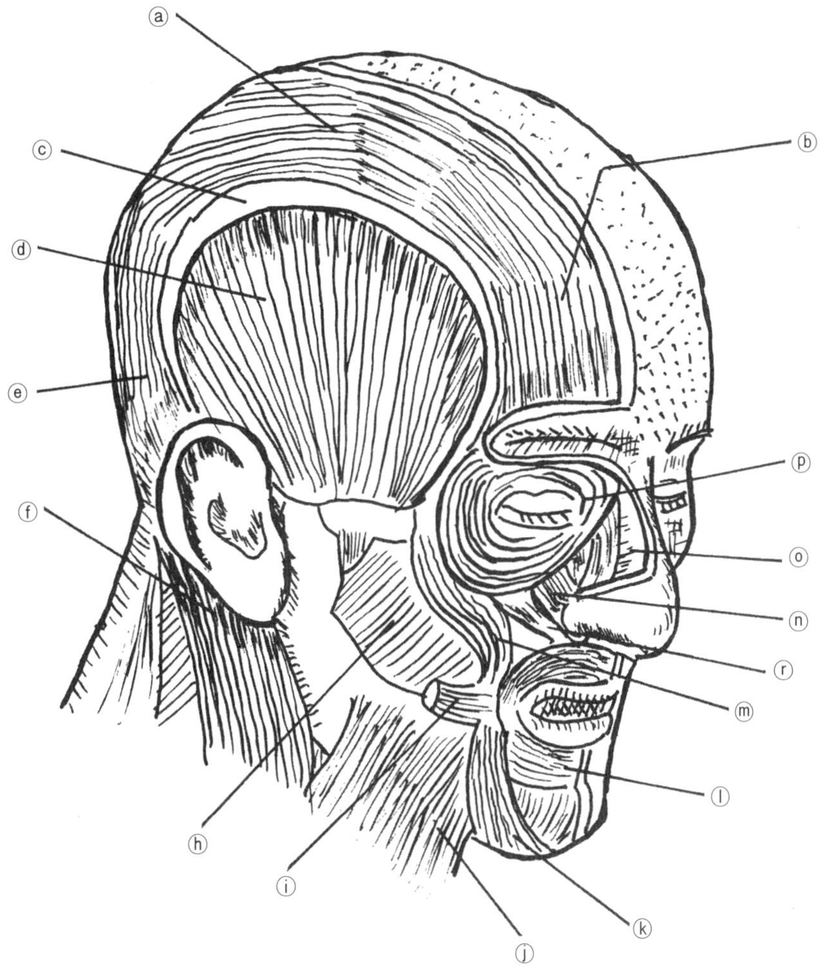

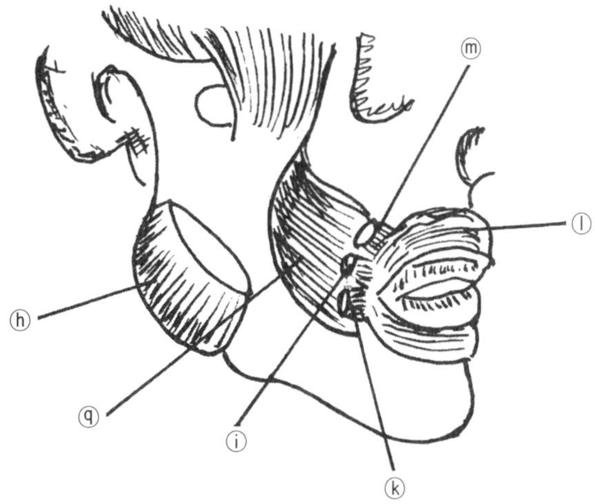

3. 저작근육(씹기근육 Muscles of mastication)

( ) 1. Masseter(교근→깨물근)
( ) 2. Temporalis(측두근→관자근)
( ) 3. Pterygoideus medialis(내측익돌근→안쪽날개근)
( ) 4. Pterygoideus lateralis(외측익돌근→가쪽날개근)
( ) 5. Zygomatic arch(관골궁→광대활)
( ) 6. Zygomatic bone(관골→광대뼈)
( ) 7. Mandibular angle(하악각→턱뼈각)

저작근

아래턱뼈를 움직여 입을 벌리고, 씹고, 갈고 하는 근육들이다.

Temporal bone, sphenoid bone, mandible에 걸쳐 있는 강인한 4개의 근육이 있으며, 전신의 근육 중 단위, 길이 면적당 가장 큰 힘을 발휘할 수 있다.

지배신경은 삼차신경의 하악신경이다.

1) Masseter muscle(교근→깨물근)
   a) Origin→(관골궁→광대활)
   b) Insertion→턱뼈각의 가쪽면
   c) Action→아래턱을 위로 끌어올려 입을 다물게 한다.
   d) Nerve→하악신경(아래턱뼈신경)
2) Temporalis muscle(측두근→관자근)
   a) Origin→측두와(측두오목)
   b) Insertion→아래턱뼈의 근돌기
   c) Action→아래턱을 위로 끌어올려 입을 다물게 한다.
   d) Nerve→ 아래턱뼈신경
3) Pterygoideus medialis muscle(내측익돌근→안쪽날개근)
   a) Origin→접형골의 익상돌기(나비뼈의 날개돌기)
   b) Insertion→턱뼈각의 안쪽
   c) Action→아래턱을 위로 끌어올려 입을 다물게 한다.
   d) Nerve→아래턱뼈신경
4) Pterygoideus lateralis muscle(외측익돌근→가쪽날개근)
   a) Origin→익상돌기 외측면(날개돌기의 가쪽면)
   b) Insertion→턱뼈목 앞쪽
   c) Action→아래턱뼈를 앞아래쪽으로 당겨 입을 벌린다.
   d) Nerve→아래턱뼈신경(삼차신경 제3지)

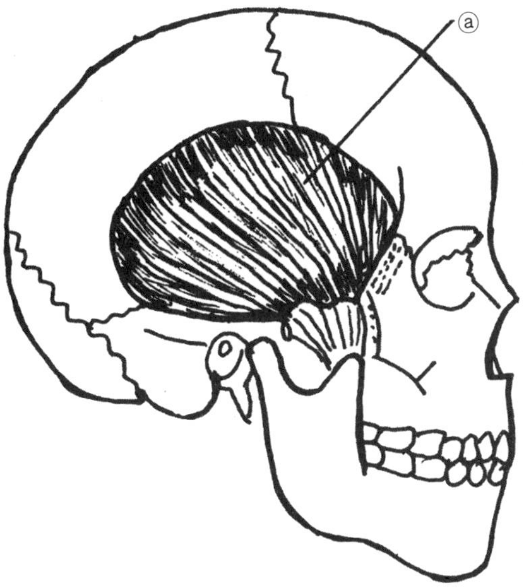

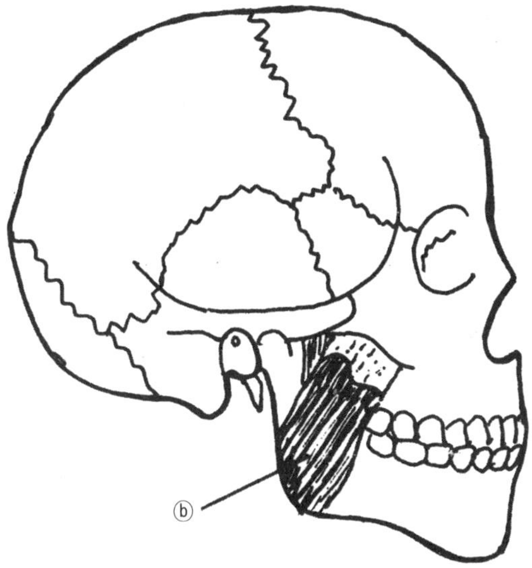

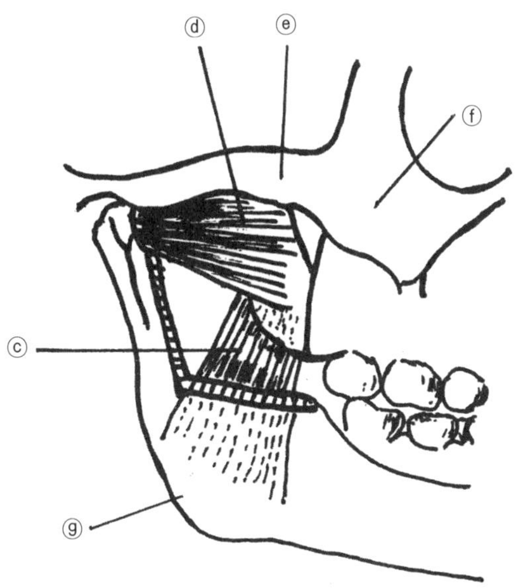

4. 경부(목부위) 근육(Muscles of the neck)

( ) 1. Stylohyoideus(경돌설골근→붓목뿔근)
( ) 2. Mylohyoideus(악설골근→턱목뿔근)
( ) 3. Digastricus(악이복근→두힘살근)
( ) 4. Hyoid bone(설골→목뿔뼈)
( ) 5. Sternohyoideus(흉골설골근→복장목뿔근)
( ) 6. Superior belly of omohyoideus(견갑설골근 상복→어깨목뿔근 위힘살)
( ) 7. Thyrohyoideus(갑상설골근→방패목뿔근)
( ) 8. Sternocleidomastoideus(흉쇄유돌근→목빗근)
( ) 9. Trapezius muscle(승모근→등세모근)
( ) 10. Scalenus anterior(전사각근→앞목갈비근)
( ) 11. Scalenus posterior(후사각근→뒤목갈비근)
( ) 12. Scalenus medius(중사각근→중간목갈비근)
( ) 13. Splenius(판상근→판모양근)
( ) 14. Levator scapulae(견갑거근→어깨올림근)
( ) 15. Inferior belly of omohyoideus(견갑설골근하복→어깨목뿔근 아래힘살)

경부의 굴근(Neck flexors→목부위의 굽힘근)

1) Sternocleidomastoideus muscle(흉쇄유돌근→목빗근)

천경근(Superficial cervical mussle→얕은목근육)

1) Platysma(광경근→넓은목근)

경부의 신근(Neck extensors→목부위의 펴짐근)

1) Trapezius m. sup. fibers(승모근 위부위)
2) Semispinalis capitis m.(두반극근→머리반가시근)
3) Splenius capitis m.(두판상근→머리널판근)
4) Splenius cervicis m.(경판상근→목널판근)

전경부의 근(Anterior cervical muscles→앞목부위 근육)

1) Digastricus(악이복근→두힘살근)
2) Stylohyoideus(경상설골근→붓목뿔근)
3) Mylohyoideus(하악설골근→턱목뿔근)
4) Sternohyoideus(흉골설골근→복장목뿔근)
5) Omohyoideus(견갑설골근→어깨목뿔근)

후경부의 근(Posterior cervical muscles→뒤목부의근육)

1) Scalenus anterior(전사각근→앞목갈비근)
2) Scalenus medius(중사각근→중간목갈비근)
3) Scalenus posterior(후사각근→뒤목갈비근)
4) Longus colli(경장근→긴목근)
5) Longus capitis(두장근→긴머리근)

※ 목빗근 : ⓐ 복장뼈머리, 빗장뼈머리, ⓑ 위목덜미선, ⓒ 머리를 옆으로 작용시 반대편, ⓓ 더부신경, 목신경얼기
※ 넓은목근 : ⓐ 제2갈비연골과 봉우리, ⓑ 아래턱뼈, ⓒ 목에 주름, 입꼬리를 내려 슬픈표정 연출, ⓓ 얼굴신경.

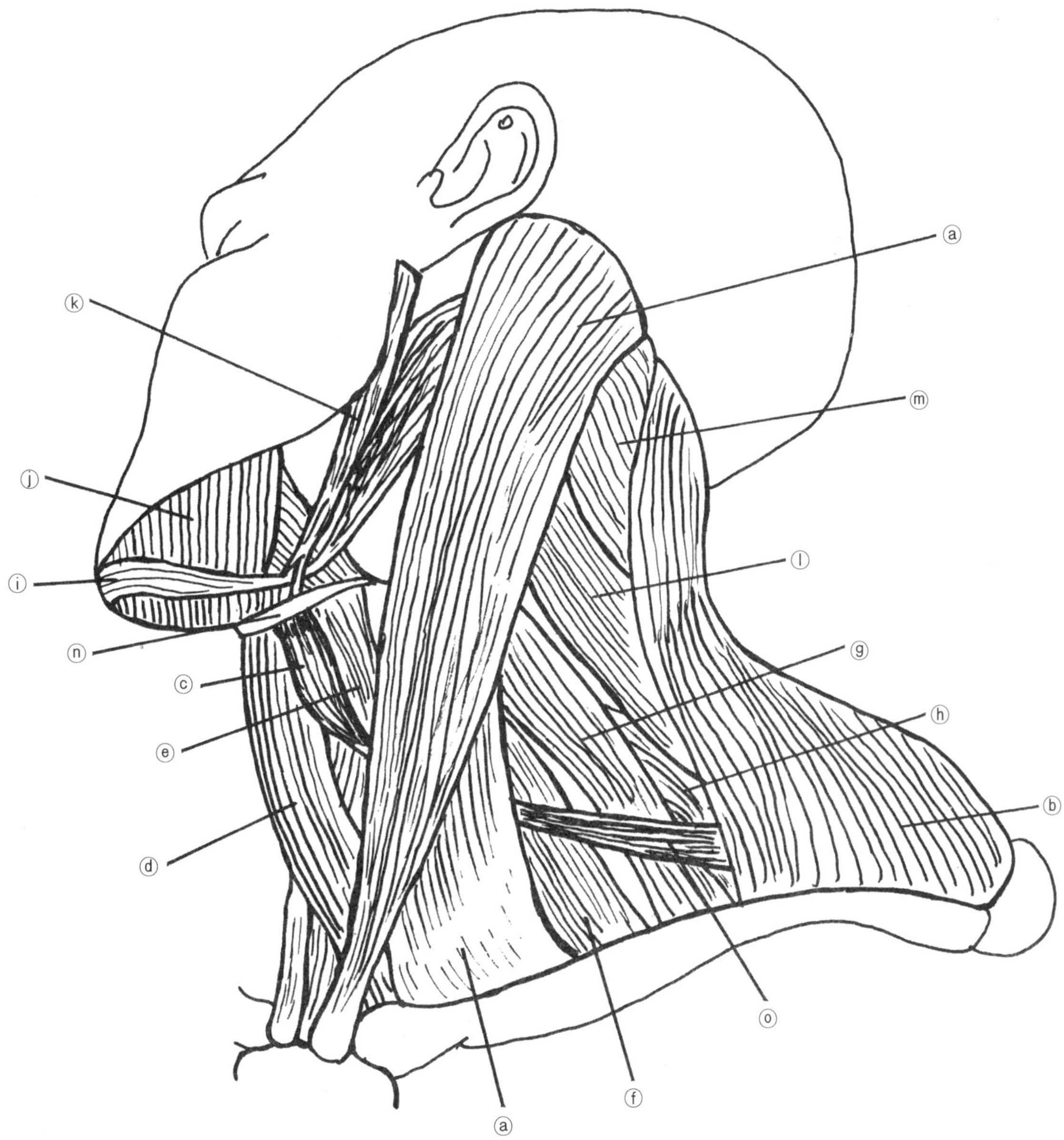

5. 설골(목뿔뼈 hyoidbone)을 중심으로 한 근육들

( ) 1. Lateral view(측면→옆면)
( ) 2. Anterior view(전면→앞면)
( ) 3. Styloid process(경상돌기→붓돌기)
( ) 4. Mastoid process(유양돌기→꼭지돌기)
( ) 5. Hyoid(설골→목뿔뼈)
( ) 6. Venter anterior digastricus(악이복근전복→두힘살근 앞힘살)
( ) 7. Venter posterior digastricus(악이복근후복→두힘살근 뒤힘살)
( ) 8. Stylohyoideus(경돌설골근→붓목뿔근)
( ) 9. Mylohyoideus(악설골근→턱목뿔근)
( ) 10. Thyrohyoideus(갑상설골근→방패목뿔근)
( ) 11. Omohyoideus(견갑설골근→어깨목뿔근)
( ) 12. Sternohyoideus(흉골설골근→복장목뿔근)
( ) 13. Sternothyroideus(흉골갑상근→복장방패근)
( ) 14. Sup. belly of omohyoideus(견갑설골근상복)
( ) 15. Inf. belly of omohyoideus(견갑설골근하복)
( ) 16. Intermediate tendon(중간건→중간힘줄)

1) 목뿔위근 Suprahyoid m.

근명	두힘살근	붓목뿔근	턱목뿔근	턱끝목뿔근
기시	(앞)알턱뼈두힘살근 (뒤)관자뼈꼭지패임	붓돌기	아래턱뼈목뿔근선	아래턱뼈 턱끝 목뿔근가시
정지	목뿔뼈큰뿔에 부착	목뿔뼈	턱목뿔근봉선과 목뿔뼈	목뿔뼈
작용	턱뼈고정, 목뿔뼈올림 목뿔뼈고정, 턱뼈내림	목뿔뼈를 뒤로 당긴다	목뿔뼈올림, 목뿔뼈고정, 턱뼈내림	목뿔뼈앞으로 턱뼈올림
신경지배	(앞)턱뼈신경 (뒤)얼굴신경	얼굴신경	아래턱뼈신경	혀밑신경

2) 목뿔아래근 Infrahyoid m.

근 명	방패목뿔근	어깨목뿔근	복장목뿔근	복장방패근
기 시	방패연골	(위)중간힘줄 (아래)어깨뼈패임	복장뼈자루, 빗장뼈(안쪽)	복장뼈자루, 제1갈비연골
정 지	목뿔뼈큰뿔	(위)목뿔뼈몸통 (아래)목뿔뼈몸통밑	목뿔뼈몸통아래모서리	방패연골
작 용	목뿔뼈를 위 또는 밑으로	목뿔뼈를 아래로	목뿔뼈와 혀를 밑으로	방패연골을 밑으로
신 경	목신경	목신경	목신경	목신경

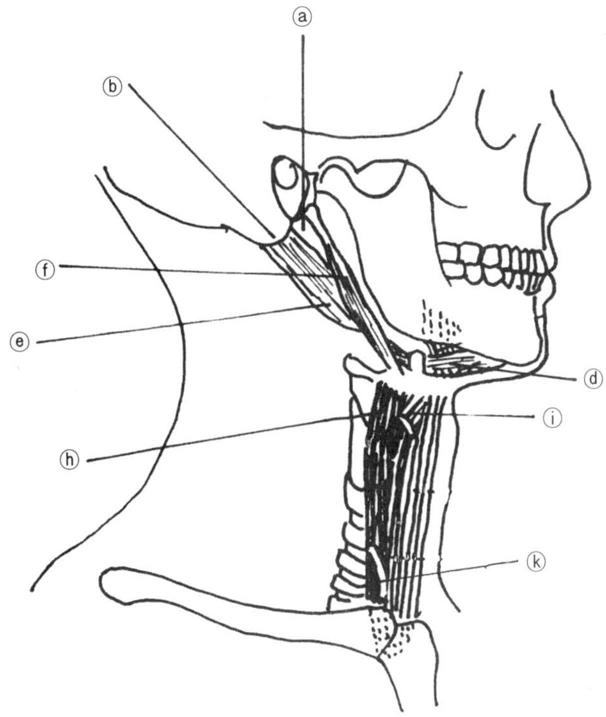

A

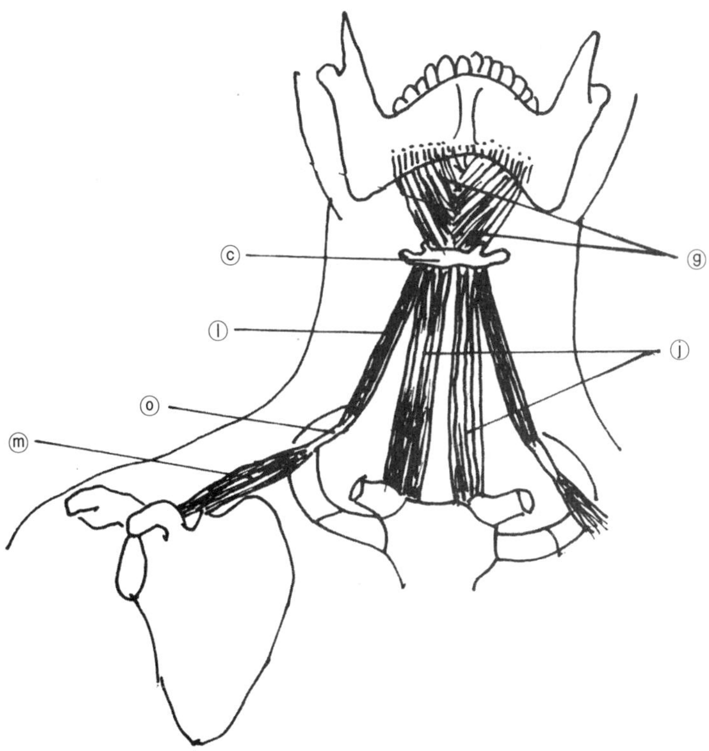

B

6. 몸통(Torso)의 근육, 앞면(Anterior view)

( ) 1. Platysma(광경근→넓은목근)
( ) 2. Pectoralis major(대흉근→큰가슴근)
( ) 3. Obliquus externus abdominis(외복사근→배바깥빗근)
( ) 4. Linea alba(백선)
( ) 5. Saphenous opening(복재열공→두렁정맥구멍)
( ) 6. Pyramidalis(추체근→배세모근)
( ) 7. Obliquus internus abdominis(내복사근→배속빗근)
( ) 8. Tendinous intersection(건획→나눔힘줄)
( ) 9. Sheath of rectus abdominis(복직근초→배곧은근집)
( ) 10. Spermatic cord(정삭)
( ) 11. Inguinal canal(서혜관→샅굴)
( ) 12. Inguinal ligament(서혜인대→샅고랑인대)
( ) 13. Rectus abdominis(복직근→배곧은근)
( ) 14. Intercostales(늑간근→갈비사이근)
( ) 15. Serratus anterir(전거근→앞톱니근)
( ) 16. Pectoralis minor(소흉근→작은가슴근)
( ) 17. Subclavius(쇄골하근→빗장밑근)

가슴부의의 근육(Muscles of thorax)

1. 얕은가슴근(Superficial thoracic muscles)
   1) Pectoralis major(대흉근→큰가슴근)
      a) 빗장뼈의 안쪽끝, 복장뼈의 가쪽면, 제1~제6갈비연골에서 기시하여 위팔뼈의 큰결절능선에 정지
      b) 위팔의 모음과 안쪽돌림 그리고 위팔을 고정하면 복장뼈 및 갈비뼈를 올린다.
      c) 앞가슴신경 지배
   2) Pectoralis minor(소흉근→작은가슴근)
      a) 제2~제5갈비뼈에서 기시하여 어깨뼈 부리돌기에 정지
      b) 어깨뼈를 바깥아래쪽으로 당긴다.
      c) 앞가슴신경 지배.
   3) Serratus anterior(전거근→앞톱니근)
      a) 제1~제8갈비뼈에서 기시하여 어깨뼈 안쪽모서리에 정지
      b) 어깨뼈를 앞으로 당기고 돌림.
      c) 어깨신경 지배.
2. 깊은가슴근(Deep thoracic muscles)
   1) Intercostales externi(외늑간근→바깥갈비사이근)
      a) 제1~제11갈비뼈의 위모서리에서 기시. 갈비뼈의 아래모서리에 정지.
      b) 가슴안을 넓히고 흡기운동에 기여.
      c) 갈비사이신경 지배.
   2) Intercostales interni(내늑간근→속갈비사이근)
      a) 제1~제11갈비뼈의 아래모서리에서 기시하여 갈비뼈 위모서리에 정지.
      b) 가슴안을 좁히고 호기운동에 기여.
      C) 갈비사이신경 지배.
   3) Subcostales(늑하근→갈비밑근)
      a) 아래갈비뼈의 갈비뼈각 안쪽면에서 기시하여 1~3개 아래쪽의 갈비뼈 안쪽면 정지.
      b) 속갈비사이근을 도와 호기운동에 관여.
      c) 갈비사이신경 지배.

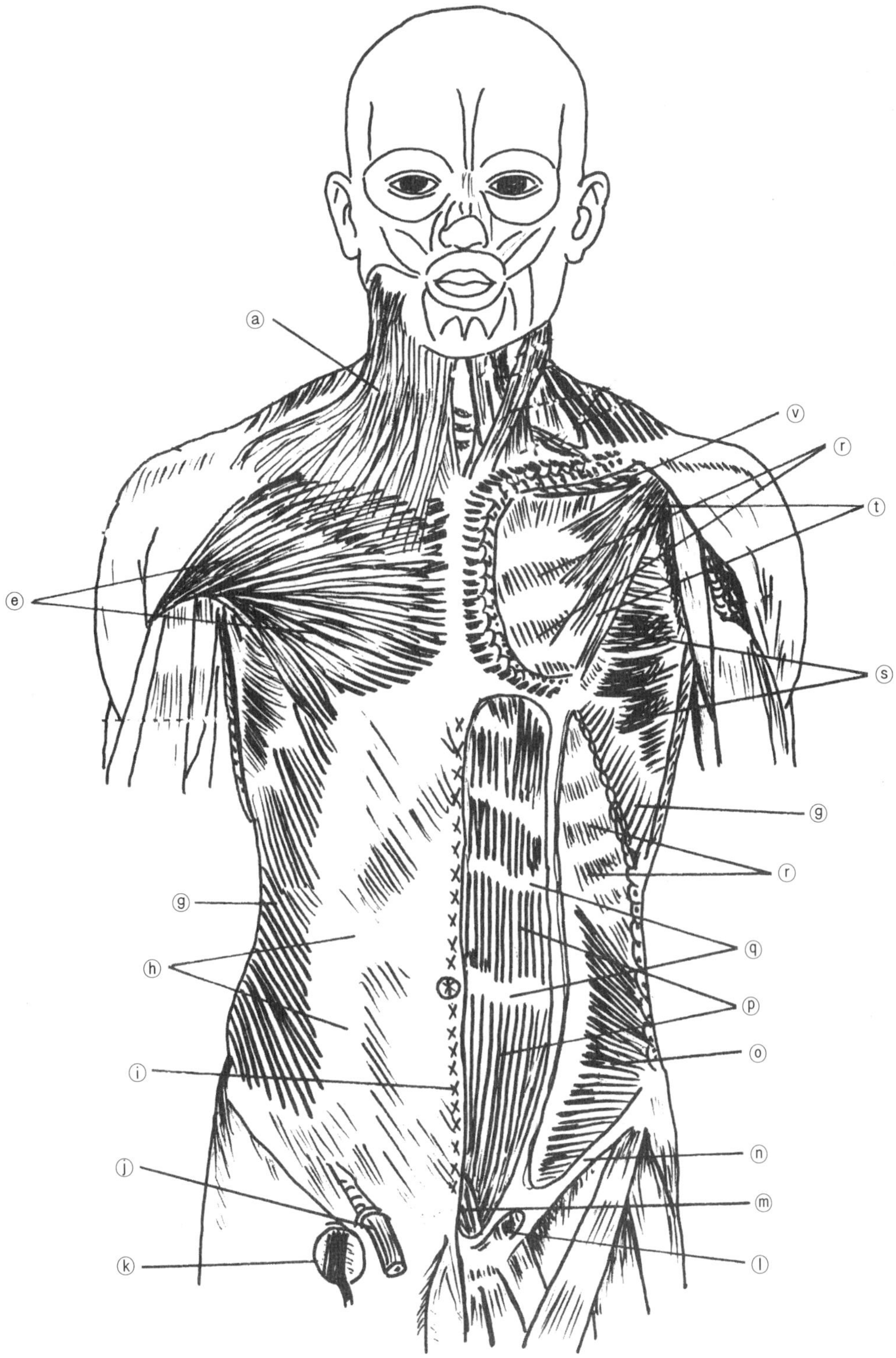

7. 흉부(가슴부위)의 근육(Muscles of thorax)

( ) 1. Anterior longitudinal lig.(전종인대→앞세로인대)
( ) 2. Radiate lig. of costal capitula(늑골두방사인대→갈비뼈머리부채살인대)
( ) 3. Fifth rib(제5갈비뼈)
( ) 4. Ext. intercostal m.(외늑간근→바깥갈비사이근)
( ) 5. Int. intercostal m.(내늑간근→속갈비사이근)
( ) 6. 11th rib(제11갈비뼈)
( ) 7. Subcostalis m.(늑하근→갈비밑근)
( ) 8. Cartilage of first rib(첫째늑갈비골)
( ) 9. Manubrium of sternum(흉골병→복장뼈자루)
( ) 10. Body of sternum(흉골체→복장뼈몸통)
( ) 11. Seventh rib(제7갈비뼈)
( ) 12. Sternohyoid m.(흉골설골근→복장목뿔근)
( ) 13. Sternothyroid m.(흉골갑상근→복장방패근)
( ) 14. Int. intercostal m.(내늑간근→속갈비사이근)
( ) 15. Transversus thoracic m.(흉횡근→가슴가로근)
( ) 16. Diaphragm(횡격막→가로막)

가슴근육(Muscles of thorax)

1. 흡기에 관여하는 근
   1) Intercostales externi(외늑간근→바깥갈비사이근)
   2) Levatores costarum(늑골거근→갈비올림근)
      a) 제7목뼈, 제1~11 등뼈의 가로돌기에서 기시, 갈비뼈에 정지.
      b) 바깥갈비사이근을 도와 흡기운동에 관여.
      c) 척수신경지배.
2. 호기에 관여하는 근
   1) Intercostales interni(내늑간근→속갈비사이근)
   2) Subcostales(늑하근→갈비밑근)…속갈비사이근을 도와 흡기운동에 관여.
   3) Transversus thoracis(흉횡근→가슴가로근)
      a) 복장뼈몸통 아래 칼돌기에서 기시, 제 2~6 갈비연골에 정지.
      b) 갈비뼈를 아래로 당겨 가슴안을 좁혀 호기운동에 관여.
      c) 갈비사이신경지배.

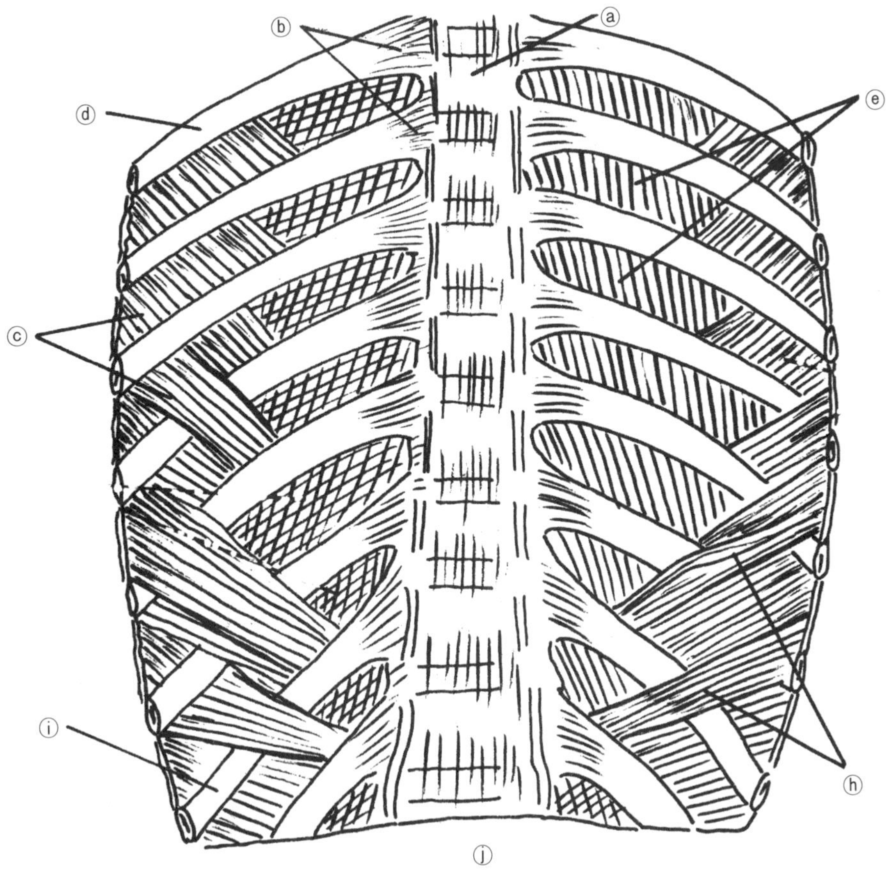

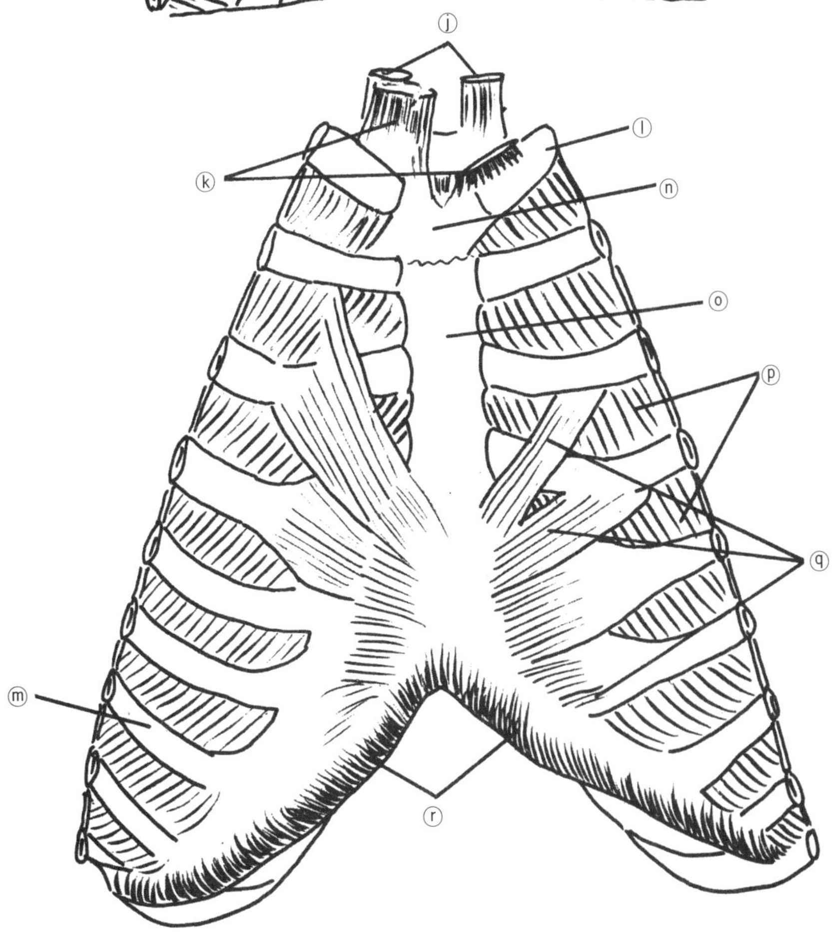

8. 횡경막(가로막 Diaphragm)

( ) 1. Sternal part(흉골부→복장부분)
( ) 2. Lumber part(요추부→허리뼈부분)
( ) 3. Costal part(늑골부→갈비부분)
( ) 4. Central tendon(건중심→중심널힘줄)
( ) 5. Inferior vena cava(하대정맥→아래대정맥)
( ) 6. Esophagus(식도)
( ) 7. Azygos vein(기정맥→홀정맥)
( ) 8. Esophageal plexus(식도신경총)
( ) 9. L. vagus nerve(왼미주신경)
( ) 10. Truncus sympathicus(교감신경간→교감신경줄기)
( ) 11. Vena caval foramen(대정맥공→아래대정맥구멍)
( ) 12. Aortic hiatus(대동맥열공→대동맥구멍)
( ) 13. Esophageal hiatus(식도열공→식도구멍)
( ) 14. Diaphragm(횡격막→가로막)
( ) 15. Sternum(흉골→복장뼈)
( ) 16. Celiac artery(복강동맥→배안동맥)
( ) 17. Aorta(대동맥)

Diaphragm은 호흡에 중요한 구실을 할 뿐만 아니라 가슴안과 배안을 경계 짓고 있다.

1) Origin은
   - Lumbar part…제1~제3허리뼈부위
   - Costal part…제7~제12갈비연골 속면
   - Sternal part…칼돌기 속면
2) 평상시 dome 현상이며 수축과 이완에 의해 가슴우리를 넓히거나 좁혀서 호흡에 관여.
3) 수축시→흡기운동, 이완시→호기운동
4) 가로막에는 가슴안과 배안으로 연락하는 큰 구멍이 있는데
   a) **Aortic hiatus**(대동맥열공→대동맥구멍)…가장 뒤쪽. 좌우각 사이 제12등뼈 높이, 하행대동맥, 홀정맥, 가슴림프관, 교감신경 통과.
   b) **Vena caval foramen**(대정맥공→큰정맥공)…가장 윗쪽 제8등뼈 높이로, 아래대정맥, 오른가로막신경 통과.
   c) **Esophageal hiatus**(식도열공→식도구멍)…왼쪽 제10등뼈 높이이며, 식도, 좌우 미주신경 통과.
5) 가로막은 전체적으로 원개 dome 상으로 가슴안으로 부풀어 있지만, 수축하면 그 원개(꼭대기)가 낮아져서 가슴안이 넓어지고(흡기시) 이완하면 꼭대기가 올라가서 가슴안이 좁아진다(호기시).
6) 복식호흡 abdominal respiration…가로막에 의한 호흡(가로막 호흡)
7) 흉식호흡 thoracic respiration…갈비사이근에 의한 호흡
8) 가로막은 배근육과 함께 복압에도 관여하며 지배신경은 가로막신경 phrenic nerve

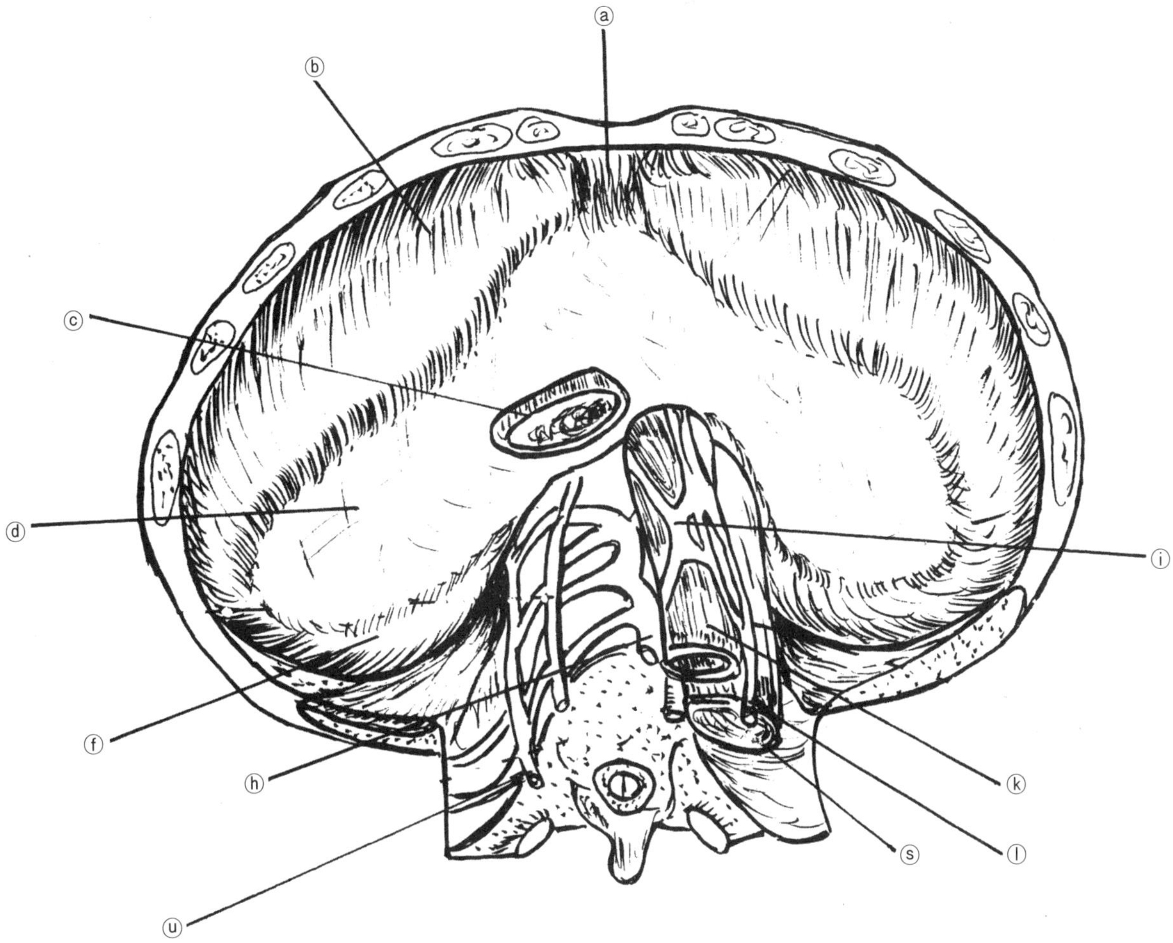
ⓐ
ⓑ
ⓒ
ⓓ
ⓕ
ⓗ
ⓤ
ⓘ
ⓚ
ⓢ
ⓛ

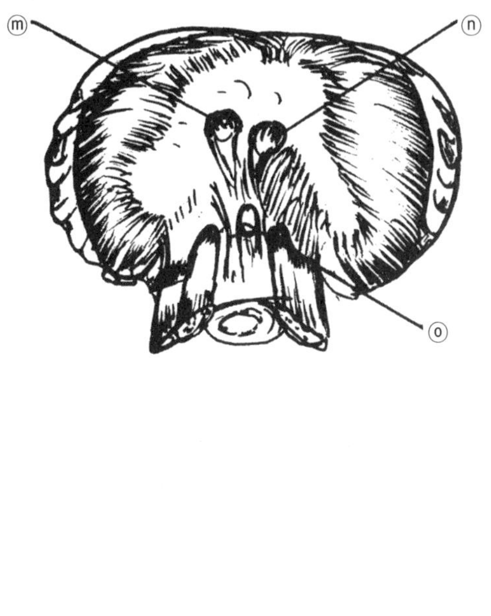
ⓜ
ⓝ
ⓞ

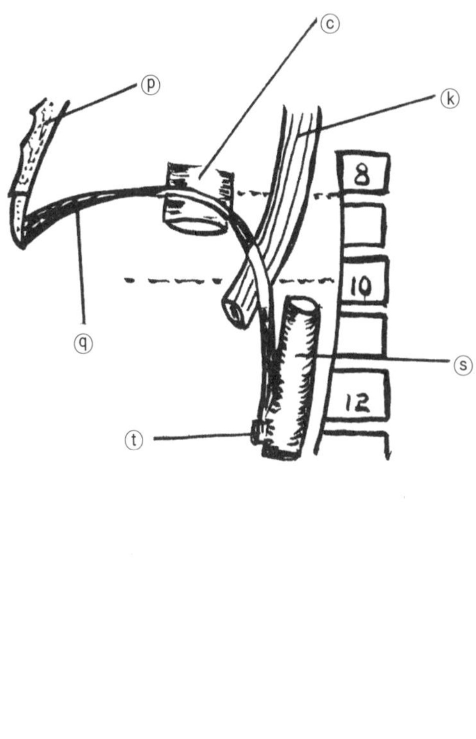
ⓟ
ⓒ
ⓚ
ⓠ
ⓢ
ⓣ
8
10
12

9. 복부(배부위)의 근육(Muscles of the abdominal wall)

( ) 1. Serratis amterior(전거근→앞톱니근)
( ) 2. Pectoralis major(대흉근→큰가슴근)
( ) 3. Sheath of rectus abdominis(복직근초→배곧은근집)
( ) 4. External intercostales(외늑간근→바깥갈비사이근)
( ) 5. Obliquus externus abdominis(외복사근→배바깥빗근)
( ) 6. Obliguus internus abdominis(내복사근→배속빗근)
( ) 7. Obliguus externus abdominis(외복사근→배바깥빗근)
( ) 8. Rectus abdominis(복직근→배곧은근)
( ) 9. Tendinous intersections(건획→나눔힘줄)
( ) 10. Superficial inguinal ring(천서혜륜→얕은샅굴구멍)
( ) 11. Spermaic cord(정삭)

배부위근육은 배의 앞벽과 가쪽벽을 구성하는 5개의 근육.

1) Obliquus externus abdominis(외복사근→배바깥빗근)=(옆배근)
   a) 넓고 가장 크며 제6~제10 갈비뼈의 가쪽에서 기시하여 백선과 샅고랑인대에 정지.
   b) 배의 압력을 높이고, 한쪽이 작용하면 척주를 반대쪽으로 돌리고 모두 작용하면 앞으로 굽힘.
   c) 갈비사이신경 지배.
2) Obliquus internus abdominis(내복사근→배속빗근)=(옆배근)
   a) 엉덩뼈능선, 샅고랑인대, 배곧은근막의 가쪽에서 기시하여 제10~12 갈비뼈에 정지.
   b) 복압을 높이고 한쪽이 작용하면 척주를 반대쪽으로 돌리고 모두 작용하면 앞으로 굽힘.
   c) 갈비사이신경 지배.
3) Rectus abdominis(복직근→배곧은근)=(앞배근)
   a) 제5~제7 갈비연골과 칼돌기에서 기시하여 두덩결합, 두덩뼈결절에 정지.
   b) 배의 압력을 높이고 골반을 끌어올리며 척주를 앞으로 굽힘.
   c) 갈비사이신경 지배.
4) Transversus abdominis(복횡근→배가로근)=(옆배근)
   a) 제7~제10갈비연골, 엉덩뼈능선 샅고랑인대에서 기시하여 배곧은근막의 가쪽모서리 백선에 정지.
   b) 배속바깥빗근을 돕는다.
   c) 갈비사이신경 지배.
5) Pyramidalis(추체근→배세모근)=(앞배근)
   a) 배곧은근집, 두덩뼈윗가지에서 기시하여 백선에 정지.
   b) 배곧은근을 돕는다.
   c) 갈비사이신경 지배.

※ **배곧은근집** rectus sheath…배곧은근을 싸는 결합조직성 초(집). 3층의 옆배근의 근막이 배곧은근 자리에서 합쳐져서 만듬. 앞엽→배바깥빗근 근막과 배속빗근 근막. 뒤엽→배속. 배가로근막이 구성.

※ **샅고랑인대** inguinal lig.…배바깥빗근 근막일부가 끈모양으로 비후하여 두덩뼈결절에 걸친다. 아래배와 다리의 경계. 샅고랑인대 바로위에 샅굴.

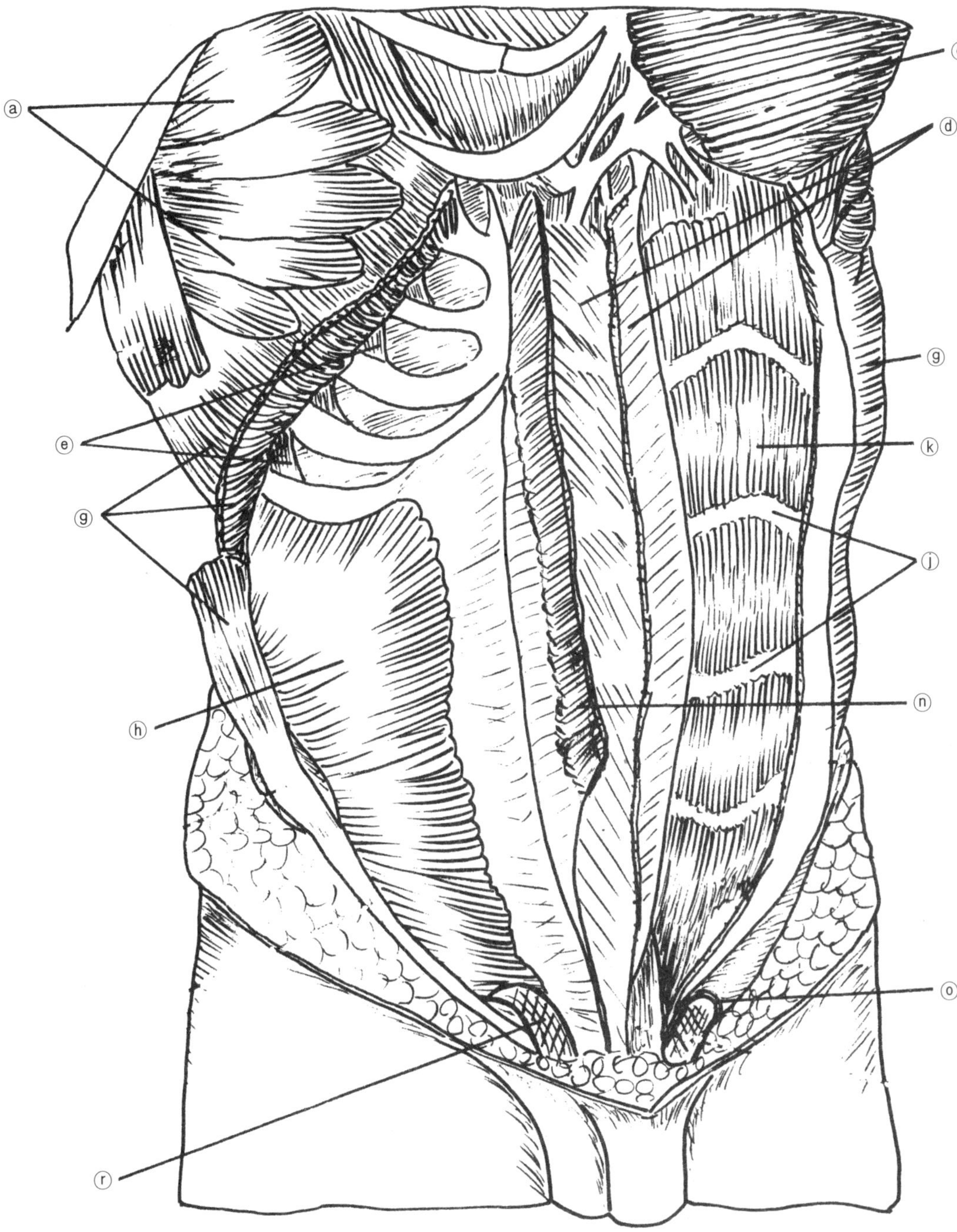

10. 몸통(Torso)의 근육, 뒷면(Posterior view)

( ) 1. Ext. occipital protuberance(외후두융기→바깥뒤통수뼈융기)
( ) 2. Trapezius(승모근→등세모근)
( ) 3. Acromion(견봉→봉우리)
( ) 4. Deltoideus(삼각근→어깨세모근)
( ) 5. Iatissimus dorsi(광배근→넓은등근)
( ) 6. Thoracolumbar fascia(흉요근막→등허리근막)
( ) 7. Semispinalis capitis(두반극근→머리반가시근)
( ) 8. Splenius capitis(두판상근→머리널판근)
( ) 9. Levator scapulae(견갑거근→어깨올림근)
( ) 10. Erector spinae(척주기립근→척주세움근)
( ) 11. Rhomboideus minor(소능형근→작은모름모근)
( ) 12. Teres minor(소원근→작은원근)
( ) 13. Supraspinatus(극상근→가시위근)
( ) 14. Rhomboideus major(대능형근→큰마름모근)
( ) 15. Teres major(대원근→큰원근)
( ) 16. Serratus anterior(전거근→앞톱니근)
( ) 17. Serratus posterior inf.(하후거근→아래뒤톱니근)
( ) 18. Gluteus maximus(대둔근→큰볼기근)
( ) 19. Gluteus medius(중둔근→중간볼기근)
( ) 20. Iliac crest(장골능→엉덩뼈능선)
( ) 21. Infraspinatus(극하근→가시아래근)

척주와 팔을 잇는 근

이에 속하는 근육은 등쪽에 있는 5개의 근육.

1) Trapezius(승모근→등세모근)
   a) 뒤통수뼈의 목덜미인대, 등뼈가시돌기에서 기시하여 어깨뼈가시, 봉우리.
   b) 어깨뼈를 위로 당기며 또한 어깨뼈, 어깨뼈의 가쪽끝을 밑으로 당기고 돌림이나 어깨를 펴기도 한다. 신경은 더부신경과 목신경의 지배.
2) Latissimus dorsi(광배근→넓은등근)
   a) 등허리근막, 제7~12등뼈와 제1~제5허리뼈가시돌기 그리고 엉덩뼈능선에서 기시하여 작은결절능선에 정지.
   b) 위팔을 안뒤쪽으로 당기고, 위팔의 안쪽돌림과 모음에 관여하며 신경은 흉배신경(가슴등신경)의 지배.
3) Levator scapulae(견갑거근→어깨올림근)
   a) 제1~제4목뼈의 가로돌기에서 기시하여 어깨뼈위각에 정지.
   b) 어깨뼈를 위로 당기며 견갑배신경(등쪽견갑신경) 지배.
4) Rhomboideus minor(소능형근→작은마름모근)
   a) 제6~제7목뼈 가시돌기에서 기시하여 어깨뼈 안쪽모서리위부분에서 정지.
   b) 어깨뼈를 속위쪽으로 당기며 견갑배시경(등쪽견갑신경) 지배.
5) Rhomboideus major(대능형근→큰마름모근)
   a) 제1~제4등뼈의 가시돌기에서 기시하여 어깨뼈 안쪽모서리 아래부위에서 정지.
   b) 어깨뼈를 위로 당기며 견갑배신경(등쪽견갑신경) 지배.

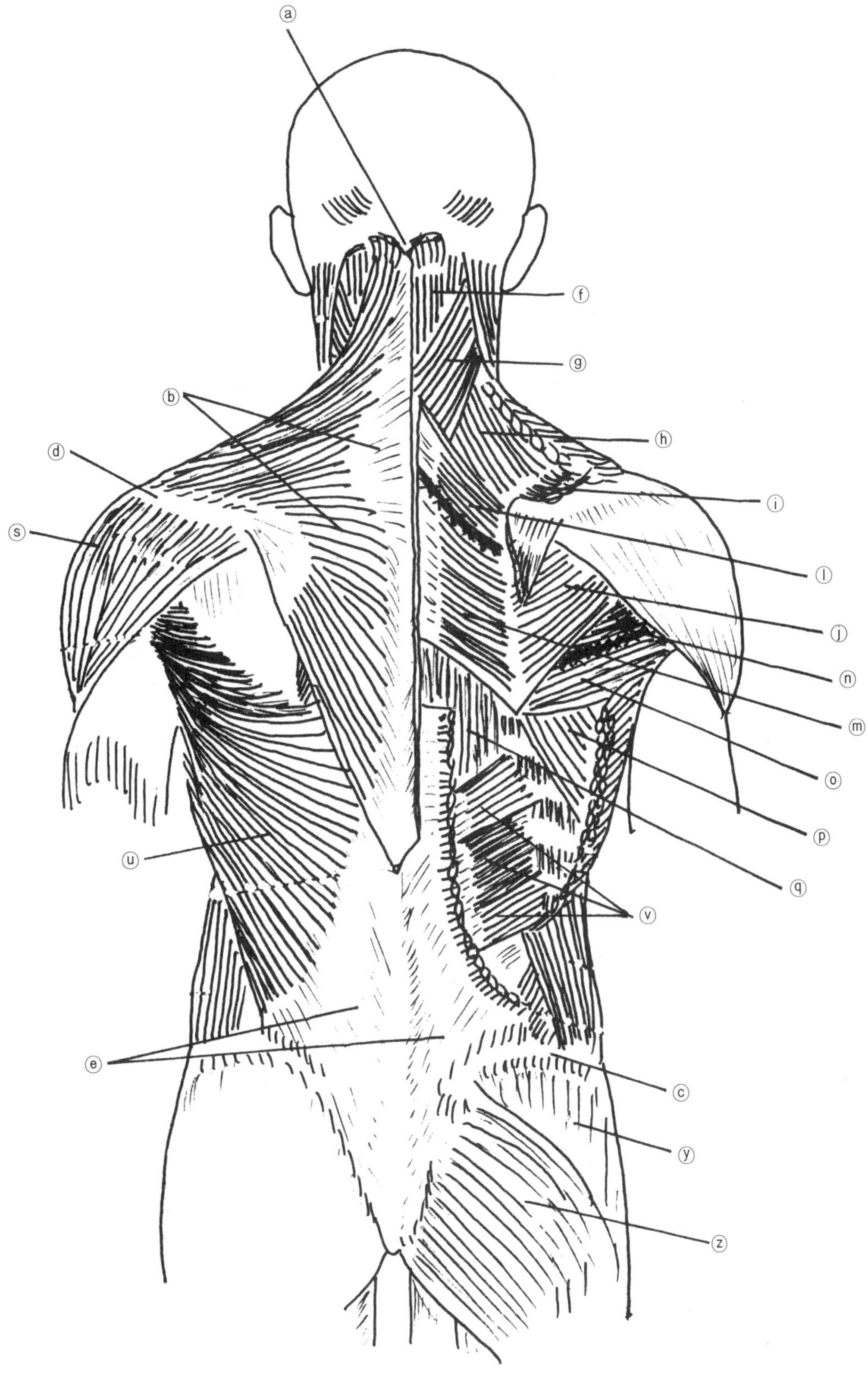

11. 척추기립근[척주세움근](Erector spinae)

( ) 1. Iliac crest(장골능→엉덩뼈능선)
( ) 2. External occipital protuberance(바깥뒤통수뼈융기)
( ) 3. Longissimus capitis(두최장근→머리가장긴근)
( ) 4. Longissimus cervicis(경최장근→목가장긴근)
( ) 5. Longissimus thoracis(흉최장근→가슴가장긴근)
( ) 6. Iliocostalis cervicis(경장늑근→목엉덩갈비근)
( ) 7. Iliocostalis lumborum(요장늑근→허리엉덩갈비근)
( ) 8. Spinalis(극근→가시근)
( ) 9. Semispinalis capitis(두반극근→머리반가시근)
( ) 10. Iliocostalis thoracis(흉장늑근→가슴엉덩갈비근)
( ) 11. Multifidus(다열근→뭇갈래근)
( ) 12. Rotatores(회선근→돌림근)

척주세움근(Erector spinae)

척주 양옆을 따라서 길게 종주하는 최장근(longissimus, 가장긴근), 늑장근(iliocostalis, 엉덩갈비근), 극근(spinalis, 가시근)을 총칭하는 근. 전체적으로 척주 아래로부터 위쪽을 향해 달리는 근으로서 척주를 지지, 폄, 아래쪽으로 당기는 작용을 함. 한쪽만 수축하면 척주측만(척주옆굽음증, scoliosis). 모두 척주신경 뒷가지의 지배를 받는다.

배부위의 근막(Abdominal fascia)

1) 얕은배근막(superficial fascia)…표층의 근막→지방층구성. 두께 몇 cm 지방층하단 섬유막은 배바깥빗근과 배곧은근집 표면 덮음.
위쪽은 천얕은가슴근막 그리고 아래쪽은 넙다리근막. 깊은층근막→Scarpa's fascia
2) 가로근근막(transveralis fascia)…배안 속면의 전역을 덮는 근막.
배막과 접착하고 가로막의 아래모서리까지.
a) 가로근근막—배안속벽과 배막사이에 개재하여 이들을 접착.
b) 가슴속근막—가슴안속벽과 가슴막사이에 개재하여 이들을 접착.
ⓐ+ⓑ 모두 얇은 창호지와 같은 근막. 배막, 가슴막에 포함.

- **위팔근막**(brachial fascia)…위팔 전체를 싸는 근막. 그 연장은 안쪽·바깥쪽으로부터 위팔의 굽힘근과 폄근사이로 뻗어들어가 위팔뼈까지 이른다. 안쪽·바깥쪽 위팔근간중격 med, lat Intermuscular septum이라 한다.
- **아래팔근막**(antebrachial fascia)…아래팔 전체를 싸는 근막이며 위팔근막의 아래쪽연속. 손목부위에서 굽힘근지지띠와 폄근지지띠로 된다. 아래팔에서 손가락에 이르는 근육무리의 힘줄을 손목부위의 일정부위에 유지토록 한다.
- **손의 근막**(fascia of the hand)…손등근막→폄근지지띠로부터 손가락등힘줄막에 이행. 손바닥근막→무지구근(엄지두덩근)과 소지구근(새끼두덩근)의 표면을 덮고 있다.
- **손가락근막**(fascia of the finger)…손가락등쪽의 근막은 손가락등힘줄막에 가담.
손가락등힘줄막은 손가락폄근힘줄의 손가락등에서 막상으로 퍼진 것. 셋으로 갈라진다.

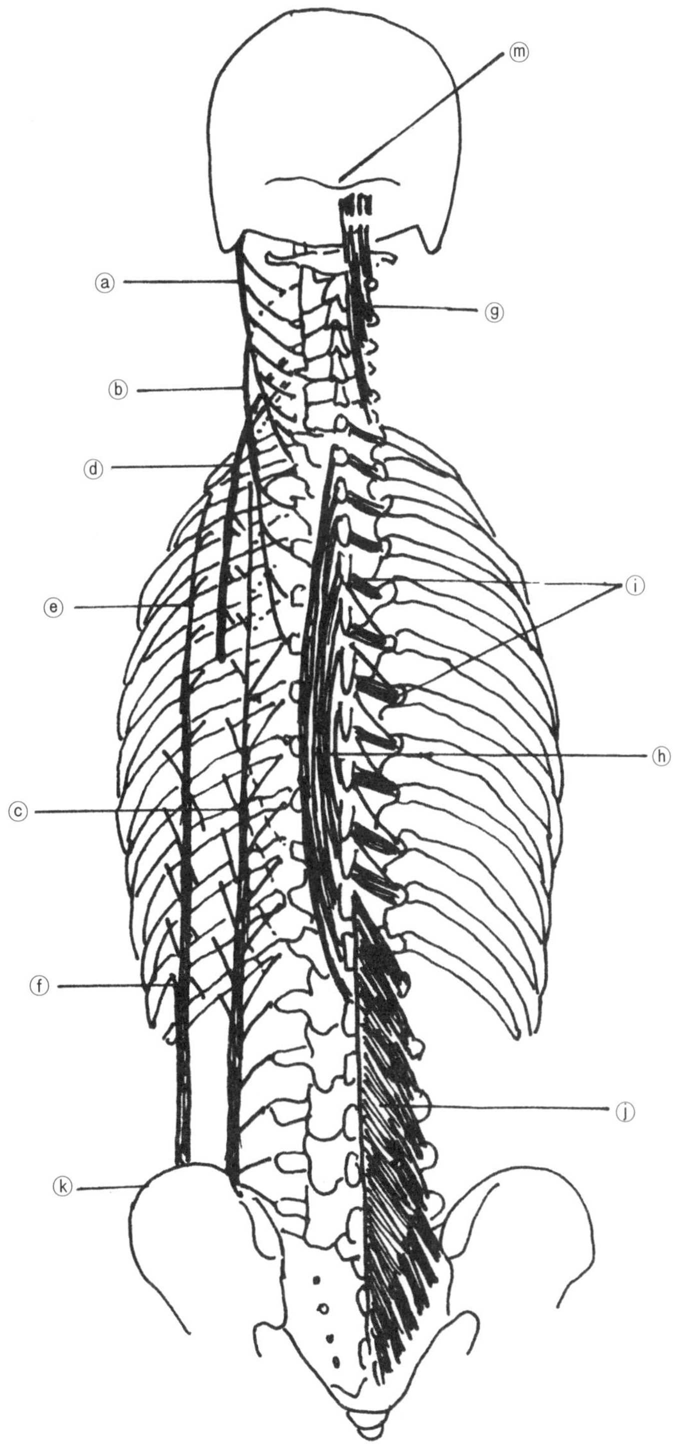

12. 견갑골(어깨뼈)을 안정시키는 근육(Muscles of scapular stabilization)

( ) 1. Posterior view(후면→뒤면)
( ) 2. Lateral view(외측면→가쪽면)
( ) 3. Protraction(신장→내밈)
( ) 4. Depression(하강→내림)
( ) 5. Elevation(거상→올림)
( ) 6. Upward rotation(상회전→위돌림)
( ) 7. Retraction(퇴축→들림)
( ) 8. Superior nuchal line(상항성→위목덜미선)
( ) 9. Acromion(견봉→봉우리)
( ) 10. Trapezius(승모근→등세모근)
( ) 11. Scapular spine(견갑극→어깨뼈가시)
( ) 12. Rhomboids(능형근→마름모근)
( ) 13. Serratus anterior(전거근→앞톱니근)
( ) 14. Levator scapulae(견갑거근→어깨올림근)
( ) 15. Pectoralis minor(소흉근→작은가슴근)
( ) 16. Medial border of the scapula(견갑골의 내측연→어깨뼈의 안쪽모서리)
( ) 17. Superior angle(상각→위각)

팔과 가슴벽을 잇는 근

1) Pectoralis major(대흉근→큰가슴근)
2) Pectoralis minor(소흉근→작은가슴근)
3) Serratus anterior(전거근→앞톱니근)…1), 2), 3)은 p.144 참조.
4) Subclavius(쇄골하근→빗장밑근)
   a) 제1갈비뼈바깥위쪽에서 기시하여 빗장뼈아래면에 정지.
   b) 빗장뼈를 밑으로 당긴다. 신경은 빗장뼈아래신경.

어깨뼈의 운동

1) Retracion(퇴축→들림)…수평선상에서 뒤쪽으로 움직이는 운동.
2) Protraction(신장→내밈)…수평선상에서 앞쪽으로 움직이는 운동. Retraction의 반대.
3) Depression(하강→내림)…신체일부인 어깨뼈를 낮추는 운동.
4) Elevation(거상→올림)…어깨뼈를 들어올리거나 일부를 높이는 운동. Depression의 반대.
5) Upward rotation(상회전→위돌림)…팔을 위로 들어올리거나 뻗음.

※ 등 및 어깨에 존재하는 근육들의 신경지배

1) 얕은등근육무리(등세모근, 넓은등근, 마름모근, 어깨올림근)은 팔과 척주를 잇는 근으로 등세모근 이외의 근은 모두 완신경총(팔신경얼기)으로부터 분지에 의해 지배.
2) 깊은등근육무리(널판근, 척주세움근, 가로돌기가시근)은 모두 척수신경 뒤가지의 신경지배.
3) 어깨부위근은 팔이음에서 기시하여 위팔뼈에 정지.
   어깨세모근과 작은원근→겨드랑신경, 어깨아래근과 큰원근→어깨아래신경.
   가시위근과 가시아래근→어깨위신경.

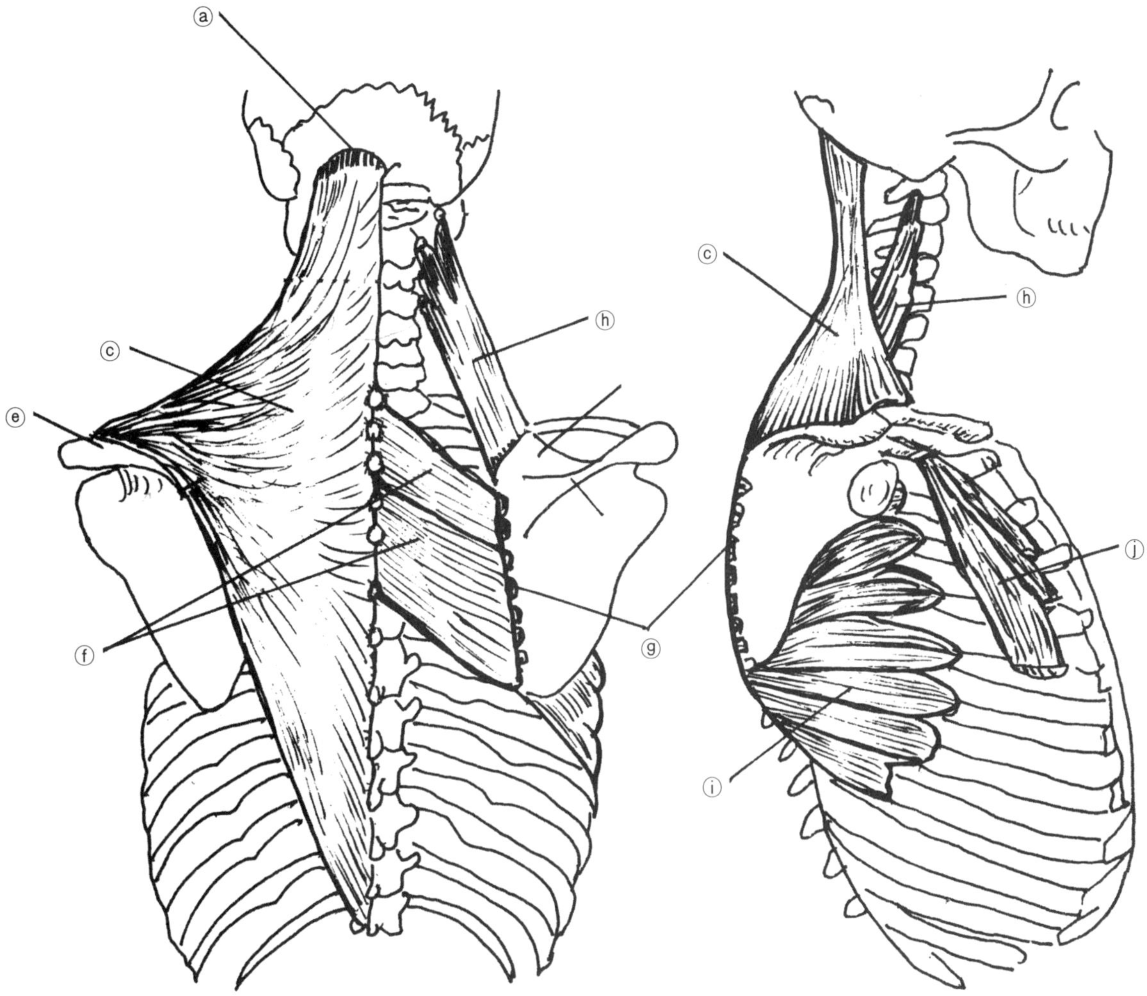

A B

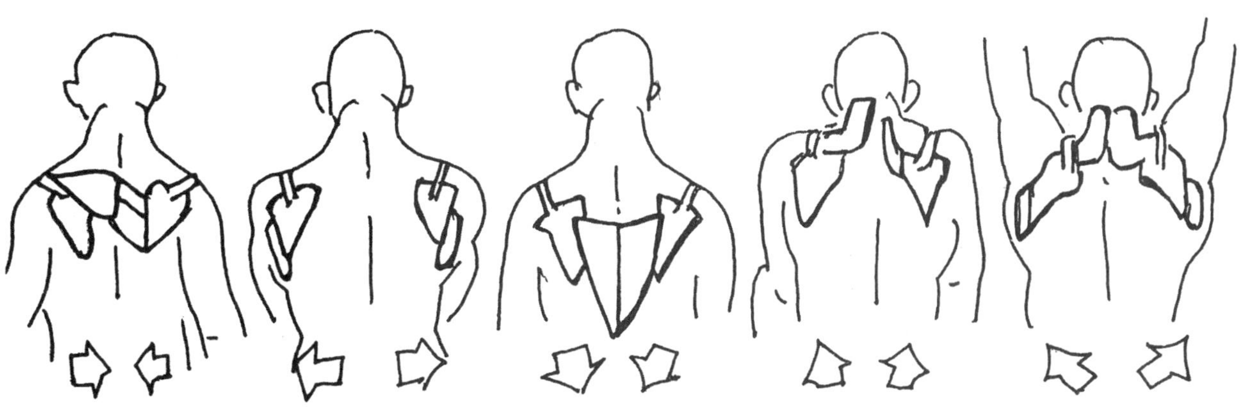

C D E F G

13. 견관절(어깨관절)을 움직이는 근육(Muscles action on the shoulder joint)

( ) 1. Anterior deltoideus(어깨세모근의 앞부분)
( ) 2. Clavicular head of pectoralis major(대흉근의 쇄골두→큰가슴근의 빗장뼈갈래)
( ) 3. Coracobrachialis(오훼완근→부리위팔근)
( ) 4. Biceps brachii(상완이두근→위팔두갈래근)
( ) 5. Posterior deltoid(어깨세모근의 뒤쪽부분)
( ) 6. Teres major(대원근→큰원근)
( ) 7. Latissimus dorsi(광배근→넓은등근)
( ) 8. Long head of triceps(상완삼두근의 장두→위팔세갈래근의 긴갈래)
( ) 9. Sternocostal portion of pectoralis major (대흉근의 흉늑부→큰가슴근의 복장갈비부분)
( ) 10. Teres major(대원근→큰원근)
( ) 11. Latissimus dorsi(광배근→넓은등근)
( ) 12. Anterior deltoid(어깨세모근의 앞부분)
( ) 13. Pectoralis major(대흉근→큰가슴근)
( ) 14. Supraspinatus(극상근→가시위근)
( ) 15. Lateral deltoid(어깨세모근의 가쪽부분)

어깨부위의 근육(Muscles of shoulder)

이 근육은 어깨뼈에서 기시하여 위팔뼈에 그치는 근육으로, 어깨관절의 운동에 관여하고 있다.

1) Deltoideus(삼각근→어깨세모근)
   a) 어깨뼈가시, 봉우리 및 빗장뼈의 가쪽에서 기시하여 위팔뼈의 어깨세모근거친면에 정지.
   b) 위팔의 모음갓돌림과 속가쪽돌림.
2) Teres major(대원근→큰원근)
   a) 어깨뼈의 아래각에서 기시하여 위팔뼈 작은결절능선에 정지.
   b) 위팔의 모음과 가쪽돌림.
3) Teres minor(소원근→작은원근)
   a) 어깨뼈의 가쪽모서리에서 기시하여 위팔뼈의 큰결절에 정지.
   b) 위팔의 모음과 가쪽돌림.

어깨관절에 작용하는 근육

굽힘	폄	갓돌림	모음	안쪽돌림	가쪽돌림
어깨세움근(앞부분) 큰가슴근(빗장뼈부분) 부리위팔근 위팔두갈래근	어깨세움근(뒤부분) 넓은등근 큰원근 위팔세갈래근	어깨세움근(가운데) 가시위근 위팔이두근 큰가슴근(빗장뼈부분)	큰가슴근 넓은등근 큰원근 위팔삼두근 부리위팔근	어깨뼈아래근 어깨세모근(앞부분) 큰가슴근 넓은등근 대원근	가시아래근 작은원근 어깨세모근(뒤부분)

주관절(팔꿉관절)에 작용하는 근육

굽힘	폄
위팔근, 위팔두갈래근, 위팔노근, 원엎침근	위팔세갈래근, 팔꿈치근

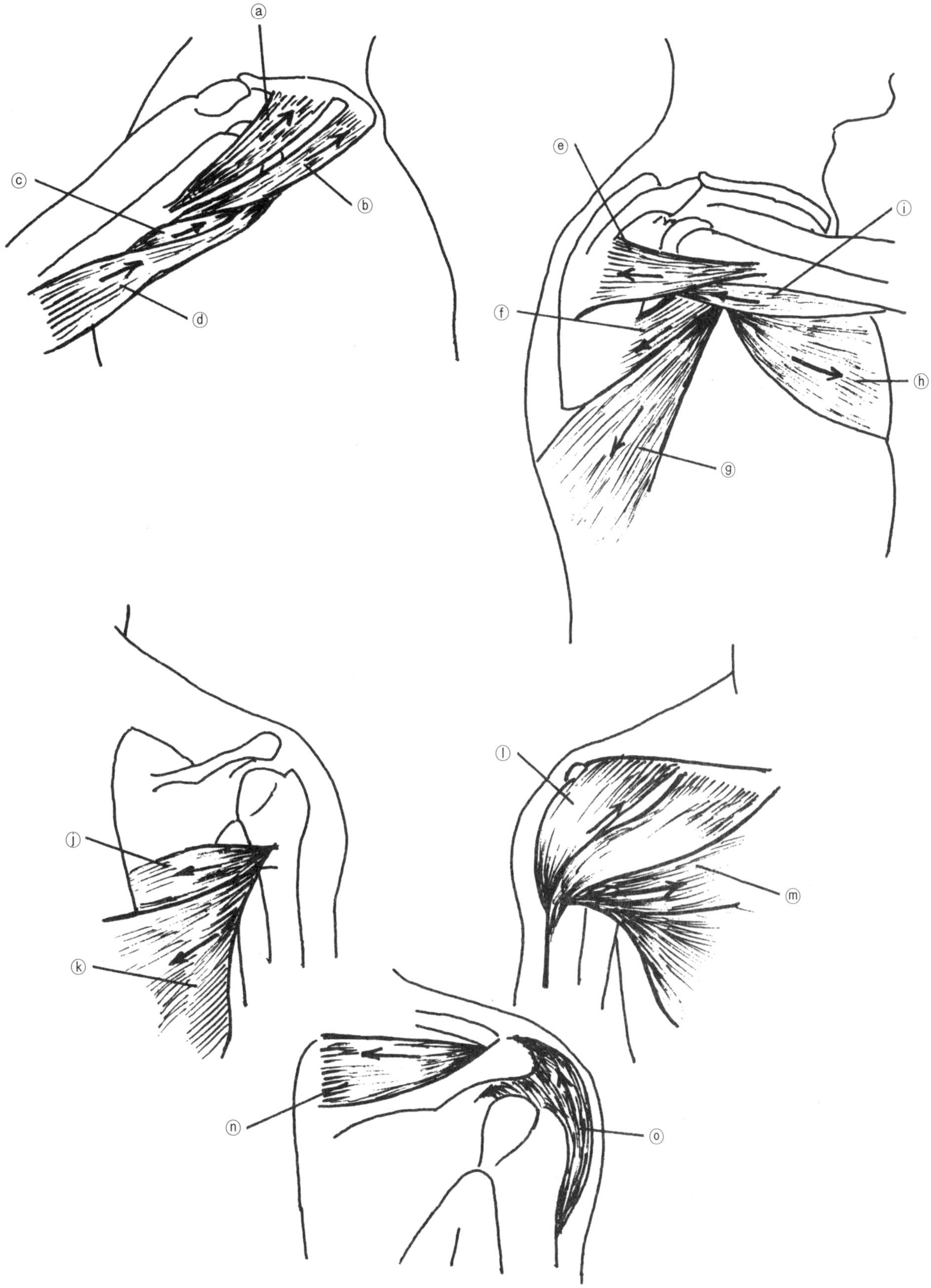

14. 상지(팔)의 근육(Muscles of upper limb)

( ) 1. Anterior surface(앞면)
( ) 2. Posterior surface(뒤면)
( ) 3. Clavicle(쇄골→빗장뼈)
( ) 4. Deltoideus(삼각근→어깨세모근)
( ) 5. Biceps brachii(상완이두근→위팔두갈래근)
( ) 6. Pectoralis major(대흉근→큰가슴근)
( ) 7. Brachialis(상완근→위팔근)
( ) 8. Palmaris longus(장장근→긴손바닥근)
( ) 9. Flex. carpi rad.(요측수근굴근→노쪽손목굽힘근)
( ) 10. Brachio rad.(완요골근→위팔노근)
( ) 11. Flexor retinaculum(굴근지대→굽힘근지지띠)
( ) 12. Abd. poll. brev.(단무지외전근→짧은엄지벌림근)
( ) 13. Palmar aponeurosis(수장건막→손바닥널힘줄)
( ) 14. Flex. carpi ulnaris(척측수근굴근→자쪽손목굽힘근)
( ) 15. Ext. carpi ulnaris(척측수근신근→자쪽손목폄근)
( ) 16. interossei dorsi(배측골간근→등쪽뼈사이근)
( ) 17. Ext. retinaculum(신근지대→폄근지지띠)
( ) 18. Triceps brachii(상완이두근→위팔세갈래근)

상지(팔)의 근육(Muscles of the upper limb)은
① 어깨부위(팔이음뼈)의 근육.
② 위팔의 근육(굽힘근무리와 폄근무리).
③ 아래팔의 근육(굽힘근무리와 폄근무리).
④ 손의 근육(엄지두덩근, 새끼두덩근, 손허리근).
의 4군으로 구분하지만 이 밖에 가슴부위와 배부위의 근육 중 **얕은가슴근**(큰가슴근, 작은가슴근, 앞톱니근)과 **얕은등근**(등세모근, 넓은등근, 마름모근, 어깨올림근)도 위팔을 몸통에 결합시키고 그 운동에 관여하므로 팔근무리로써 이해해 두는 것이 편리하다.

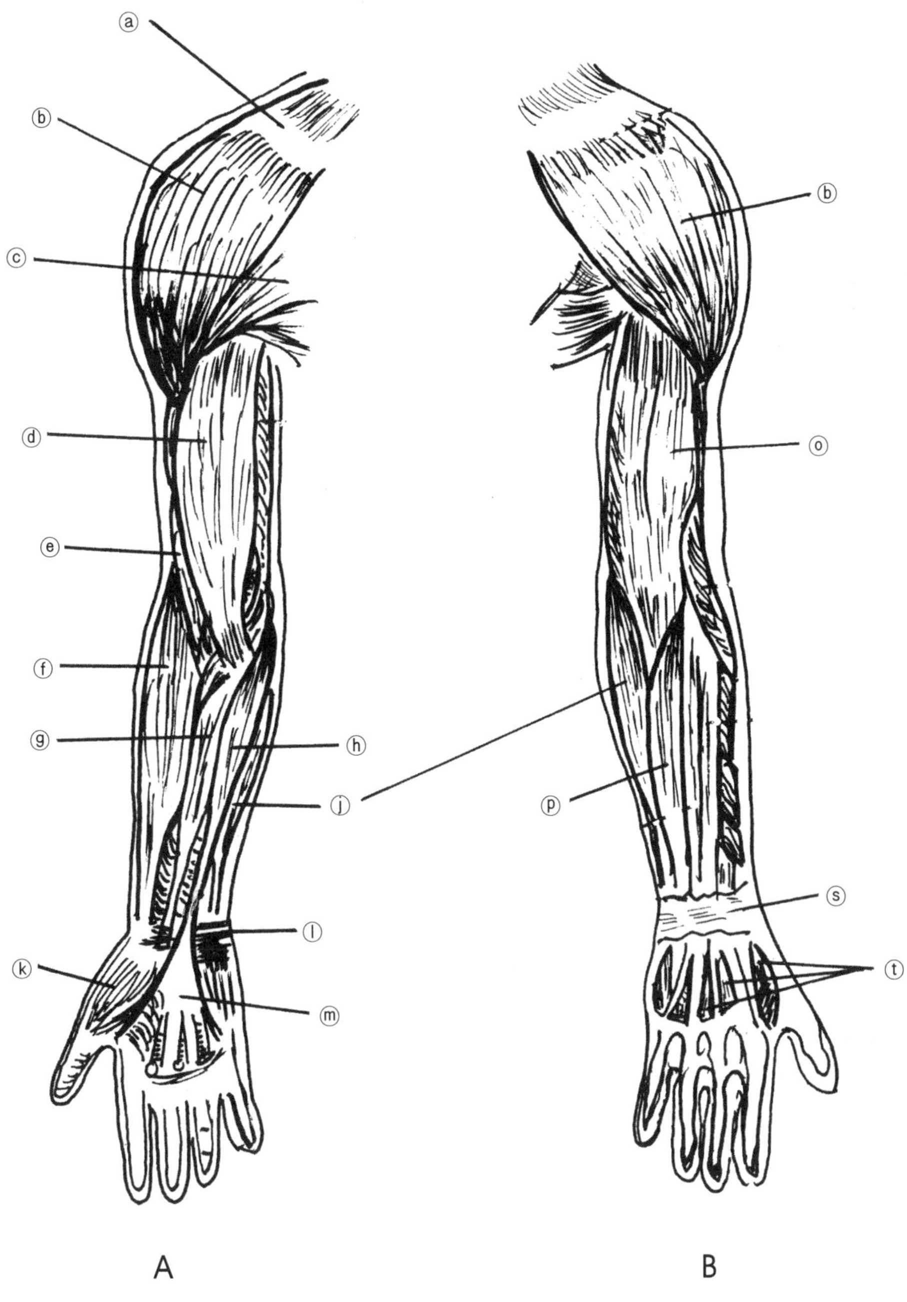
ⓐ
ⓑ
ⓒ
ⓓ
ⓔ
ⓕ
ⓖ
ⓗ
ⓙ
ⓚ
ⓛ
ⓜ
ⓑ
ⓞ
ⓟ
ⓢ
ⓣ
A
B

15. 상완(위팔)의 근육(Muscles of the arm)

( ) 1. Biceps brachii short head(상완이두근의 단두→위팔두갈래근의 짧은갈래)

( ) 2. Biceps brachii long head(상완이두근의 장두→위팔두갈래근의 긴갈래)

( ) 3. Biceps brachii(상완이두근→위팔두갈래근)

( ) 4. Brachialis(상완근→위팔근)

( ) 5. Brachioradialis(완요골근→위팔노근)

( ) 6. Pronator teres(원회내근→원엎침근)

( ) 7. Extensor carpiradialis longus(장요측수근신근→긴노쪽손목폄근)

( ) 8. Triceps brachii(상완삼두근→위팔세갈래근)

( ) 9. Triceps brachii long head(상완삼두근장두→위팔세갈래근 긴갈래)

( ) 10. Triceps brachii lateral head(상완삼두근 외측두→위팔세갈래근 가쪽갈래)

( ) 11. Triceps brachii medial head(상완삼두근 내측두→위팔세갈래근 안쪽갈래)

( ) 12. Anconeus(주근→팔꿈치근)

( ) 13. Radial nerve(요골신경→노신경)

위팔의 근육(Muscles of upper arm)

위팔의 근육은 팔꿉관절(elbow joint)을 굽히는 굽힘근과 펴는 폄근으로 구분된다.

1. 굽힘근(Flexor muscles)
   1) Biceps brachii(상완이두근→위팔두갈래근)
      a) 긴갈래는 어깨뼈 오목위결절에서, 짧은갈래는 어깨뼈 부리돌기에서 기시하여 노뼈거친면에 정지.
      b) 아래팔의 굽힘, 긴갈래는 위팔의 벌림, 짧은갈래는 위팔의 모음.
      c) 근육피부신경 지배.
   2) Brachialis(상완근→위팔근)
      a) 위팔뼈의 앞면아래부위에서 기시하여 자뼈거친면에 정지.
      b) 위팔의 굽힘과 모음.
      c) 근육피부신경 지배.
   3) Coracobrachialis(오훼완근→부리위팔근)
      a) 어깨뼈 부리돌기에서 기시하여 위팔뼈몸통 안쪽면에 정지.
      b) 위팔의 굽힘과 모음.
      c) 근육피부신경 지배.
2. 신근(Extensor muscles)
   1) Triceps brachii(상완이두근→위팔세갈래근)
      a) 긴갈래는 어깨뼈 관절밑 결절, 가쪽갈래는 위팔뼈 뒷면 안쪽, 안쪽갈래는 위팔뼈 뒷면 아래부위에서 기시하여 자뼈의 팔꿈치머리(olecranon)에 정지.
      b) 아래팔을 펴지게한다.
      c) 노신경.

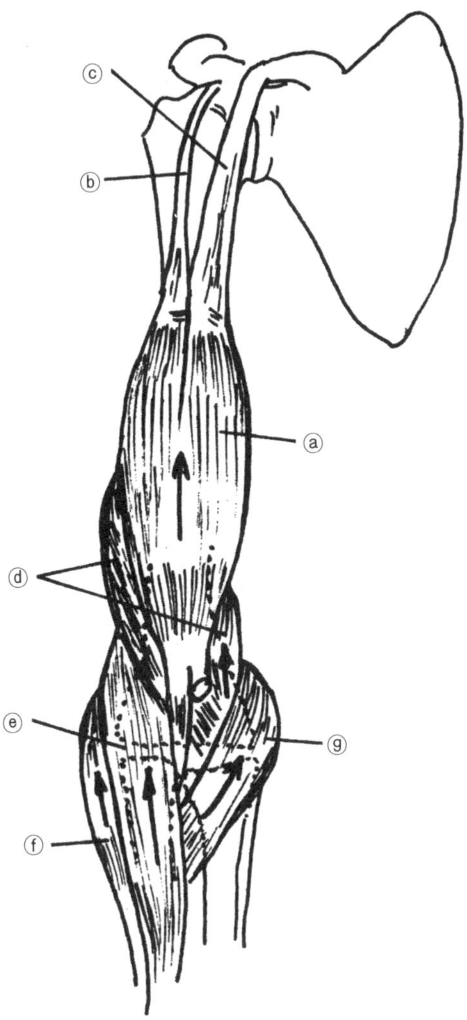

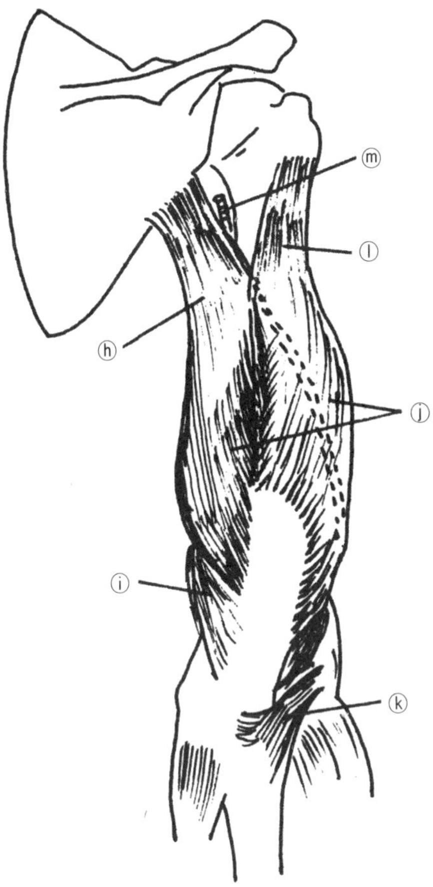

16. 전완(아래팔)의 근육(Muscles of the forearm)

( ) 1. Brachioradialis(완요골근→위팔노근)
( ) 2. Flexor carpiradialis(요측수근굴근→노쪽손목굽힘근)
( ) 3. Palmaris longus(장장근→긴손바닥근)
( ) 4. Extensor carpiradialis longus(장요측수근신근→긴노쪽손목폄근)
( ) 5. Flexor carpi ulnaris(척측수근굴근→자쪽손목굽힘근)
( ) 6. Pronator teres(원회내근→원엎침근)
( ) 7. Flexor retinaculum(굴근지대→굽힘근지지띠)
( ) 8. Palmar aponeurosis(수장건막→손바닥널힘줄)
( ) 9. Flexor digitorum superficialis(천지굴근→얕은손가락굽힘근)
( ) 10. Flexor digitorum profundus(심지굴근→깊은손가락굽힘근)
( ) 11. Flexor pollicis longus(장무지굴근→긴엄지굽힘근)
( ) 12. Abductor pollicis longus(장무지외전근→긴엄지벌림근)
( ) 13. Pronator quadratus(방형회내근→네모엎침근)
( ) 14. Median nerve(정중신경)

아래팔의 굽힘근육(Flexors of foream)

손목관절을 굽히게 하는 노쪽 및 자뼈손목폄근 및 긴손바닥근 등이 있다.

1) Pronator teres(원회내근→원엎침근)=(얕은근무리)
   a) 위팔뼈머리는 안쪽위관절융기, 자뼈머리는 갈고리돌기 아래쪽에서 각기 기시하여 요골몸통 가쪽면에 정지.
   b) 아래팔의 굽힘근, 손목근의 굽힘과 벌림.
   c) 정중신경 지배.
2) Flexor carpiradialis(요측수근굴근→노쪽손목굽힘근)=(얕은근무리)
   a) 안쪽위관절융기에서 기시하여 제2~3 손허리뼈에 정지.
   b) 아래팔의 굽힘근, 손목근의 굽힘과 벌림.
   c) 정중신경 지배.
4) Palmaris longus(장장근→긴손바닥근)=(얕은근무리)
   a) 안쪽위관절융기 기시하여 수장건막에 정지.
   b) 손목의 굽힘, 손바닥 피부 긴장.
   c) 정중신경 지배.

※ **아래팔의 굽힘근 중 깊은근무리**…깊은손가락굽힘근, 긴엄지굽힘근, 방형회내근 모두 정중신경지배.

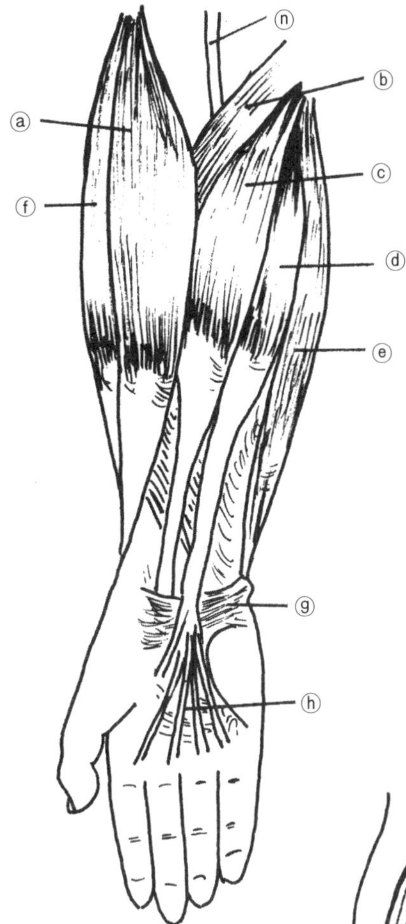

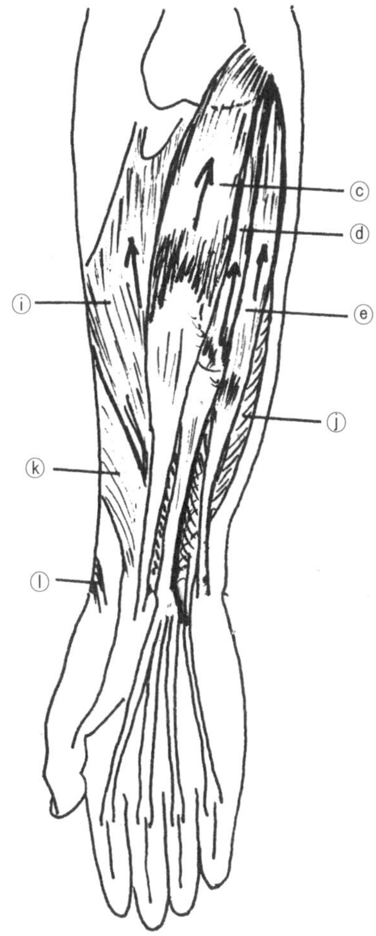

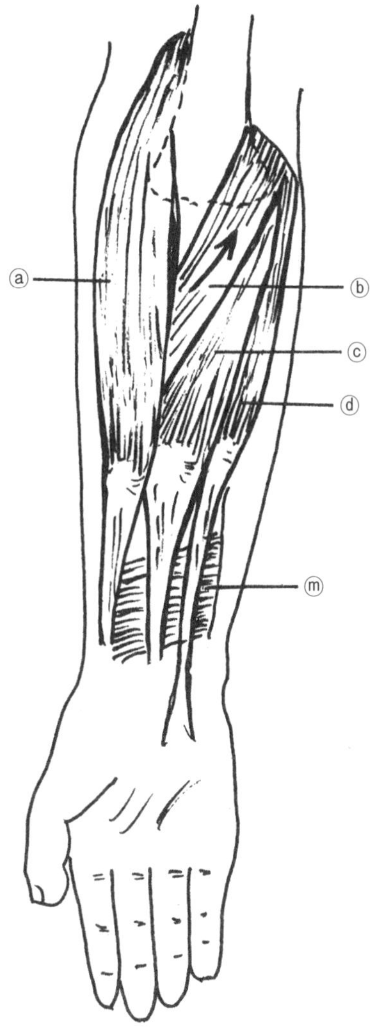

17. 손의 근육(Muscles of the hand)

( ) 1. Palmar surface(수장면→손바닥면)
( ) 2. Dorsal surface(배면→등면)
( ) 3. Flexor pollicis brevis(단무지굴근→짧은엄지굽힘근)
( ) 4. Abductor pollicis brevis(단무지외전근→짧은엄지벌림근)
( ) 5. Opponens pollicis(무지대립근→엄지맞섬근)
( ) 6. Abductor digiti minimi(소지외전근→새끼벌림근)
( ) 7. Opponens digiti minimi(소지대립근→새끼맞섬근)
( ) 8. Flexor digiti minimi brevis(단소지굴근→짧은새끼굽힘근)
( ) 9. Adductor pollicis(무지내전근→엄지모음근)
( ) 10. Lumbricals(충양근→벌레근)
( ) 11. Extensor retinaculum(신근지대→펴짐근지지띠)
( ) 12. Tendon of Extensor digitorum(지신근건→손가락폄근힘줄)
( ) 13. Adductor pollicis(무지내전근→엄지모음근)
( ) 14. Dorsal interosseus(배측골간근→등쪽뼈사이근)

손의 근육(Muscles of hand)

1) 엄지두덩근(Thenar m.)
   근명 : 짧은엄지굽힘근. 짧은엄지벌림근. 엄지맞섬근. 엄지모음근
   엄지모음근(자신경)을 제외한 나머지 근은 정중신경지배.
2) 새끼두덩근(Hypothenar m.)
   근명 : 새끼벌림근. 짧은새끼굽힘근. 새끼맞섬근
   모두 자신경지배.
3) 벌레근(Lumbricales)…4개의 근으로 깊은손가락굽힘근힘줄에서 기시하여 제2~5지 첫마디뼈바닥부위에 정지.
   작용 : 제2지~5지 첫마디의 굽힘과 중간마디와 끝마디의 폄.
   신경 : 1~2 벌레근→정중신경. 3~4 벌레근→자신경.

손의 중간근육(Intermediate muscles of hand)

4) 뼈사이근(Interossei)
   (1) 바닥쪽뼈사이근(Interossei palmares)
      a) 제2손허리뼈의 안쪽. 제4, 5손허리뼈의 가쪽에서 기시.
      b) 제2지 첫마디뼈의 자쪽과 제4, 5지 첫마디뼈의 엄지쪽에 정지.
      c) 첫마디뼈를 굽힘. 중간마디와 끝마디를 폄. 자신경 지배.
   (2) 등쪽뼈사이근(Interossei dorsales)
      a) 제1~5 손허리뼈의 마주보는 면에서 기시.
      b) 제2지는 노쪽, 제3지는 양쪽, 제4지는 자쪽의 첫마디뼈바닥에 정지.
      c) 첫마디뼈를 굽힘, 중간마디와 끝마디를 폄, 자신경 지배.

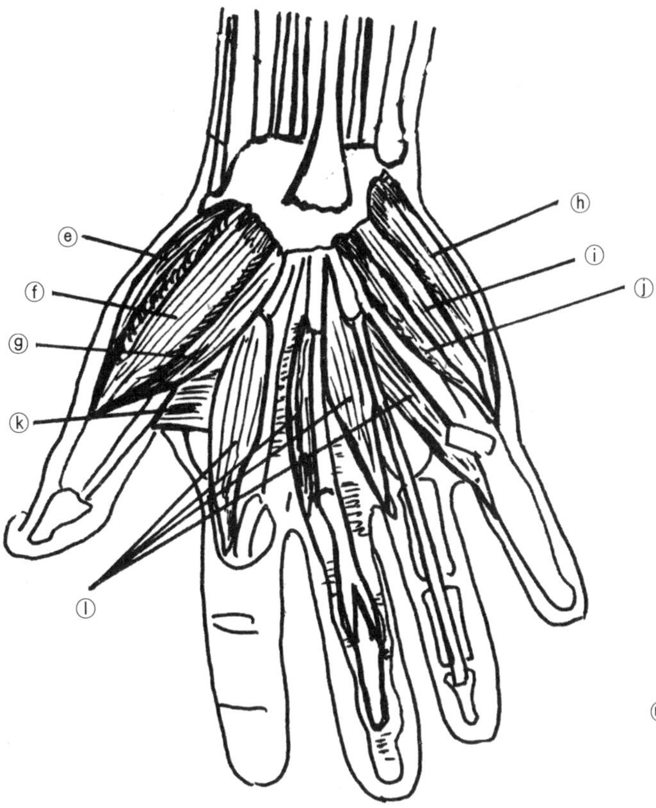

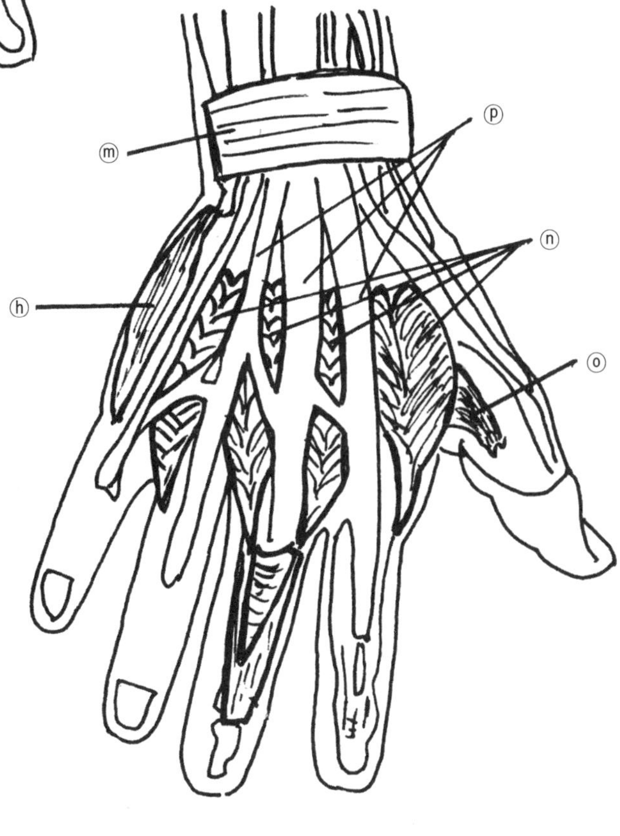

18. 하지(다리)의 근육(Muscles of the lower limb)

( ) 1. Iliac crest(장골능→엉덩뼈능선)
( ) 2. Iliacus(장골근→엉덩근)
( ) 3. Psoas major(대요근→큰허리근)
( ) 4. Psoas minor(소요근→작은허리근)
( ) 5. Rectus femoris(대퇴직근→넙다리곧은근)
( ) 6. Vastus lateralis(외측광근→가쪽넓은근)
( ) 7. Vastus medialis(내측광근→안쪽넓은근)
( ) 8. Quadricep femoris(대퇴사두근→넙다리네갈래근)
( ) 9. Sartorius(봉곤근→넙다리빗근)
( ) 10. Pectineus(치골근→두덩근)
( ) 11. Adductor longus(장내전근→긴모음근)
( ) 12. Gracilis(박근→두덩정강근)
( ) 13. Tibialis anterior(전경골근→앞정강근)
( ) 14. Peroneus longus(장비골근→긴종아리근)
( ) 15. Extensor digitorum longus(장지신근→긴발가락펌근)
( ) 16. Gastrocnemius(비복근→장딴지근)
( ) 17. Soleus(넙치근→가자미근)
( ) 18. Superior extensor retinaculum(상신근지대→위펌근지지띠)
( ) 19. Inferior extensor retinaculum(하신근지대→아래펌근지지띠)
( ) 20. Gluteus medius(중둔근→중간볼기근)
( ) 21. Gluteus maximus(대둔근→큰볼기근)
( ) 22. Biceps femoris(대퇴이두근→넙다리두갈래근)
( ) 23. Semitendinosus(반건양근→반힘줄모양근)
( ) 24. Semimembranosus(반막양근→반막모양근)
( ) 25. Calcaneal tendon(종골건→발꿈치힘줄)
※ Achilles Tendon(아킬레스 건)
( ) 26. Tuberosity of calcaneus(종골융기→발꿈치뼈융기)

하지(다리)의 근육은 몸을 안전하게 유지하고 지상에서 적합하게 되어 있으며, 특히 볼기부위, 넙다리부위, 종아리 뒷부위에 관한 근육들이 발달되어 있다.

① 골반부(다리이음뼈근) 근육.
② 넙다리의 근육(앞넙다리근, 뒤넙다리근).
③ 종아리의 근육(앞종아리근, 뒤종아리근).
④ 발의 근육(발등근과 발바닥근 : 엄지두덩근무리, 새끼두덩근무리, 발허리근무리).

※ 다리의 근육주사 때 안정부위-볼기부위의 바깥위쪽 1/4 영역, 중간볼기근부위에 해당
볼기부위의 안쪽영역은 궁둥신경, 위・아래볼기신경의 통과로 손상위험.

※ **엉덩허리근** iliopsoas = 큰허리근+엉덩근
큰허리근=ⓐ 제12등뼈~제4허리뼈 ─┐
엉 덩 근=ⓐ 엉덩뼈와 엉덩뼈능선 ─┘─ ⓑ 작은돌기
ⓒ 엉덩관절굽힘(넙다리뼈를 앞쪽으로 들어올림) 큰볼기근근과는 길항, ⓓ 넙다리신경 지배.

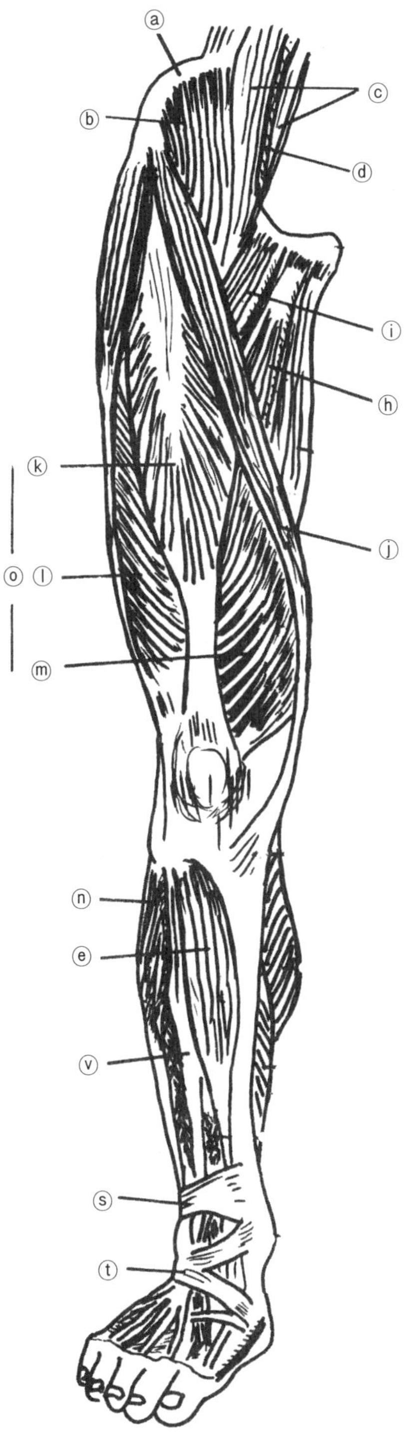
ⓐ
ⓑ
ⓒ
ⓓ
ⓘ
ⓗ
ⓚ
ⓞ
ⓛ
ⓙ
ⓜ
ⓝ
ⓔ
ⓥ
ⓢ
ⓣ

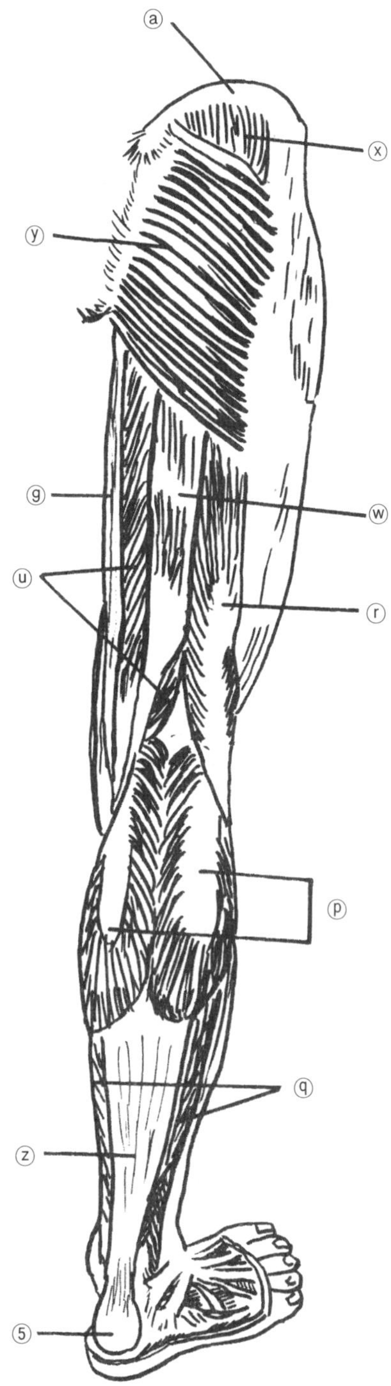
ⓐ
ⓧ
ⓨ
ⓖ
ⓦ
ⓤ
ⓡ
ⓟ
ⓠ
ⓩ
⑤

19. 둔부(볼기)의 근육(Muscles of the gluteal region)

( ) 1. Gluteus minimus(소둔근→작은볼기근)
( ) 2. Gluteus medius(중둔근→중간볼기근)
( ) 3. Gluteus maximus(대둔근→큰볼기근)
( ) 4. Piriformis(이상근→궁둥구멍근)
( ) 5. Semimembranosus(반막양근→반막모양근)
( ) 6. Semitendinosus(반건양근→반힘줄모양근)
( ) 7. Biceps femoris(대퇴이두근→넙다리두갈래근)
( ) 8. Tensor fasciae latae(대퇴근막장근→넙다리근막긴장근)
( ) 9. Obturator internus(내폐쇄근→속폐쇄근)
( ) 10. Iliotibial tract(장경인대→엉덩정강띠)
( ) 11. Quadratus femoris(대퇴방형근→넙다리네모근)
( ) 12. Rectus femoris(대퇴직근→넙다리곧은근)
( ) 13. Vastus lateralis(외측광근→가쪽넓은근)
( ) 14. Gemellus inf.(하쌍자근→아래쌍동이근)

볼기부위의 근육(Muscles of gluteal region)

1) Gluteus maximus(대둔근→큰볼기근)
   a) 엉치뼈, 꼬리뼈의 뒷면과 엉덩뼈날개의 가쪽면에서 기시하여 넙다리뼈의 볼기근거친면, 엉덩정강띠에 정지.
   b) 넙다리관절의 폄.
   c) 아래볼기신경 지배.
2) Gluteus medius(중둔근→중간볼기근)
   a) 엉덩뼈의 볼기근면에서 기시하여 큰돌기에 정지.
   b) 넙다리뼈의 벌림.
   c) 위볼기신경 지배.
3) Gluteus minimus(소둔근→작은볼기근)
   a) 엉덩뼈의 볼기근면에서 기시하여 큰돌기에 정지
   b) 넙다리뼈의 외향.
   c) 위볼기신경 지배.
4) Pirformis(이상근→궁둥구멍근)
   a) 엉치뼈앞면에서 기시하여 큰돌기에 정지
   b) 넙다리뼈의 가쪽돌림과 벌림.
   c) 엉치신경 지배.
5) 골반부의 근육
   a) 속볼기근…엉덩허리근(큰허리근, 엉덩근)
   b) 바깥볼기근…볼기부위의 근육(큰볼기근, 중간볼기근, 작은볼기근)

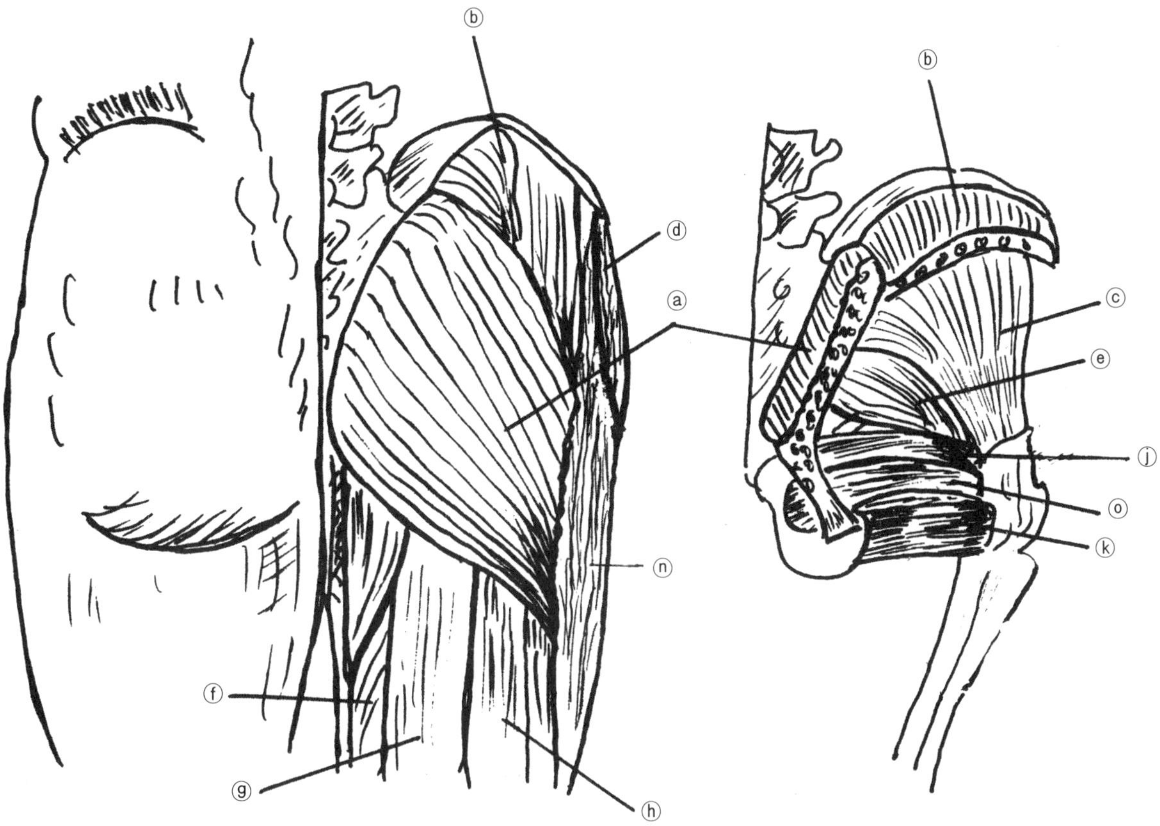

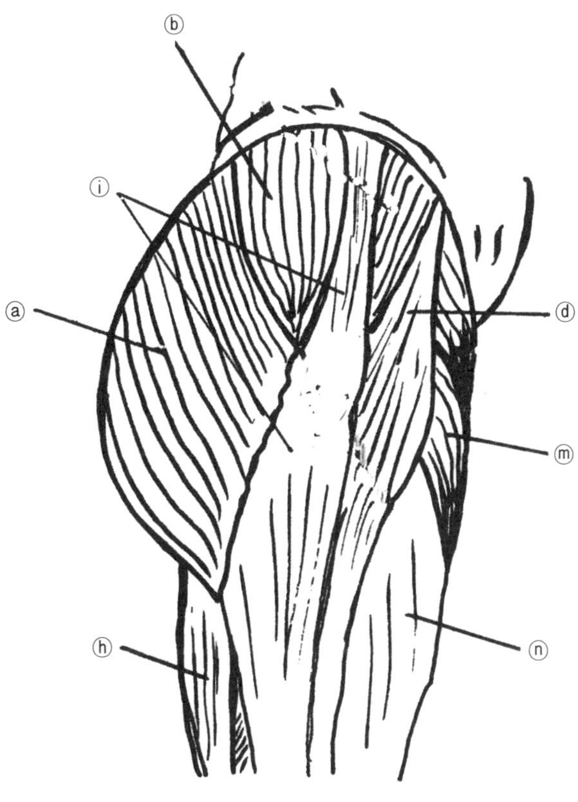

20. 전대퇴근(앞넙다리근육 Muscles of the anterior thigh)

( ) 1. Sartorius(봉공근→넙다리빗근)
( ) 2. Vastus medialis(내측광근→안쪽넓은근)
( ) 3. Vastus lateralis(외측광근→가쪽넓은근)
( ) 4. Vastus intermedius(중간광근→중간넓은근)
( ) 5. Rectus femoris(대퇴직근→넙다리곧은근)
( ) 6. Patella(슬개골→무릎뼈)
( ) 7. Anterior superior iliac spine(상전장골극→앞위엉덩뼈가시)
( ) 8. Anterior inferior iliac spine(하전장골극→아래앞엉덩뼈)
( ) 9. Paterllar ligament(슬개인대→무릎인대)
( ) 10. Iliopsoas muscle(장요근→엉덩허리근)
( ) 11. Adductor magnus(대내전근→큰모음근)
( ) 12. Gracilis(박근→두덩정강근)
( ) 13. Iliotibial tract(장경인대→장골경골근막)
( ) 14. Adductor longus(장내전근→긴모음근)
( ) 15. Pectineus(치골근→두덩근)
( ) 16. Tensor fasciae latae(넙다리근막긴장근)
( ) 17. Gluteus medius(중둔근→중간볼기근)

넙다리의 근육은 앞넙다리근(폄근무리), 안쪽넙다리근(모음근무리), 뒤넙다리근(굽힘근무리)으로 되어 있다.

앞넙다리근(Anterior femoral muscle)

1) Quadriceps femoris(대퇴사두근→넙다리네갈래근)
   ① Rectus femoris(대퇴직근→넙다리곧은근)
      a) 아래앞엉덩뼈가시에서 기시하여 공동힘줄(넙다리네갈래근)이 되며 무릎뼈의 앞면을 지나 무릎인대가 되어 정강거친면에 붙는다.
      b) 넙다리의 굽힘과 종아리의 폄.
      c) 넙다리신경.
   ② Vastus lateralis(외측광근→가쪽넓은근)
      a) 큰돌기와 넙다리뼈의 가쪽위끝에서 기시하여 정지는 넙다리곧은근과 동일.
      b) 종아리의 폄.
      c) 넙다리신경.
   ③ Vastus intermedius(중간광근→중간럽은근)
      a) 넙다리뼈의 앞면에서 기시하여 정지는 넙다리곧은근과 동일.
      b) 종아리의 폄.
      c) 넙다리신경.
   ④ Vastus medialis(내측광근→안쪽넓은근)
      a) 큰돌기사이선과 넙다리뼈의 안쪽에서 기시하여 정지는 넙다리곧은근과 동일.
      b) 종아리의 폄.
      c) 넙다리신경.
2) Sartorius(봉공근→넙다리빗근)
      a) 위앞엉덩뼈가시에서 기시하여 정강거친면에 정지.
      b) 넙다리의 굽힘과 종아리의 굽힘.
      c) 넙다리신경.

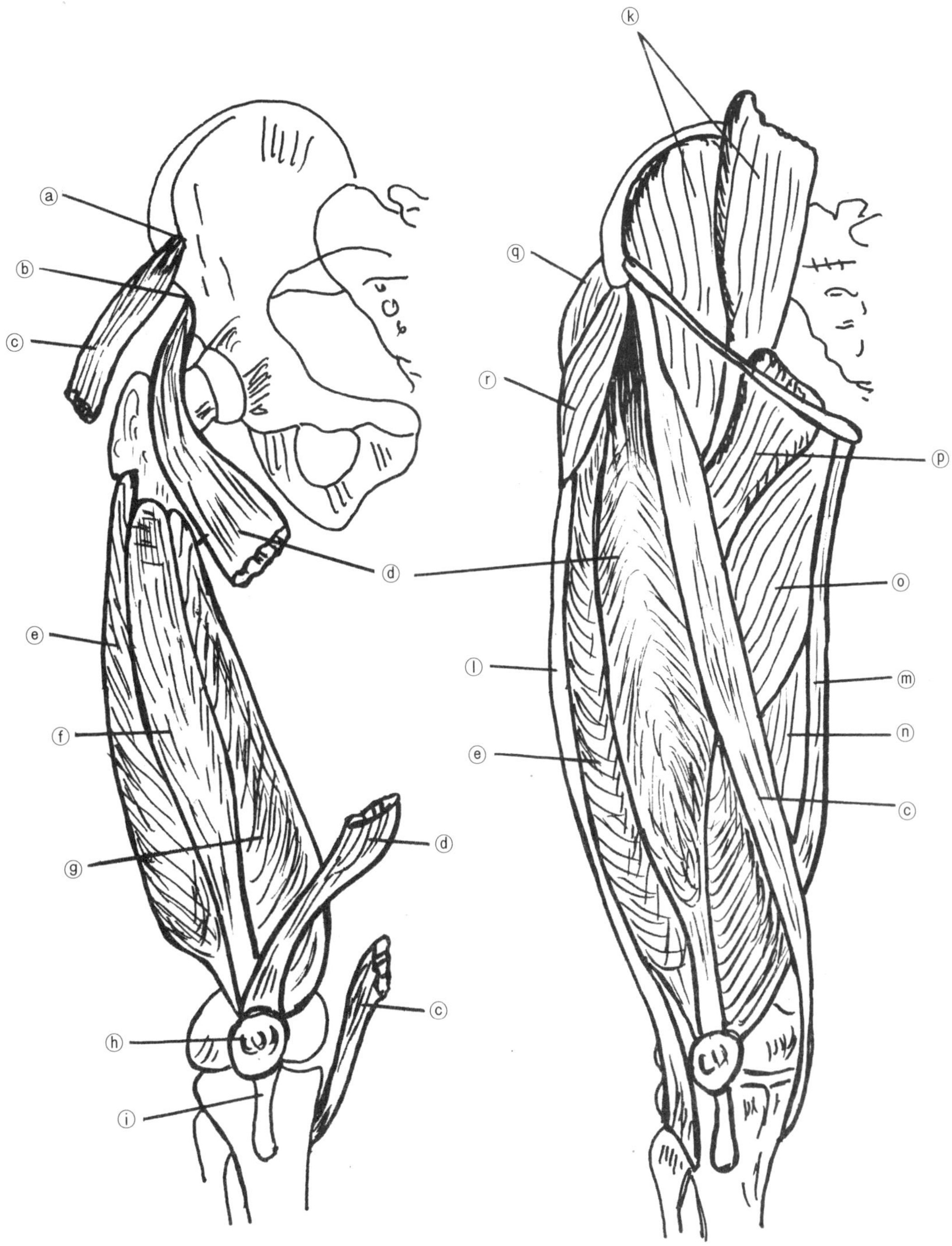

21. 내전근(모음근육 Muscles of the medial thigh[adductors])

( ) 1. Anterior surface(앞면)
( ) 2. Posterior surface(뒤면)
( ) 3. Pectineus(치골근→두덩근)
( ) 4. Adductor longus(장내전근→긴모음근)
( ) 5. Gracilis(박근→두덩정강근)
( ) 6. Linea aspera(조선→거친선)
( ) 7. Adductor brevis(단내전근→짧은모음근)
( ) 8. Adductor magnus(대내전근→큰모음근)

넙다리의 내향근육(Adductor group of thigh)

1) Pectineus(치골근→두덩근)
   a) 두덩뼈위가지에서 기시하여 넙다리뼈 작은돌기 아래부위에 정지.
   b) 넙다리의 굽힘, 모음 및 안쪽돌림.
   c) 폐쇄신경, 일부는 넙다리신경.
2) Adductor brevis(단내전근→짧은모음근)
   a) 두덩뼈아래가지에서 기시하여 넙다리뼈 조선에 정지.
   b) 넙다리의 굽힘과 모음.
   c) 폐쇄신경.
3) Adductor longus(장내전근→긴모음근)
   a) 두덩뼈결절과 두덩뼈아래가지에서 기시하여 넙다리뼈 조선에 정지.
   b) 넙다리의 모음, 굽힘과 안쪽돌림.
   c) 폐쇄신경.
4) Gracilis(박근→두덩정강근)
   a) 두덩뼈아래가지에서 기시하여 정강뼈거친면에 정지.
   b) 넙다리의 모음.
   c) 폐쇄신경.
5) Adductor magnus(대내전근→큰모음근)
   a) 궁둥뼈결절과 궁둥뼈아래가지에서 기시하여 넙다리뼈거친선에 정지. 넙다리뼈 안쪽위관절융기에 정지.
   b) 윗부분—대뇌의 모음과 굽힘. 아래부위—넙다리의 폄과 안쪽 돌림.
   c) 폐쇄신경, 일부 궁둥신경.

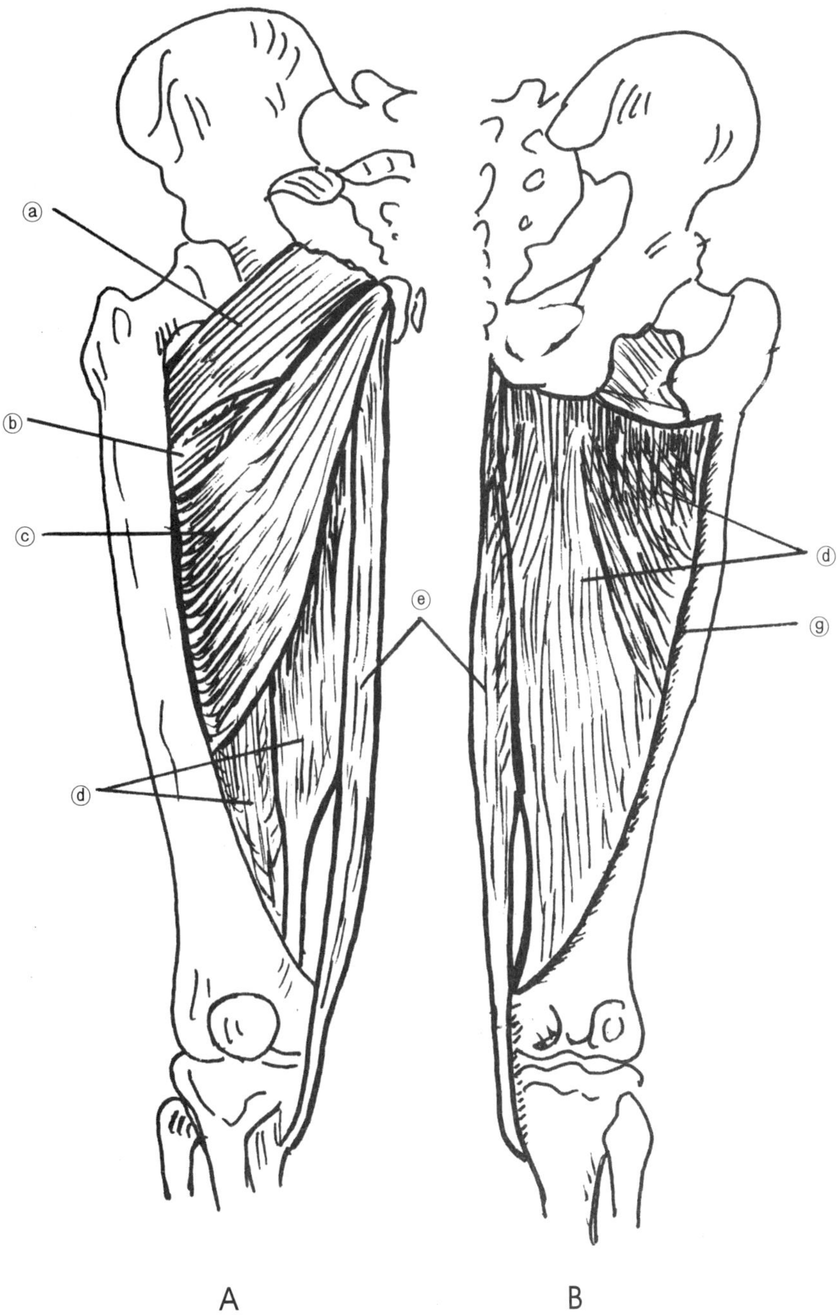
ⓐ
ⓑ
ⓒ
ⓓ
ⓔ
ⓓ
ⓖ
A
B

22. 후대퇴근(뒤넙다리근육 Muscles of the posterior thigh)

( ) 1. Ischial tuberosity(좌골결절→궁둥뼈결절)
( ) 2. Semitendinosus(반건양근→반힘줄모양근)
( ) 3. Semimembranosus(반막양근→반막모양근)
( ) 4. Biceps femoris(대퇴이두근→넙다리두갈래근)
( ) 5. Popliteal fossa(슬와→다리오금)
( ) 6. Gluteus medius(중둔근→중간볼기근)
( ) 7. Gluteus maximus(대둔근→큰볼기근)
( ) 8. Tensor fasciae latae(대퇴근막긴장근)
( ) 9. Iliotibial tract(장경인대→엉덩정강띠)
( ) 10. Gracilis(박근→두덩정강근)
( ) 11. Adductor magus(대내전근→큰모음근)
( ) 12. Vastus lateralis(외측광근→가쪽넓은근)
( ) 13. Gastrocnemius(비복근→장딴지근)

후대퇴근(뒤넙다리근)(Posterior femoral muscle)

1) Biceps femoris(대퇴이두근→넙다리두갈래근)
   a) 긴갈래는 궁둥뼈결절, 짧은갈래는 넙다리뼈거친선에서 기시하여 종아리뼈머리에 정지.
   b) 무릎관절의 굽힘, 넙다리관절의 폄, 종아리의 가쪽돌림.
   c) 궁둥신경, 긴갈래—정강신경, 짧은갈래—온종아리신경.
2) Semitendinosus(반건양근→반힘줄모양근)
   a) 궁둥뼈결절에서 기시하여 정강뼈 위쪽 안쪽면에 정지(정강뼈거친면).
   b) 넙다리의 굽힘, 종아리의 굽힘과 안쪽돌림.
   c) 정강신경 지배.
3) Semimembranosus(반막양근→반막모양근)
   a) 궁둥뼈결절에서 기시하여 정강뼈거친면에 정지.
   b) 넙다리의 폄과 모음, 종아리의 굽힘과 안쪽돌림.
   c) 정강신경 지배.
4) 뒤넙다리근에 속하는 1), 2), 3)의 근육을 일명 **hamstring muscle**이라고 하며, 굽힘근무리에 속한다. 특히 무릎관절에 관여하며 앞으로 달릴 때 굽힘을 관장하여 뛰는 것을 돕는 근육이다.
   넙다리두갈래근의 발꿈치힘줄은 오금(popliteal fossa)의 가쪽모서리가 되고 반힘줄모양근과 반막모양근의 발꿈치힘줄은 안쪽모서리가 되기 때문에 이 3개의 힘줄을 넙다리뒤인대(hamstring)라고 한다. 인공적으로 절단하면 무릎이 굽혀지지 않아서 보행불가능해 진다.

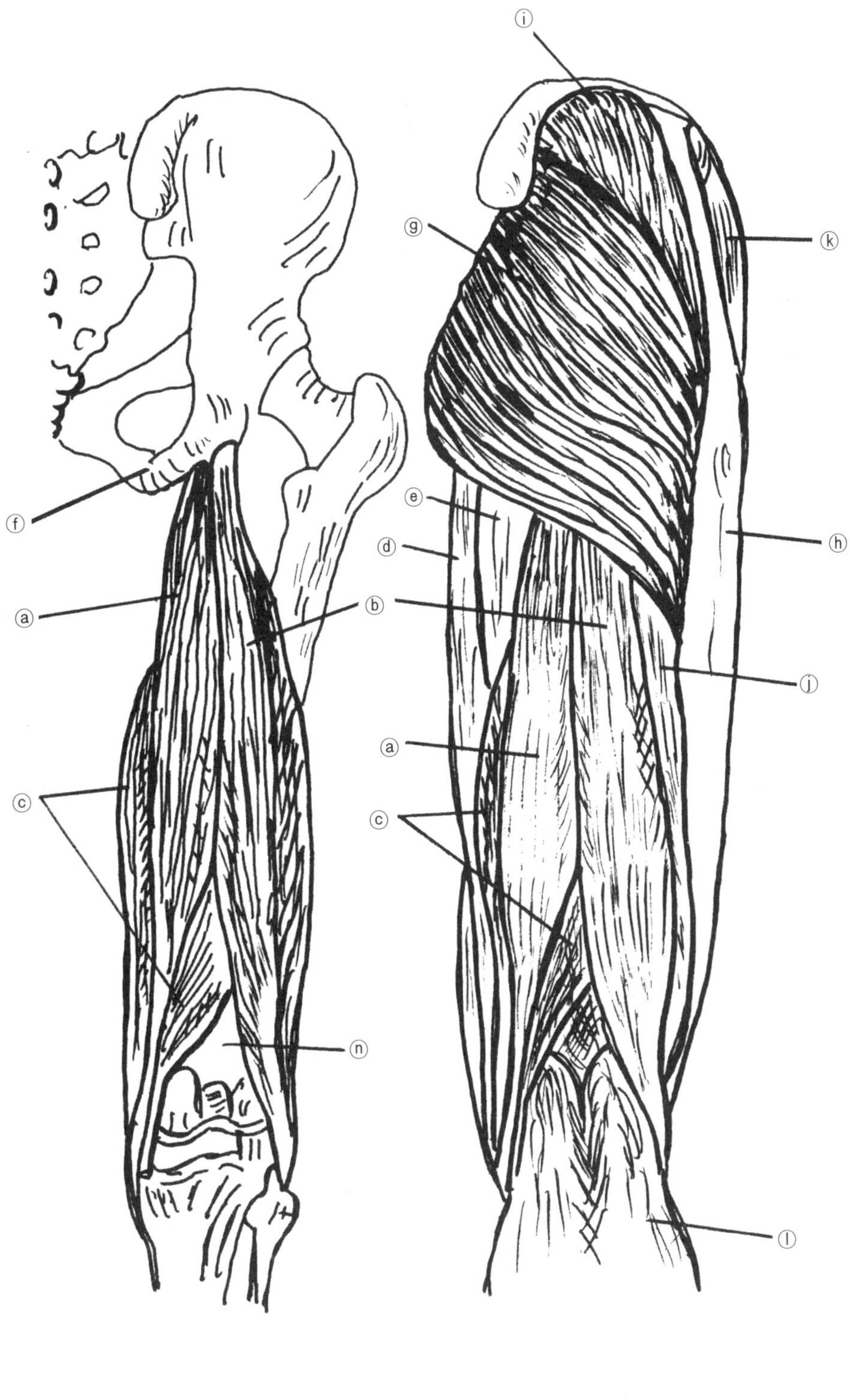

23. 전하퇴근(앞종아리근육)과 비골근(종아리근육)(Anterior and fibular muscles of legs)

( ) 1. Anterior view(앞면)
( ) 2. Lateral view(가쪽면)
( ) 3. Tibia(경골→정강뼈)
( ) 4. Extensor digitorun m(장지신근→긴발가락폄근)
( ) 5. Peroneus longus m(장비골근→긴종아리근)
( ) 6. Tibialis anterior m(전경골근→앞정강근)
( ) 7. Peroneus brevis m(단비골근→짧은종아리근)
( ) 8. Superior retinaculum(상신근지대→위폄근지지띠)
( ) 9. Inferior retinaculum(하신근지대→아래폄근지지띠)
( ) 10. Gastrocnemius m(비복근→장딴지근)
( ) 11. Soleus(가자미근)
( ) 12. Extensor hallucis longus m(장무지신근→긴엄지폄근)
( ) 13. Peroneus tertius m(제3비골근→셋째종아리근)

종아리의 근육은 앞종아리근(폄근무리), 가쪽종아리근(종아리근무리), 뒤종아리근(굽힘근무리).
앞종아리근육은 앞정강근, 긴발가락폄근, 종아리근, 긴엄지폄근의 4개근으로 구성.

앞종아리근(Anterior crural muscles)=(신근군→펴짐근육무리)

1) Tibialis anterior(전경골근→앞정강근)
   a) 정강뼈몸통 바깥면 윗부위 2/3에서 기시하여 안쪽쐐기뼈와 제1발허리뼈 바닥부위에 정지.
   b) 발목관절 발등굽힘(ankle dorsi flexion)과 안쪽번짐(inversion)
   c) 깊은종아리신경.
2) Extensor digitorum longus(장지신근→긴발가락펴짐근)
   a) 종아리뼈 앞면에서 기시하여 제2~5지의 중간 및 끝마디에 정지.
   b) 제2~5지의 폄과 발등굽힘(ankle dorsi flexion)의 연속작용.
   c) 깊은종아리신경.
3) Extensor hallucis longus(장무지신근→긴엄지폄근)
   a) 종아리뼈 앞면의 중앙에서 기시하여 엄지의 끝마디 아래에 정지.
   b) 엄지의 폄과 발등굽힘(ankle dorsi flexion)의 연속작용.
   c) 깊은종아리신경.

종아리근(Fibular muscles)=(비골근군→종아리근무리)

1) Peroneus longus(장비골근→긴종아리근)
   a) 종아리뼈머리와 종아리뼈 윗부분의 가쪽면에서 기시하여 제1~2발허리뼈 아래와 안쪽쐐기뼈에 정지.
   b) 발의 발바닥굽힘. 가쪽번짐(ankle plantarflexion, eversion)
   c) 얕은종아리신경.
2) Peroneus brevis(단비골근→짧은종아리근)
   a) 종아리뼈가쪽면의 아리부위에서 기시하여 제5발허리뼈저 바깥면에 정지.
   b) 발의 발바닥굽힘. 가쪽번짐(ankle plantarflexion, eversion)
   c) 얕은종아리신경.

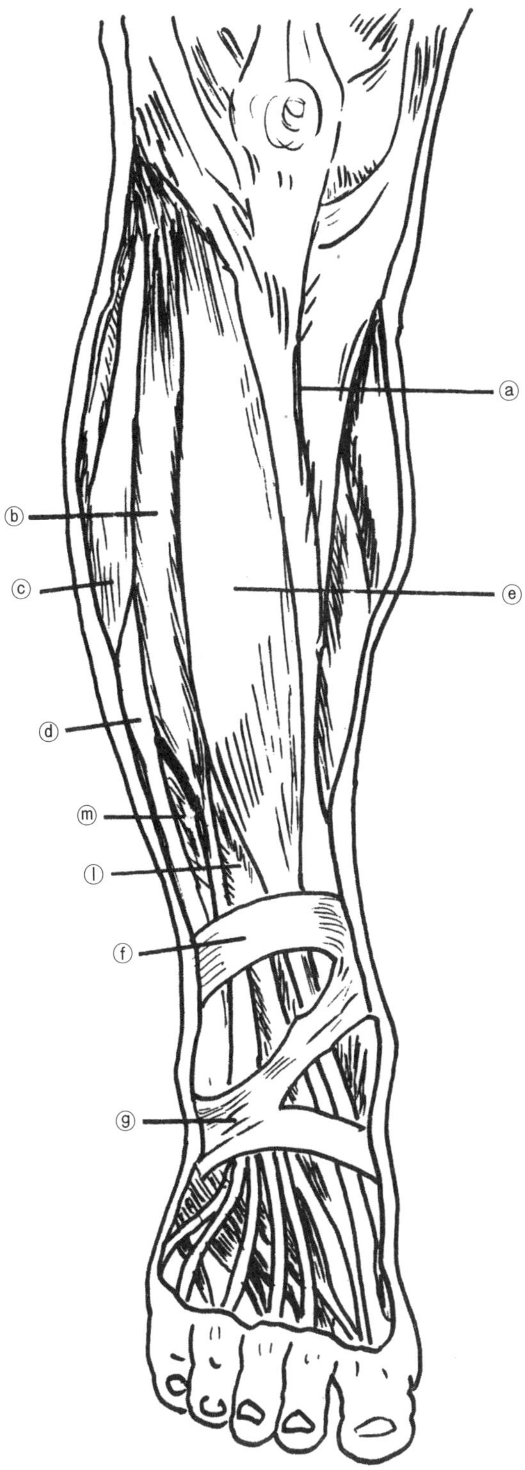

A

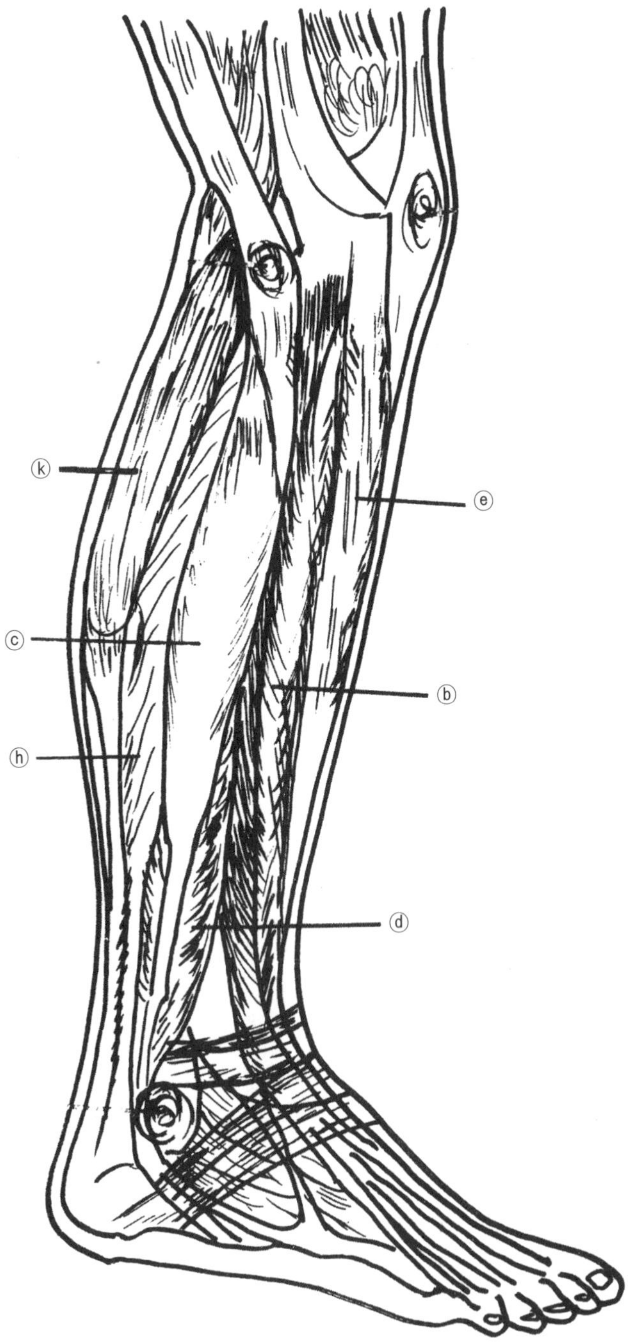

B

24. 후하퇴근[뒤종아리근육][Muscles of the posterior leg]

( ) 1. Gastrocnemius(비복근→장딴지근)
( ) 2. Soleus(넙치근→가자미근)
( ) 3. Lateral malleolus(외과→가쪽복사)
( ) 4. Medial malleolus(내과→안쪽복사)
( ) 5. Plantaris(족척근→장딴지빗근)
( ) 6. Popliteus(슬와근→오금근)
( ) 7. Flex. digitorum longus(장지굴근→긴발가락굽힘근)
( ) 8. Calcaneus(종골→발꿈치뼈)
( ) 9. Tibialis posterior(후경골근→뒤정강근)
( ) 10. Tendocalcaneus(아킬레스건→아킬레스힘줄)
( ) 11. Flex. hallucis longus(장무지굴근→긴엄지굽힘근)

뒤종아리근(Posterior crural muscles)=(굴근군→굽힘근무리)

1) Triceps surae(하퇴삼두근→종아리세갈래근)
   ① Gastrocnemius(비복근→장딴지근)
      a) 안쪽갈래는 넙다리뼈 안쪽위관절융기에서, 가쪽갈래는 넙다리뼈 가쪽위관절융기에서 기시하여 발꿈치뼈융기에 정지.
      b) 발의 발바닥굽힘과 무릎관절의 굽힘. 발을 고정하면 종아리를 뒤쪽으로 당긴다.
      c) 정강신경
   ② Soleus(가자미근=넙치근)
      a) 정강뼈 뒷면과 종아리뼈 안쪽모서리에서 기시하여 발꿈치뼈융기에 정지.
      b) 비복근(장딴지근)과 같은 작용.
      c) 정강신경
2) Plantaris(족척근→장딴지빗근)
   ① Gastrocnemius(비복근→장딴지근)
      a) 넙다리뼈 가쪽위관절융기에서 기시하여 발꿈치뼈융기에 정지.
      b) 종아리세갈래근을 돕는다.

※ 종아리세갈래근은 발꿈치힘줄(tendocalcaneus=Achilles tendon)을 이룸.
종아리세갈래근은 일상 보행시에 발뒤꿈치를 올리는 작용을 하고 있는데, 발끝으로 서는 자세를 취하면 힘살의 수축, 비후가 명확히 관찰된다.

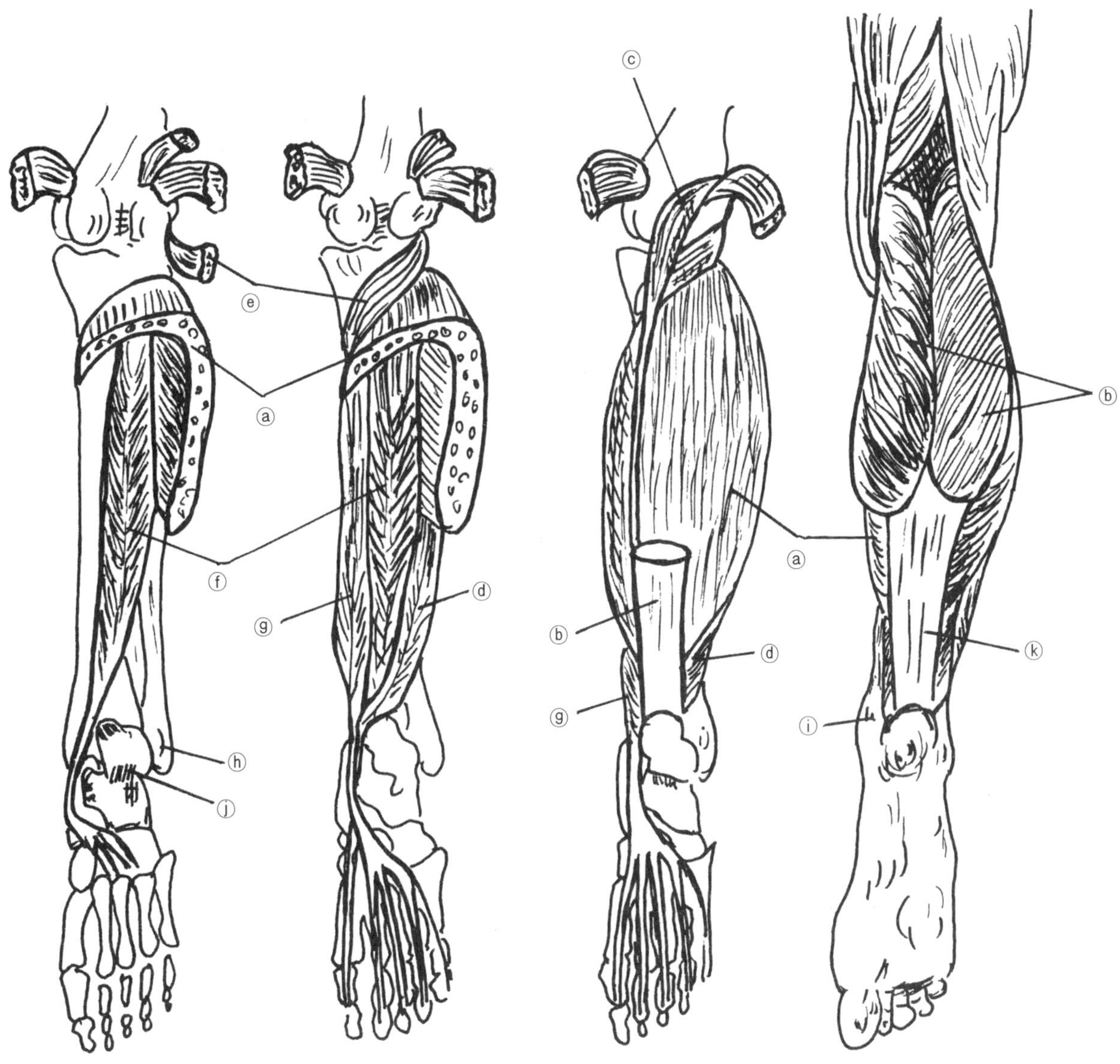

25. 발의 근육(Muscles of the foot)

( ) 1. Doraal surface(족배면→발등면)
( ) 2. Plantar surface first layer(족저면 제1층→발바닥면 첫째층)
( ) 3. Plantar surface second layer(족저면 제2층→발바닥면 둘째층)
( ) 4. Plantar surface third layer(족저면 제3층→발바닥면 셋째층)
( ) 5. Plantar surface fourth layer(족저면 제4층→발바닥면 넷째층)
( ) 6. Inferior extensor retinaculum(하신근지대→아래폄근지지띠)
( ) 7. Extensor digitorum brevis(단지신근→짧은발가락폄근)
( ) 8. Abductor hallucis(무지외전근→엄지벌림근)
( ) 9. Extensor hallucis brevis(단무지신근→짧은엄지폄근)
( ) 10. Abductor digiti minimi(소지외전근→새끼벌림근)
( ) 11. Interosseus(골간근→뼈사이근)
( ) 12. Flexor digitorum(단지굴근→짧은발가락굽힘근)
( ) 13. Tendon of flexor hallucis longus(장무지굴근건→긴엄지굽힘근힘줄)
( ) 14. Tendon of peroneus longus(장비골근건→긴종아리근힘줄)
( ) 15. Plantar aponeurosis(족척건막→발바닥널힘줄)
( ) 16. Lumbricals(충양근→벌레근)
( ) 17. Adductor hallucis(무지내전근→엄지모음근)
( ) 18. Tendon of flexor digitorum longus(장지굴근건→긴발가락굽힘근힘줄)
( ) 19. Flexor hallucis brevis(단무지굴근→짧은엄지굽힘근)
( ) 20. Flexor digiti minimi brevis(단소지굴근→짧은새끼굽힘근)
( ) 21. Dorsal interossei(배측골간근→등쪽뼈사이근)
( ) 22. Long plantar ligament(장족척인대→긴발바닥인대)
( ) 23. Plantar interossei(척측골간근→바닥쪽뼈사이근)

발의 근육 구분……발등근무리(짧은엄지폄근, 짧은발가락폄근)
발바닥근무리(엄지두덩근무리, 새끼두덩근무리, 발허리근무리)
발바닥의 4개 근층…제1층—엄지벌림근, 짧은발가락굽힘근, 새끼벌림근.
제2층—발바닥네모근, 벌레근.
제3층—짧은엄지굽힘근, 엄지모음근, 짧은새끼굽힘근, 새끼맞섬근.
제4층—발바닥뼈사이근, 등쪽뼈사이근.
가쪽번짐근(eversion)…긴종아리근, 짧은종아리근, 발가락폄근.
안쪽번짐근(inversion)…앞정강근, 뒤정강근, 발가락굽힘근.

뼈사이근의 위치와 작용

① 발바닥뼈사이근=ⓐ 3~5 발허리뼈 안쪽모서리, ⓑ 3~5 첫마디뼈바닥부, ⓒ 2지를 중심으로 3, 4, 5지 모음.
② 등쪽뼈사이근=ⓐ 1, 2, 3, 4, 5 발허리뼈 상대면, ⓑ 제1은 제2첫마디뼈 안쪽, 제2~4 첫마디뼈 가쪽, ⓒ 2지를 중심으로 3, 4, 5지 벌림.

넙다리삼각과 모음근과의 관계

넙다리삼각 - 넙다리앞면 윗부분에는 샅고랑인대, 넙다리빗근안쪽모서리, 긴모음근 안쪽모서리로 구성. 가쪽으로부터 넙다리신경 및 동·정맥이 지난다. 앞면에 엉덩두덩오목(넙다리동·정맥과 신경통과)
모음근관 - 긴모음근, 안쪽넓은근, 넙다리빗근으로 구성. 넙다리동·정맥과 두덩신경 통과.

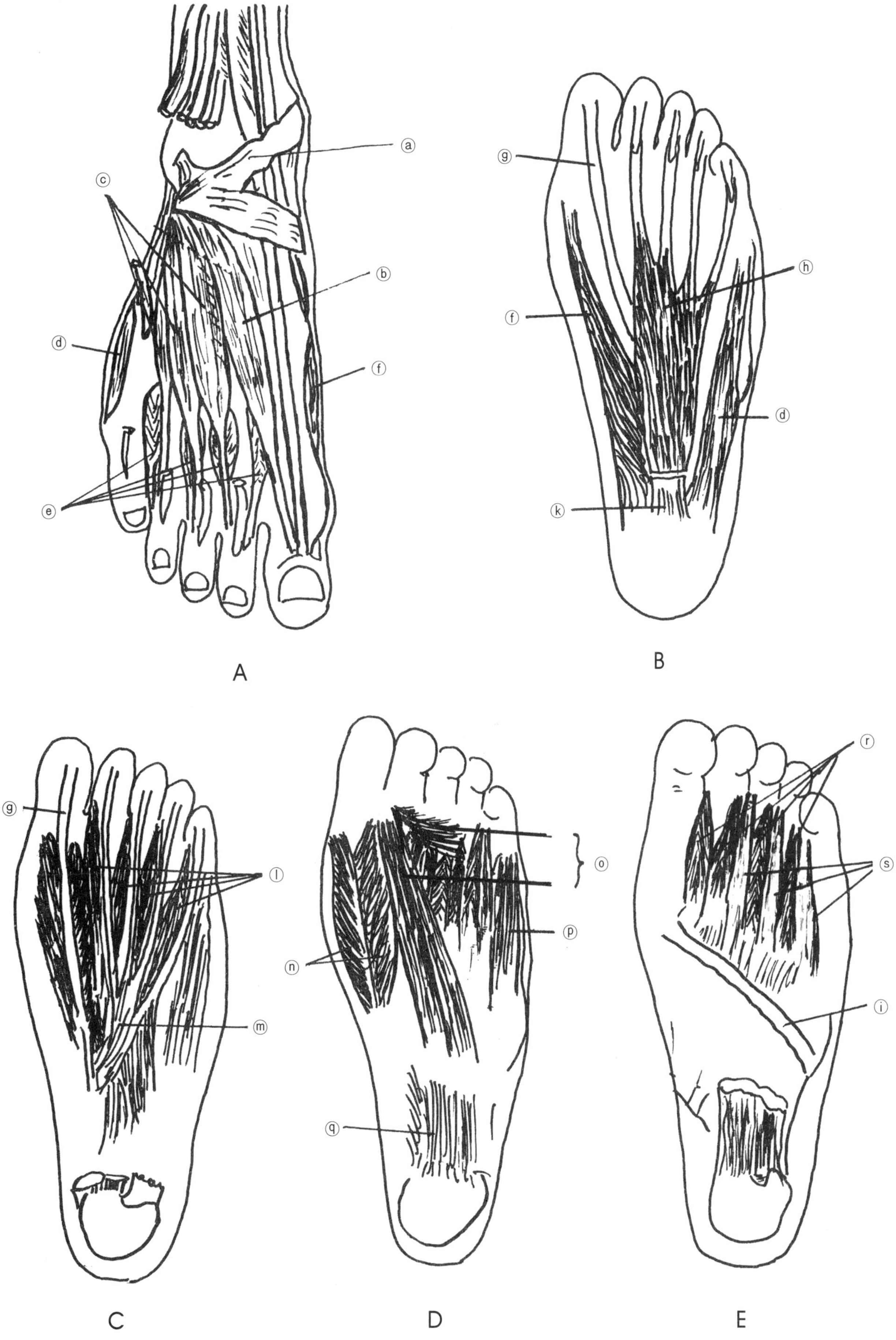
ⓐ
ⓑ
ⓒ
ⓓ
ⓔ
ⓕ
A
ⓖ
ⓗ
ⓕ
ⓓ
ⓚ
B
ⓖ
ⓛ
ⓜ
C
ⓞ
ⓟ
ⓝ
ⓠ
D
ⓡ
ⓢ
ⓘ
E

제5장 순환계통

Circulatory system

1. 순환계통(Circulatory system)의 모형도

( ) 1. Lung(폐→허파)
( ) 2. Right atrium(우심방→오른심방)
( ) 3. Right ventricle(우심실→오른심실)
( ) 4. Left atrium(좌심방→왼심방)
( ) 5. Left ventricle(좌심실→왼심실)
( ) 6. Liver(간장)
( ) 7. Digestive canal(소화관)
( ) 8. kidney(신장→콩팥)
( ) 9. Superior vena cava(상대정맥→위대정맥)
( ) 10. Inferior vena cava(하대정맥→아래대정맥)
( ) 11. Pulmonary trunk(폐동맥→허파동맥)
( ) 12. Pulmonary vein(폐정맥→허파정맥)
( ) 13. Aorta(대동맥)
( ) 14. Common carotid artery(총경동맥→온목동맥과)
( ) 15. Celiac trunk and mesenteric artery(복강동맥과 창자간막동맥)
( ) 16. Portal vein(문맥)
( ) 17. Hepatic vein(간정맥)
( ) 18. Renal artery(신동맥→콩팥동맥)
( ) 19. Renal vein(신정맥→콩팥정맥)
( ) 20. Internal external iliac artery(내외장골동맥→속 바깥엉덩동맥)
( ) 21. Internal external iliac vein(내외장골정맥→속 바깥엉덩정맥)
( ) 22. Circulation of upper half and skull of the body (머리, 상반신 영역의 순환)
( ) 23. Circulation of lower half and pelvis of the body (골반·하반신영역의 순환)
( ) 24. Lymphatic trunk(림프본간→림프줄기)
( ) 25. Lymphatic node(림프절)
( ) 26. Lymphatic vessel(림프관)

순환계
- 혈관계
  - 심장(heart)
  - 동맥(artery ; arteries)
  - 모세혈관(blood capillary ; blood capillaries)
  - 정맥(vein ; veins)
- 림프계
  - Lymphatic capillary
  - Lymphatic vessel
  - Lymph node
  - Thymus, spleen, tonsil

1) 전신순환(systemic circulation)…왼심실에서 시작하여 전신의 조직을 지나 다시 오른심방으로 들어오는 순환.
2) 폐순환(허파순환 pulmonary circulation)…오른심실에서 시작하여 허파를 거쳐 왼심방에 이르는 순환.
3) 문맥순환(portal circulation)…배안장기에서 간장(liver)에 유입.
4) 뇌순환(cerebra circulation)…전신순환에 속하며 동정맥은 각기 독립된 계통. 동맥은 속목동맥과 척추동맥(vertebral artery)의 두 계통이며, 정맥은 경질막정맥굴에 모여서 속목정맥에 유입된다.

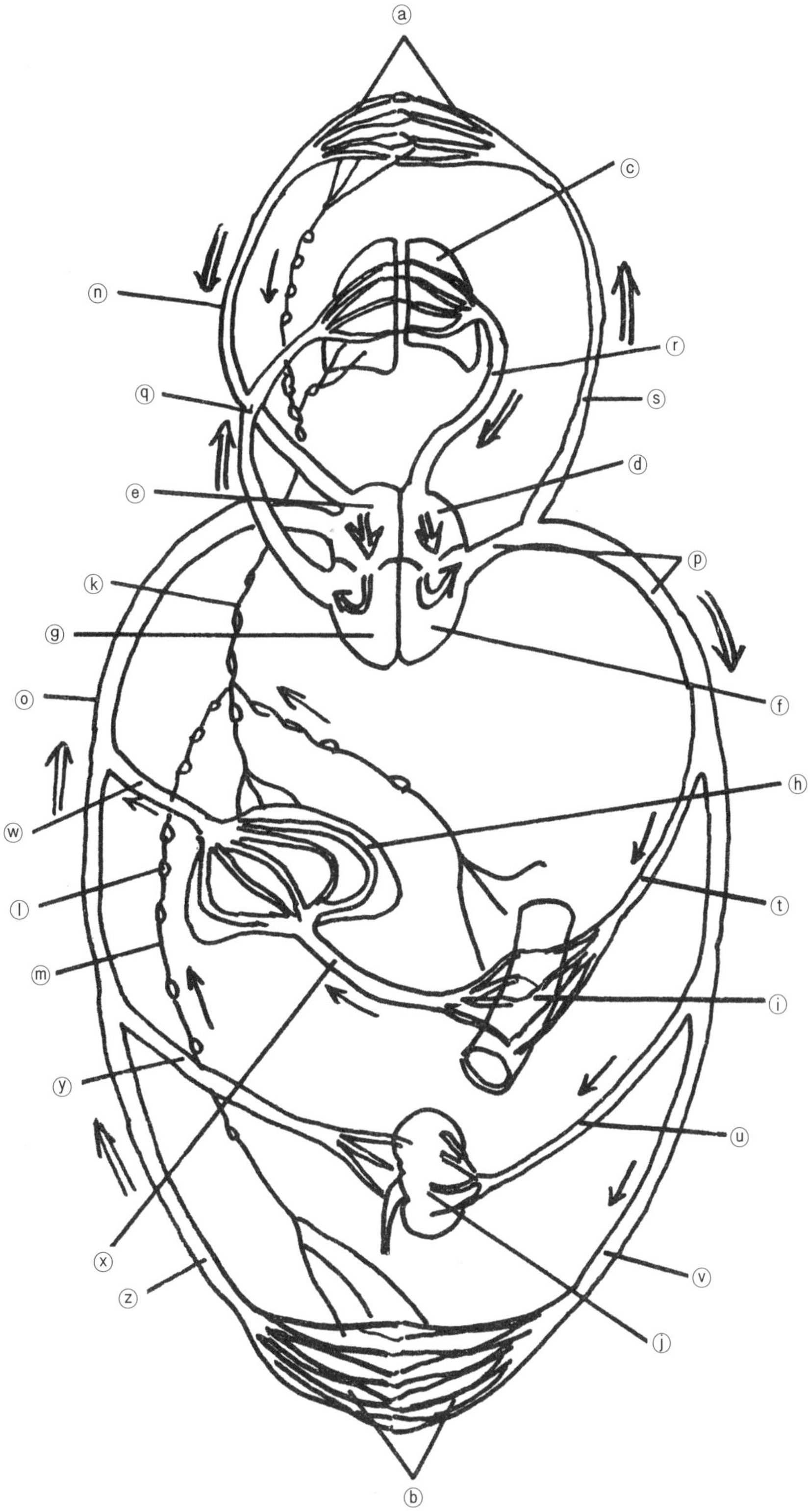

2. 혈관의 구조(Structure of blood vessels)

( ) 1. Vein(정맥)
( ) 2. Artery(동맥)
( ) 3. Capillary(모세혈관)
( ) 4. Ext. elastic membrane(외탄력막)
( ) 5. Endothelium(내피)
( ) 6. Int. elastic membrane(내탄력막)
( ) 7. Smooth muscle(평활근→민무늬근)
( ) 8. Fibrous connective tissue(섬유성결합조직)
( ) 9. Valves(판막)
( ) 10. Metarteriole(이행소동맥→모세혈관이전의 세동맥)
( ) 11. Precapillary sphincter(모세혈관앞괄약근)
( ) 12. Arteriole(소동맥→세동맥)
( ) 13. Artery(동맥)
( ) 14. Capillary(모세혈관)
( ) 15. Venule(소정맥→세정맥)
( ) 16. Vein(정맥)

Artery(동맥)

1) 동맥이란 심장에서 밀려나간 혈액을 모세혈관까지 운반하는 혈관.
2) 3층의 구조로
   a) 속막(intima)에 내피(endothelium)와 내탄력막.
   b) 중간간막(media)은 가장 두껍고 민무늬근.
   c) 바깥막(externa)은 결합조직섬유로 되고 외탄력막.

Vein(정맥)

1) 정맥이란 심장으로 들어오는 혈액이 들어 있는 혈관.
2) 3층의 구조는 동맥과 같으나, 근육층이 특히 얇고 연하다.
   특히 바깥막은 잘 발달되어 중간막보다 오히려 더 두껍고 사지에 있는 2mm 이상의 직경인 경우 곳곳에 정맥 판막이 있다.

Capillary(모세혈관)

1) 동맥과 정맥 사이 물질교환에 임하여
   a) 허파에 있는 모세혈관—O_2와 CO_2의 가스 교환.
   b) 전신순환에 있는 모세혈관—가스 교환 외에 영양물질과 대사산물의 교환.
2) 내피만 있고 그 아래쪽에 미약한 바닥막(basal lamina)이 있으며 군데군데에 바깥세포(pericyte)가 있다.
   (1) 동정맥문합…단축순환. 모세혈관 매개없이 세동정맥이 바로 이어짐.
   예 손가락, 발가락, 코끝, 음경.
   (2) 측부순환…굵은 혈관에서 혈류장애가 일어 났을 때 가지들이 서로 연결되어 순환재개.
   (3) 종동맥(end artery)…문합없이 극히 적은 동맥이 독립적으로 분포.
   예 뇌, 속귀, 허파, 간장, 콩팥, 지라, 심근, 갑상샘.

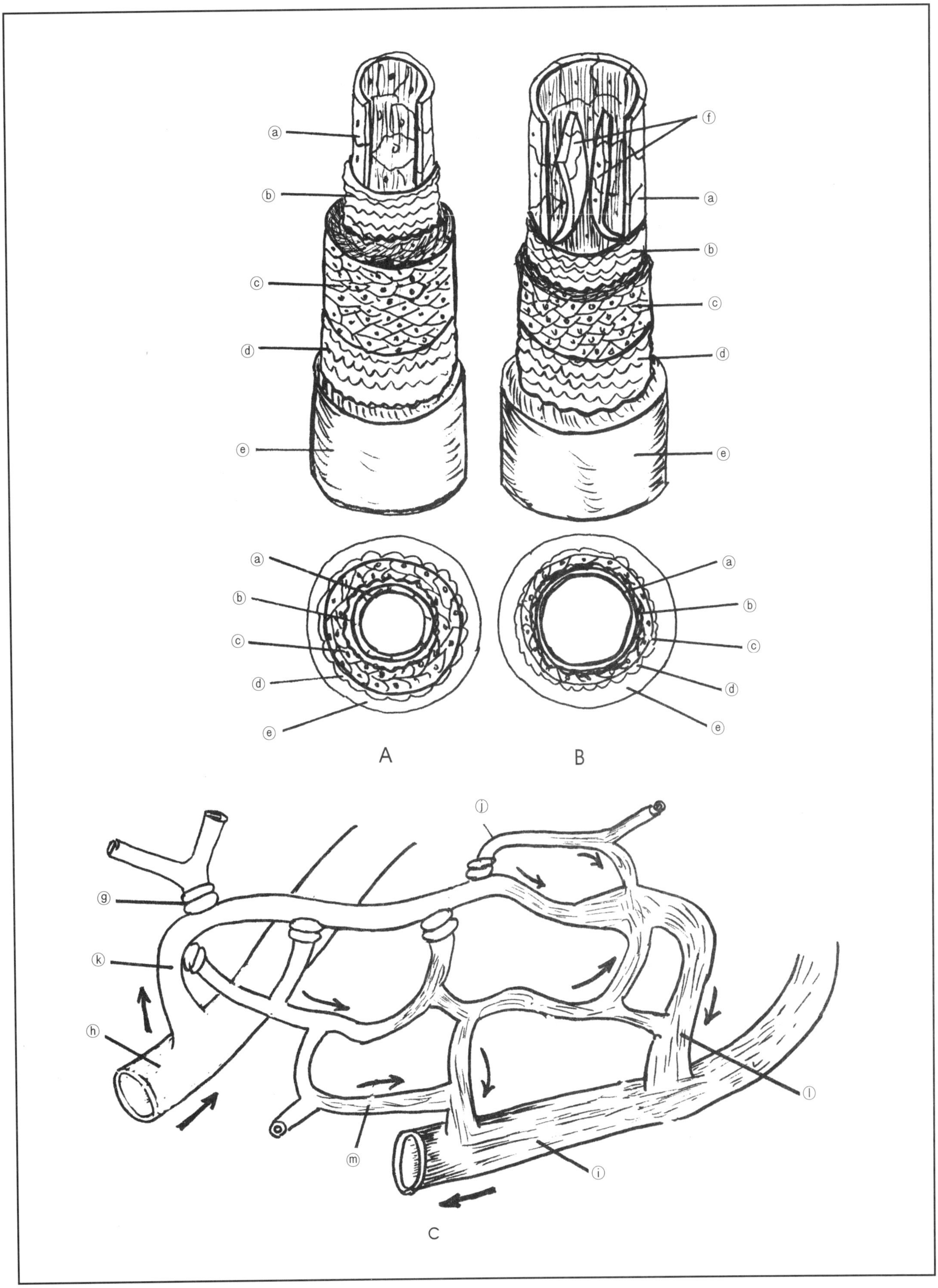
ⓐ
ⓑ
ⓒ
ⓓ
ⓔ
ⓕ
A
B
ⓖ
ⓗ
ⓘ
ⓙ
ⓚ
ⓛ
ⓜ
C

3. 심장(Heart)의 위치

( ) 1. Bicuspid valve(이첨판→왼심방심실판막)
( ) 2. Tricuspid valve(삼첨판→오른심방심실판막)
( ) 3. Pulmonary valve(폐동맥판→허파동맥판막)
( ) 4. Aortic valve(대동맥판→대동맥판막)
( ) 5. Aortic arch(대동맥궁→대동맥활)
( ) 6. Superior vena cava(상대정맥→위대정맥)
( ) 7. Right brachiocephalic vein(우완두정맥→오른팔머리정맥)
( ) 8. Diaphragm(횡격막→가로막)
( ) 9. Right ventricle(우심실→오른심실)
( ) 10. Left atrium(좌심방→왼심방)
( ) 11. Right atrium(우심방→오른심방)
( ) 12. Left ventricle(좌심실→왼심실)
( ) 13. Pulmonary trunk(폐동맥간→허파동맥줄기)

Heart(심장)

1) 혈액순환의 원동력, 혈액순환의 중추장기.
2) 심장은 원추상의 기관이며, 왼・오른허파 사이에 끼어 있고,
3) 가슴세로칸안의 심장막으로 싸여 있고 가로막에 얹혀 있다.
4) 크기는 남자 280~340g, 여자 230~280g.
   길이는 14cm, 최대폭 8~10cm, 두께는 6~8cm.
5) 심장은 제3~6갈비연골 사이에 위치하며 2/3가 왼쪽에 치우쳐 있다.
6) 심장바닥부위(base)는 오른쪽 뒤위쪽을 향하고 제2갈비뼈아래모서리 높이.
7) 심장꼭대기(apex)는 왼앞아래쪽으로 향하고 제5갈비사이근 높이에 있고 심장꼭대기, 박동의 촉지부로 이동.
8) 심장의 앞에는 복장뼈(sternum)가 있고 5~8등뼈 높이에 있다.
9) 심장은 두 겹의 심장막(pericardium)에 싸여있는 가슴안 관강성 기관(hollow organ)이다.
   2겹의 심장막…벽쪽막 - 가슴우리, 가로막, 복장뼈 일부(일명 심장막[pericardium]).
   장쪽막 - 심장표면을 싸고 있는 막(일명 깊은바깥막[epicardium]).
   벽쪽막과 장쪽막 사이에 심장막공간(pericardial cavity)이 형성되며 그 사이에 심장막액(pericardial fluid)이 있어 주위조직과 마찰을 방지하고 심장의 수축과 확장운동을 원활하게 한다.
10) 심장의 속안은 왼・오른심방과 왼・오른심실로 4개의 방으로 구획되어 있다.
11) 심장의 둘레는 3면으로 구분하며
   앞면을 복장갈비면(sternocostal surface)…복장뼈 및 갈비뼈로 향하는 면.
   아래면을 가로면(diaphragmatic surface)…가로막에 얹혀 있는 면.
   왼오른쪽면을 허파면(pulmonary surface)…왼오른 양 허파에 접하는 면.

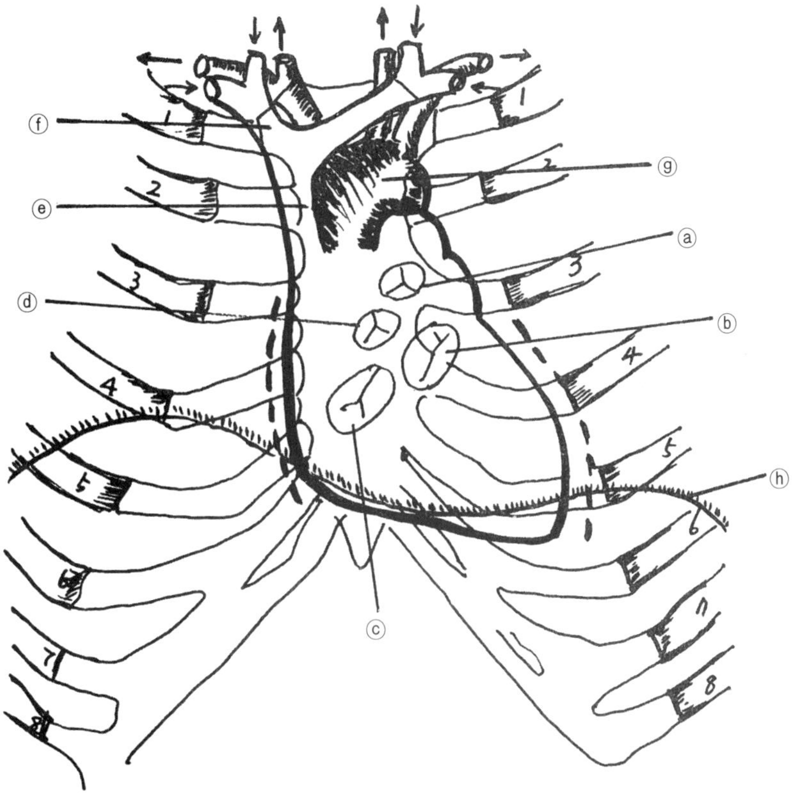

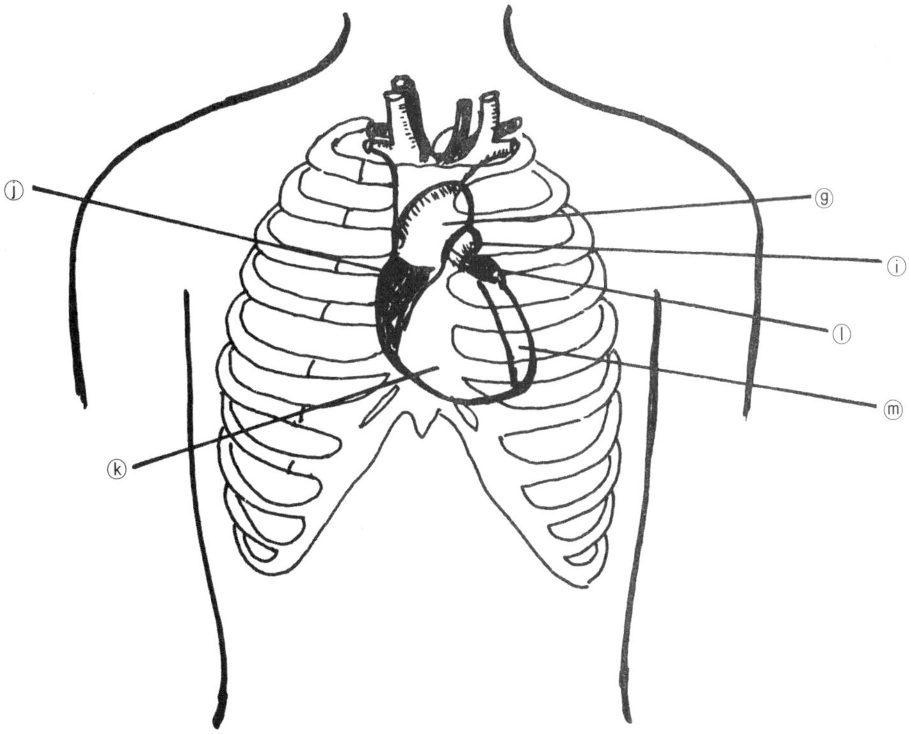

4. 심장(Heart)의 외부(바깥)구조

( ) 1. Anterior surface heart(심장앞면)
( ) 2. Posterior surface of hear(심장뒤면)
( ) 3. Superior vena cava(상대정맥→위대정맥)
( ) 4. Right coronary artery(우관상동맥→오른심장동맥)
( ) 5. Aortic arch(대동맥궁→대동맥활)
( ) 6. Pulmonary trunk(폐동맥간→허파동맥줄기)
( ) 7. Left coronary artery(좌관상동맥→왼심방동맥)
( ) 8. Anterior interventricular artery(전실간동맥→앞심실사이동맥)
( ) 9. Coronary sinus(관상정맥동→심장정맥굴)
( ) 10. Great cardiac vein(대심장정맥)
( ) 11. Right atrium(우심방→오른심방)
( ) 12. Right ventricle(우심실→오른심실)
( ) 13. Small cardiac vein(작은심장정맥)
( ) 14. Left atrium(좌심방→왼심방)
( ) 15. Left ventricle(좌심실→왼심실)
( ) 16. Left Pulmonary vein(좌폐정맥→왼허파정맥)
( ) 17. middle cardiac vein(중간심장정맥)
( ) 18. Right pulmonary v.(우폐정맥→오른허파정맥)
( ) 19. Right & Left pulmonary a.(우좌폐동맥→오른왼허파동맥)
( ) 20. Inferior vena cava(하대정맥→아래대정맥)

심장의 바깥구조(External structure of heart)

1) 심장윗쪽 1/3 부위에 가로로 달리는 방실사이고랑(coronary groove)이 있어 심방과 심실의 경계를 이루고 혈관 수용.
2) 심장은 혈액을 받아들이는 왼・오른심방과 혈액을 내보내는 왼・오른심실 등 4개의 방으로 되어 있다.
3) 복장갈비면과 가로면에 세로로 달리는 고랑. 앞・뒤심실사이고랑(anterior and posterior interventricular groove)이 있어 왼・오른심실을 경계하며 그곳으로 혈관도 지난다.
4) 왼・오른심방에 귀 모양의 왼・오른심방귀(left and right auricles)가 있다.
5) Arch of aorta(대동맥활)…제2갈비연골 높이에서 왼위쪽으로 굽어 제4등뼈에 이르는 부분으로, 팔머리동맥(brachiocephalic trunk), 왼온목동맥(left common carotid artery), 왼빗장밑동맥(left subclavian artery)이 기시한다.
6) 오른심방귀 전체와 오른심방의 대부분은 앞면에서 보이나 왼심방귀는 조금밖에 보이지 않는다. 발톱을 오무린 것처럼 왼・오른심방귀가 허파동맥과 위대동맥을 뒤쪽에서 꽉 잡고 있다.
7) 오른심방에는 위아래대정맥으로부터 2개의 혈관이 연결되며, 왼심방에는 왼・오른허파로부터 4개의 허파정맥(pulmonary vein)이 들어온다.

심장막(Pericardium)…심장은 2겹의 심장막에 싸여 있다.

1) 섬유성 심장막…좁은 의미의 심장막(벽쪽심장막)의 외표면상을 덮는 결합조직층=심장주머니, 가슴막, 가로막, 복장뼈 일부에 부착.
2) 장막성 심장막…심장바깥막의 표면과 좁은 의미의 심장막(장쪽심장막)의 내표면을 덮고 있다. 즉 심장의 표면을 싸고 있다.
   심장막강 pericardial cavity…섬유성 심장막(심장주머니)과 장막성 심장막(심바깥막) 사이에 있으며 심장주머니액이 있어 윤활작용을 한다.

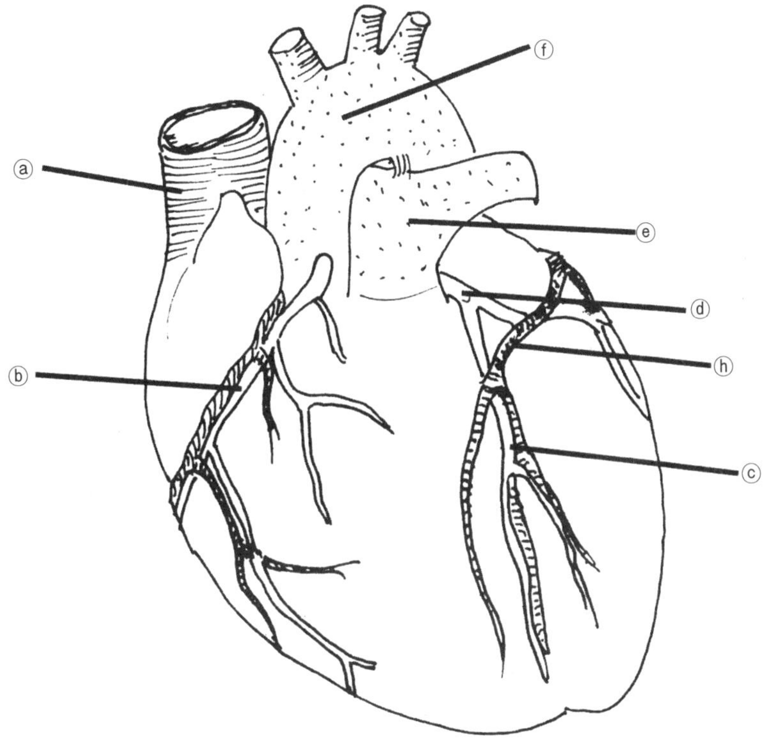

A

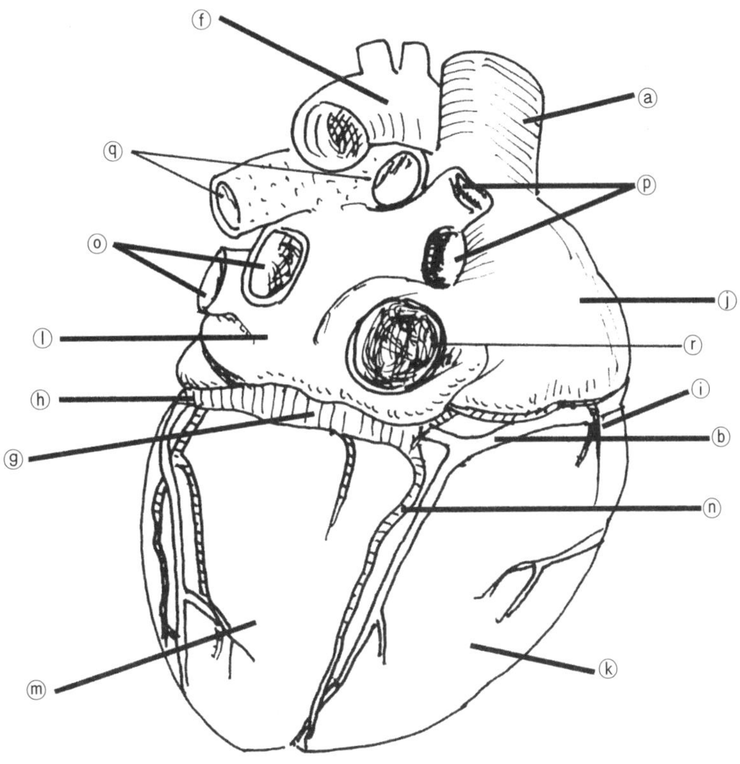

B

5. 심장의 내부구조(Internal structure of heart)

( ) 1. Aortic arch(대동맥궁→대동맥활)
( ) 2. Superior vena cava(상대정맥→위대정맥)
( ) 3. Left pulmonary artery(좌폐동맥→왼허파동맥)
( ) 4. Left pulmonary veins(좌폐정맥→왼허파정맥)
( ) 5. Pulmonary trunk(폐동맥간→허파동맥줄기)
( ) 6. Right atrium(우심방→오른심방)
( ) 7. Left atrium(좌심방→왼심방)
( ) 8. Left ventricle(좌심실→왼심실)
( ) 9. Inferior vena cava(하대정맥→아래대정맥)
( ) 10. Right ventricle(우심심→오른심실)
( ) 11. Tricuspid valve(삼천판→오른심방심실판막)
( ) 12. Bicuspid valve(이첨판→왼심방심실판막)
( ) 13. papillary muscle(유두근 →꼭지근)
( ) 14. Aortic valve(대동맥판→대동맥판막)
( ) 15. Pulmonary valve(폐동맥판→허파동맥판막)
( ) 16. Interventricular septum(심실사이중격)
( ) 17. Chordae tendineae(건삭→힘줄끈)

심장의 내부구조(Internal structure of heart)

1) Right atrium(우심방→오른심방)
① 심장의 오른쪽 뒤위쪽에 위치하며 전신의 정맥을 받아들인다.
② 위벽에 위대정맥, 뒤아래벽에 아래대정맥이 있어 전신의 혈액 유입.

2) Right ventricle(우심실→오른심실)
① 심장의 오른쪽 앞에 위치하며 오른심방에서 혈액을 받아 허파로 보낸다.

3) Left atrium(좌심방→왼심방)
① 심장의 왼편 뒤쪽에 위치하며 허파에서 가스 교환을 마친 동맥혈을 4개의 허파정맥을 통해 받아들이다.

4) Left ventricle(좌심실→왼심실)
① 심장꼭대기를 구성하며 대동맥을 통해 전신에 동맥혈을 보낸다.
② 왼심실벽은 오른심실벽보다 3배 가량 더 두껍다.

심장의 판막(Valves of heart)

심장판막은 2종 4개

1) **방실판막**(atrioventricular valve→심방심실판막)
① Bicuspid valve(이첨판) (mitral valve=승모판막→왼심방심실판막)
왼심방과 왼심실 사이 판막(왼방실구멍에 있다)
② Tricuspid valve(삼천판→오른심방심실판막)
오른심방과 오른심실 사이 판막(오른방실구멍에 있다)

2) **반월판**(semilunar valve→반달판막)
3개의 판막으로 되어 있으며, 판막모양이 반달모양.
③ Aortic valve(대동맥판→대동맥판막)
왼심실과 대동맥 사이 판막(대동맥구멍에 있다)
④ Pulmonary valve(허파동맥판→허파동맥판막)
오른심실과 허파동맥 사이 판막(허파동맥구멍에 있다)

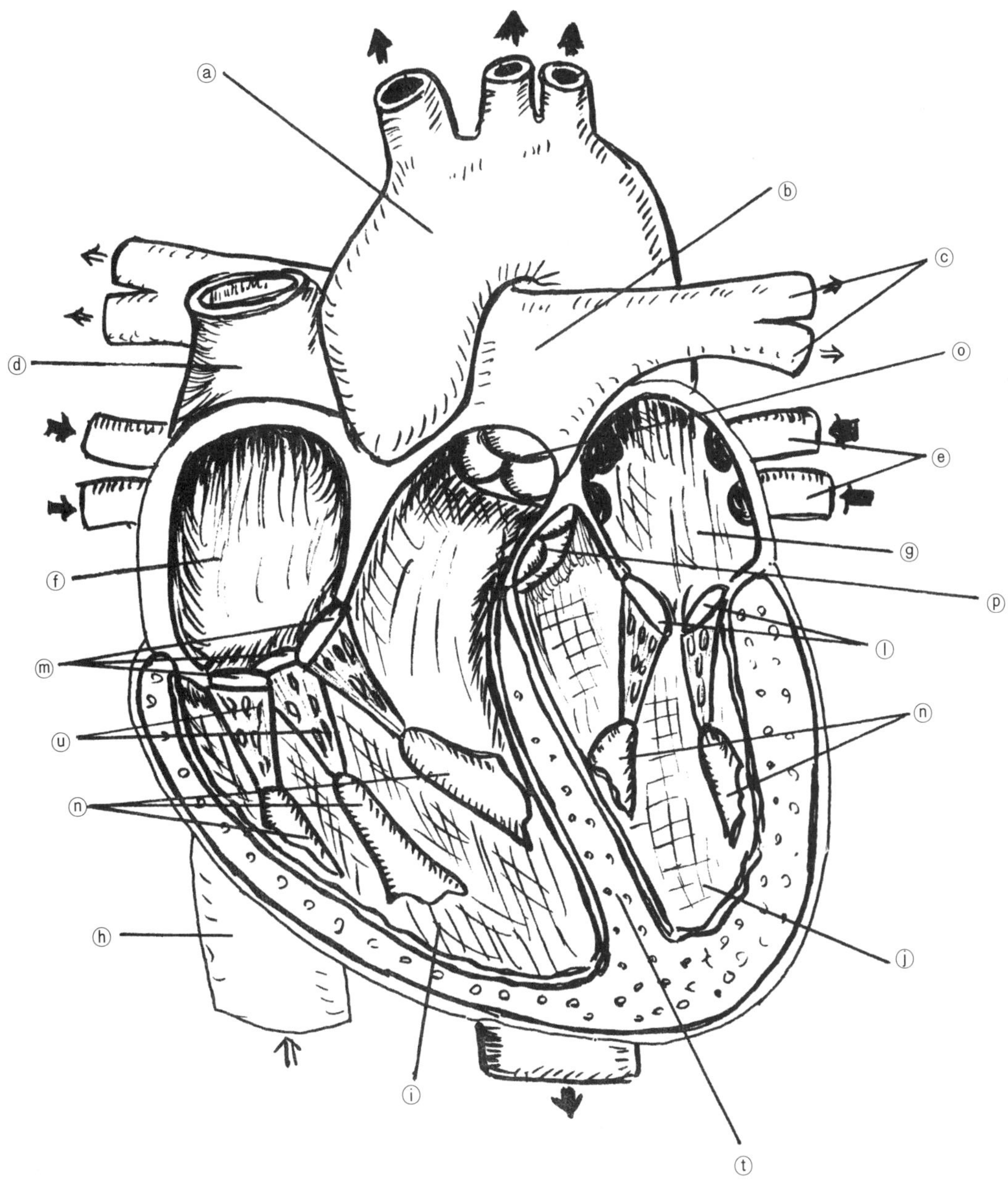

6. 심장의 자극전도계(Cardiac conduction system)

( ) 1. Internodal tracts(방실결절사이전도로)
( ) 2. S-A(sinoatrial) node(동방결절→굴심방결절)
( ) 3. Right atrium(우심방→오른심방)
( ) 4. A-V(atrioventricular) node(방실결절)
( ) 5. Papillary muscle(유두근→꼭지근)
( ) 6. A-V(His)bundle(방실속→방실다발=His속)
( ) 7. Purkinje fibers(푸르키니에 섬유)
( ) 8. Left atrium(좌심방→왼심방)

자극전도계(Conducting system)란 심방과 심실에 일정한 순서로 율동적으로 자극을 전달하는 특수한 심장근섬유. 심근세포는 신경의 자극없이 자율적으로 수축하는 능력이 있다.

1) Sinoatrial node(S-A node, 동방결절→굴심방결절)
자극 발생의 향도잡이로, 위대정맥 개구부 앞쪽에 위치. 왼・오른심방 수축.
굴심방결절은 전도계통에서 흥분도가 가장 높은 곳이다.

2) Atrioventricular node(A-V node, 방실결절)
오른심방의 심장정맥굴 앞에 위치, 오른심방으로부터 전도되어 온 흥분을 방실다발에 전달.

3) Atrioventricular bundle(A-V bundle= His bundle=방실다발)
심실중격 위에서 왼・오른쪽으로 나뉘어 왼・오른심실의 꼭지근까지 퍼진다.
방실줄기는 심방벽과 심실벽을 연락하여 흥분을 심방에서 심실로 전도.
심방과 심실을 연락하는 유일한 자극전도계.

4) Purkinje's fiber(푸르키니에 섬유)
방실다발의 근섬유가 분지하여 심장근육에 분포된 가지를 통틀어 칭한다.

※ 자극전도계의 순서는 S-A node→A-V node→A-V bundle→Purkinje's fiber
제1단계 향도잡이→굴심방결절, 제2단계 향도잡이→방실결절.

부 위	흥분전도속도	부 위	흥분전도속도
굴심방결절	0.05m/sec	심방근과 심실근	1m/sec
방실결절	0.05m/sec	방실다발 가지	4m/sec
방실다발	1m/sec	푸르키니에 섬유	5m/sec

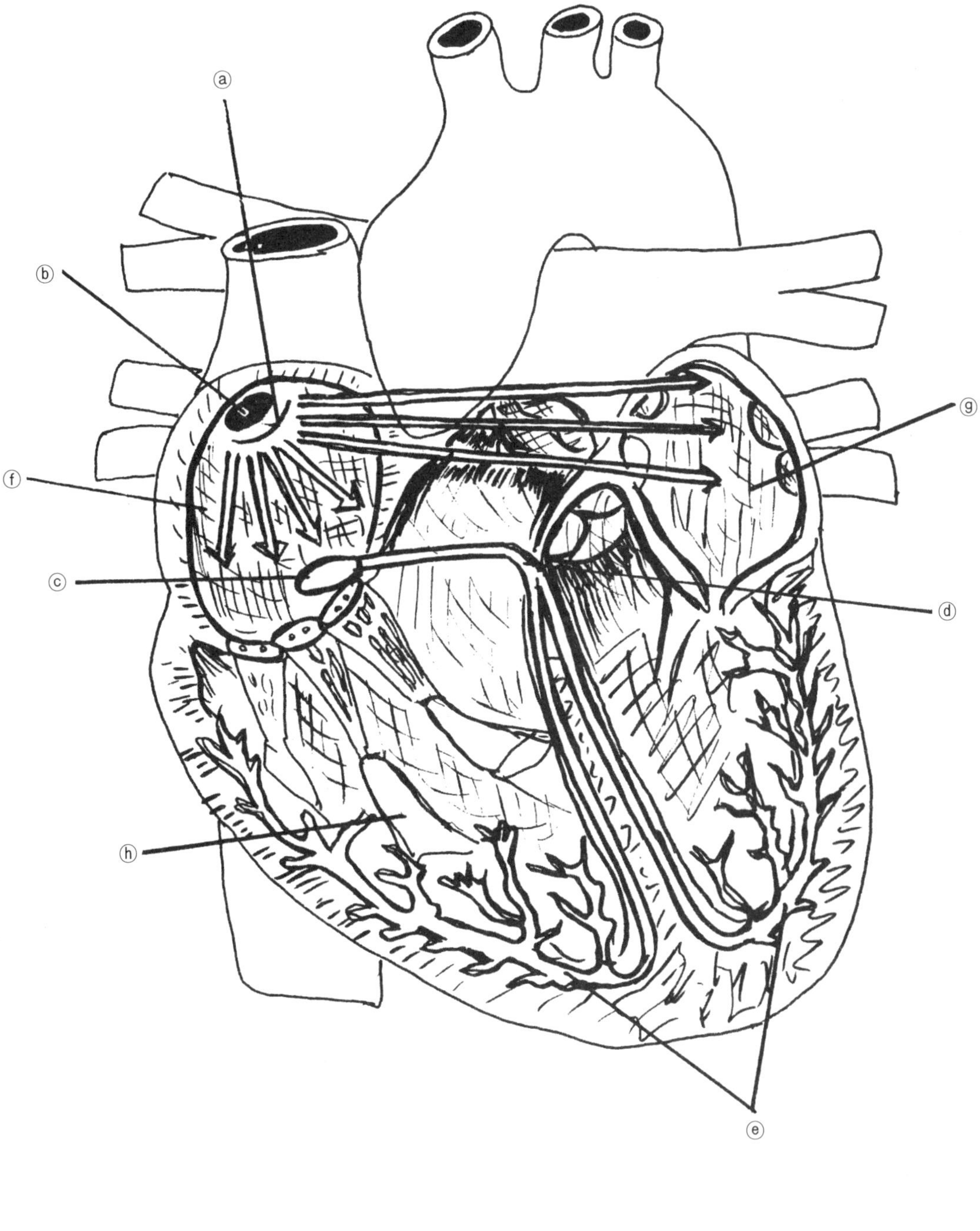

7. 심장의 심장동맥 순환(Coronary circulation of the heart)

( ) 1. Right auricle(우심이→오른심방귀)

( ) 2. Right ventricle(우심실→오른심실)

( ) 3. Right coronary artery(오른심장동맥)

( ) 4. Circumflex branch(회선지→휘돌이가지)

( ) 5. Posterior interventricular branch(후실간지→뒤심실사이가지)

( ) 6. Anterior interventricular branch(전실간지→앞심실사이가지)

( ) 7. Left atrium(왼심방)

( ) 8. Left ventricle(왼심실)

( ) 9. Left coronary artery(왼심장동맥)

( ) 10. Great cardiac vein(큰심장정맥)

( ) 11. Middle cardiac vein(중심장정맥)

( ) 12. Small cardiac vein(작은심장정맥)

( ) 13. Coronary sinus(심장정맥굴)

( ) 14. Anterior cardiac vein(앞심장정맥)

( ) 15. Marginal vein(연지→주위가지)

( ) 16. Oblique vein(사정맥→경사정맥)

심장의 혈관(Blood vessel of heart)

심장은 쉬지 않고 박동을 하고 있으며 심장 자체의 영양공급에 필요한 혈관을 따로 지닌다.

1) Arteries of heart(심장의 동맥)
   a) Left coronary a.(왼심장동맥)…대동맥 초부에서 기시. 앞심실사이고랑을 따라 앞심실사이동맥(ant. interventricular a.)으로 되어 심장의 복장갈비면에 분포.
   b) Right coronary a.(오른심장동맥)…대동맥 초부에서 기시. 뒤심실사이고랑을 따라 뒤심실사이동맥(post. interventricular a.)으로 되어 주로 가로면에 분포.
2) Veins of heart(심장의 정맥)
   a) Great cardiac v.(큰심장정맥)…심장꼭대기에서 앞심실사이동맥을 따라 돌아온다.
   b) Middle cardiac v.(중간심장정맥)…뒤심실사이동맥에서 따라온다.
   c) Small cardiac v.(작은심장정맥)…방실사이고랑을 오른쪽으로 돌아 뒤로 간다.
   ⓐ, ⓑ, ⓒ가 방실사이고랑의 뒤쪽에 있는 심장정맥굴에 주입.
3) 심장정맥은 심장동맥과 달리 심장주위에 완전한 관을 형성하지 않기 때문에 심장정맥이라고 하지는 않는다. 심장정맥은 일반적으로 심장동맥과 나란히 지나간다.

※ 그림 가운데 점선은 심장 뒤면의 혈관을 표시한 것이다.

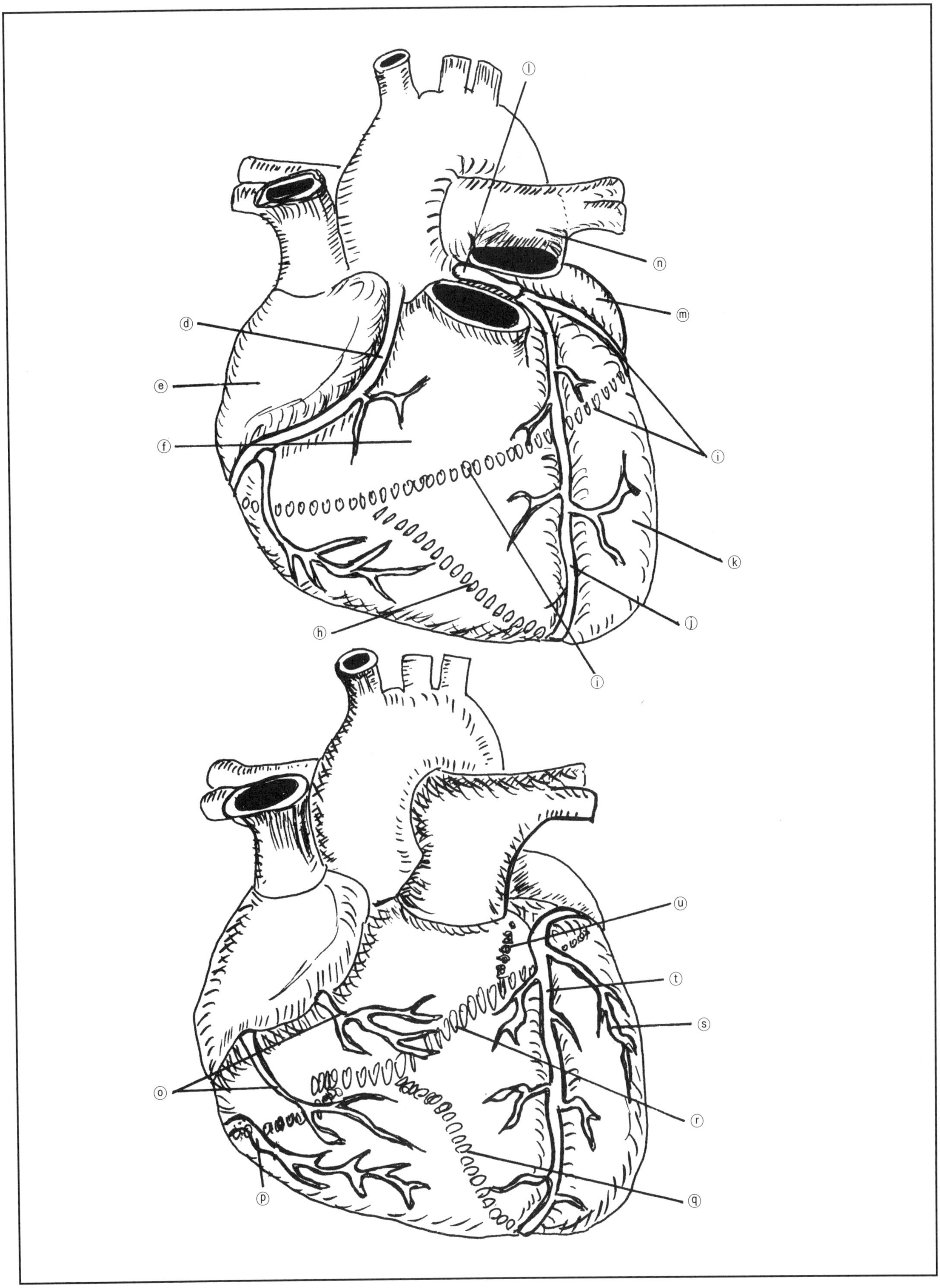

8. 폐(허파) 순환(Pulmonary circulation)

( ) 1. Right lung(우폐→오른허파)
( ) 2. Left lung(좌폐→왼허파)
( ) 3. Right atrium(우심방→오른심방)
( ) 4. left atrium(좌심방→왼심방)
( ) 5. Left ventricle(좌심실→왼심실)
( ) 6. Right ventricle(우심실→오른심실)
( ) 7. Aorta(대동맥)
( ) 8. Superior vena cava(상대정맥→위대정맥)
( ) 9. Inferior vena cava(하대정맥→아래대정맥)
( ) 10. Pulmonary trunk(폐동맥간→허파동맥줄기)
( ) 11. Right pulmonary artery(우폐동맥→오른허파동맥)
( ) 12. Left pulmonary artery(좌폐동맥→왼허파동맥)
( ) 13. Right pulmonary capillaries(우폐모세혈관→오른허파모세혈관)
( ) 14. Left pulmonary capillaries(왼허파모세혈관)
( ) 15. Left pulmonary vein(왼허파정맥→왼허파정맥)
( ) 16. Right pulmonary vein(우폐정맥→오른허파정맥)
( ) 17. 전신순환에서 오는 정맥혈
( ) 18. 전신순환으로 나가는 동맥혈

1) 허파동맥(Pulmonary artery)

폐동맥간(허파동맥줄기)…분지 부분을 구별할 때 사용되며, 그렇지 않을 때는 허파동맥으로 사용.

허파동맥줄기(pulmonary trunk) ─┬ Left pulmonary artery ─┬ 허파
　　　　　　　　　　　　　　　　└ Right pulmonary artery ─┘

① 오른허파동맥→왼허파동맥보다 더 길고 크다(굵기 2~3cm).
오른허파문에서 위엽, 중간엽, 아래엽으로 분지.
② 왼허파동맥→왼허파문에서 위엽, 아래엽으로 분지.

2) 허파정맥(Pulmonary vein)

허파정맥은 왼·오른쪽 각각 2가닥씩 4개가 허파문에서 나와 수평으로 왼심방으로 유입.
① 오른허파정맥→왼허파정맥보다 길다. 위대정맥과 오름대동맥 뒤가쪽을 지나 왼심방에 유입.
② 왼허파정맥→왼허파동맥밑, 가슴큰대동맥 앞을 지나 왼심방에 유입.

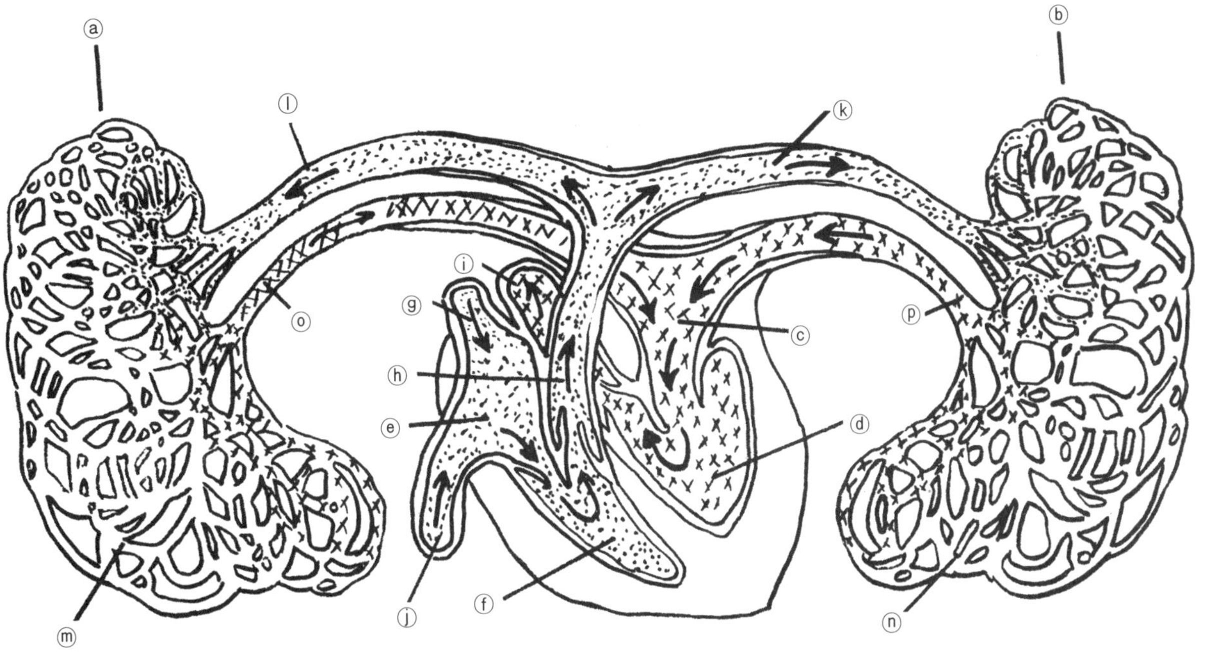

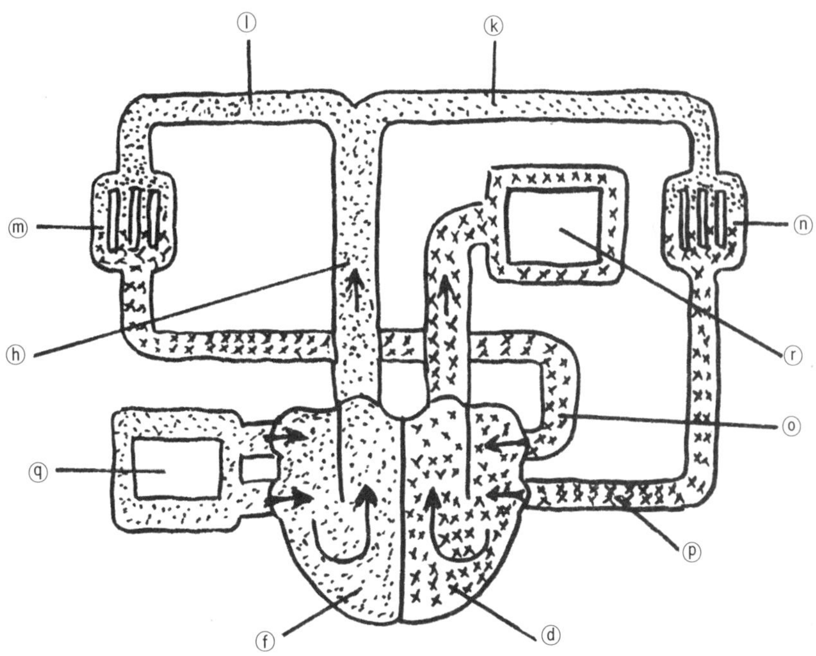

9. 전신순환의 주요 동맥

( ) 1. Ascending aorta(상행대동맥→오름대동맥)
( ) 2. Arch of aorta(대동맥궁→대동맥활)
( ) 3. Brachiocephalic a.(완두동맥→팔머리동맥)
( ) 4. Left commoncarotid a.(좌총경동맥→왼온목동맥)
( ) 5. Left subclavian a.(좌쇄골하동맥→왼빗장밑동맥)
( ) 6. Right vertebral a.(우추골동맥→오른척추동맥)
( ) 7. Right subclavian a.(우쇄골하동맥→오른빗장밑동맥)
( ) 8. Right commoncarotid a.(우총경동맥→오른온목동맥)
( ) 9. Left brachial a.(좌상완동맥→왼위팔동맥)
( ) 10. Right radial a.(우요골동맥→오른노동맥)
( ) 11. Right ulnar a.(우척골동맥→오른자동맥)
( ) 12. Diaphragm(횡격막→가로막)
( ) 13. Celiac a.(복강동맥)
( ) 14. Abdominal aorta(복대동맥→배대동맥)
( ) 15. Right common iliac a.(우총장골동맥→오른온엉덩막동맥)
( ) 16. Right external iliac a.(우외장골동맥→오른바깥엉덩동맥)
( ) 17. Left internal iliac a.(좌내장골동맥→왼속엉덩동맥)
( ) 18. Right femoral a.(우대퇴동맥→오른넙다리동맥)
( ) 19. Left popliteal a.(좌슬와동맥→왼오금동맥)
( ) 20. Left anterior tibial a.(좌전경골동맥→왼앞정강동맥)
( ) 21. Left posterior tibial a.(좌후경골동맥→왼뒤정강동맥)
( ) 22. Left peroneal a.(좌비골동맥→왼종아리동맥)
( ) 23. Left dorsalis pedis a.(좌족배동맥→왼발등동맥)

혈 관	가 지	중요분포부위
① 상행대동맥(오름대동맥) →	심장동맥(Coronary a.)	심장
② 대동맥궁(대동맥활)	팔머리동맥(Brachiocepharic a.)	오른쪽위가지 및 머리목부위
	왼온목동맥(L. common earotid a.)	왼쪽머리목부위
	왼빗장밑동맥(L. subclavian a.)	왼쪽위가지
③ 하행대동맥(내림대동맥)		
a) 흉대동맥(가슴대동맥) →	갈비사이동맥(intercostal a.)으로	가슴벽양육
b) 복대동맥(배대동맥)	허리동맥(Lumbar a.)	뒤복벽, 앞배근, 척수에 분포
	복강동맥(Celiac a.)	왼위동맥, 온간동맥, 지라동맥
	위창자간막동맥(Sup. mesenteric a.)	
	신장동맥(Renal a.)	콩팥
	아래창자간막동맥(Inf. mesenterica a.)	
	고환동맥(Testicular a.)	고환
	난소동맥(Ovariaan a.)	난소

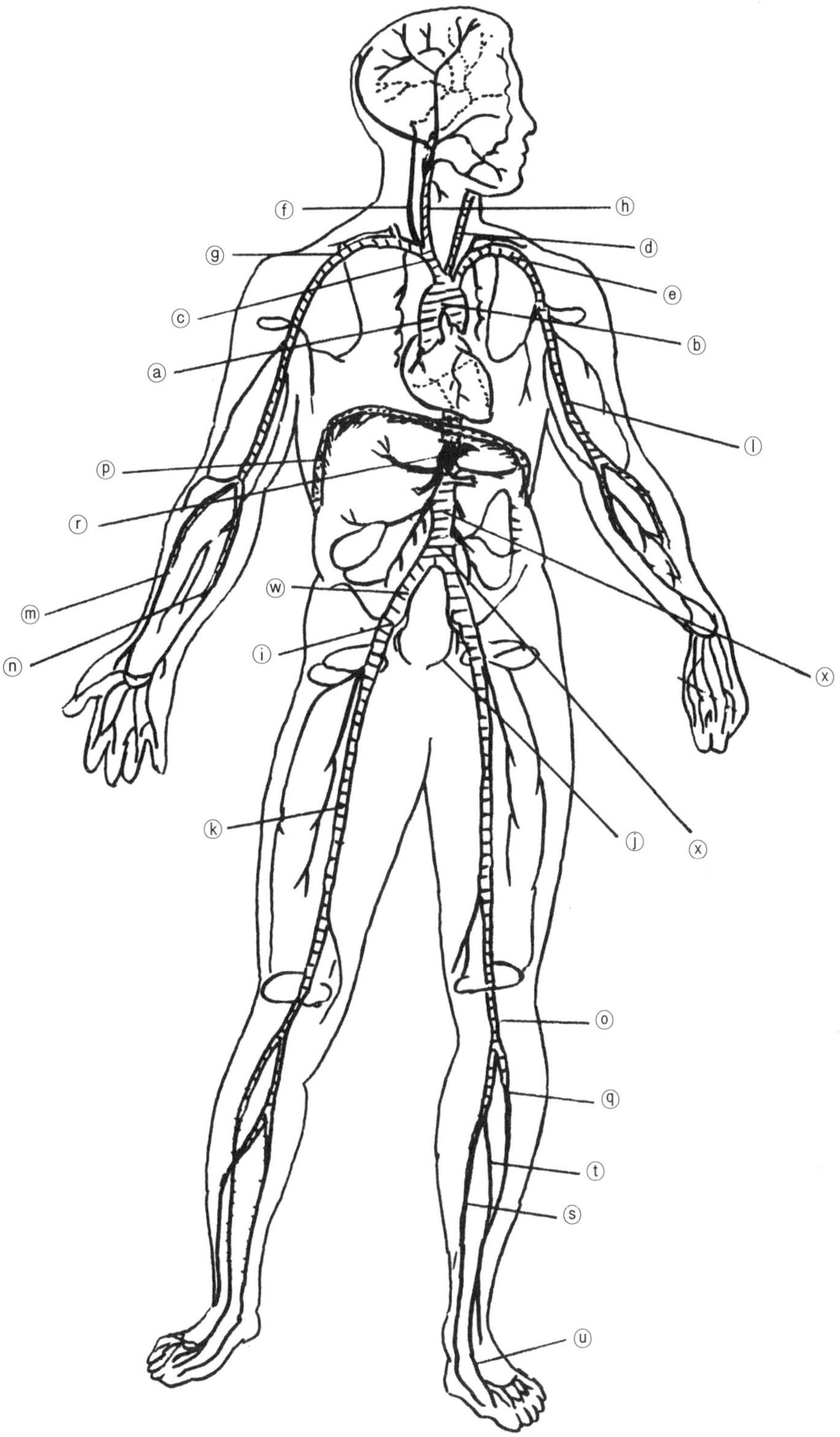

10. 두경부(머리, 목부위)의 동맥(Arteries of the head and neck)

( ) 1. Clavicle(쇄골→빗장뼈)
( ) 2. 1st rib(제1늑골→첫째갈비뼈)
( ) 3. Brachiocephalic trunk(완두동맥→팔머리동맥)
( ) 4. Right subclavian a.(우쇄골하동맥→오른빗장밑동맥)
( ) 5. Right common carotid a.(우총경동맥→오른온목동맥)
( ) 6. Internal thoracic a.(내흉동맥→속가슴동맥)
( ) 7. Vertebral a.(추골동맥→척추동맥)
( ) 8. Deep cervical a.(심경동맥→깊은목동맥)
( ) 9. Internal carotid a.(내경동맥→속목동맥)
( ) 10. External carotid a.(외경동맥→바깥목동맥)
( ) 11. Occipital a.(후두동맥→뒤통수동맥)
( ) 12. Facial a.(안면동맥→얼굴동맥)
( ) 13. Superior thyroid a.(상갑상선동맥→위갑상샘동맥)
( ) 14. Superficial temporal a.(천측두동맥→얇은관자동맥)
( ) 15. Thyrocervical artery(갑상경동맥→갑상목동맥)
( ) 16. Posterior auricular a.(후이개동맥→뒤귀바퀴동맥)

머리와 목에 분포하는 동맥은 온목동맥이 속 및 바깥목동맥으로 분지.

Common carotid artery(총경동맥→온목동맥)

왼쪽 것은 직접 대동맥활에서 분지하나 오른쪽 것은 팔머리동맥에서 분지하며 다시 속목동맥과 바깥목동맥으로 분지한다.

External carotid artery(외경동맥→바깥목동맥)

① Superior thyroid a.(위갑상샘동맥)…갑상샘과 뒤통수 위쪽에 분포.
② Lingual a.(혀동맥)…혀에 분포.
③ Facial a.(얼굴동맥)…얼굴근육을 포함하여 얼굴에 분포(위아래입술동맥분지→눈구석동맥이 된다)눈구석동맥은 코등동맥과 문합.
④ Occipital a.(뒤통수동맥)…뒤통수부위와 마루부위에 분포.
⑤ Posterior auricular a.(뒤귀바퀴동맥)…이하선, 귀바퀴 및 뒤통수부위에 분포.
⑥ Superficial temporal a.(얕은관자동맥)…바깥목동맥의 종말지로, 귀밑샘과 얼굴부위의 가쪽근육 및 마루부위에 분포.
⑦ Maxillary a.(위턱동맥)…관자아래우묵, 위턱, 코안, 입천장, 뇌경질막 및 고실 등에 분포.
※ Middle meningeal artery(중간뇌막동맥)…위턱동맥에서 나비뼈의 뇌막동맥구멍(formen spinosum)으로부터 머리뼈공간으로 들어가서 뇌경질막에 분포. 손상시 출혈.

팔머리동맥(Brachiocephalic trunk)

대동맥활의 3가지 중 가장 굵고 오른온목동맥과 오른빗장밑동맥으로 갈라진다.
온목동맥→머리의 주관동맥. 빗장밑동맥→상지(팔)의 주관동맥.

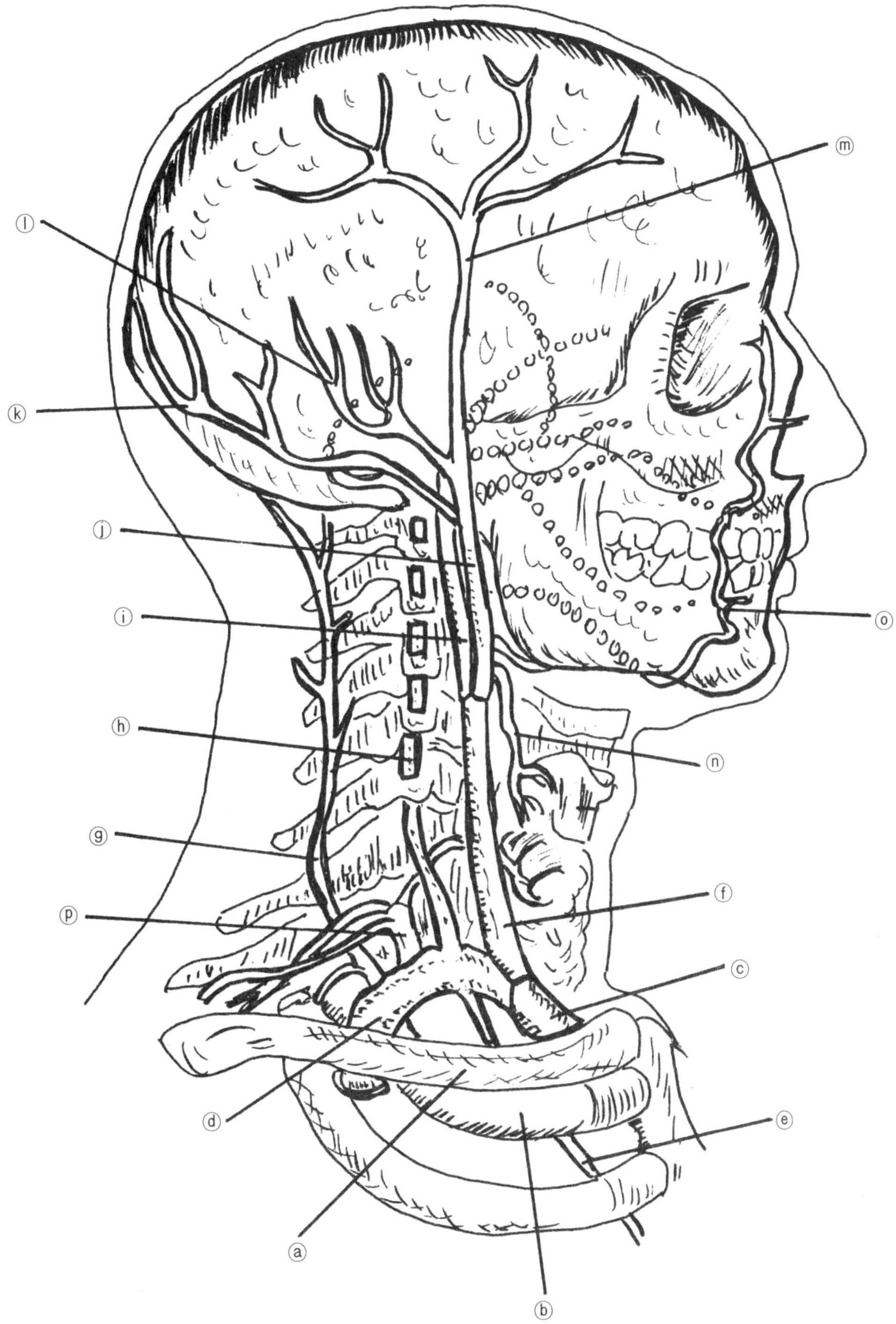

11. 뇌의 동맥분포(Arterial supply of the brain)

( ) 1. Internal carotid a.(내경동맥→속목동맥)
( ) 2. Anterior cerebral a.(전대뇌동맥→앞대뇌동맥)
( ) 3. Anterior communicating a.(전교통동맥→앞교통동맥)
( ) 4. Middle cerebral a.(중간대뇌동맥)
( ) 5. Vertebral a.(추골동맥→척추동맥)
( ) 6. Basilar a.(뇌저동맥→뇌바닥동맥)
( ) 7. Posterior cerebral a.(뒤대뇌동맥)
( ) 8. Posterior communicating a.(뒤교통동맥)
( ) 9. Olfactory bulb(후구→후각망울)
( ) 10. Superior cerebellar a.(위소뇌동맥)
( ) 11. Anterior spinal a.(전척수동맥→앞척수동맥)

Cerebral arterial circle (대뇌동맥륜→대뇌동맥고리=윌리스 써클(Willis circle)

속목동맥에서 앞대뇌동맥과 연결에 의해 이룬 앞교통동맥, 중대뇌동맥과 속목동맥이 앞 및 중간대뇌동맥으로 나뉘기 전 분지하는 뒤교통동맥, 척추동맥에서 뒤대뇌동맥 등이 서로 고리를 이루어 뇌에 혈액순환을 신속히 그리고 고루 조절하는 데 기여하고 있다.

Internal carotid artery (내경동맥→속목동맥)

① Ophthalmic a.(눈동맥)…안구와 눈물샘 등에 주로 분포하고, 일부는 이마, 콧등 및 벌집뼈 등에 분포.
② Anterior cerebral a.(앞대뇌동맥)…대뇌의 이마엽, 마루엽의 안쪽면에 분포.
③ Middle cerebral a.(중간대뇌동맥)…가장 큰 대뇌동맥이며 대뇌 가쪽 피질에 분포.
※ 뇌출혈(cerebral hemorrhage)을 일으키기 쉬운 혈관.
④ Posterior communicating a.(뒤교통동맥)…앞·중간대뇌동맥으로 나누기 전 분지하는 가는 동맥. 뒤대뇌동맥과 연결.
⑤ Anterior communicating a.(앞교통동맥)…왼오른 앞대뇌동맥이 시신경교차 앞에서 교통.
※ 속목동맥은 온목동맥에서 분지하여 목동맥관(carotid cannal)속을 통과하여 머리뼈안으로 들어간다. 속목동맥은 목부위에서 분지하지 않으며 대뇌의 앞부분, 눈확의 내용물, 코안, 이마 등에 분포.
※ **임상에서 속목동맥의 경과를 4부로 구분**
① 목부위…목빗근, 넓은목근에 덮여서 오르는 부위.
② 바위모뿔부위(목동맥관부위)…관자뼈의 바위부위 중에서 목동맥관속 부위.
③ 해면정맥굴부위…나비뼈의 터어키안 양측에서 목동맥고랑을 따라 앞쪽으로 달리는 부위.
④ 뇌부위…위쪽으로 경질막을 관통하여 뇌동맥으로 분기하는 부분.

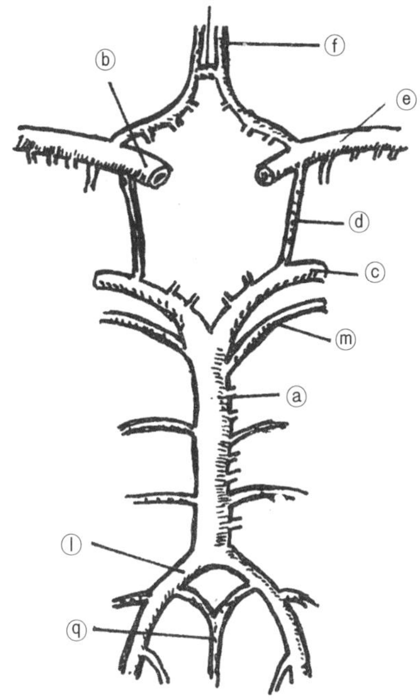

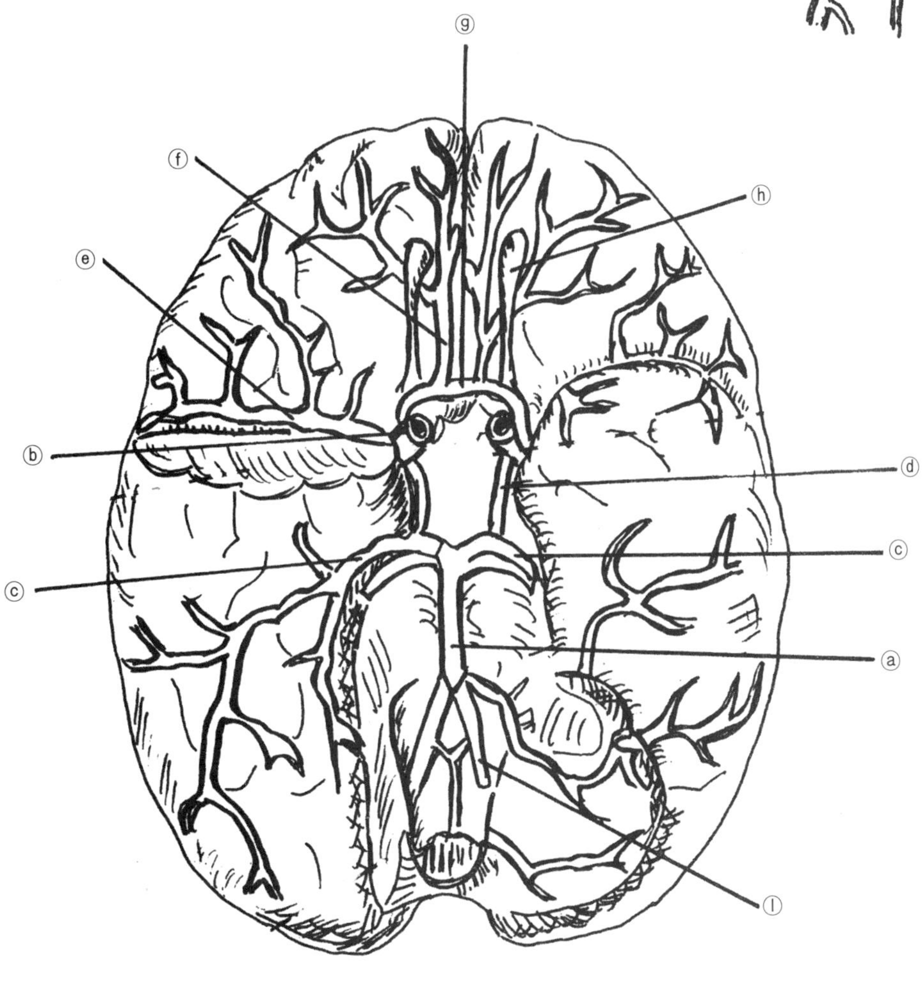

12. 쇄골하(빗장밑)동맥(Subclavian artery)과 액와(겨드랑)동맥(Axillary artery)

( ) 1. Vertebral artery(추골동맥→척추동맥)
( ) 2. Internal thoracic artery(내흉동맥→속가슴동맥)
( ) 3. Subclavian artery(쇄골하동맥→빗장밑동맥)
( ) 4. Superficial cervical artery(천경동맥→얕은목동맥)
( ) 5. Transverse cervical artery(경횡동맥→가로목동맥)
( ) 6. Inferior thyroid artery(하갑상선동맥→아래갑상샘동맥)
( ) 7. Basilar artery(뇌저동맥→뇌바닥동맥)
( ) 8. Thyrocervical trunk(갑상경동맥→갑상목동맥)
( ) 9. Posterior humeral circumflex artery(후상완회선동맥→뒤위팔휘돌이동맥)
( ) 10. Anterior humeral circumflex artery(전상완회선동맥→앞위팔휘돌이동맥)
( ) 11. Brachial artery(상완동맥→위팔동맥)
( ) 12. Deep brachial artery(심상완동맥→깊은위팔동맥)
( ) 13. Suprema thoracic artery(최상흉동맥→위가슴동맥)
( ) 14. Lateral thoracic artery(외흉동맥→가쪽가슴동맥)
( ) 15. Thoracoacromial artery(흉견봉동맥→가슴봉우리동맥)
( ) 16. Subscapular artery(견갑하동맥→어깨밑동맥)

Subclavian artery(쇄골하동맥→빗장밑동맥)

오른빗장밑동맥은 팔머리동맥에서, 왼빗장밑동맥은 대동맥활에서 분지한다.

a) Vertebral a.(척추동맥)…제6목뼈의 가로구멍으로 통과하고 큰구멍을 지나서 머리뼈속으로 들어가서 숨뇌 위끝에서 왼오른척추동맥이 합쳐져서 한 개의 뇌바닥동맥이 된다.

b) Internal thoracic a.(속가슴동맥)…척추동맥이 분지하는 곳의 맞은 편에서 분지하여 복장뼈가쪽모서리를 따라 가슴우리 속을 내려간다.

c) Thyrocervical trunk(갑상목동맥)…앞목갈비근 안쪽모서리에서 분지하는 짧고 굵은 동맥으로 3~4개 동맥으로 분지.

d) Costocervical a.(목갈비동맥)…제1갈비뼈목 높이에서 맨위갈비사이동맥(highest intercostal a.)과 깊은목동맥(deep cervical a.)으로 구분.

Axillary artery(액와동맥→겨드랑동맥)

a) Highest thoracic a.(최상흉동맥→맨위가슴동맥)…작은가슴근, 앞톱니근 분포.

b) Thoracoacromial a.(흉견봉동맥→가슴봉우리동맥)…어깨세모근, 가슴근, 봉우리(가슴벽상부에 분포).

c) Lateral thoracic a.(외측흉동맥→가쪽가슴동맥)…앞톱니근, 젖샘에 분포.

d) Subscapular a.(견갑하동맥→어깨밑동맥)…겨드랑동맥중 최대분지. 주로 가슴우리뒤벽에 분포.

e) Ant. and post. humeral circumflex a.(앞·뒤 상완회선동맥→앞·뒤팔휘돌이동맥).

이들은 앞가슴근육, 어깨세모근, 봉우리, 어깨밑근, 넓은등근, 앞톱니근, 어깨관절에 분포.

※ 뇌바닥동맥…왼오른 뒤대뇌동맥이 되어 대뇌동맥고리를 구성하는데 관여.

※ 척추동맥…척수, 뇌줄기, 소뇌 및 대뇌 뒷부위의 영역에 영양공급.

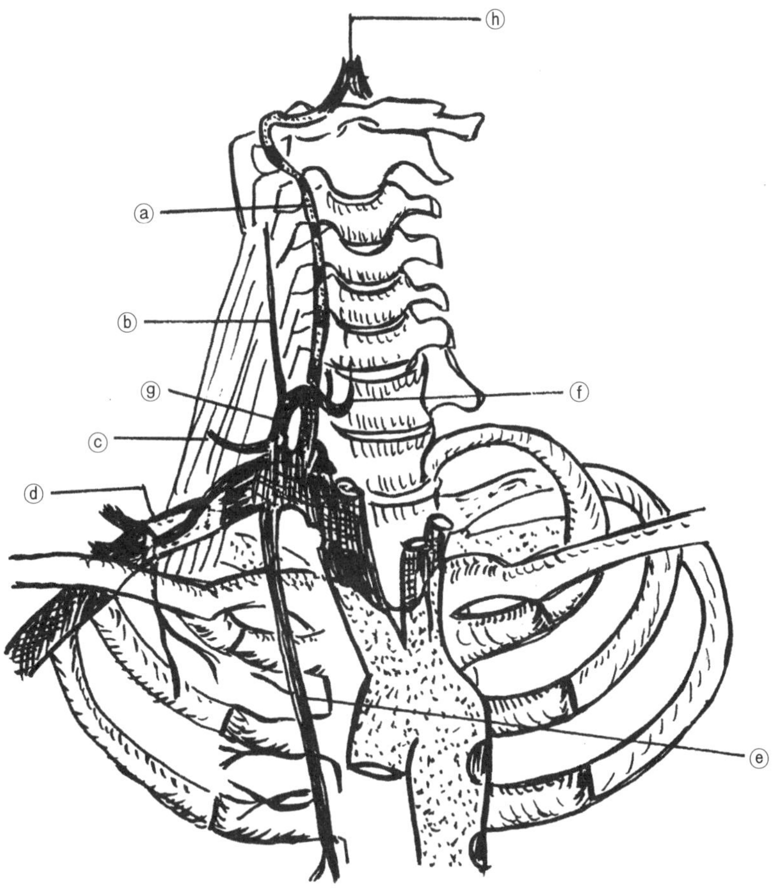

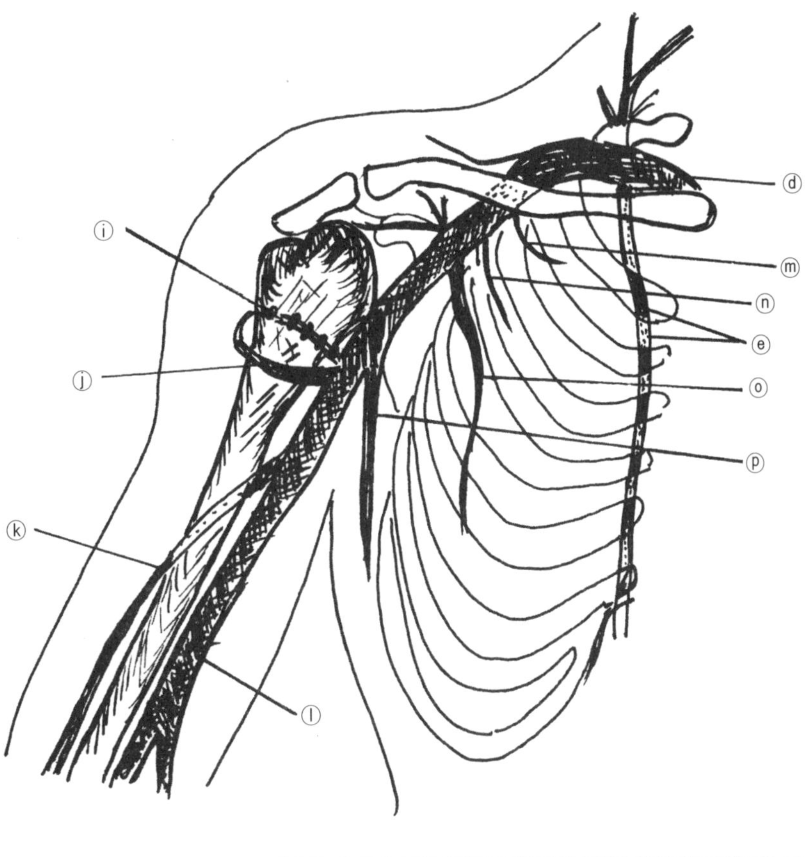

13. 상지(팔)의 동맥(Arteries of the upper limb)

( ) 1. Clavicle(쇄골→빗장뼈)
( ) 2. Scapula(견갑골→어깨뼈)
( ) 3. Humerus(상완골→위팔뼈)
( ) 4. Radius(요골→노뼈)
( ) 5. Ulna(척골→자뼈)
( ) 6. Ascending aorta(상행대동맥→오름대동맥)
( ) 7. Aortic arch(대동맥궁→대동맥활)
( ) 8. Brachiocephalic a.(완두동맥→팔머리동맥)
( ) 9. Right subclavian a.(우쇄골하동맥→오른빗장밑동맥)
( ) 10. Right axillary a.(우액와동맥→오른겨드랑동맥)
( ) 11. Right brachial a.(우상완동맥→오른위팔동맥)
( ) 12. Right radial a.(우요골동맥→오른노동맥)
( ) 13. Right ulnar a.(우척골동맥→오른자동맥)
( ) 14. Deep palmar arch(심장동맥궁→깊은손바닥동맥궁)
( ) 15. Superficial palmar arch(천장동맥궁→얕은손바닥동맥궁)
( ) 16. Digital a.(지동맥→손가락동맥)
( ) 17. Right common carotid(우총경동맥→오른온목동맥)
( ) 18. Ant/post humeral circumflex a.(앞 · 뒤상완 휘돌이(회선)동맥)
( ) 19. Profunda brachii a.(상완심동맥→깊은위팔동맥)
( ) 20. Common interosseus a.(총골간동맥→온뼈사이동맥)

팔의 동맥

1) Subclavian artery(쇄골하동맥→빗장밑동맥)
2) Axillary artery(액와동맥→겨드랑동맥)
3) Brachilal artery(위팔동맥)
겨드랑동맥의 연속으로 위팔두갈래근의 안쪽을 따라 내려가다가 주와(팔오금)에 이르러 노동맥(radial artery)과 자동맥(ulnar artery)으로 나뉜다.
① 깊은위팔동맥(deep brachial artery)…위팔동맥의 가장 큰 분지.
② 팔꿉관절동맥망(Network of elbow joint)…Elbow joint 주위에서 위팔동맥, 노동맥, 자동맥가지가 연결맥관을 이루어 곁순환 역할을 한다(중간곁동맥, 노쪽곁동맥, 위자쪽곁동맥, 아래자쪽곁동맥, 노쪽되돌이동맥, 자쪽되돌이동맥, 되돌이뼈사이동맥).
4) Radial artery(노동맥)…위팔노근과 노쪽손목굽힘근 사이에서 맥박 축지. 깊은동맥활 형성.
5) Unlar artery(자동맥)…위팔동맥의 안쪽 종말가지로 손바닥에 이르러 얕은손바닥동맥활 형성.
6) Deep palmar arch(깊은손바닥동맥활)…노동맥의 최종가지.
7) Superficial palmar arch(얕은손바닥동맥활)…자동맥의 최종가지.

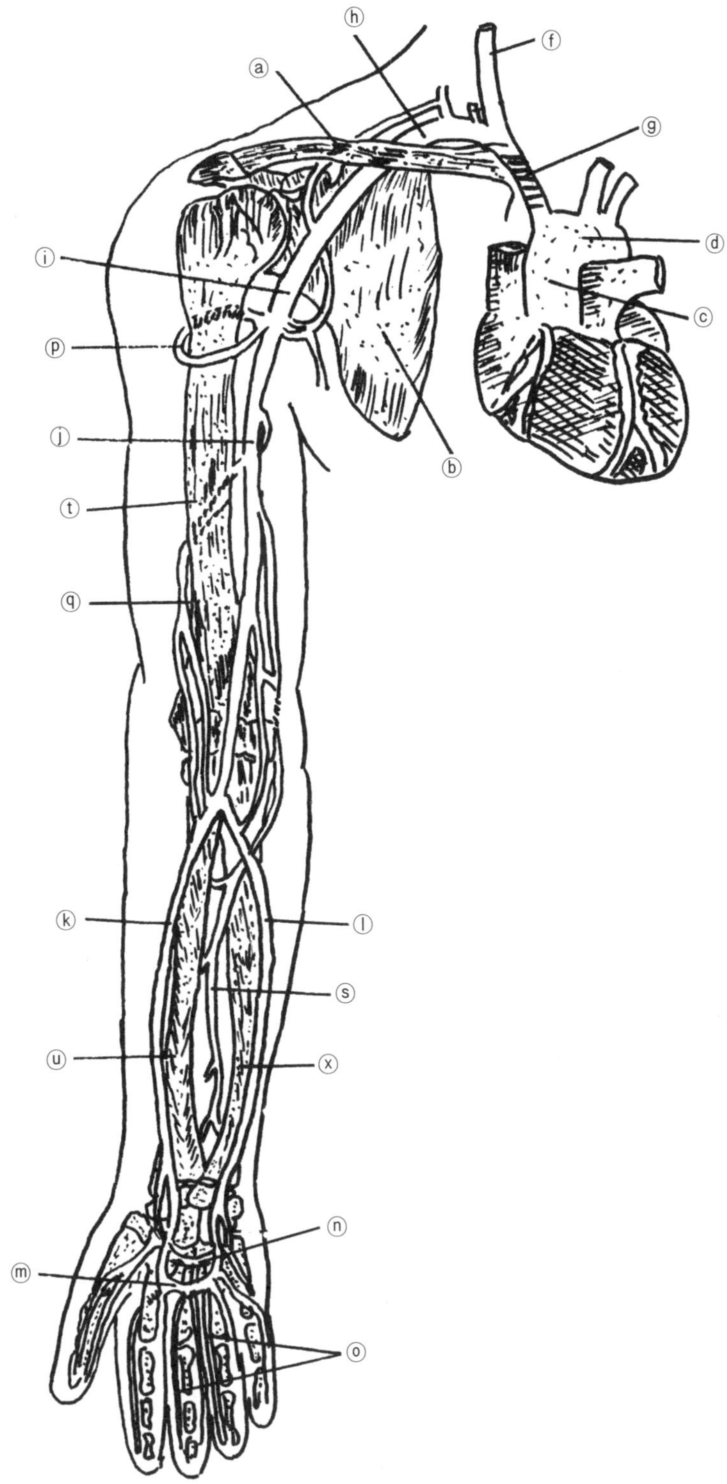

14. 가슴대동맥과 배대동맥(Thoracic and abdominal aorta)

( ) 1. Aortic arch(대동맥궁→대동맥활)
( ) 2. Ascending aorta(상행대동맥→오름대동맥)
( ) 3. Brachiocephalic a.(완두동맥→팔머리동맥)
( ) 4. Common carotid a.(총경동맥→온목동맥)
( ) 5. Subclavian a.(쇄골하동맥→빗장밑동맥)
( ) 6. Thoracic aorta(흉대동맥→가슴대동맥)
( ) 7. Posterior intercostal a.(늑간동맥→갈비사이동맥)
( ) 8. Diaphragm(횡격막→가로막)
( ) 9. Inferior phrenic a.(내림가로막동맥)
( ) 10. Kidney(신장)
( ) 11. Celiac trunk(복강동맥)
( ) 12. Testicular/ovarian a.(고환, 난소동맥)
( ) 13. Superior mesenteric a.(위장사이막동맥)
( ) 14. Infcrior mcscntcric a.(아래장사이막동맥)
( ) 15. Abdominal aorta(복대동맥→배대동맥)
( ) 16. External iliac a.(외장골동맥→바깥엉덩동맥)
( ) 17. Common iliac a.(총장골동맥→온엉덩동맥)
( ) 18. Internal iliac(내장골동맥→속엉덩동맥)
( ) 19. Middle sacral a.(정중천골동맥→정중엉치동맥)

몸통의 동맥(Arteries of trunk)

Descending aorta (하행대동맥→내림대동맥)

대동맥이 있는 위치에 따라 가슴대동맥과 배대동맥으로 구분된다.

a) Thoracic aorta(흉대동맥→가슴대동맥)…제4 등뼈 왼쪽에서 시작하여 제12 등뼈 높이에 있는 가로막의 대동맥구멍에 이르는 동맥.
① Left and right bronchial aa.(왼・오른기관지동맥)→2~3개의 왼・오른기관지동맥이 있다.
② Esophageal a.(식도동맥)
③ Intercostal arteries(갈비사이동맥—제3~제11)→가슴대동맥 왼・오른쪽에서 제3~제11 갈비사이가시에 9쌍이 분포.
④ Subcostal a.(갈비아래동맥—제12갈비뼈 밑→맨아래에 한쌍)
⑤ Superior phrenic aa.(위가로막동맥→가슴대동맥이 가로막관통직전 가로막위면에 분포).
⑥ Highest intercostal a.(맨위갈비사이동맥)…맨위2쌍의 갈비사이동맥(제1, 2갈비사이가시에는 빗장밑동맥분지)

b) Abdominal aorta(배대동맥)…대동맥구멍에서 시작하여 척추 앞을 제4허리뼈 높이까지 내려가 왼・오른온엉덩동맥으로 나뉜다.
① Celiac trunk(복강동맥)→Left gastric a.,common hepatic a. Splenic a.로 분지.
② Superior mesenteric a.(상장간막동맥→위창자간막동맥).
③ Inferior mesenteric a.(아래창자간막동맥→아래창자간막동맥).
④ Renal a.(신동맥→콩팥동맥).
⑤ Ovarian and testicular a.(난소 및 고환동맥).

c) Common iliac artery(온엉덩동맥)…제4허리뼈 높이 천장관절(sacroiliac joint)앞에서
① 속엉덩동맥(internal iliac artery) → Plevis
② 바깥엉덩동맥(external iliac artery) → Lower limb
에 분포.

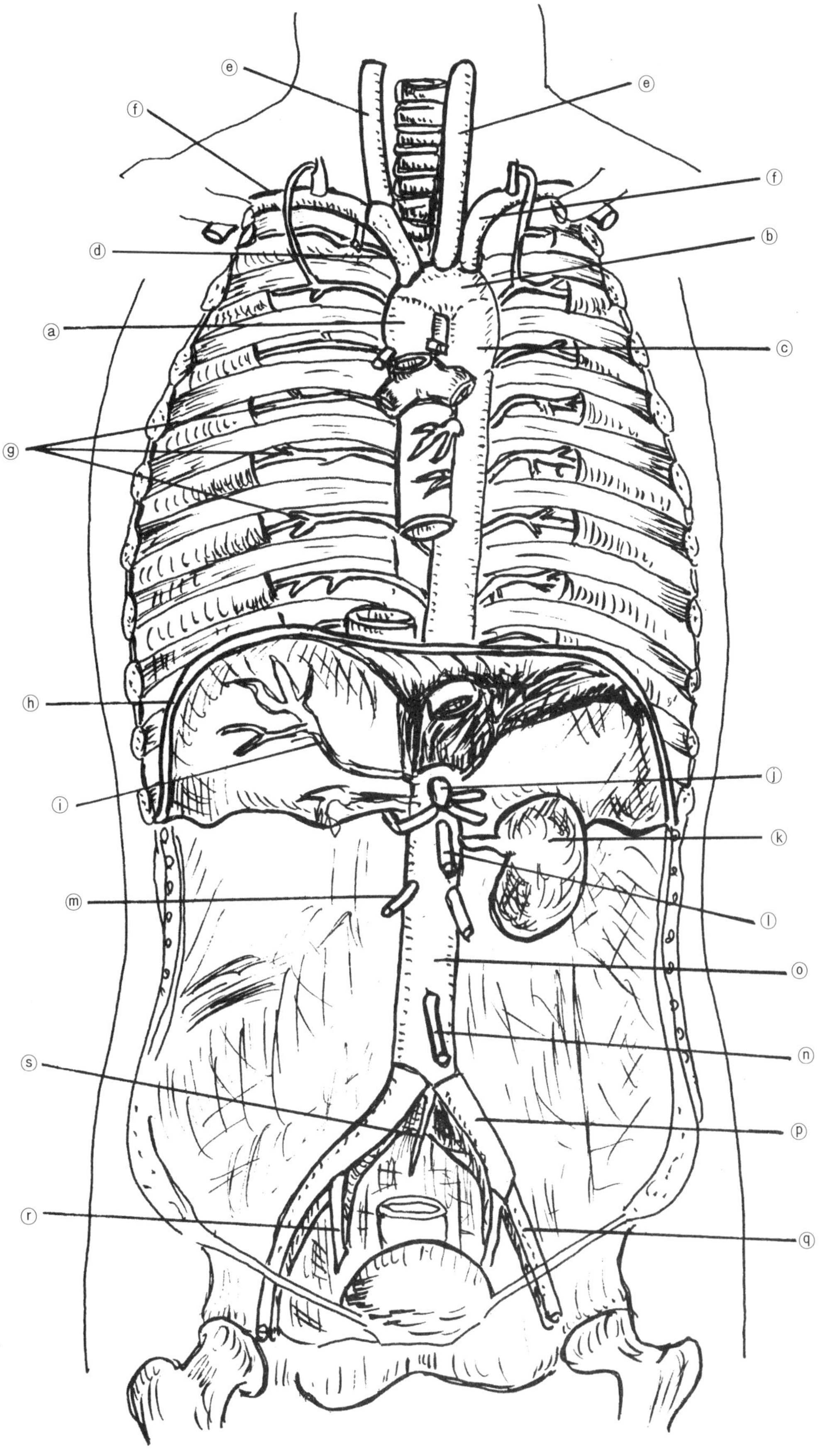

15. 소화기관계의 동맥(Arteries to organs of digestive system)

( ) 1. Celiac trunk(복강동맥)
( ) 2. Hepatic a.(간동맥)
( ) 3. Splenic a.(비장동맥→지라동맥)
( ) 4. Left gastric a.(좌위동맥→왼위동맥)
( ) 5. Right gastric a.(우위동맥→오른위동맥)
( ) 6. Superior mesenteric a.(상장간막동맥→위창자간막동맥)
( ) 7. Left gastroepiploic(좌우대망동맥→왼위큰그물막동맥)
( ) 8. Right colic a.(우결장동맥→오른잘록창자동맥)
( ) 9. Ileocolic a.(회결장동맥→돌잘록창자동맥)
( ) 10. Inferior mesenteric a.(하장간막동맥→아래장간막동맥)
( ) 11. Sigmoid a.(S결장동맥→구불잘록창자동맥)
( ) 12. Superior rectal a.(상직장동맥→위곧창자동맥)
( ) 13. Left colic a.(좌결장동맥→왼잘록창자동맥)
( ) 14. Liver a.(간)
( ) 15. Spleen a.(비장→지라)
( ) 16. Sigmoid colon(S결장→구불잘록창자)
( ) 17. Transvers colon(횡행결장→가로잘록창자)
( ) 18. Cecum(맹장)
( ) 19. Stomach(위)
( ) 20. Ascending colon(상행결장→오름잘록창자)
( ) 21. Descending colon(하행결장→내림잘록창자)
( ) 22. Rectum(직장→곧창자)
( ) 23. Ileum(회장→돌창자)
( ) 24. Cystic a.(담낭동맥→쓸개동맥)
( ) 25. Duodenum(십이지장→샘창자)

소화기관의 동맥(Arteries to organs of digestive system)

1) Celiac artery(복강동맥)…위, 샘창자, 간, 이자 및 지라 등 위복부 장기에 분포.
왼위동맥(left gastric a.)…위소관부와 식도하부에 분포. 가장 작은 가지.
지라동맥(splenin a.)…가장 큰 가지. 지라 위(위저부)이자(몸통, 꼬리) 및 큰그물망.
온간동맥(common hepatic a.)…간, 이자, 쓸개, 샘창자, 위에 분포.
2) Superior mesenteric artery(위창자간막동맥)…이자머리, 샘창자, 빈창자, 돌창자, 맹장, 막창자꼬리, 오름잘록창자, 가로잘록창자 중앙부까지.
3) Inferior mesenteric artery(아래창자간막동맥)…가로잘록창자의 1/2, 내림잘록창자, 구불잘록창자, 곧창자 등에 분포. 즉 left colic a.(왼잘록창자동맥), sigmoid a.(구불잘록창자동맥), sup. rectal a.(위곧창자동맥)으로 분지.

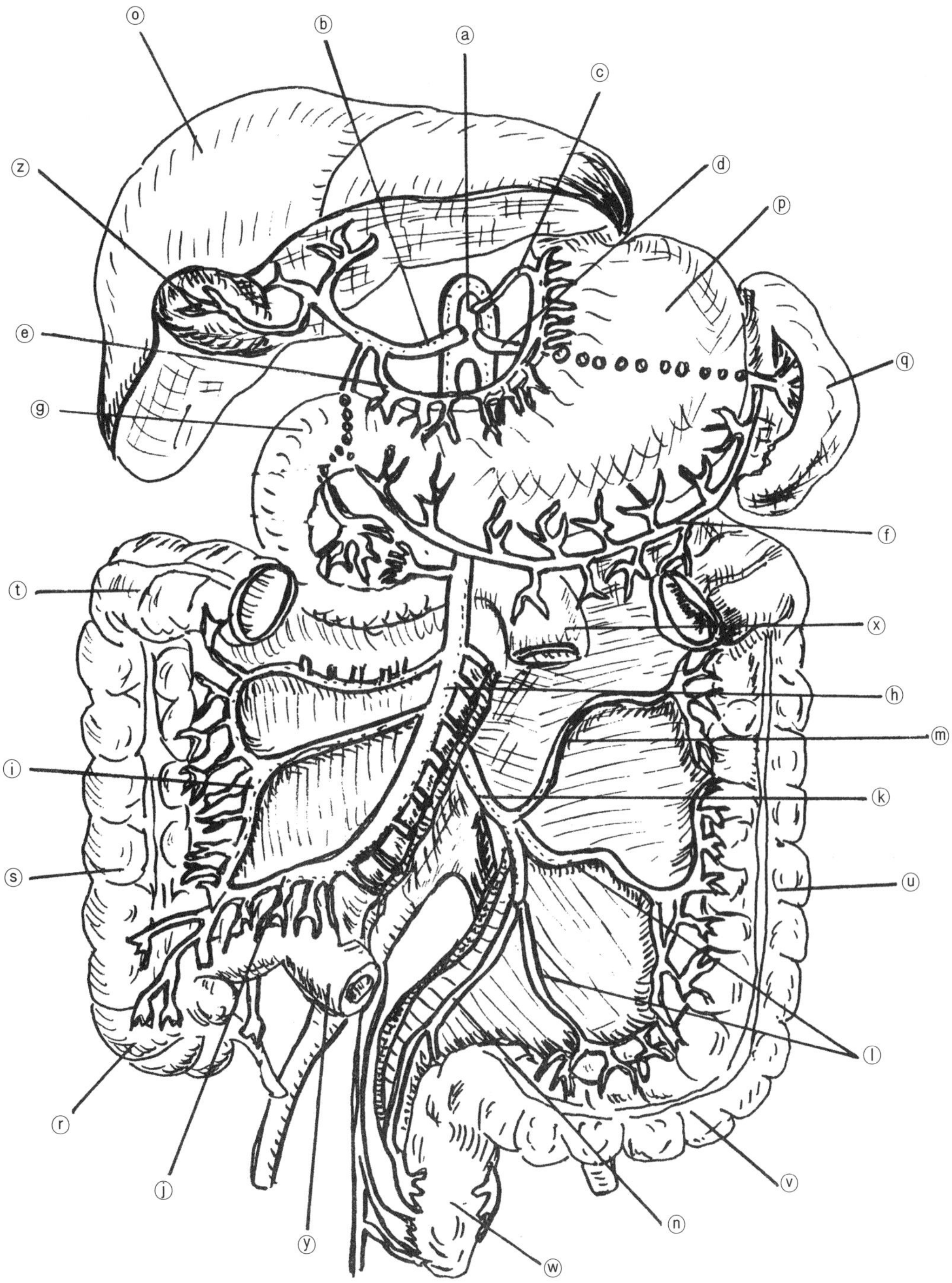

16. 골반과 회음(샅)동맥(Arteries of the pelvis and perineum)

( ) 1. External iliac a.(외장골동맥→바깥엉덩동맥)
( ) 2. Internal iliac a.(내장골동맥→속엉덩동맥)
( ) 3. Common iliac a.(총장골동맥→온엉덩동맥)
( ) 4. Abdominal aorta(복대동맥→배대동맥)
( ) 5. 1st sacrum(제1천추→첫째엉치뼈)
( ) 6. 4th lumbar(제4요추→넷째허리뼈)
( ) 7. Rectum(직장→곧창자)
( ) 8. Bladder(방광)
( ) 9. Penis(음경)
( ) 10. Artey to penis(음경동맥)
( ) 11. Internal pudendal a.(내음부동맥→속음부동맥)
( ) 12. Posterior scrotal a.(후음낭동맥→뒤음낭동맥)
( ) 13. Obturator a.(폐쇄동맥→폐쇄구멍동맥)
( ) 14. Sigmoid colon(S상결장→구불잘록창자)
( ) 15. Sigmoid a.(S상결장동맥→구불잘록창자동맥)
( ) 16. Hip bone(관골→볼기뼈)
( ) 17. Superior rectal a.(상직장동맥→위곧창자동맥)
( ) 18. Inferior rectal a.(하직장동맥→아래곧창자동맥)
( ) 19. Middle rectal a.(중직장동맥→중간곧창자동맥)
( ) 20. Inferior mesenteric a.(하장간막동맥→아래장간막동맥)
( ) 21. Inferior vesical a.(하방광동맥→아래방광동맥)
( ) 22. Umbilical a.(제대동맥→배꼽동맥)
( ) 23. Superior vesical a.(상방광동맥→위방광동맥)

골반부의 동맥(Arteries of pelvis)

배대동맥이 제4허리뼈 높이에서 왼·오른 온엉덩동맥으로부터 분지. 작은골반으로 들어가 골반내 장기, 외음부, 골반벽, 볼기부위에 분포.

1) Internal iliac artery(속엉덩동맥)…천장관절 앞에서 온엉덩동맥으로부터 분지, 소골반으로 들어가 골반내 장기, 외음부, 골반벽, 볼기부위에 분포.
  (1) 장쪽가지 Visceral branches
    a) Middle rectal a.(중간곧창자동맥)…곧창자하반부에 분포.
    b) Vesical aa.(위아래방광동맥)…방광위벽에 분포. (남성→정낭, 정관 전립샘에 분포).
    c) Uterine a.(자궁동맥)…자궁경부에서 자궁벽으로 분포.
    d) Vaginal a.(질동맥)…자궁동맥에서 분지.
    e) Umbilical a.(배꼽동맥)…속엉덩동맥의 연속. 방광바깥쪽을 올라가 배꼽을 거쳐 태반에 이름. 출생뒤 폐쇄.
  (2) 벽쪽가지 Parietal branches
    a) Obturator a.(폐쇄동맥)…폐쇄구멍을 지나 골반안에서 밖으로 나와 골반벽에 분포.
    b) Sup. inferior gluteal a.(위·아래볼기동맥)…큰궁둥구멍의 궁둥구멍근 위·아래구멍에서 볼기부위로 나와 볼기근육무리에 분포.
    c) Internal pudendal a.(속음부동맥)…샅과 외부생식기에 분포.
      ① Inf. rectal a.(아래곧창자동맥)…항문부, 곧창자아래부위에 분포. 위·중간과 문합.
      ② Perineal a.(샅동맥)…음낭지와 음순지를 분지.
      ③ Deep artery of penis(clitoris)음경(음핵)깊은동맥…음경(음핵)해면체의 중심부를 달린다.
      ④ Dorsal artery of penis(clitoris)음경(음핵)등동맥…음경(음핵)의 등부위를 따라 귀두로 향한다.

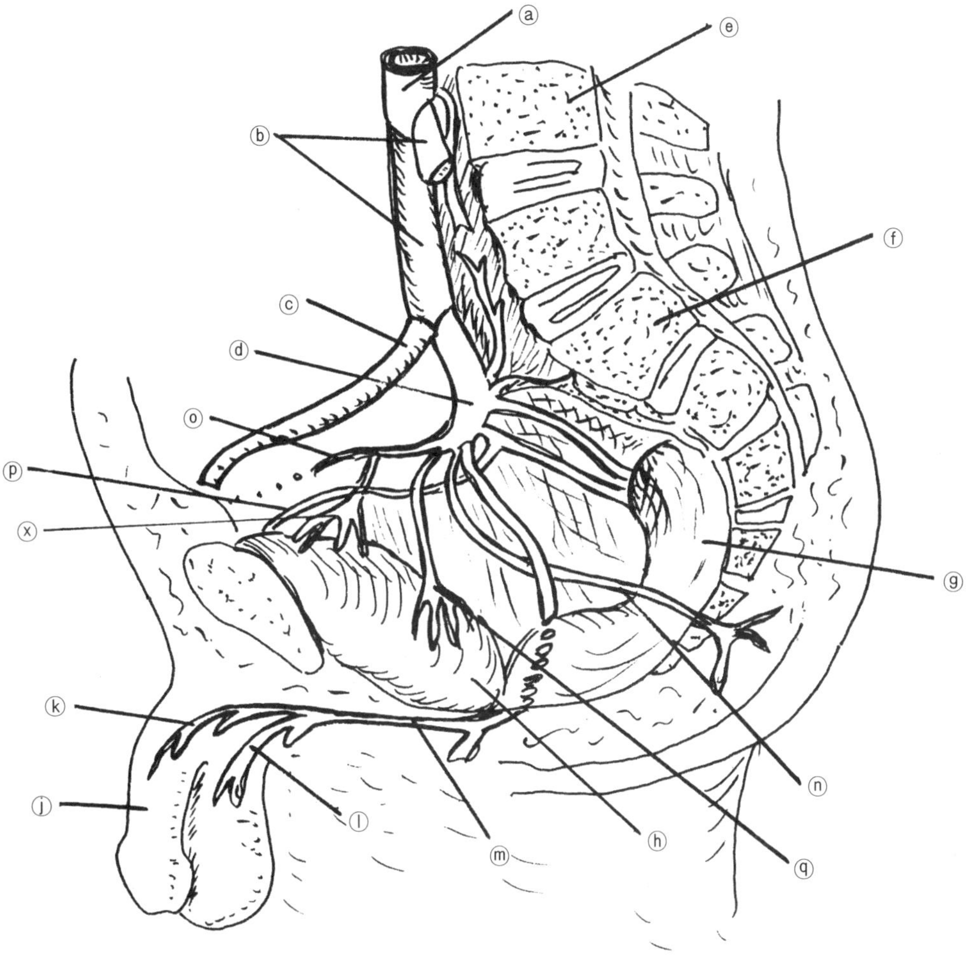

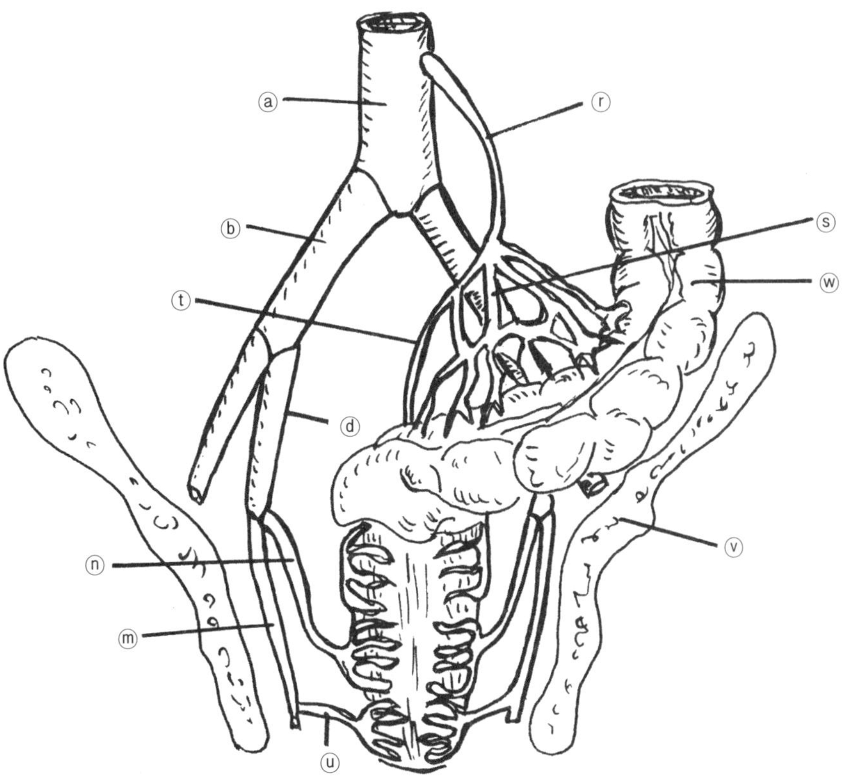

17. 하지(다리)의 동맥(Arteries of the lower limb)

( ) 1. Anterior surface(앞면)
( ) 2. Posterior surface(뒷면)
( ) 3. Abdominal aorta(복대동맥→배대동맥)
( ) 4. External iliac a.(외장골동맥→바깥엉덩동맥)
( ) 5. Right common iliac a.(우총장골동맥→오른온엉덩동맥)
( ) 6. Femoral a.(대퇴동맥→넙다리동맥)
( ) 7. Popliteal a.(슬와동맥→오금동맥)
( ) 8. Deep femoral a.(심대퇴동맥→깊은넙다리동맥)
( ) 9. Anterior tibial a.(전경골동맥→앞정강동맥)
( ) 10. Descending branch(하행지→내림가지)
( ) 11. Genicular a.(슬동맥→무릎동맥)
( ) 12. Arcuate a.(궁상동맥→활꼴동맥)
( ) 13. Dorsalis pedis a.(족배동맥→발등동맥)
( ) 14. Dorsal metatarsal a.(배측중족동맥→등쪽발허리동맥)
( ) 15. Dorsal digital a.(배측지동맥→등쪽발가락동맥)
( ) 16. Superior gluteal a.(상둔동맥→위볼기동맥)
( ) 17. Inferior gluteal a.(하둔동맥→아래볼기동맥)
( ) 18. Posterior tibial a.(후경골동맥→뒤정강동맥)
( ) 19. Lateral planta a.(외측족저동맥→가쪽발바닥동맥)
( ) 20. Planter arch(족저동맥궁→발바닥동맥활)
( ) 21. Medial plantar a.(내측족척동맥→안쪽발바닥동맥)
( ) 22. Plantar metatarsal a.(저측중족동맥→바닥쪽발허리동맥)
( ) 23. Peroneal a.(비골동맥→종아리동맥)
( ) 24. Plantar digital a.(저측지동맥→바닥쪽발가락동맥)

다리의 동맥(Arteries of lower limb)

바깥엉덩동맥이 샅굴인대 밑으로 빠져나와 넙다리동맥으로 이행하여 다리에 분포하는 동맥.

※ 바깥엉덩동맥→넙다리동맥→오금동맥→앞 · 뒤정강동맥→발등 · 발바 닥동맥→자쪽 · 등쪽가지동맥

1) Femoral artery(넙다리동맥)
   a) Deep fermoral artery(깊은넙다리동맥)
2) Popliteal artery(오금동맥)
3) Anterior tibial alrtery(앞정강동맥)
   a) Dorsalis pedis artery(발등동맥)→Arcuate a.(활꼴동맥)으로
4) Posterior tibial artery(뒤정강동맥)
   a) Peroneal artery(종아리동맥)
   b) Medial plantar artery(안쪽발바닥동맥)
   c) Lateral plantar artery(가쪽발바닥동맥)→Plantar arch(발바닥동맥활)로
5) **무릎관절동맥얼기 rete articular genus**···무릎관절주머니 주변을 싸는 상태로서 동맥가지형성.
   ⓐ 무릎내림동맥, ⓑ 위안쪽무릎동맥, ⓒ 위가쪽무릎동맥, ⓓ 중간무릎동맥, ⓔ 아래안쪽무릎동맥
   ⓕ 아래가쪽무릎동맥, ⓖ 종아리휘돌이가지, ⓗ 뒤정강되돌이동맥, ⓘ 앞정강되돌이동맥

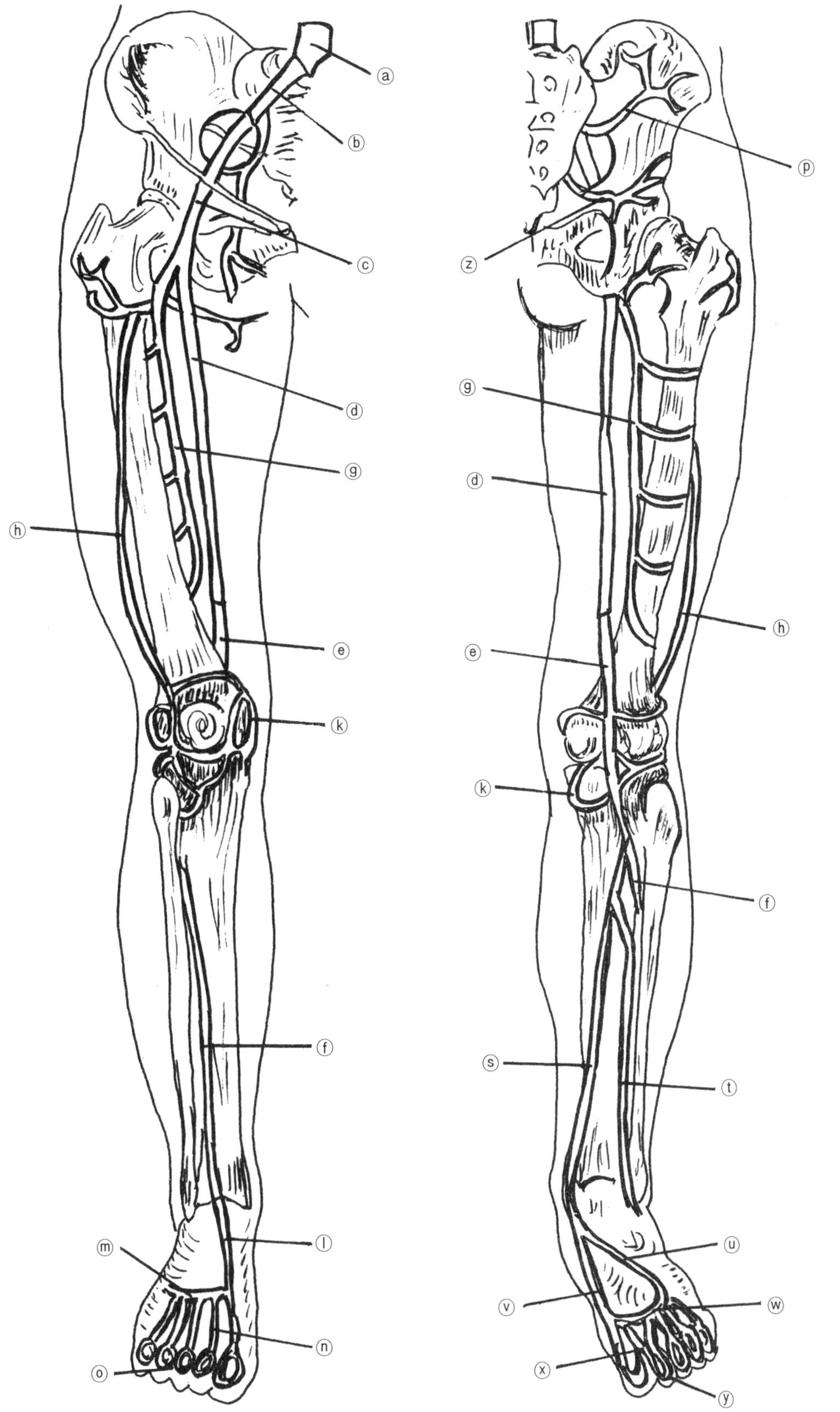

18. 맥박점(Pulse point)

( ) 1. Occipital a.(후두동맥→뒤통수동맥)
( ) 2. Common carotid a.(총경동맥→온목동맥)
( ) 3. Superficial temporal a.(천측두동맥→얕은관자동맥)
( ) 4. Facial a.(안면동맥→얼굴동맥)
( ) 5. Brachial a.(상완동맥→위팔동맥)
( ) 6. Radial a.(요골동맥→노동맥)
( ) 7. Axillary a.(액와동맥→겨드랑동맥)
( ) 8. Femoral a.(대퇴동맥→넙다리동맥)
( ) 9. Popliteal a.(슬와동맥→오금동맥)
( ) 10. Posterior tibial a.(후경골동맥→뒤정강동맥)
( ) 11. Dorsalis pedis a.(족배동맥→발등동맥)

맥박점(Pulse point)

1) 머리에서 박동이 촉지되는 동맥.
   ① 뒤통수동맥…바깥뒤통수뼈융기 가쪽 약 1cm 지점(뒤통수동맥구멍).
   ② 얕은관자동맥…귀바퀴 바로 앞.
   ③ 얼굴동맥…깨물근의 앞면과 아래턱뼈 아래가 만나는 점.
2) 목부위에서 박동이 촉진되는 동맥.
   ④ 온목동맥…목동맥 삼각.
3) 팔에서 박동이 촉지되는 동맥.
   ⑤ 겨드랑동맥…겨드랑 중앙 부위.
   ⑥ 위팔동맥…위팔안쪽 위팔두갈래근부위.
   ⑦ 노동맥…손목부위에서 노쪽손목굽힘근과 위팔노근의 힘줄사이 피부.
4) 다리에서 박동이 촉진되는 동맥.
   ⑧ 넙다리동맥…넙다리삼각(넙다리모서리에서 샅 근처).
   ⑨ 오금동맥…오금(무릎뒤).
   ⑩ 뒤정강동맥…정강뼈 안쪽복사의 뒤아래쪽
   ⑪ 발등동맥…발등에서 긴엄지폄근힘줄과 긴발가락폄근힘줄 사이(발목).

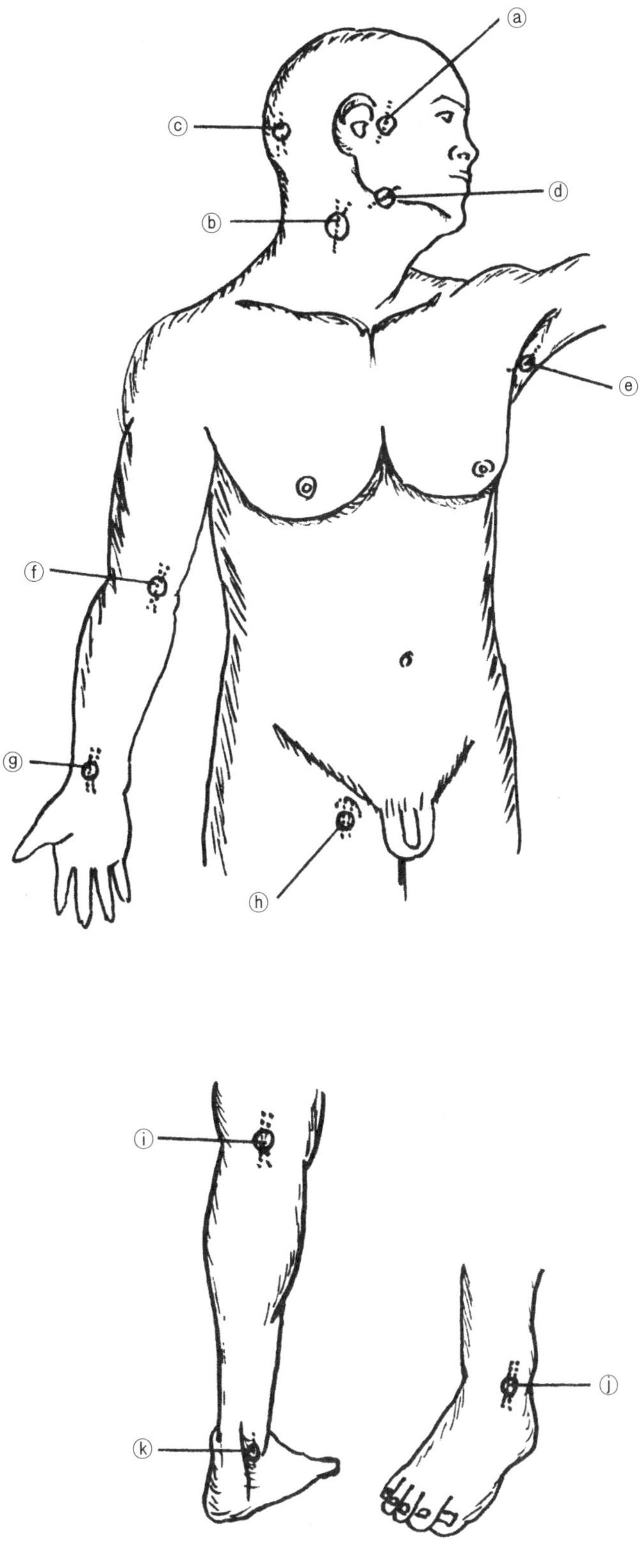

19. 전신순환의 주요정맥(Main veins of systemic circulation)

( ) 1. Superior sagittal sinus(상시상정맥동→위시상정맥굴)
( ) 2. Right external jugular v.(우외경정맥→오른바깥목정맥)
( ) 3. Right internal jugular v.(우내경정맥→오른속목정맥)
( ) 4. Brachiocephalic v.(완두정맥→팔머리정맥)
( ) 5. Superior vena cava(상대정맥→위대정맥)
( ) 6. Left subclavian v.(좌쇄골하정맥→왼빗장밑정맥)
( ) 7. Left cephalic v.(좌요측피정맥→왼노쪽 피부정맥)
( ) 8. Left basilic v.(좌척측피정맥→왼자쪽 피부정맥)
( ) 9. Left brachial v.(좌상완정맥→왼위팔정맥)
( ) 10. Left axillary v.(좌액와정맥→왼겨드랑정맥)
( ) 11. Inferior vena cava(하대정맥→아래대정맥)
( ) 12. Right common iliac v.(우총장골정맥→오른온엉덩정맥)
( ) 13. Left internal iliac v.(좌내장골정맥→왼속엉덩정맥)
( ) 14. Left external iliac v.(좌외장골정맥→왼바깥엉덩정맥)
( ) 15. Left femoral v.(좌대퇴정맥→왼넙다리정맥)
( ) 16. Left popliteal v.(좌슬정맥→왼오금정맥)
( ) 17. Right great saphenous v.(우대복재정맥→오른큰두렁정맥)
( ) 18. Right small saphenous v.(소복재정맥→작은두렁정맥)
( ) 19. Portal vein(문정맥)
( ) 20. Superior mesenterio v.(위창자간막정맥)
( ) 21. Left posterior tibial v.(좌후경골정맥→왼뒤정강정맥)
( ) 22. Left anterior tibial v.(왼앞정강정맥)
( ) 23. Left peroneal v.(좌비골정맥→왼종아리정맥)
( ) 24. Left dorsal venous arch(좌족배정맥궁→왼발등정맥활)

1) 위대정맥(Superior vena cara)

위대정맥에 유입되는 혈액은 가로막 상단(기정맥=홀정맥은 예외)에 있는 기관으로부터 유입되는 혈액을 오른심방으로 모아들인다.

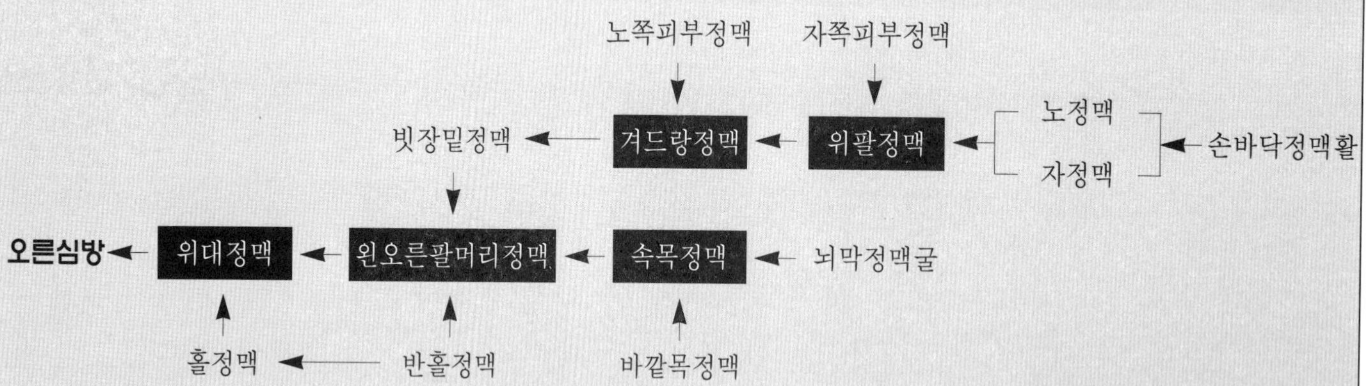

위대정맥에 유입하는 정맥

A) 팔머리정맥 속목정맥←뇌막정맥굴, 바깥목정맥, 얼굴정맥, 얕은관자정맥, 갑상샘정맥
빗장밑정맥←겨드랑정맥, 위팔정맥, 노정맥, 자정맥, 얕은깊은손바닥정맥활

B) 홀정맥←오름허리정맥, 허리정맥, 늑간정맥, 속·바깥척추정맥.

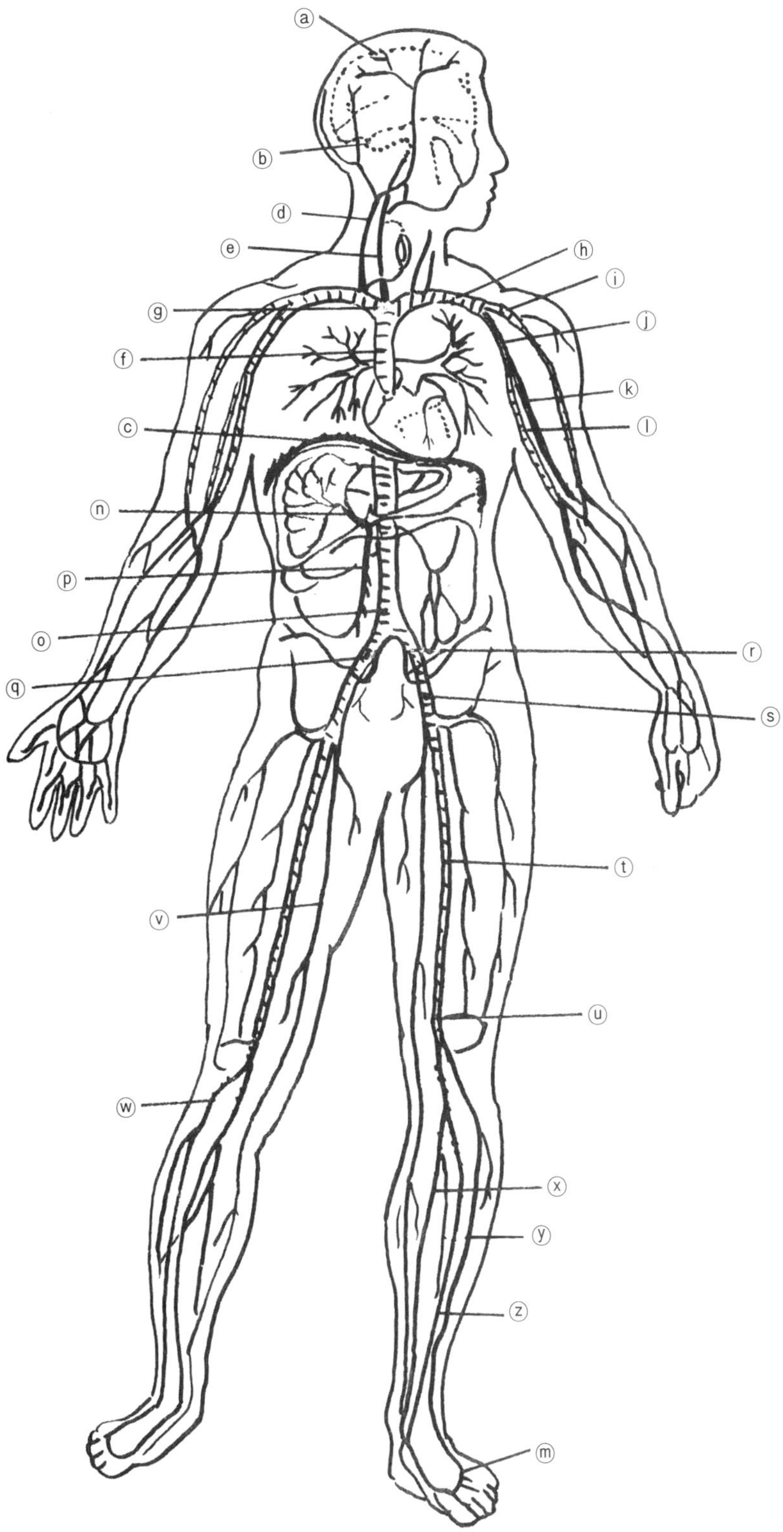

20. 두경부(머리, 목부위)의 정맥(Veins of the head and neck)

( ) 1. Confluence of sinuses(정맥동교회→정맥굴합류)
( ) 2. Superior sagittal sinus(상시상정맥동→위시상정맥굴)
( ) 3. Cavernous sinus(해면정맥동→해면정맥굴)
( ) 4. Sigmoid sinus(S상정맥동→구불정맥굴)
( ) 5. Inferior sagittal sinus(하시상정맥동→아래시상정맥굴)
( ) 6. Superior ophthalmic vein(상안정맥→위눈정맥)
( ) 7. Straight sinus(직정맥동→곧은정맥굴)
( ) 8. Occipital sinus(후두정맥동→뒤통수정맥굴)
( ) 9. External jugular vein(외경정맥→바깥목정맥)
( ) 10. Internal jugular vein(내경정맥→속목정맥)
( ) 11. Deep cervical vein(심경정맥→깊은목정맥)
( ) 12. Anterior jugular vein(진경정맥→깊은목정맥)
( ) 13. Superficial temporal vein(천측두정맥→얕은관자정맥)
( ) 14. Posterior auricular vein(후이개정맥→뒤바퀴정맥)
( ) 15. Lingual vein(설정맥→혀정맥)
( ) 16. Facial vein(안면정맥→얼굴정맥)
( ) 17. Angular vein(안각정맥→눈구석정맥)
( ) 18. Vertebral vein(추골정맥→척추정맥)
( ) 19. Superior thyroid vein(상갑상선정맥→위갑상샘정맥)

얼굴부위의 정맥(Vein of face)

1) Facial v.(얼굴정맥)…안쪽눈구석에서 기시. 얼굴동맥의 뒤쪽을 지나 턱밑샘의 아래쪽으로 주행.
2) Superficial temporal v.(얕은관자정맥)…머리피부에 분포. 아래쪽은 턱관절 근처에서 위턱정맥과 합류하여 아래턱뒤정맥→얼굴정맥→속목정맥(관자부위, 마루부위 혈액모음.)
3) Posterior auricular v.(뒤귀바퀴정맥).
4) Occipital v.(뒤통수정맥).
5) Maxillary v.(위턱정맥)…날개근정맥얼기와 아래턱뒤정맥 기시부를 연결한다.
6) Retromandibular v.(아래턱뒤정맥)…귀 앞쪽의 많은 가지를 모아서 얼굴정맥에 개구.
7) Pterygoid plexus(날개근정맥얼기).

경질막정맥굴(Sinus of dura mater)

뇌의 정맥혈을 모아 대부분 속목정맥으로 보내는 정맥굴. 2겹의 뇌경질막 속에 형성. 경질막정맥굴은 위치에 따라 뒤윗부위 근육과 앞아래부위 근육으로 구분.

1) 뒤윗부위근육
① Sup. sagittal sinus(위시상정맥굴)…대뇌낫 위모서리따라 앞쪽에서 뒤쪽으로 달리고 정맥굴에서 합류.
② Inf. sagittal sinus(아래시상정맥굴)…작은정맥굴이며 곧은정맥굴에 이어진다.
③ Straight sinus(곧은정맥굴)…아래시상정맥굴에서 시작하여 정맥굴합류에 이른다.
④ Transverse sinus(가로정맥굴)…정맥굴합류에서 시작하여 구불정맥굴에 이행.
⑤ Confluence of sinuses(정맥굴교회)…위시상, 곧은, 뒤통수, 가로정맥굴이 속뒤통수융기위에서 합류한것.

2) 앞아래부위근육
① Cavernous sinus(해면정맥굴)…앞쪽은 눈정맥을 합류하고 뒤쪽은 위・아래바위정맥굴→구불정맥굴에 합류.
② Sup. petrosal sinus(위바위정맥굴).
③ Inf. petrosal sinus(아래바위정맥굴).

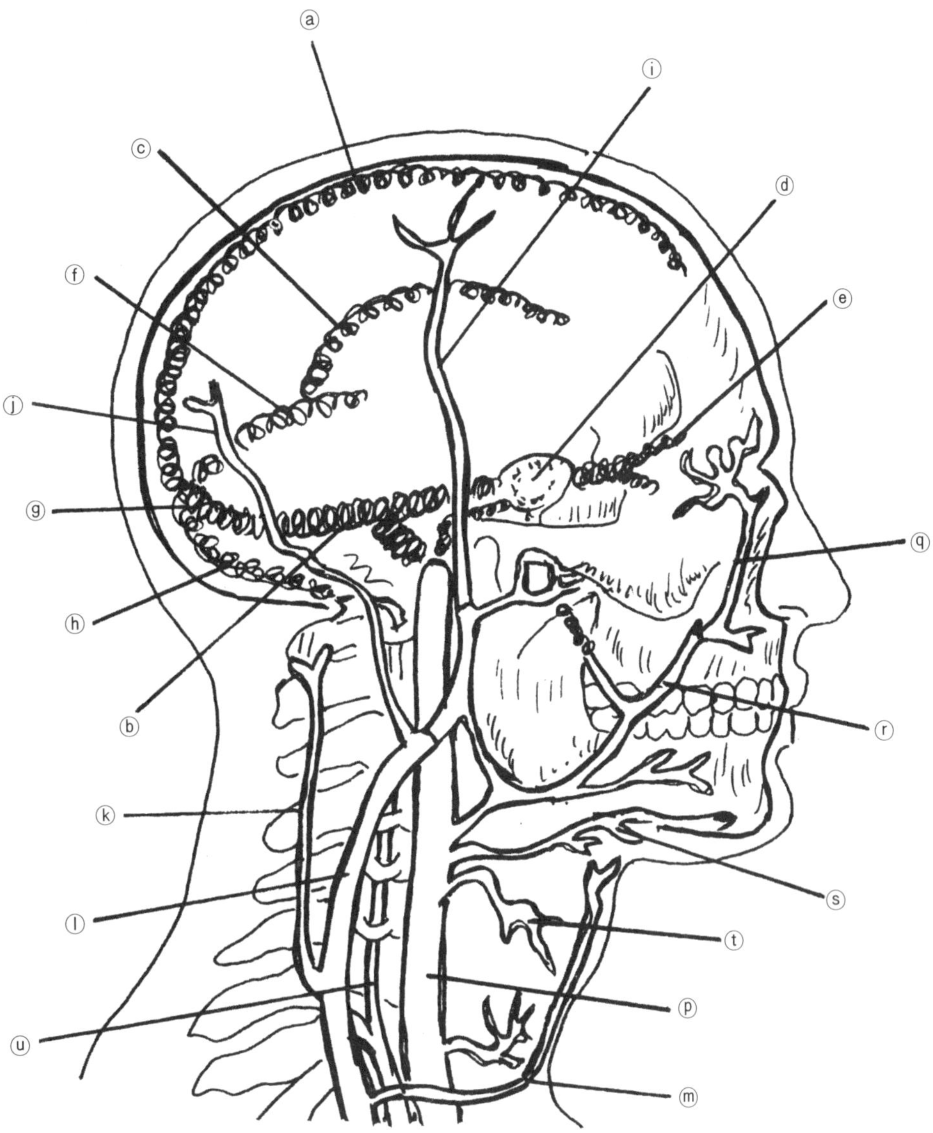

21. 경부정맥(목부위정맥) · 기정맥(홀정맥) · 하대정맥계(아래대정맥계통) (Veins of the front of the neck, azygos and caval system)

( ) 1. Internal jugular v.(내경정맥→속목정맥)
( ) 2. External jugular v.(외경정맥→바깥목정맥)
( ) 3. Anterior jugular v.(전경정맥→앞목정맥)
( ) 4. Facial v.(안면정맥→얼굴정맥)
( ) 5. Jugular venous arch(경정맥궁→목정맥활)
( ) 6. Superior vena cava(상대정맥→위대정맥)
( ) 7. Brachiocephalic v.(완두정맥→팔머리정맥)
( ) 8. Subclavian v.(쇄골하정맥→빗장밑정맥)
( ) 9. Azygous v.(기정맥→홀정맥)
( ) 10. Hemiazygous v.(반기정맥→반홀정맥)
( ) 11. Posterior intercostal v.(후늑간정맥→뒤갈비사이정맥)
( ) 12. Diaphragm(횡격막→가로막)
( ) 13. Inferior vena cava(하대정맥→아래대정맥)
( ) 14. Renal v.(신장정맥→콩팥정맥)
( ) 15. Lumbar v.(요정맥→허리정맥)
( ) 16. Testicular v.(정소정맥→고환정맥)
( ) 17. Common iliac v.(총장골정맥→온엉덩정맥)
( ) 18. External iliac v.(외장골정맥→바깥엉덩정맥)
( ) 19. Abdominal aorta(복대동맥→배대동맥)

목부위 정맥(Vein of neck)

목부위의 큰 정맥은 머리, 얼굴의 정맥과 목부위의 일부 정맥을 받아 빗장밑정맥과 팔머리정맥에 유입된다.

a) External jugular v.(바깥목정맥)
b) Internal jugular v.(속목정맥)
c) Vertebral v.(척추정맥)

홀정맥(Azygous vein)

제1~제2허리뼈 높이의 오름허리정맥에서 시작하여 가로막을 뚫고 올라가서 오른쪽의 갈비사이정맥을 받은 뒤 제4등뼈 높이에서 위대정맥에 유입한다.

경과 중 intercostal v.(갈비사이정맥), esophageal v.(식도정맥), bronchial v.(기관지정맥)을 받는다.

아래대정맥(Inferior vena cava)

아래대정맥에 유입되는 정맥혈은 가로막 아래끝에 있는 여러 기관으로부터 유입되는 혈액을 오른심방으로 모아들인다. 즉, 복강, 골반 및 다리에서 모여드는 가장 큰 정맥이다.

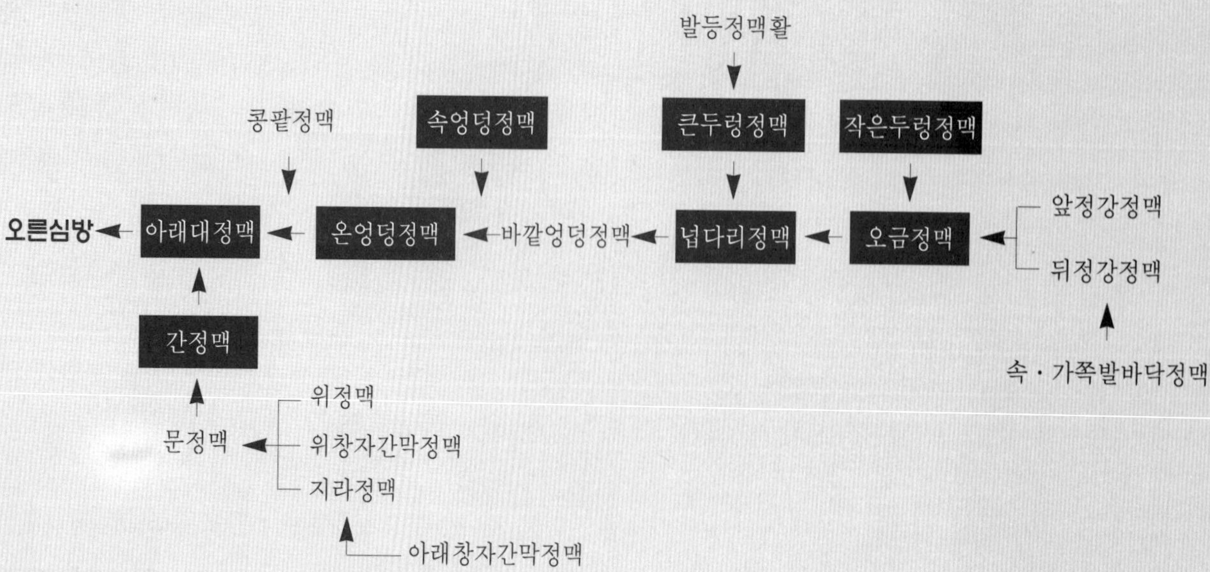

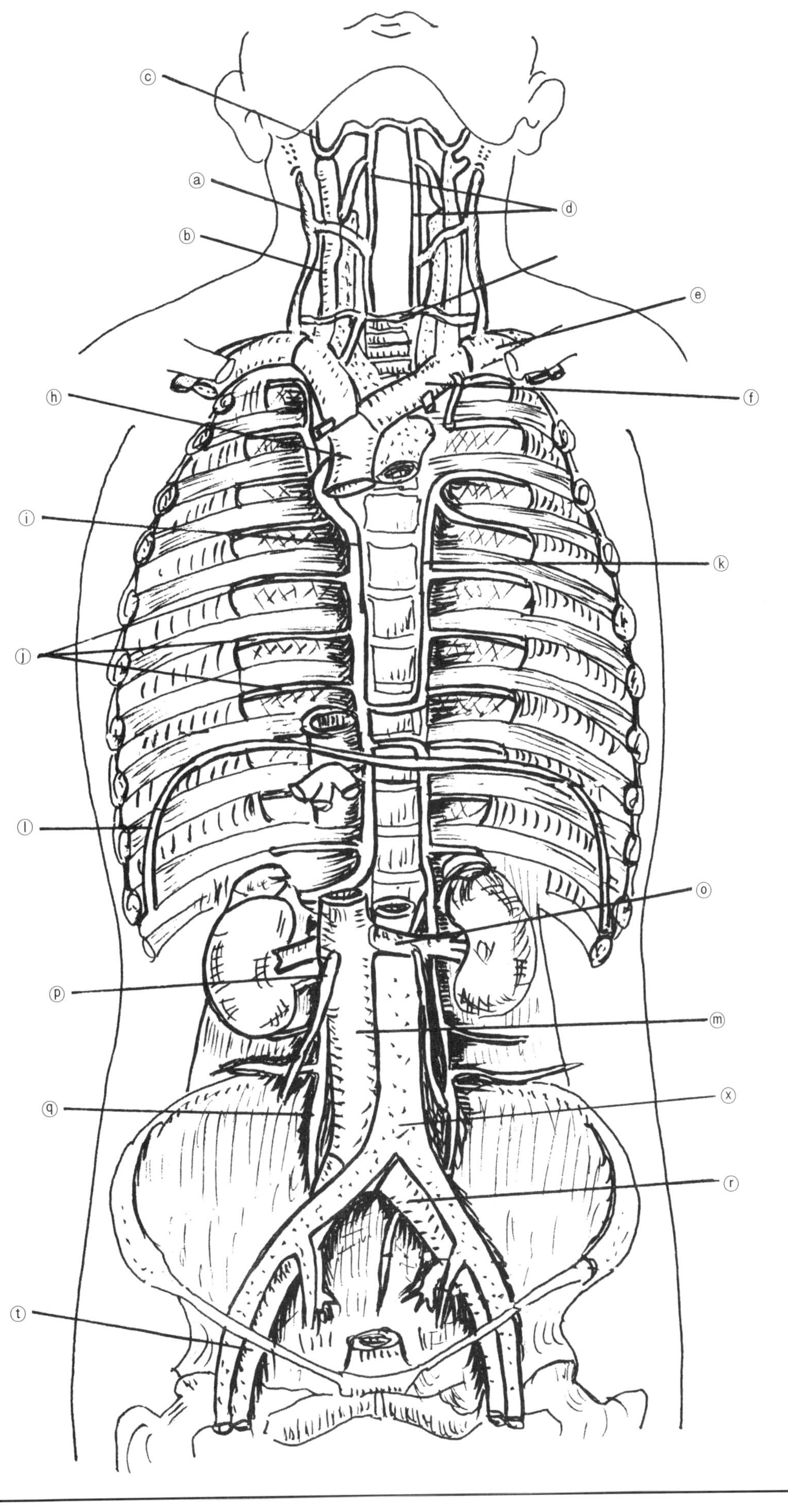

22. 하지(다리)의 정맥(Veins of the lower limbs)

( ) 1. Inferior vena cava(하대정맥→아래대정맥)
( ) 2. Common iliac v.(총장골정맥→온엉덩정맥)
( ) 3. External iliac v.(외장골정맥→바깥엉덩정맥)
( ) 4. Internal iliac v.(내장골정맥→속엉덩정맥)
( ) 5. Femoral v.(대퇴정맥→넙다리정맥)
( ) 6. Lateral femoral circumflex v.(외측대퇴회선정맥→가쪽넙다리휘돌이정맥)
( ) 7. Great saphenous v.(대복재정맥→큰두렁정맥)
( ) 8. Small saphenous v.(소복재정맥→작은두렁정맥)
( ) 9. Popliteal v.(슬와정맥→오금정맥)
( ) 10. Anterior tibial v.(전경골정맥→앞정강정맥)
( ) 11. Posterior tibial v.(후경골정맥→뒤정강정맥)
( ) 12. Dorsal venous arch(족배정맥궁→발등정맥활)
( ) 13. Digital v.(지정맥→발가락정맥)
( ) 14. Deep femoral v.(대퇴심정맥→깊은넙다리정맥)

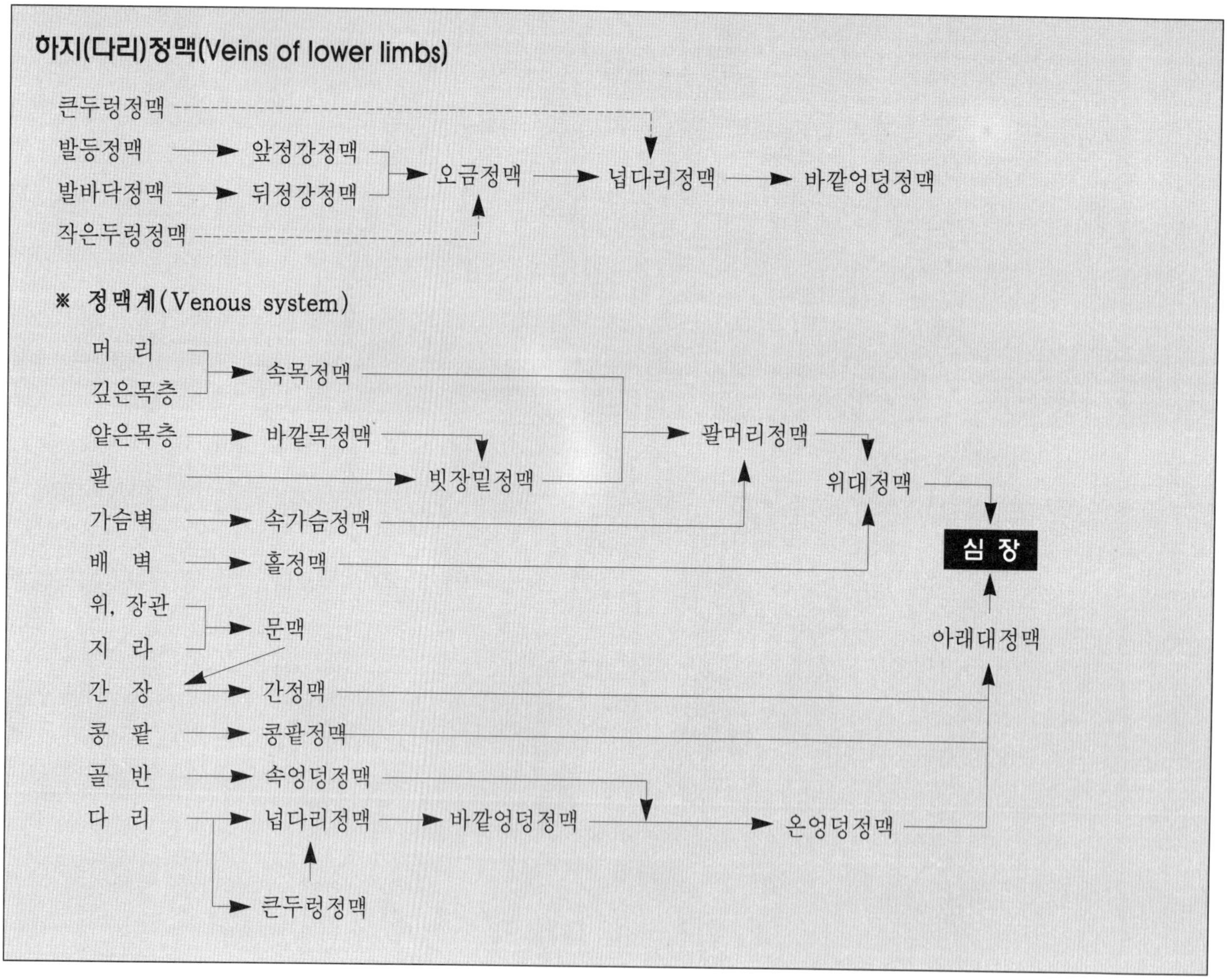

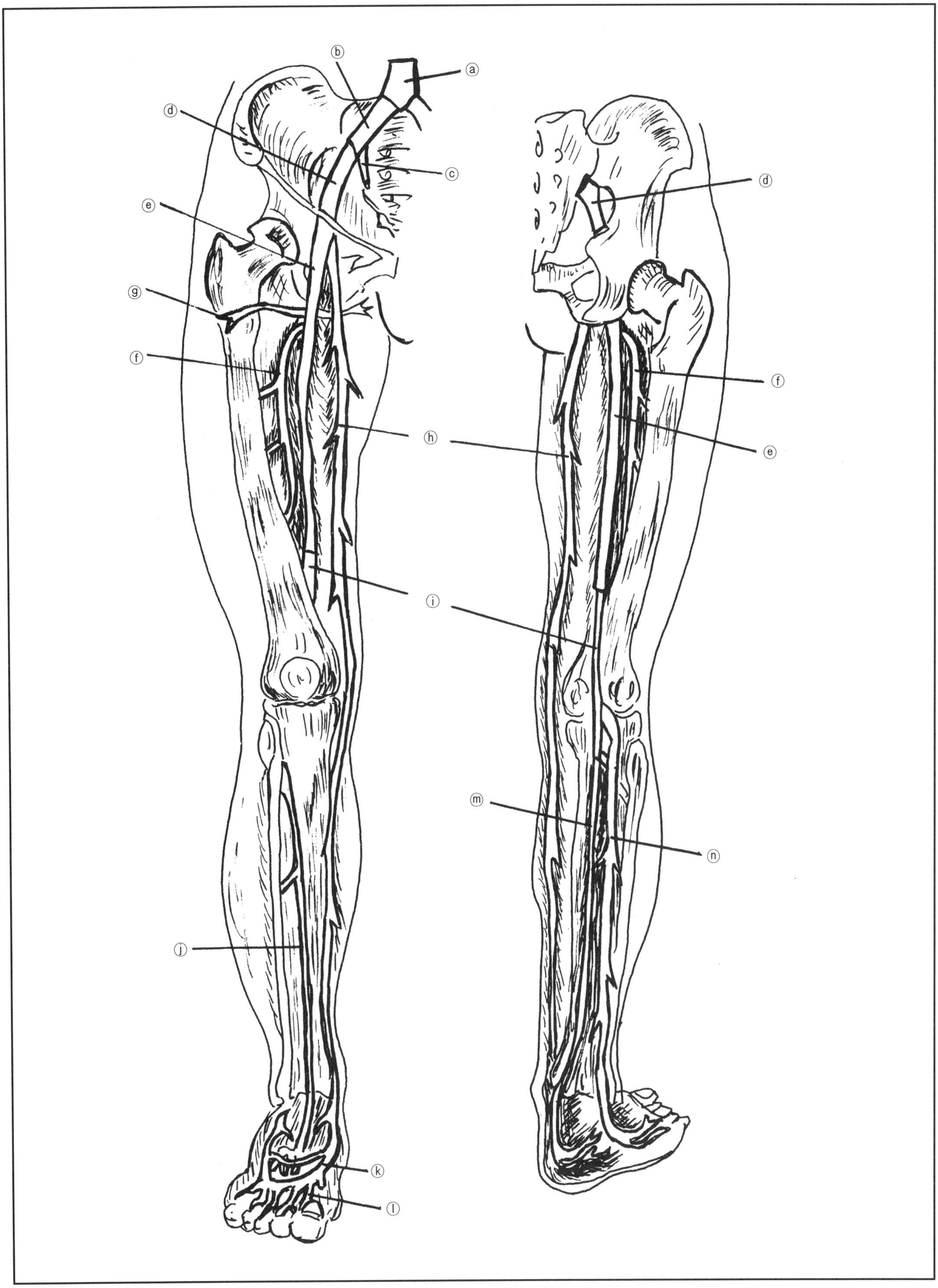

23. 상 · 하지의 피정맥(팔 · 다리의 피부정맥)(Cutaneous vein of upper and low limb)

( ) 1. Median cubital vein(주정중피정맥→팔오금중간정맥)
( ) 2. Basilic vein(척측피정맥→자쪽피부정맥)
( ) 3. Cephalic vein(요측피정맥→노쪽피부정맥)
( ) 4. Median vein fo forearm(전완정중피정맥→아래팔중간정맥)
( ) 5. Deltoideus(삼각근→어깨세모근)
( ) 6. Femoral vein(대퇴정맥→넙다리정맥)
( ) 7. Great saphenous vein(대복재정맥→큰두렁정맥)
( ) 8. Saphenous opening(복재열공→두렁정맥구멍)
( ) 9. Femoropoplited vein(대퇴슬와정맥→넙다리오금정맥)
( ) 10. Popliteal vein(슬와정맥→오금정맥)
( ) 11. Small saphenous vein(소복재정맥→작은두렁정맥)

상지(팔)의 피부정맥

① Cephalic vein(노쪽피부정맥)…아래팔 및 위팔 노뼈쪽을 올라가서 삼각근과 대가슴근 사이를 지나 빗장뼈 바로 밑에서 겨드랑정맥에 합류.

② Basilic vein(자쪽피부정맥)…아래팔의 자뼈쪽을 올라가서 위팔 아래쪽의 1/3 부근에서 깊은정맥인 위팔정맥에 들어간다.

③ Median cubital vein(팔오금중간정맥)…①과 ②의 두 정맥이 팔오금에서 연결된다.

④ Median vein of forearm(아래팔중간정맥)…아래팔의 정가운데를 올라가서 팔오금중간정맥부위에 들어간다.

하지(다리)의 피부정맥

① Great saphenous vein(큰두렁정맥)…정강뼈의 안쪽복사 앞을 지나 종아리, 넙다리의 안쪽면을 올라가는 정맥으로, 두렁정맥구멍에서 넙다리정맥에 합류.

② Small saphenous vein(작은두렁정맥)…가쪽복사의 뒤를 돌아 종아리 뒷면에서 위로 올라가서 오금정맥에 주입된다.

③ Saphenous opening(두렁정맥구멍)…넙다리근막의 정맥고랑이며 샅굴인대 바로 아래 있으며 큰두렁정맥의 통로가 된다. 타원형, 엄지손가락 굵기의 넙다리근막 결손부이다.

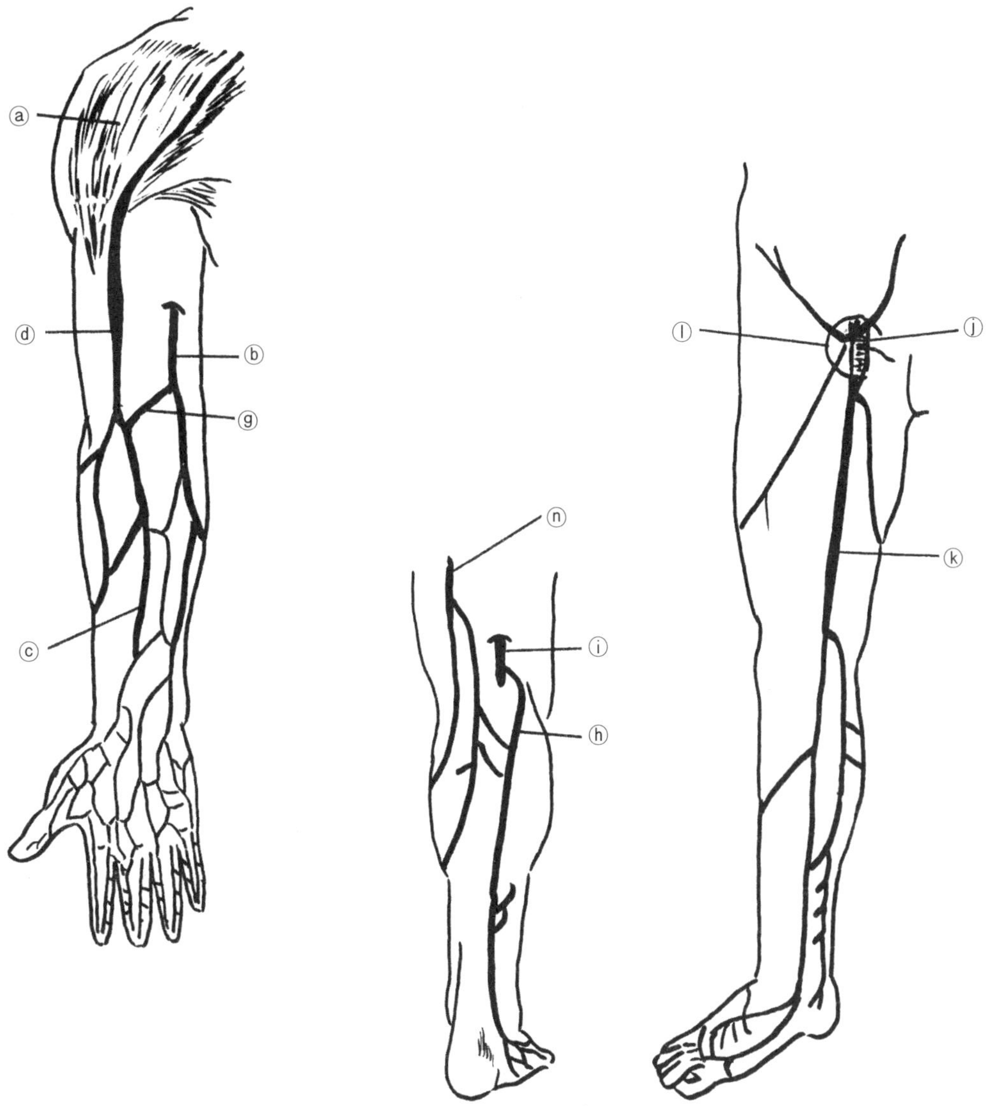

24. 간문맥계(Hepatic portal system)

( ) 1. Liver(간)
( ) 2. Heart(심장)
( ) 3. Diaphragm(횡격막→가로막)
( ) 4. Stomach(위)
( ) 5. Pancreas(췌장→이자)
( ) 6. Small intestine(소장→작은창자)
( ) 7. Large intestine(대장→큰창자)
( ) 8. Gallbladder(담낭→쓸개주머니)
( ) 9. Rectum(직장→곧창자)
( ) 10. Portal vein(문정맥)
( ) 11. Splenic vein(비정맥→지라정맥)
( ) 12. Left gastric vein(좌위정맥→왼위정맥)
( ) 13. Superior rectal vein(상직장정맥→위곧창자정맥)
( ) 14. Superior mesenteric vein(상장간막정맥→위창자간막정맥)
( ) 15. Inferior mesenteric vein(하장간막정맥→아래창자간막정맥)
( ) 16. Left gastroepiploic vein(좌위대망정맥→왼위큰그물막정맥)
( ) 17. Right gastroepiploc vein(우위대망정맥→오른위큰그물막정맥)
( ) 18. Spleen(비장→지라)

문맥계(Portal system)

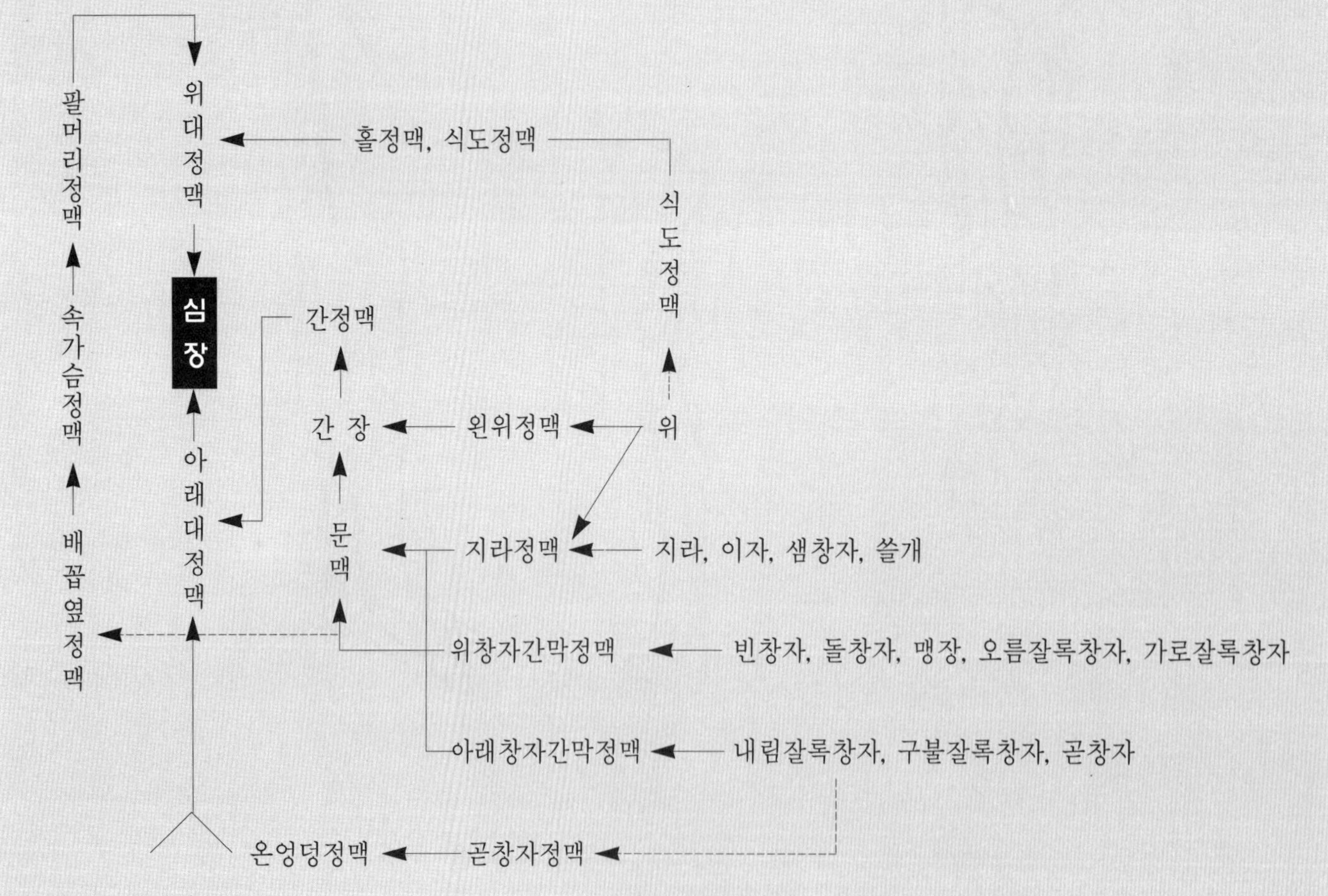

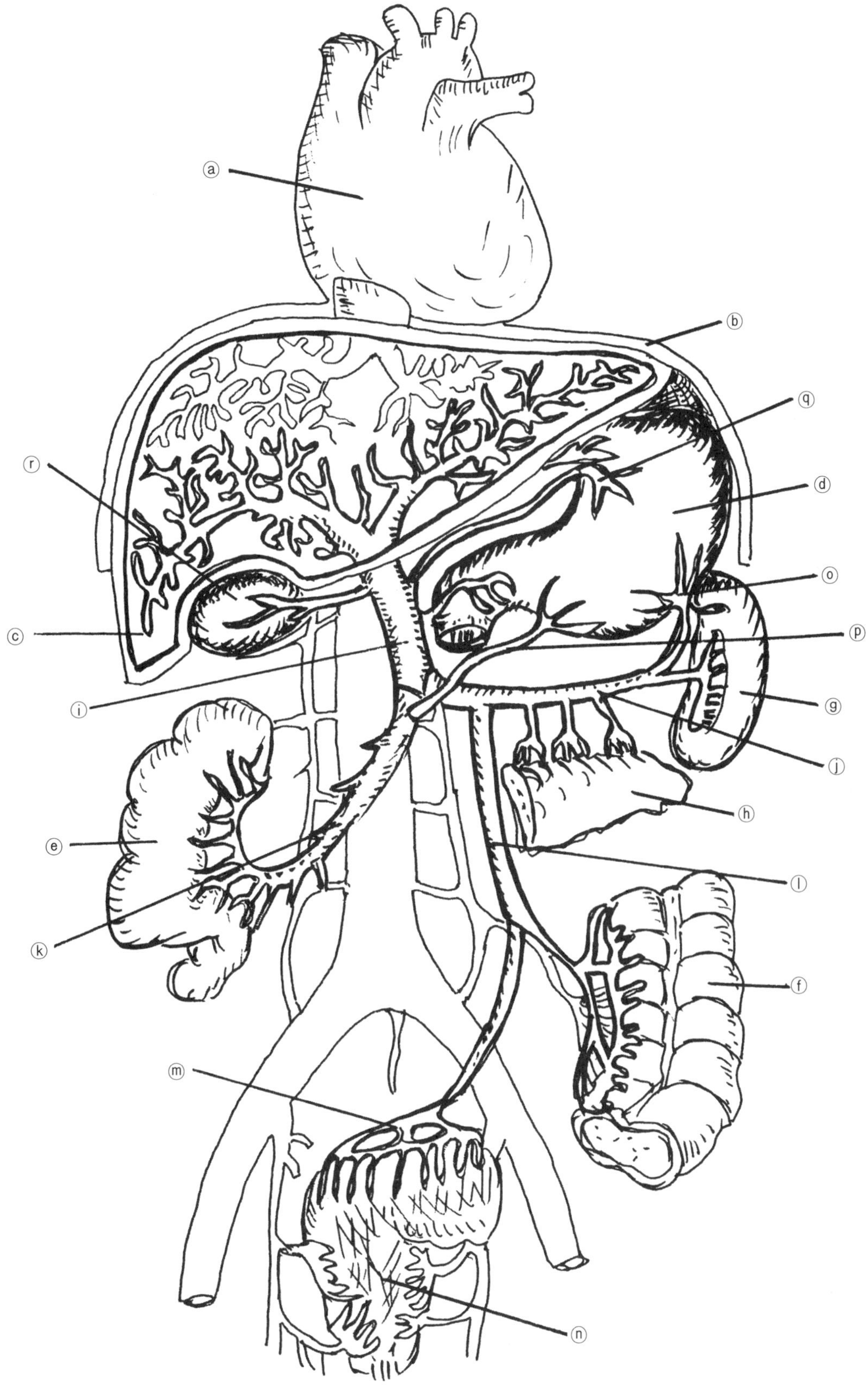

25. 태아순환(Fetal circulation)

( ) 1. Superior vena cava(상대정맥→위대정맥)
( ) 2. Inferior vena cava(하대정맥→아래대정맥)
( ) 3. Pulmonary artery(폐동맥→허파동맥)
( ) 4. Pulmonary vein(폐정맥→허파정맥)
( ) 5. Abdominal aorta(복대동맥→배대동맥)
( ) 6. Umbilical cord(제대→탯줄)
( ) 7. Common iliac artery(총장골동맥→온엉덩동맥)
( ) 8. External iliac artery(외장골동맥→바깥엉덩)
( ) 9. Internal iliac artery(내장골동맥→속엉덩동맥)
( ) 10. Portal vein(문맥)
( ) 11. Ductus arteriosus(동맥관)
( ) 12. Ductus venosus(정맥관)
( ) 13. Oval foramen(난원공→타원구멍)
( ) 14. Umbilical artery(제동맥→배꼽동맥)
( ) 15. Umbilical vein(제정맥→배꼽정맥)
( ) 16. Liver(간)
( ) 17. Placenta(태반)
( ) 18. Kidney(신장→콩팥)
( ) 19. Left atrium(좌심방→왼심방)
( ) 20. Left ventricle(좌심실→왼심실)

Placenta(태반)에서 기시한다면

Placenta → Umbilical vein ┐
(Liver) Portal vein ┘ Ductus venosus → Inf. vena cava → R.atrium

세분하면 2가지 방향의 기시점에서

① R.atrium → Foramen ovale → L.atrium → L. ventricle→Aorta
② R. atrium → R.ventricle → Ductus arterious → Aorta
이때 ①과 ②가 합류 aorta에서
Descending aorta → Common iliac a .→ Internal iliac a. → Umbilical a. → Placenta →
Umbilical vein → Ductus venosus → Inf. vena cava→R. atrium.

정상 허파순환으로 태아순환이 폐쇄되는 기구는

1) 동맥관(ductus arteriosus) → 동맥관인대(ligamentum arteriosus)으로
2) 정맥관(ductus venosus) → 정맥관인대(ligamentum venosus)으로
3) 배꼽대동맥(umbilical arteries) → 배꼽동맥인대(medial umbilical ligament)…(2가닥)정맥성.
4) 배꼽정맥(umbilical vein) → 간원인대(ligamentum teres hepatis)로…(1가닥)동맥성.
5) 타원구멍(foramen ovale) → 타원오목(oval fossa)으로 된다.
특히 타원구멍이 생후 1~9개월 사이에 타원오목으로 되는데 만약의 폐쇄부전일 때는 청색아 blue baby가 되며 이때 동·정맥이 혼합되고 산소결핍에 의한 빈혈 anemia 현상이 나타나며 에너지 대사가 되지않아 영양결핍상태와 피부가 청색을 띠는 선천성 심장질환자가 된다.

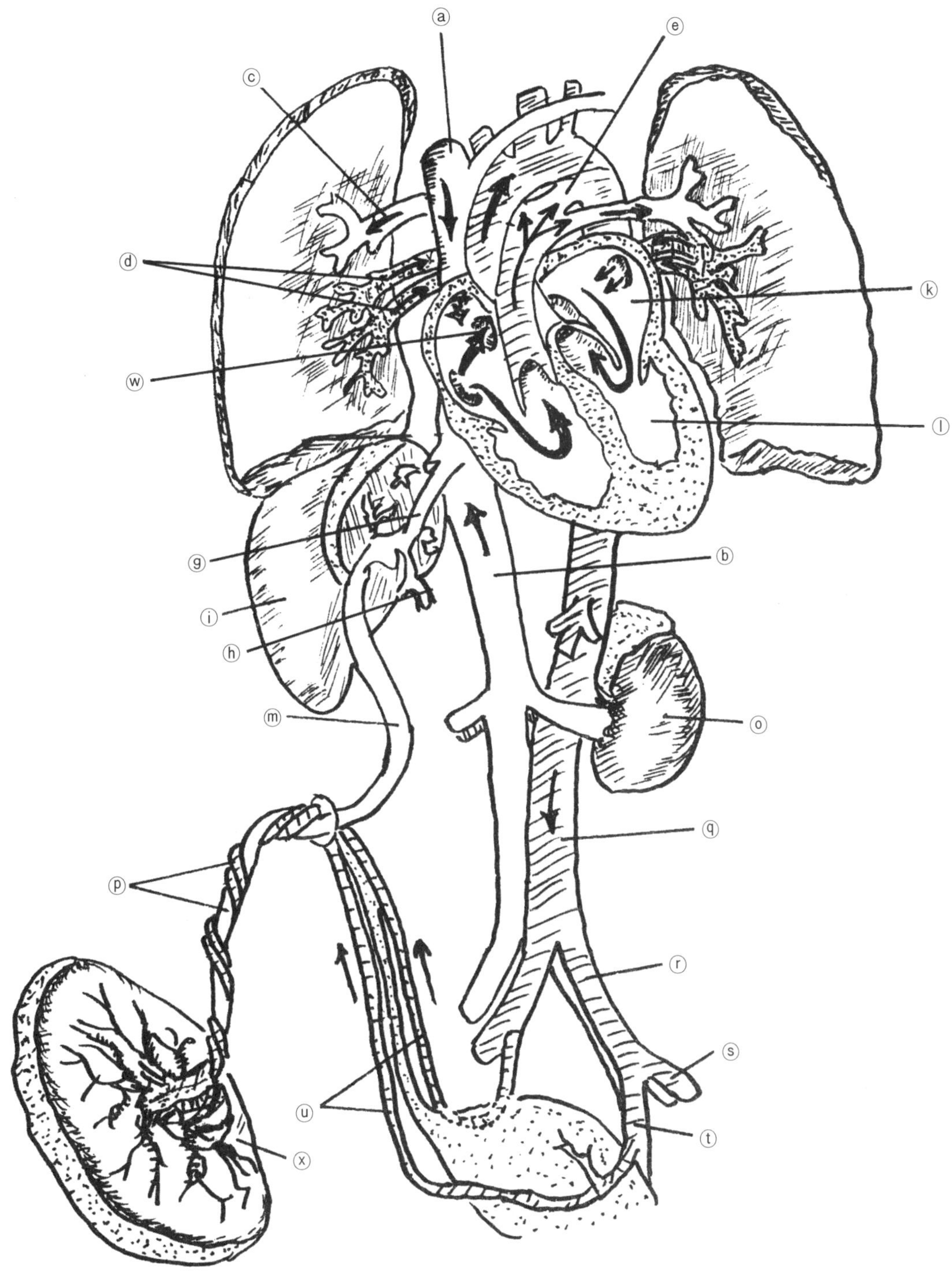

26. 림프계통(Lymphatic system)

( ) 1. Right jugular lymphatic trunk(우경임파본간→오른목림프관줄기)

( ) 2. Right bronchomediastinal lymphatic trunk(우기관지종격임파본간→오른기관지가슴세로칸림프관줄기)

( ) 3. Right subclavian lymphatic trunk(우쇄골하임파본간→오른쇄골밑림프관줄기)

( ) 4. Right lymphatic trunk(우임파본간→오른림프관줄기)

( ) 5. Thoracic duct(흉관→가슴림프관)

( ) 6. Left jugular lymphatic trunk(좌경임파본간→왼목림프관줄기)

( ) 7. Left bronchomediastinal lymphatic trunk(기관지종격임파본간→왼기관지가슴세로칸림프관줄기)

( ) 8. Left subclavian lymphatic trunk(좌쇄골하임파본간→왼빗장밑림프관줄기)

( ) 9. Cisternal cyli(유미조→가슴림프관팽대)

( ) 10. Lumbar lymphatic trunk(요임파본간→허리림프관줄기)

( ) 11. Inguinal lymph nodes(서혜임파절→샅림프절)

( ) 12. Superficial cevical nodes(천경임파절→얕은목림프절)

( ) 13. Occipital nodes(후두임파절→뒤통수림프절)

( ) 14. Posteior auricular nodes(후이개임파절→뒤귓바퀴림프절)

( ) 15. Submandibular nodes(악하임파절→턱밑림프절)

( ) 16. Interstinal trunk(장임파본간→장림프관줄기)

( ) 17. Intercostal trunk(늑간임파본간→갈비사이림프관줄기)

( ) 18. 우림프관영역(우림프줄기에 유입)

( ) 19. 좌림프관영역(가슴관으로 유입하는 영역)

신체 각부의 림프관과 림프절의 개요

1) **Lymphatic system**…전신에 퍼져 있는 림프관과 림프절 및 림프조직(지라, 가슴샘, 편도)으로 구성된다.
   - a) Lymph…혈장과 비슷한 맑은 액체로, 조직액에서 림프모세관에 스며들며 신체 모든 곳에 퍼져간다.
   - b) Lymphatic vessel…림프모세관이 서로 합쳐져 점차 굵어진다.
   - c) Lymph node…Lymph를 거르고 lymphocyte를 생산할 뿐만 아니라 식작용이 왕성한 방어기전.
   - d) 전신의 lymphatic vessel은 여러 림프절을 경유한 왼・오른 두 개의 큰 관으로, 왼쪽관은 가슴림프관에, 오른쪽관은 오른림프관에 이른다.

2) **Thoracic duct(흉관→가슴관)**
   - a) 제2허리뼈 앞가슴림프팽대관에서 시작하여 여기서 3개의 림프관이 모인다.
     - ① 왼・오른림프관…골반과 다리에서 모인 림프관.
     - ② 창자림프관…창자의 림프관이 모인 림프관.
   - b) 가슴관의 개구부위 가까이에서 왼목림프줄기, 왼빗장밑림프줄기 및 왼기관지가슴세로칸림프줄기가 가슴림프관에 개구. 정맥각에 유입.

3) **Right lymphatic duct(오른림프관)**

   오른목림프줄기, 오른빗장밑림프줄기, 오른기관지가슴세로칸림프줄기가 집합하여 이루어진다.

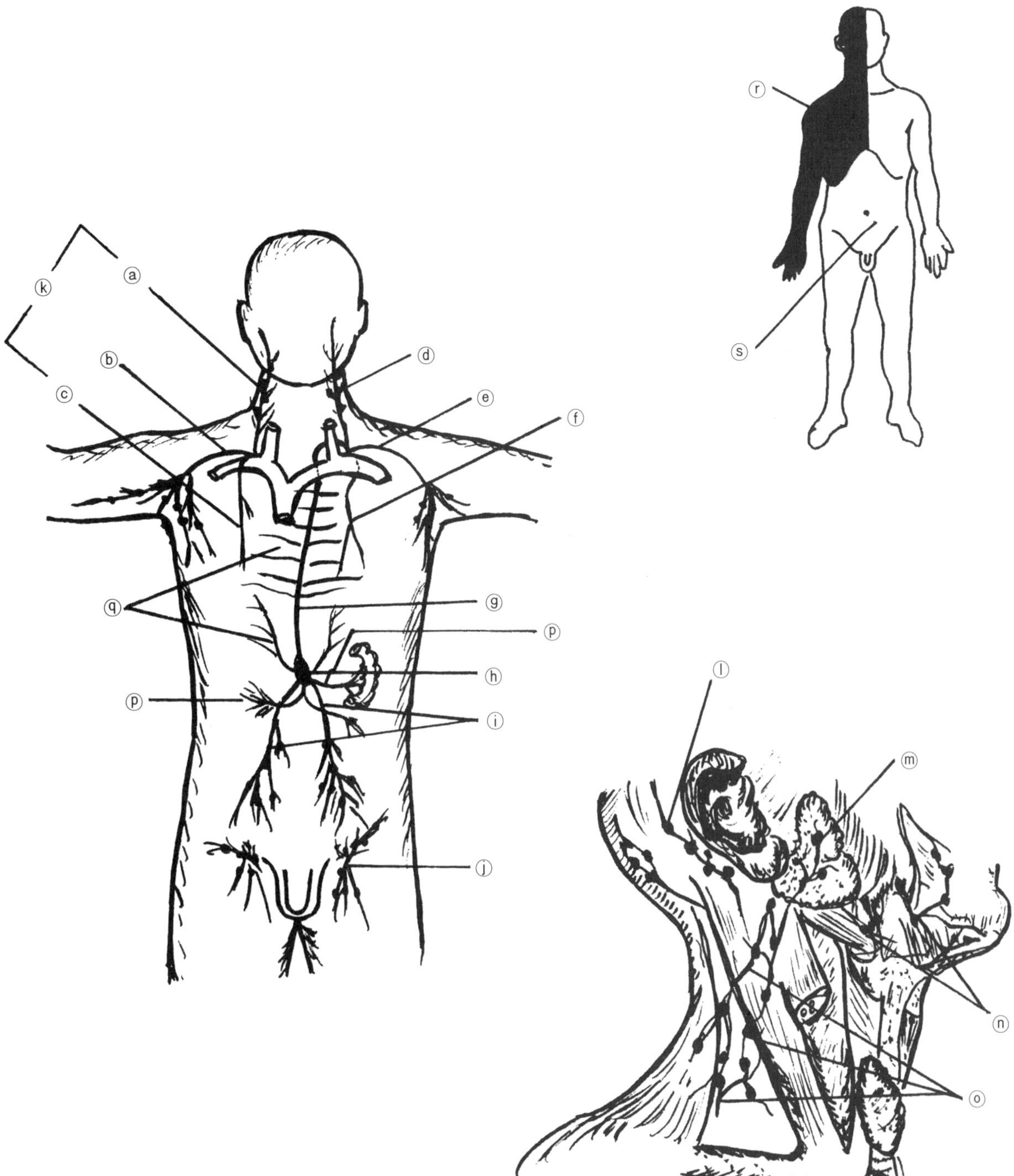
r
s
k
a
b
c
d
e
f
q
g
p
h
p
i
j
l
m
n
o

27. 림프절(림프선)의 구조(Structure of a lymph node)

( ) 1. Afferent vessel(수입관→수입소동맥)

( ) 2. Efferent vessel(수출관→수출소동맥)

( ) 3. Lymph sinuses(림프굴)

( ) 4. Vein(정맥)

( ) 5. Artery(동맥)

( ) 6. Cortex(피질)

( ) 7. Capsule(피막)

( ) 8. Medullary cord(수삭)

( ) 9. Trabecula(소주→지주)

( ) 10. Germinal center(중심배)

( ) 11. Cervical lymph nodes(경임파절→목림프절)

( ) 12. Inguinal lymph nodes(서혜임파절→샅림프절)

( ) 13. Axillary lymph nodes(액와임파절→겨드랑림프절)

Lymph node

a) Lymph를 거르거나 lymphocyte도 생산. 식작용이 왕성한 방어장치.

b) 콩팥형 혹은 타원형으로 지름이 2~30mm

c) Hilus가 있어 혈관과 신경이 드나들고

d) 몇 개의 수입소동맥(들작은동맥)과 수출소동맥(날작은동맥)이 있다.

e) Lymph node의 표면은 피막으로 싸여 있고 피막으로부터 지주(trabeculae)가 나와 칸막이를 이룬다.

f) Lymph node의 바깥층에 cortex와 medulla로 구분, 피질에 림프소절(lymph nodules)이 있고 중심부에 세포분열이 왕성한 종자중심(germinal center)이 있다.

g) Lymph가 vein에 들어가기 전 lymph node를 통과하게 되며 RBC, bacteria는 걸르지만 virus는 통과한다.

h) Lymph node는 질병, 손상, 흡입, 음식물 섭취 등에 의해서 체내에 들어온 감염성 생물 및 이물질은 모세림프관을 통해서 림프절에 들어오면 림프절에 있는 다수의 세망내피세포(reticuloendothelial cell) 또는 청소세포(scavenger cells)에 의해 살균 또는 식균되므로 임상적으로 매우 중요한 구조물이다.

i) 암 전이(cancer metastasis)가 lymphatic system을 통하여 이루어지고,

j) 병원균, 이물질, 독물질이 완전 제거되지 못하면 lymph node가 비대해지고 인근조직에 압박증상을 일으키며 림프염(lymph adenitis)를 유발.

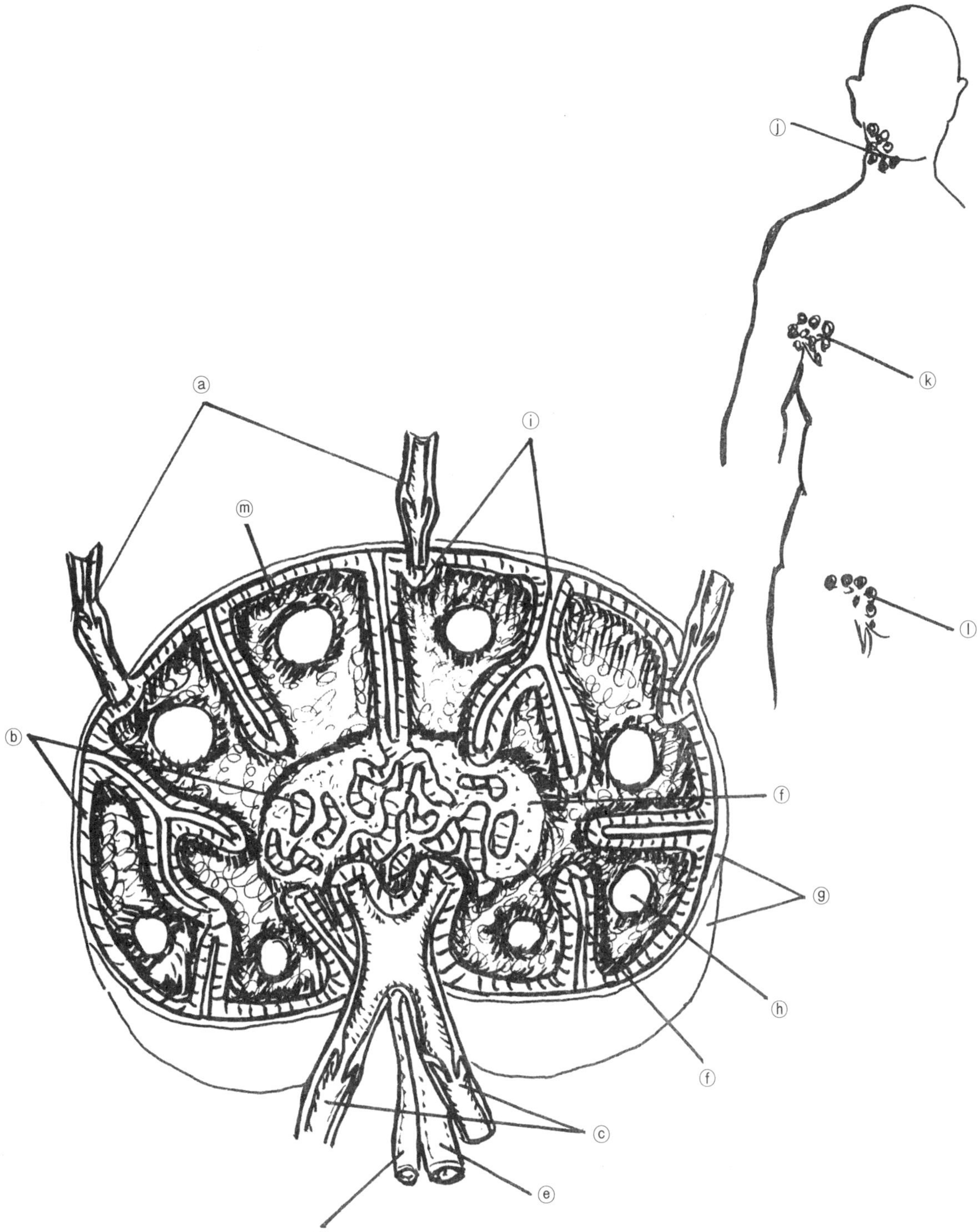

28. 비장(지라)의 미세구조(Microscopic structure of spleen)

( ) 1. Spleen(비장→지라)
( ) 2. Stomach(위)
( ) 3. Liver(간)
( ) 4. Large intestine(대장→큰창자)
( ) 5. Small intestine(소장→작은창자)
( ) 6. Splenic vein(비정맥→지라정맥)
( ) 7. Splenic artery(비동맥→지라동맥)
( ) 8. Diaphragm(횡격막→가로막)
( ) 9. Capsule(피막)
( ) 10. White pulp(백수→백색속질)
( ) 11. Red Pulp(적수→적색속질)
( ) 12. Arterial capillaries(동맥성 모세혈관)
( ) 13. Central artery(중심동맥)
( ) 14. Trabecular vein(주정맥→지주정맥)

비장(지라)의 미세구조

1) Spleen은 인체에서 가장 큰 lymphatic organ이며 길이가 10~12cm, 무게는 170~200g.
2) 배안 왼쪽위부위 왼쪽 갈비뼈아래부위 가로막 아래끝에 접해 있다.
3) Spleen은 피막에 싸여 있고 지라속질(Splenic pulp)이 있다.
   a) White pulp(백색속질)…백색의 띠로, 전형적 림프조직. 백색수질의 중심으로 중심동맥(central a.)이 지난다. 주중심부는 세포분열 왕성. Lymphocyte 집단. 백색으로 Lymphocyte 생산.
   b) Red pulp(적색속질)…비전형적 림프조직으로, 많은 적혈구가 있어 붉게 보인다. 노쇠한 RBC 파괴. 혈액 중의 이물질 제거
4) Spleen의 기능은
   ① 말초혈류로부터 혈구세포 저장, 파괴.
   ② RBC 저장(350ml)하여 응급시나 실혈시 보상.
   ③ 태생기에 혈구 생산(4~5개월이내).
   ④ 백색속질에서 lymphocyte와 형질세포가 항원가 접한 뒤 항체 형성.
   ⑤ 식작용에 의한 여과작용.
   ⑥ 노쇠한 RBC 파괴→Hb 유출→Fe. globin 재합성.
5) 지라잔기둥 Splenic trabeculae…혈관의 통로인 동시에 지라실질 주역.
   지라잔기둥 사이는 세망조직으로 되어 있고 혈액이 차 있는 비수가 있다.

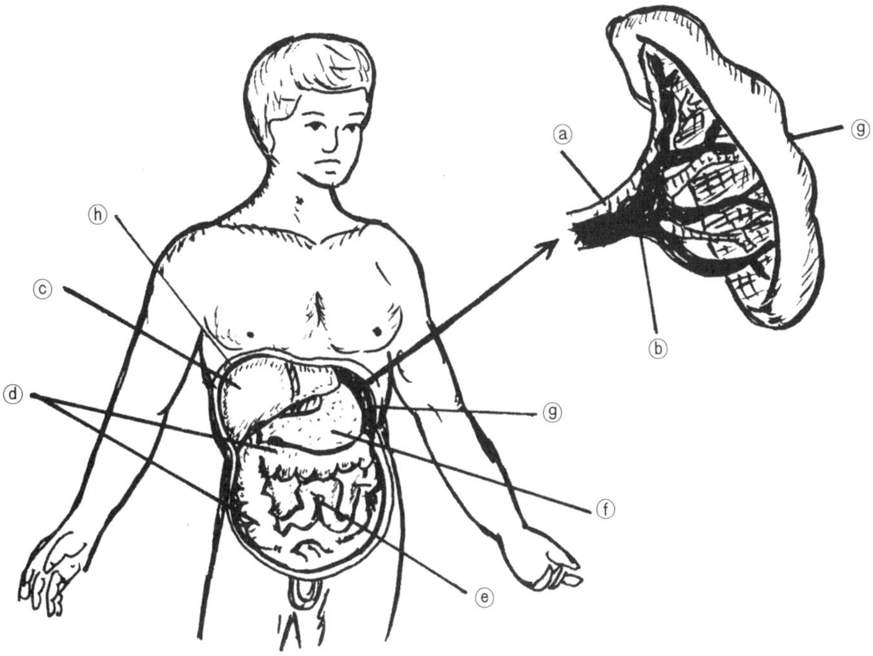

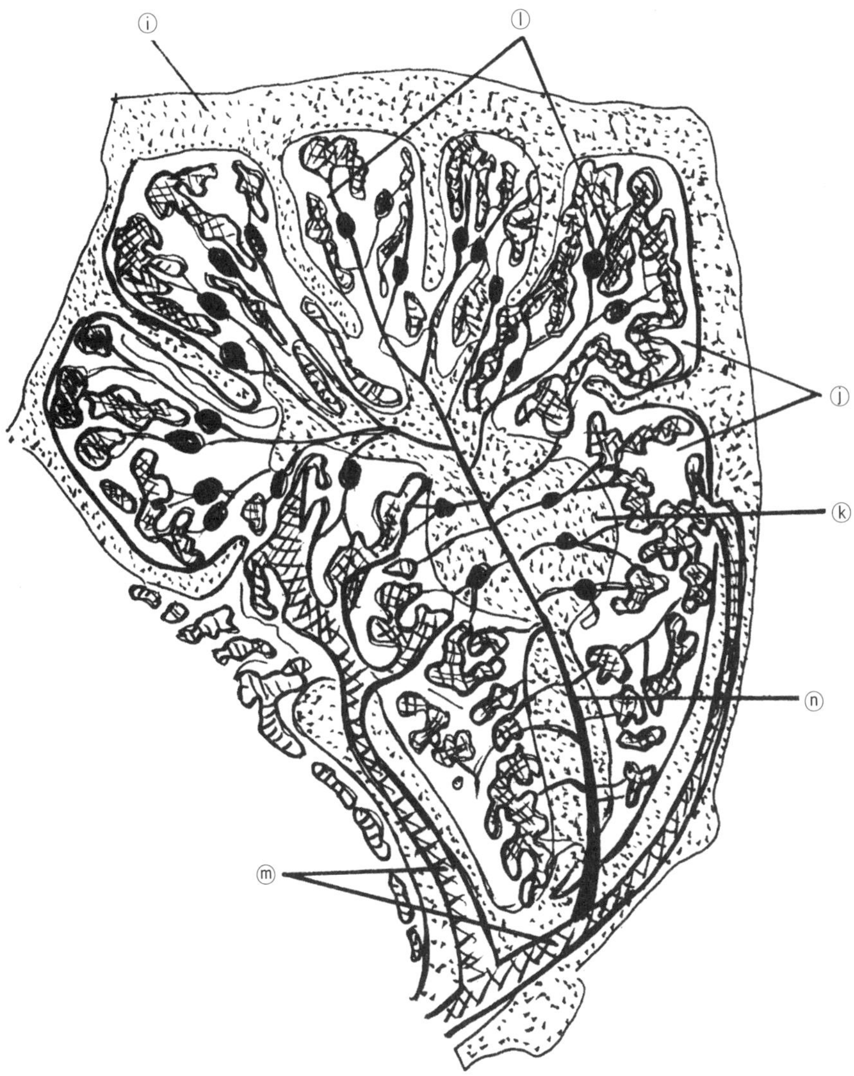

제6장 소화기계통

Digestive system

1. 소화기계통(Digestive system)

( ) 1. Stomach(위)
( ) 2. Oral cavity(구강→입안)
( ) 3. Esophagus(식도)
( ) 4. Pharynx(인두)
( ) 5. Ascending colon(상행결장→오름잘록창자)
( ) 6. Vermiform appendix(충수→막창자꼬리)
( ) 7. Cecum(맹장→막창자)
( ) 8. Descendign colon(해행결장→내림잘록창자)
( ) 9. Sigmoid colon(S상결장→구불잘록창자)
( ) 10. Transverse colon(횡행결장→가로잘록창자)
( ) 11. Rectum(직장→곧창자)
( ) 12. Anal canal(항문관)
( ) 13. Ileum(회장→돌창자)
( ) 14. Jejunum(공장→빈창자)
( ) 15. Spleen(비장→지라)
( ) 16. Parotid gland(이하선→귀밑샘)
( ) 17. Submandibular gland(악하선→턱밑샘)
( ) 18. Sublingual gland(설하선→혀밑샘)
( ) 19. Tongue(혀)
( ) 20. Liver(간)
( ) 21. Gall bladder(담낭→쓸개)
( ) 22. Diaphragm(횡격막→가로막)
( ) 23. Trachea(기관)
( ) 24. Pancreas(췌장→이자)

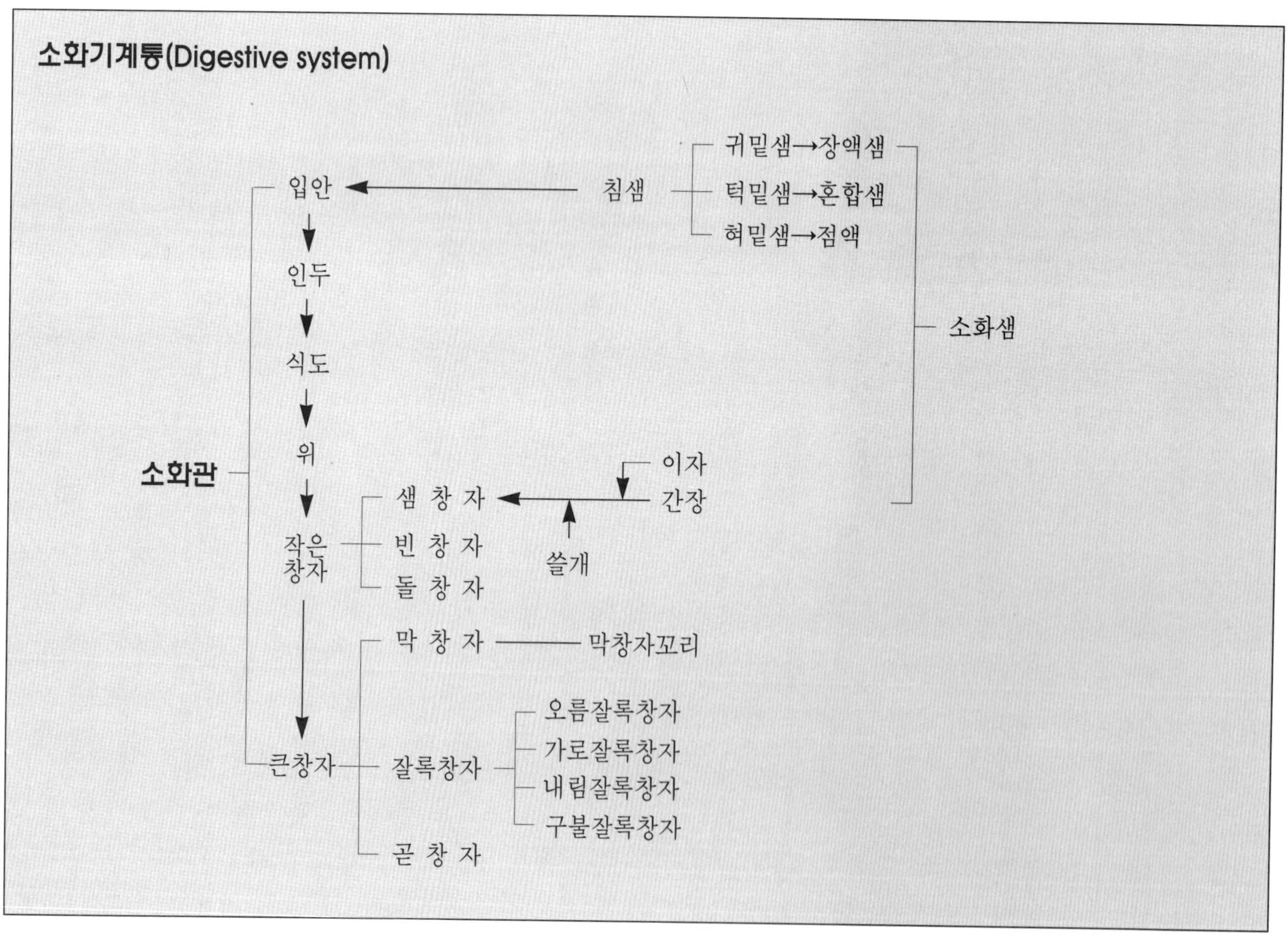

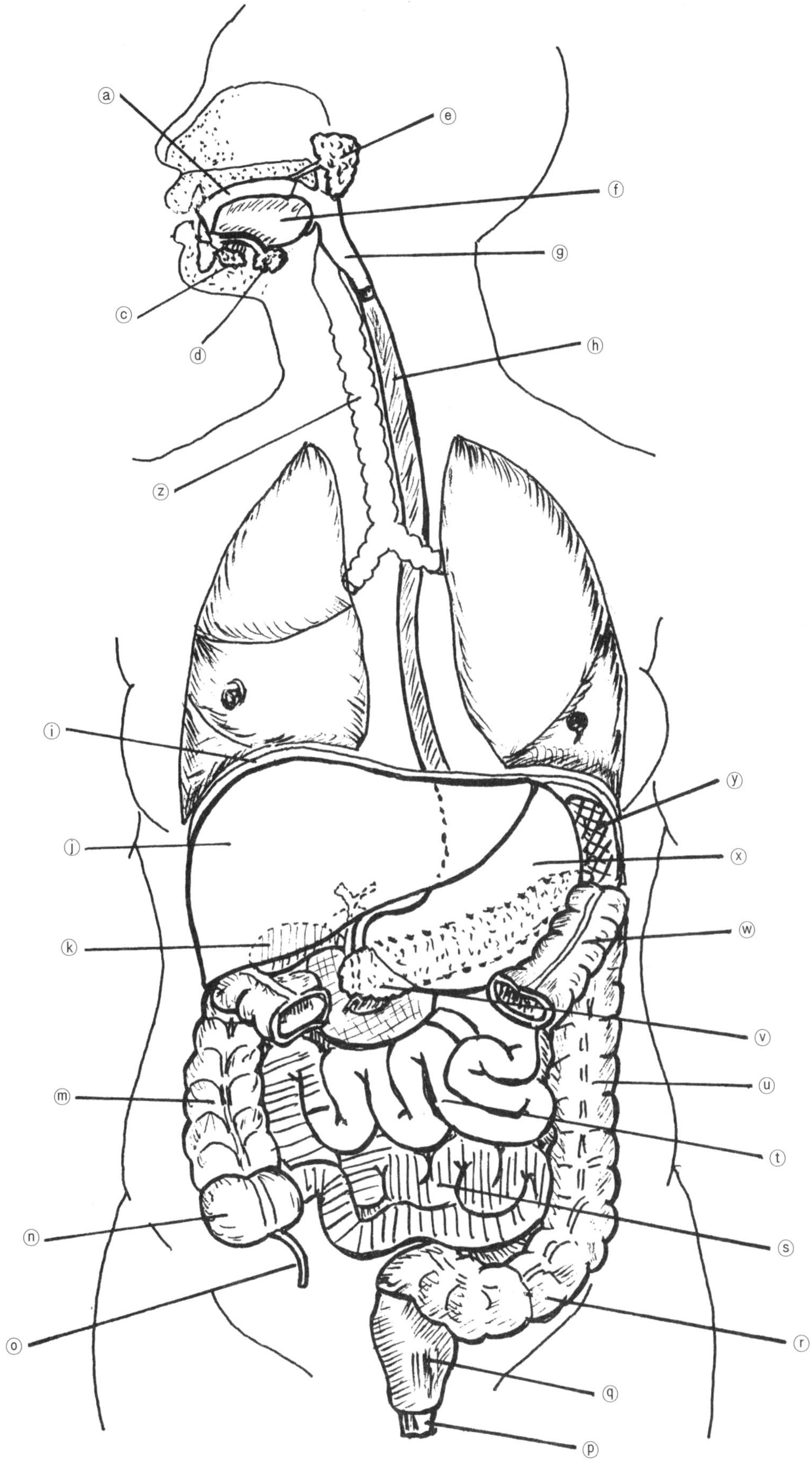

2. 머리와 목(Head and neck)부위의 정중시상단면도

( ) 1. Upper lip(상순→위입술)
( ) 2. Hard palate(경구개→단단입천장)
( ) 3. Soft palate(연구개→물렁입천장)
( ) 4. Tongue(혀)
( ) 5. Nasopharynx(인두비부→코인두)
( ) 6. Oropharynx(인두구부→입인두)
( ) 7. Laryngopharynx(인두후두부→후두인두)
( ) 8. Oral cavity(구강→입안)
( ) 9. Esophagus(식도)
( ) 10. Thyroid gland(갑상선→갑상샘)
( ) 11. Thyroid cartilage(갑상연골→방패연골)
( ) 12. Cricoid cartilage(윤상연골→반지연골)
( ) 13. Nasal cavity(비강→코안)
( ) 14. Trachea(기관)
( ) 15. Epiglottis(후두개→후두덮개)
( ) 16. Inferior nasal concha(하비갑개→아래코선반)
( ) 17. Middle nasal concha(중비갑개→중간코선반)
( ) 18. Superior nasal concha(상비갑개→위코선반)
( ) 19. Frontal sinus(전두동→이마굴)
( ) 20. Sphenoid sinus(접형동→나비굴)

1) 위입술과 아래입술의 일반적구조

① 입둘레근으로 구성. 피부면과 점막면의 이행부는 순홍(붉은부분) - 인류의 특징.
② 입틈새는 위아래로 경계지우는 입술(구순)
③ 순홍부는 입틈새를 만들고 그 양끝은 입꼬리, 윗입술 중앙의 얕은 홈은 인중.
④ 입술의 속부위는 가로무늬근층이고 가쪽면 피부 속면은 점막이며 그 상피는 피부의 표피보다 두껍다. 상피의 표층은 각화하지 않고 고유층이 형성하는 유두는 높이가 높고 모세혈관이 풍부. 점막밑조직에는 입술샘과 볼샘이 있다.

2) 물렁입천장와 단단입천장

a) 물렁입천장…입안의 뒤쪽은 좁은 목구멍을 통해 인두에 연결.
목구멍은 상방이 물렁입천장. 뒤쪽 중앙에 목젖.
물렁입천장은 입안상벽, 목젖으로부터 양쪽아래쪽. 앞뒤 두 줄의 아치모양의 주름(입천장혀활, 입천장인두활)이 뻗어 있고 주름사이에 목구멍편도가 있다. 물렁입천장은 점막으로 덮인 가로누늬근 구조물로 물렁입천장 velum palatinum이라고 한다.

b) 단단입천장…입안의 천장(위벽)부위이며 코안바닥을 이룬 부위.
앞쪽은 단단입천장 뒤쪽은 물렁입천장. 단단입천장은 뼈로 되어 있고 겉은 펴지지 않는 주름이 잡혀있다. 내부는 위턱뼈의 입천장돌기와 입천장뼈의 수평판으로 되어 있다.

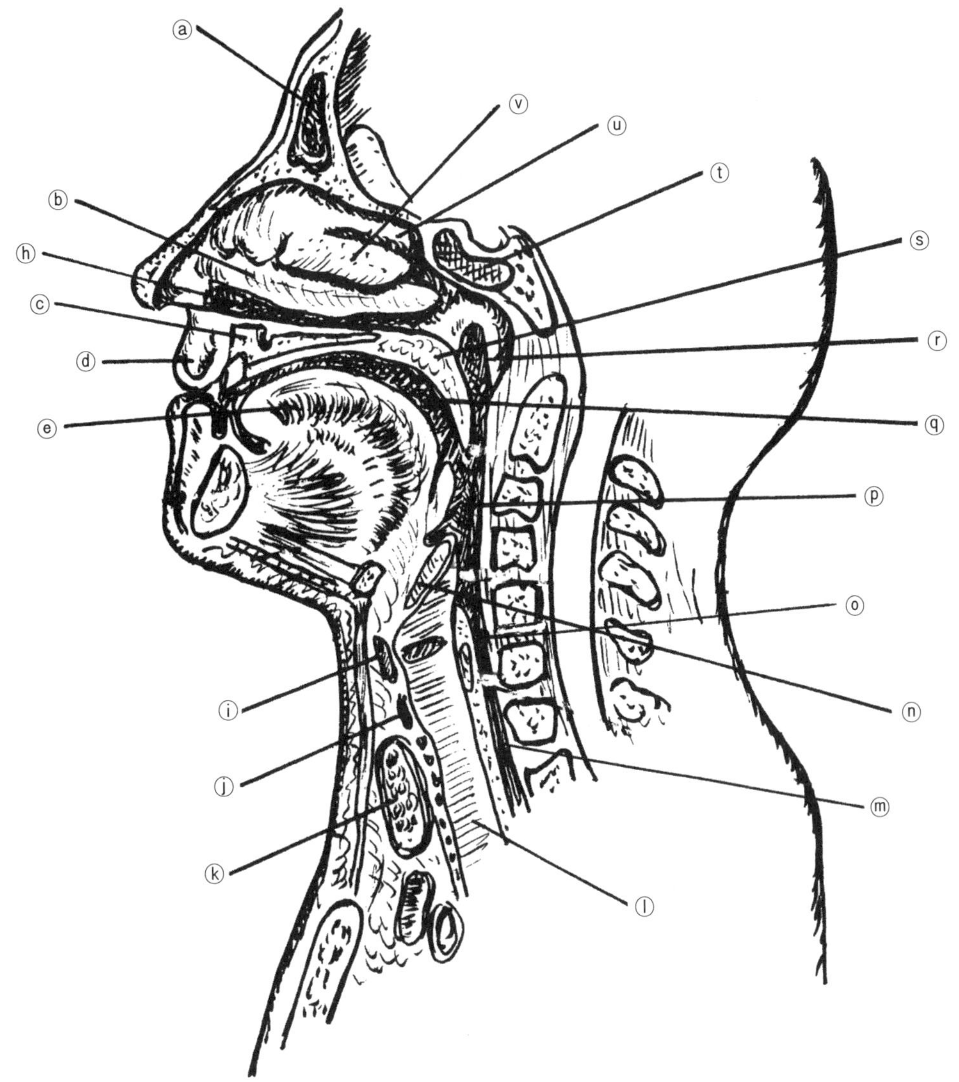

3. 입과 혀(Mouth and tongue)

( ) 1. Gingiva(치은→잇몸)
( ) 2. Soft palate(연구개→물렁입천장)
( ) 3. Hard palate(경구개→단단입천장)
( ) 4. Glossopalatine arch(구개설궁→입천장혀활)
( ) 5. Tongue(혀)
( ) 6. Fauces(구협→목구멍)
( ) 7. Uvula(구개수→목젖)
( ) 8. Palatopharyngeal arch(구개인두궁→입천장인두활)
( ) 9. Buccal fat(협지방→볼지방)
( ) 10. Foliate papilla(엽상유두→잎새유두)
( ) 11. Epiglottis(후두개→후두덮개)
( ) 12. Lingual tonsil(설편도→혀편도)
( ) 13. Palatine tonsil(구개편도→목구멍편도)
( ) 14. Filiform papilla(사상유두→실유두)
( ) 15. Vallate papilla(유곽유두→성곽유두)
( ) 16. Fungiform papilla(심상유두→버섯유두)
( ) 17. Bitter(쓴맛)
( ) 18. Sweet(단맛)
( ) 19. Sour(신맛)
( ) 20. Salt(짠맛)
( ) 21. Terminal sulcus(분계구→분계고랑)
( ) 22. Lingual follicle(설소포→혀림프소절)
( ) 23. Frenulum of superor lip(상순소대→위입술주름띠)
( ) 24. Med. lingual sulcus(설정중구→혀정중고랑)

입안(Oral cavity)

1) 입안은 소화관의 첫 관문이며 저작, 발성기, 미각기관의 역할.
2) 입안의 앞→입술, 뒤→인두, 위→입천장, 아래→혀, 가쪽옆부위→뺨, 부속기→치아와 침샘.
3) Lip(구순=입술)→외부는 피부, 내부는 점막, 중간부는 피부와 점막의 이행부.
4) Palate(입천장)…Hard palate(단단입천장)와 soft palate(물렁입천장)로 구성.
5) Tongue(혀)…혀는 가로무늬근으로 발음과 저작 그리고 맛을 감지하는 작용도 겸하고 있다.
6) 혀의 구성은 혀등의 뒤쪽 1/3 지점에 분계구(terminal groove)가 있어 앞쪽은 혀몸통, 뒷쪽은 혀뿌리로 되어 있다. 혀몸통의 뒷면에는 혀유두(lingual papilla)가 있다.
7) 맛의 분포는 신맛→혀의 옆면, 단맛→혀끝, 쓴맛→혀의 뒷부분, 짠맛→혀끝과 가장자리.
8) **혀유두(Papillae linguales)**
   a) 실유두(filiform papilla)…끝이 가늘고 혀몸통부위 전체에 분포. 수는 많으나 맛봉우리가 없다.
   b) 버섯유두(fungiform papilla)…버섯모양, 혀끝에 분포. 붉은점으로 보인다. 맛봉우리가 있다.
   c) 잎새유두(foliate papilla)…맛봉우리가 성인에는 없고 어린이에 발달.
   d) 성곽유두(vallate papilla)…분계구 앞에 8~12개 가량 있으며 맛봉우리가 발달.
9) **맛봉우리구성**
   - 맛봉우리구성세포
     - ① 맛세포. 표면에 미세융모가 있고 바닥부위는 신경섬유와 접촉.
     - ② 내림세포, ③ 바닥세포.
   - 맛세포의 표면에 미세융모가 돌출, 바닥부위는 신경섬유와 접촉.
     신경…혀의 앞 2/3(고실끈신경) 뒤 1/3(혀인두신경).

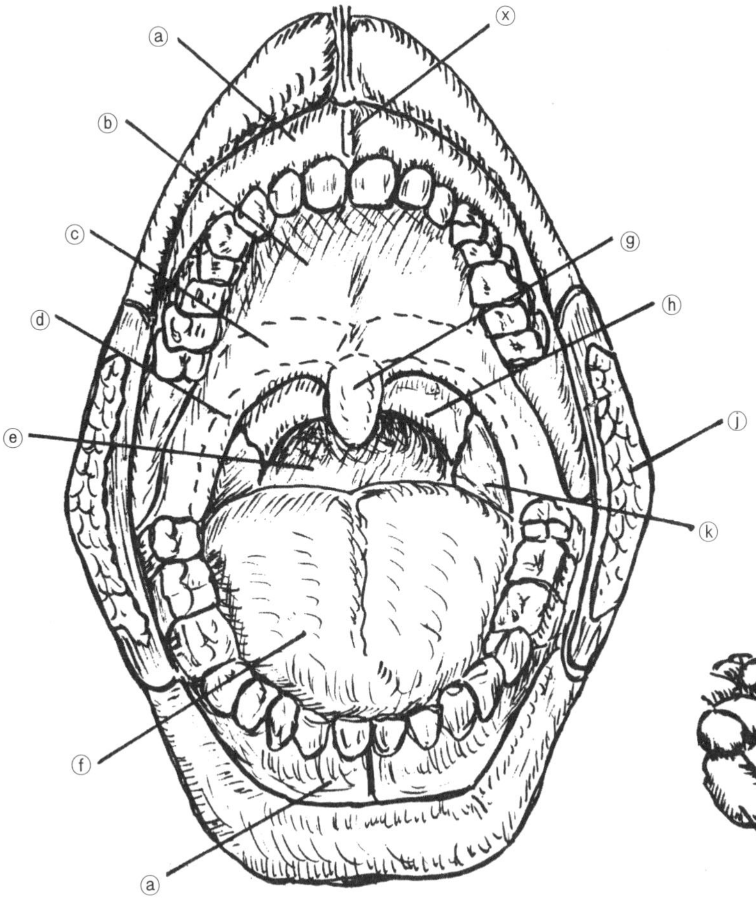

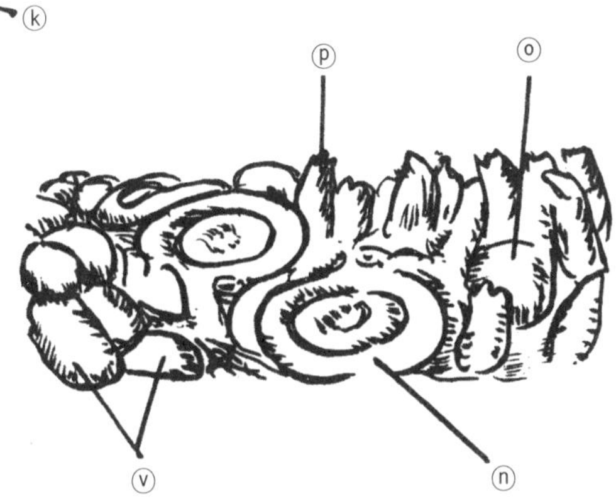

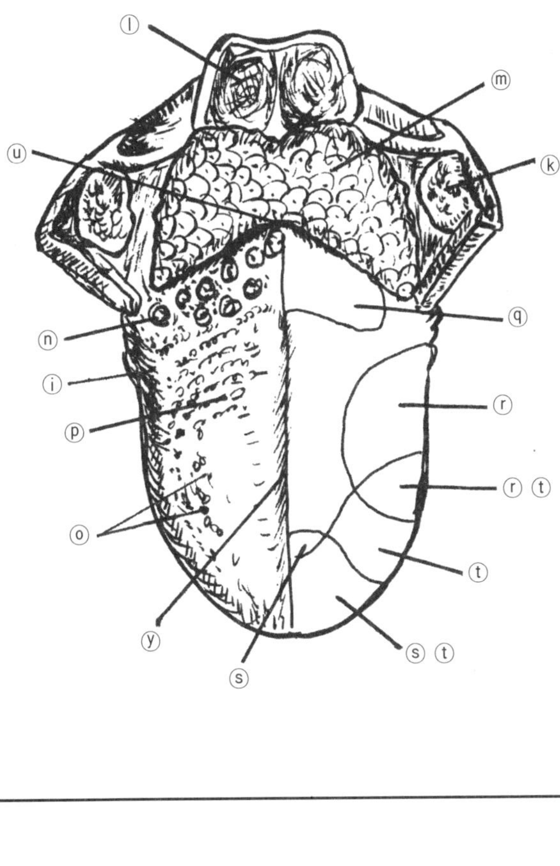

4. 치아(Teeth)

( ) 1. Deciduos(milk teeth)(유치→젖니)
( ) 2. Permanent teeth(영구치→간니)
( ) 3. Dental crown(치관→치아머리)
( ) 4. Root of tooth(치근→치아뿌리)
( ) 5. Retzius line in enamel(에나멜 성장선)
( ) 6. Neck of tooth(치경→치아목)
( ) 7. Dentin(상아질)
( ) 8. Gingival sulcus(치은구→잇몸고랑)
( ) 9. Alveolar bone(치조골→이틀뼈)
( ) 10. Pulp canal(치수관→치아수관)
( ) 11. Pulp cavity(치수강→치아속질공간)
( ) 12. Cementum(시멘트질)
( ) 13. Periodental membrane(치근막→치아주위막)
( ) 14. Central incisor(내측절치→안쪽앞니)
( ) 15. Canine(견치→송곳니)
( ) 16. First premolar(제1소구치→첫째작은어금니)
( ) 17. First molar(제1대구치→첫째큰어금니)
( ) 18. Lateral incisor(외측절치→가쪽앞니)
( ) 19. Second premolar(제2소구치→둘째작은어금니)
( ) 20. Third molar(제3대구치→셋째큰어금니)
( ) 21. Second molar(제2대구치→둘째큰어금니)
( ) 22. Soft palate(연구개→물렁입천장)
( ) 23. Hard palate(경구개→단단입천장)
( ) 24. Deciduous first molar(제1유구치→첫째젖어금니)
( ) 25. Deciduous second molar(제2유구치→둘째젖어금니)

치아(Teeth)

1) 치아는 상아질, 에나멜질, 시멘트질로 되며, 치아속질공간에는 치아속질가 있고 치아관은 에나멜질로 덮여 있고, 치근은 시멘트질로 덮여 있다.
   a) Dentine(상아질)…치아의 주성분으로 치아속질공간과 치아뿌리관을 싸고 있으며 뼈보다 더 단단하다.
   b) Enamel(에나멜질)…치아머리 표면을 덮고 있으며 상아질보다 더 단단하고 황색을 띤 백색으로 광택이 난다.
   c) Cementum(시멘트질)…치아뿌리의 표면을 덮고 있으며 황색 또는 황백색으로 상아질보다는 덜 단단하다.
   d) Dental pulp(치아속질)…혈관과 신경이 풍부한 결합조직.
   e) 치아는 crown(치아머리), root(치아뿌리), neck(치아목)으로 구분.
   f) **치아의 종류**
      ① Milk teeth(젖니)…앞니(8), 송곳니(4), 젖어금니(8).
      ② Permanent teeth(간니)…앞니(8), 송곳니(4), 작은어금니(8), 큰어금니(12).
   g) 치아식은 ① 젖니… $\frac{2 \cdot 1 \cdot 2}{2 \cdot 1 \cdot 2} \times 2 = 20$개, ② 간니… $\frac{2 \cdot 1 \cdot 2 \cdot 3}{2 \cdot 1 \cdot 2 \cdot 3} \times 2 = 32$개
   h) 치아속질공간 아래끝은 치아뿌리관이 뚫려 이곳에 신경과 혈관통과.
      신경—삼차신경에서 나오는위 · 아래이틀신경. 신경섬유는 치아속질속에서 신경얼기를 이룸.
      신경얼기에서 나온 가지는 상아질내로 들어가 바깥표면에 도달.
      혈관—바깥목동맥 가지에서 위 · 아래이틀동 · 정맥이 있다.
      치아맹출시기는 교과서 참조.

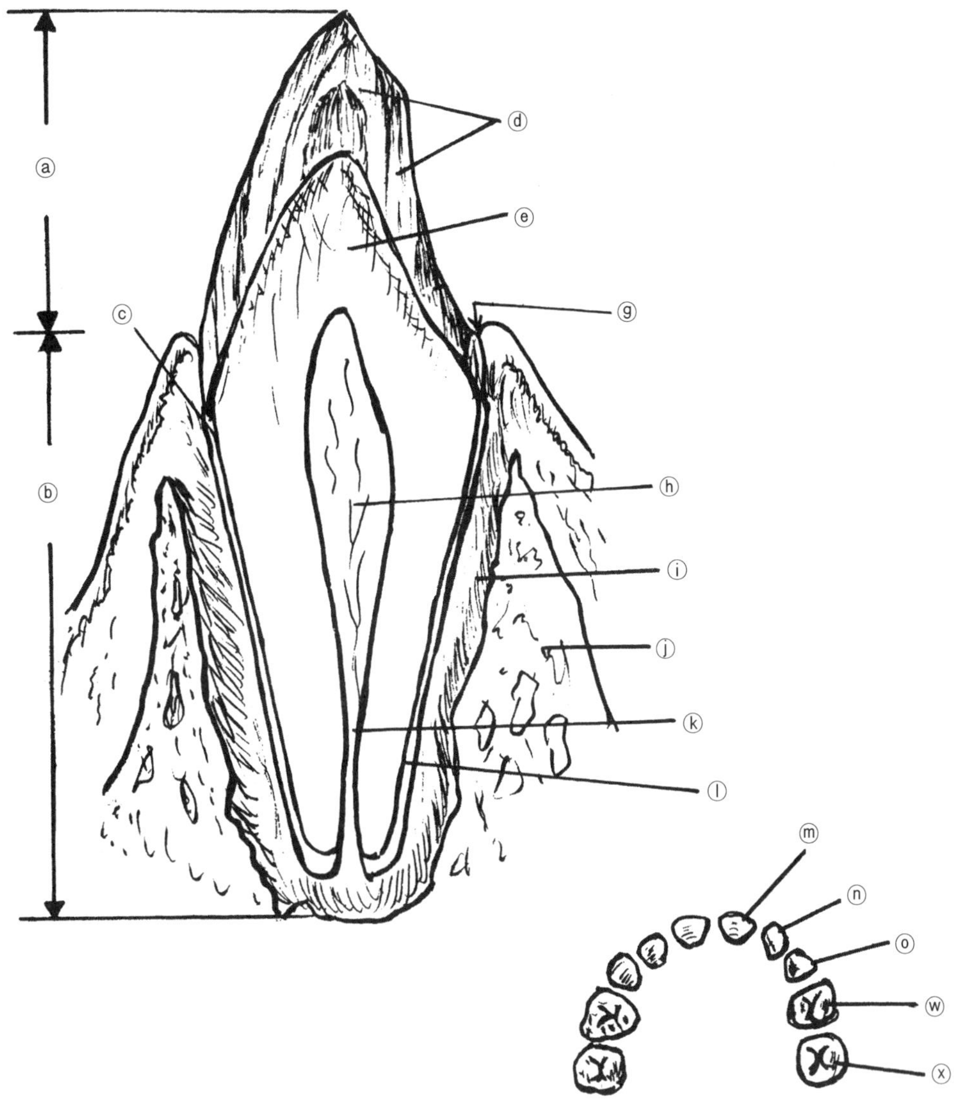

A

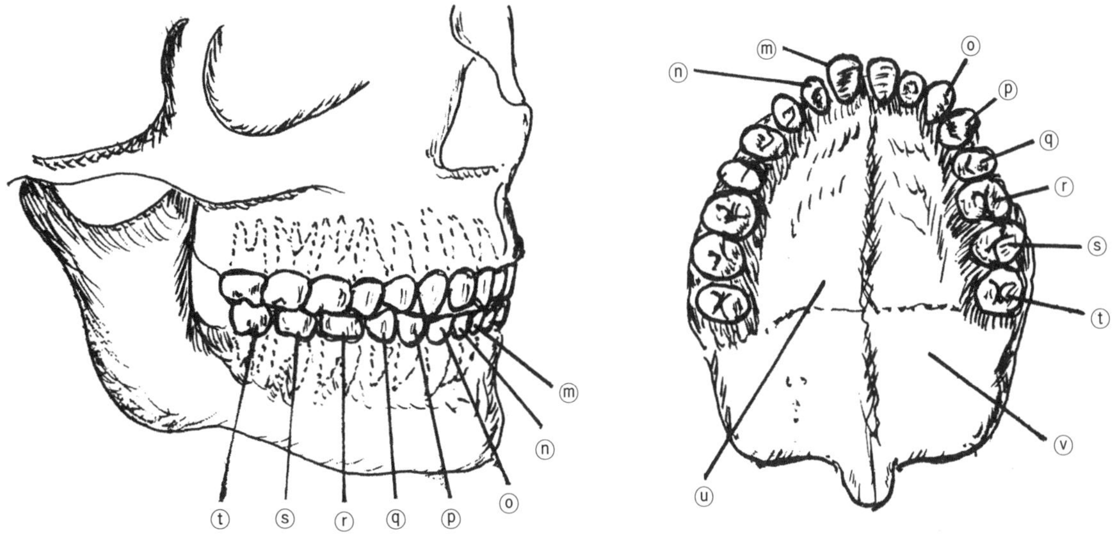

B

5. 구강선(입안샘, Oral gland)의 위치, 개구부 및 구조

( ) 1. Parotid gland(이하선→귀밑샘)
( ) 2. Sublingual gland(설하선→혀밑샘)
( ) 3. Submandibular gland(악하선→턱밑샘)
( ) 4. Submandibular duct(악하선관→턱밑샘관)
( ) 5. Parotid duct(이하선관→귀밑샘관)
( ) 6. Minor sublingual duct(소설하선관→작은혀밑샘관)
( ) 7. Caruncula sublingualis(설하소구→혀밑언덕)
( ) 8. Masseter(교근→깨물근)
( ) 9. Buccinator(협근→볼근)
( ) 10. Mandible(하악골→아래턱뼈)
( ) 11. Mylohyoideus(악설골근→턱목뿔근)
( ) 12. Sublingual gland(혀밑샘)
( ) 13. Parotid gland(이하선→귀밑샘)
( ) 14. Submandibular gland(악하선→턱밑샘)
( ) 15. Excretory duct(배출관)
( ) 16. Secretory duct(분비관)
( ) 17. Seretory portion(분비부)
( ) 18. Intercalated duct(좁은관)

타액(침, salive)을 분비하는 침샘(salivary gland)은 큰침샘과 작은침샘으로 구분된다.

1) 큰침샘

a) 귀밑샘(parotid gland)…귀바퀴의 앞아래부위에 위치.
무게…15~20g, 가장 큰 침샘으로 순장액샘(장액 분비).
분비관…귀밑샘관을 통해 입안안뜰에 개구.
귀밑샘의 염증(유행성귀밑샘염=불거리)의 호발부위.

b) 턱밑샘(submandibular gland)…아래턱사이 앞안쪽에 위치.
무게…7~10g.

c) 설하선(sublingual gland)…혀밑 양쪽 구강점막 아래 위치
가장 작은 샘이다. 점액샘으로 점액 분비.
분비관…혀밑언덕에 개구(혀밑언덕에는 큰혀밑샘관이 개구).

2) 작은침샘

a) 입술샘, labial gland…입술점막에 있는 혼합샘.

b) 입천장샘, palatine gland…단단입천장에서는 집단적으로, 물렁입천장에서는 산재성으로 있는 점액샘

c) 볼샘, buccal gland…뺨점막에 있는 혼합샘.

d) 혀샘, lingual gland…혀의 분계구 앞뒤에서 혀뿌리 사이에 있다. 앞혀샘—혼합, 뒤혀샘—점액.
혀끝→혼합샘, 혀뿌리 및 옆면 뒤부위→점액샘.
성곽유두와 잎새유두 사이에는 장액샘.

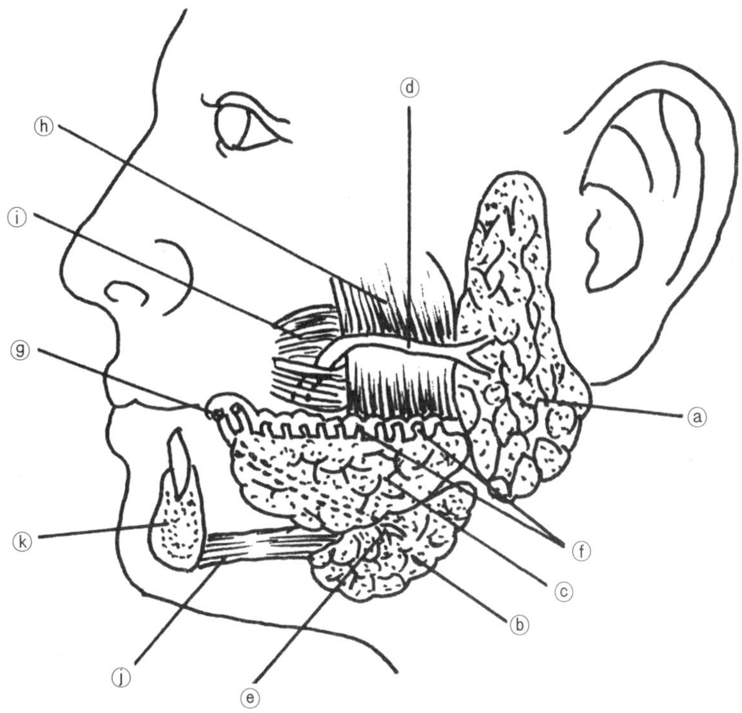
ⓓ
ⓗ
ⓘ
ⓖ
ⓐ
ⓚ
ⓕ
ⓒ
ⓑ
ⓙ
ⓔ

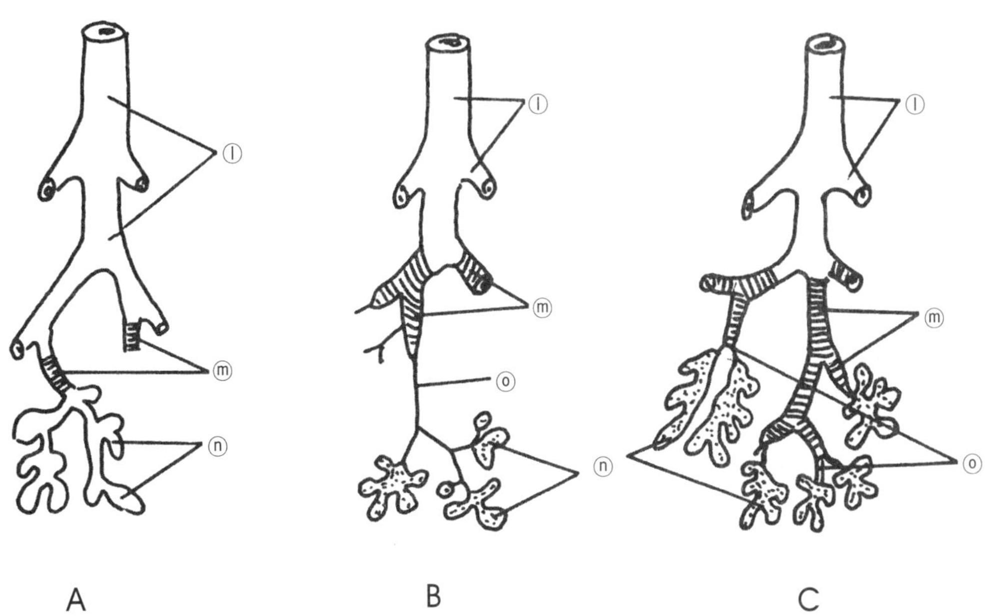
ⓛ
ⓜ
ⓝ
ⓞ
A
B
C

6. 인두와 식도(Pharynx and esophagus)

( ) 1. Oral cavity(구강→입안)
( ) 2. Nasal cavity(비강→코안)
( ) 3. Lingual tonsil(설편도→혀편도)
( ) 4. Palatine tonsil(구개편도→목구멍편도)
( ) 5. Hyoid bone(설골→목뿔뼈)
( ) 6. Thyroid gland(갑상연골→방패연골)
( ) 7. Thyroid gland(갑상선→갑상샘)
( ) 8. Larynx(후두)
( ) 9. Trachea(기관)
( ) 10. Pharyngeal tonsil(인두편도)
( ) 11. Esophagus(식도)
( ) 12. Cricoid cartilage(윤상연골→반지연골)
( ) 13. Nasal part of pharynx(비인두)
( ) 14. Oral part of pharynx(구인두→입인두)
( ) 15. Laryngeal part of pharynx(후두인두)
( ) 16. Styloid process(경상돌기→붓돌기)
( ) 17. Stylopharyngeal m.(경상인두근→붓인두근)
( ) 18. Inf. pharyngeal constrictor m.(상인두수축근→위인두수축근)
( ) 19. Mid. pharyngeal constrictor m.(중인두수축근 중간인두수축근)
( ) 20. Sup. pharyngeal constrictor m.(하인두수축근→아래인두수축근)
( ) 21. Pharynx(인두)
( ) 22. 1st narrowing(제1협착부)
( ) 23. 3rd narrowing(제3협착부)
( ) 24. 2nd narrowing(제2협착부)

인두(Pharynx)

1) 나비뼈 바닥에서 제6~제7 목뼈에 이르는 수축근과 올림근으로 구성. 7개 부위(cavity), 즉 왼·오른 비강, 왼·오른 고실, 입안, 후두, 식도와 교통. 연하운동과 기도로 역할.
2) 인두는 그 위치에 따라
   a) Nasal part of pharynx(코부위)=인두의 맨위끝. 코안과 교통. 양쪽벽에 가운데귀로 통하는 귀관인두구멍이 열린다.
   b) Oral part of pharynx(입부위)=위앞부위는 목구멍을 통해 입안으로 연결.
   c) Laryngeal part of pharynx(후두부위)-앞아래쪽은 후두안으로 통하고 뒤아래쪽은 식도로 이행하는 맨끝부위.

식도(Esophagus)

1) 식도는 인두와 위(stomach)를 잇는 길이 약 23~25cm의 장기.
2) 목 부 위…제6 목뼈에서 시작(식도기시부위, 위협착부위, 앞니에서 13cm=제1 협착부).
   가슴부위…제4, 5 등뼈에서 시작(기관분기부위, 중간협착부위, 앞니에서 25cm=제2 협착부).
   배 부 위…제11 등뼈(가로막관통부, 아래협착부, 앞니에서 38cm=제3 협착부).
3) **식도의 근육**
   위끝 1/3 인두근에 연속된 뼈대근육, 중앙 1/3 뼈대근육과 민무늬근, 아래 1/3 민무늬근.
4) **벽의 구성**
   점막…중층편평상피.
   근층…속돌림층과 가돌림층.
   외막…섬유성막.

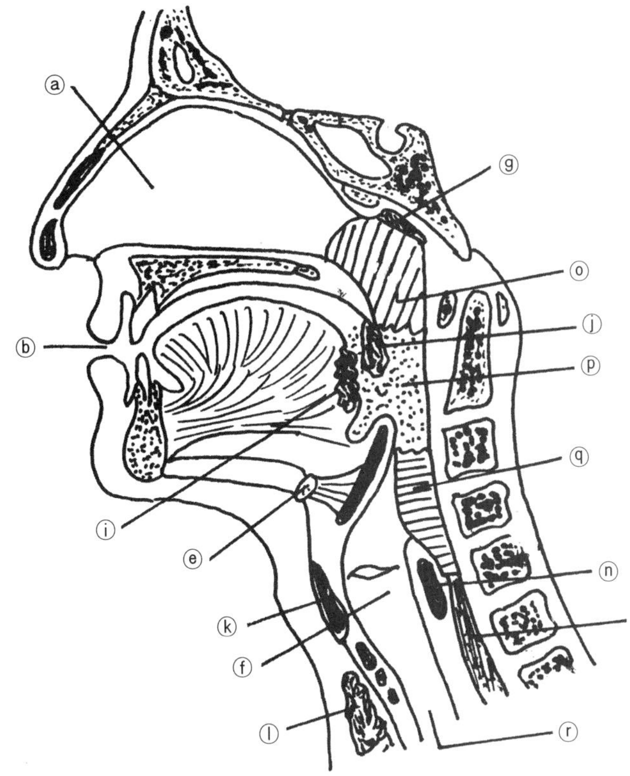
ⓐ
ⓑ
ⓔ
ⓕ
ⓖ
ⓘ
ⓙ
ⓚ
ⓛ
ⓜ
ⓝ
ⓞ
ⓟ
ⓠ
ⓡ

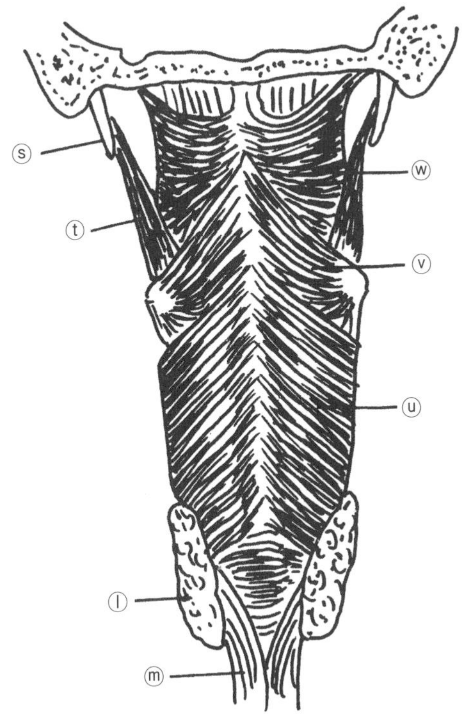
ⓢ
ⓣ
ⓦ
ⓥ
ⓤ
ⓛ
ⓜ

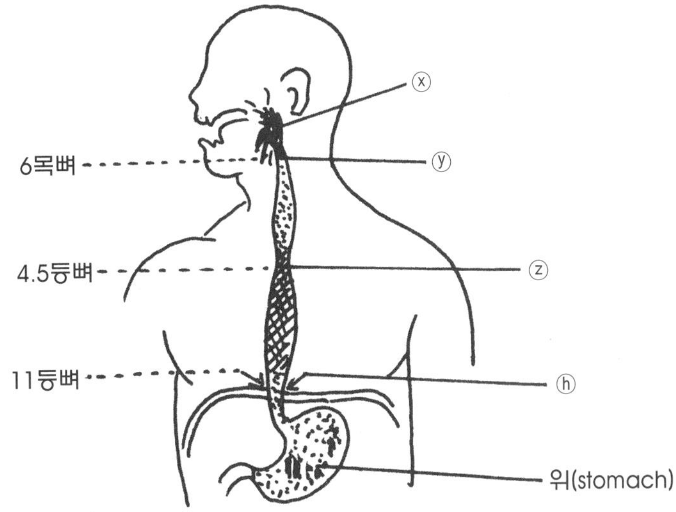
ⓧ
ⓨ
6목뼈
4.5등뼈
ⓩ
11등뼈
ⓗ
위(stomach)

7. 위(Stomach)

( ) 1. Serous coat(장막)
( ) 2. Oblique muscle(사주근→빗근)
( ) 3. Longitudinal muscle(종주근→세로근)
( ) 4. Circular muscle(윤주근→돌림근)
( ) 5. Gastric folds(위점막주름)
( ) 6. Gastroepiploic vein(위대망정맥)
( ) 7. Gastroepiploic artery(위대망동맥→위그믈막동맥)
( ) 8. Gastric vein(위정맥)
( ) 9. Gastric artery(위동맥)
( ) 10. Esophagus(식도)
( ) 11. Duodenum(십이지장→샘창자)
( ) 12. Gastric pits(위소와→위점막오목)
( ) 13. Lamina propria(점막 고유층)
( ) 14. Parietal cells(벽세포)
( ) 15. Surface cells(표층세포)
( ) 16. Submucosa(점막하조직→점막밑조직)
( ) 17. Muscularis mucosae(점막근판→점막근육판)
( ) 18. Mucous cells(점액세포)
( ) 19. Chief cells(주세포→으뜸세포)
( ) 20. Fundus of stomach(위저→위바닥)
( ) 21. Body of stomach(위체→위몸통)
( ) 22. Lesser curvature(소만→작은굽이)
( ) 23. Greater curvature(대만→큰굽이)
( ) 24. Pyloric part(유문부→날문부분)
( ) 25. Angular notch(각절흔→모패임)
( ) 26. Cardia(분문→들문)
( ) 27. Pylorus(유문→날문)

위의 위치…가로막아래끝 제11등뼈의 앞위방에서 분문으로 식도에 이어지며 곧 팽대하여 오른아래쪽으로 향하고 제1허리뼈의 앞오른방에서 유문으로 샘창자에 이어진다. 상위부 5/6이 왼아래늑부, 정중선에서 80%(좌).

위의 구조

1) 가로막 아래쪽 정준선에서 왼쪽으로 기울고 용적이 1리터. J자모양.
2) 위는 4부로 나누며
   a) Cardia(들문)…식도와 연속부분. 정중선 왼쪽 제11등뼈 높이.
   b) Fundus(바닥)(위바닥부분)…좌위쪽이며 서 있을 때 gas가 차 있다. 위바닥위끝은 제 5갈비뼈 높이.
   c) Body(몸통)…중앙부위 대부분.
   d) Pylorus(날문)…샘창자로 이어지는 곳. 제1허리뼈의 오른쪽에 위치.

위벽의 구조

1) Mucosa(점막층)…주름이 지며 분비구멍이 있어 위샘(gastric gland) 개구.
   고유위샘
   - ① Parietal cell(벽세포)…HCl 분비.
   - ② Chief cell(으뜸세포)…Pepsinogen, Lipase, prorenin 분비.
   - ③ Neck cell(목세포)…점액 분비.
2) Submucosa(점막아래조직)…섬유성 결합조직. 혈관과 분비샘 있음.
3) Muscular coat(근육층)…민무늬근으로 (가쪽)세로근, (중간)돌림근, (속)빗근으로 되어 있다.
4) Serosa(장막)…복막으로 덮여 있다.

위의 표면

1) 앞벽과 뒤벽이 구별되며 위쪽 위 모서리를 작은굽이(lesser curvature) 왼쪽 아래 모서리를 큰굽이(greater curvature이라고 한다. 작은굽이는 간장의 아래면에 근접하고 큰굽이는 가로잘록창자에 접근해 있다.

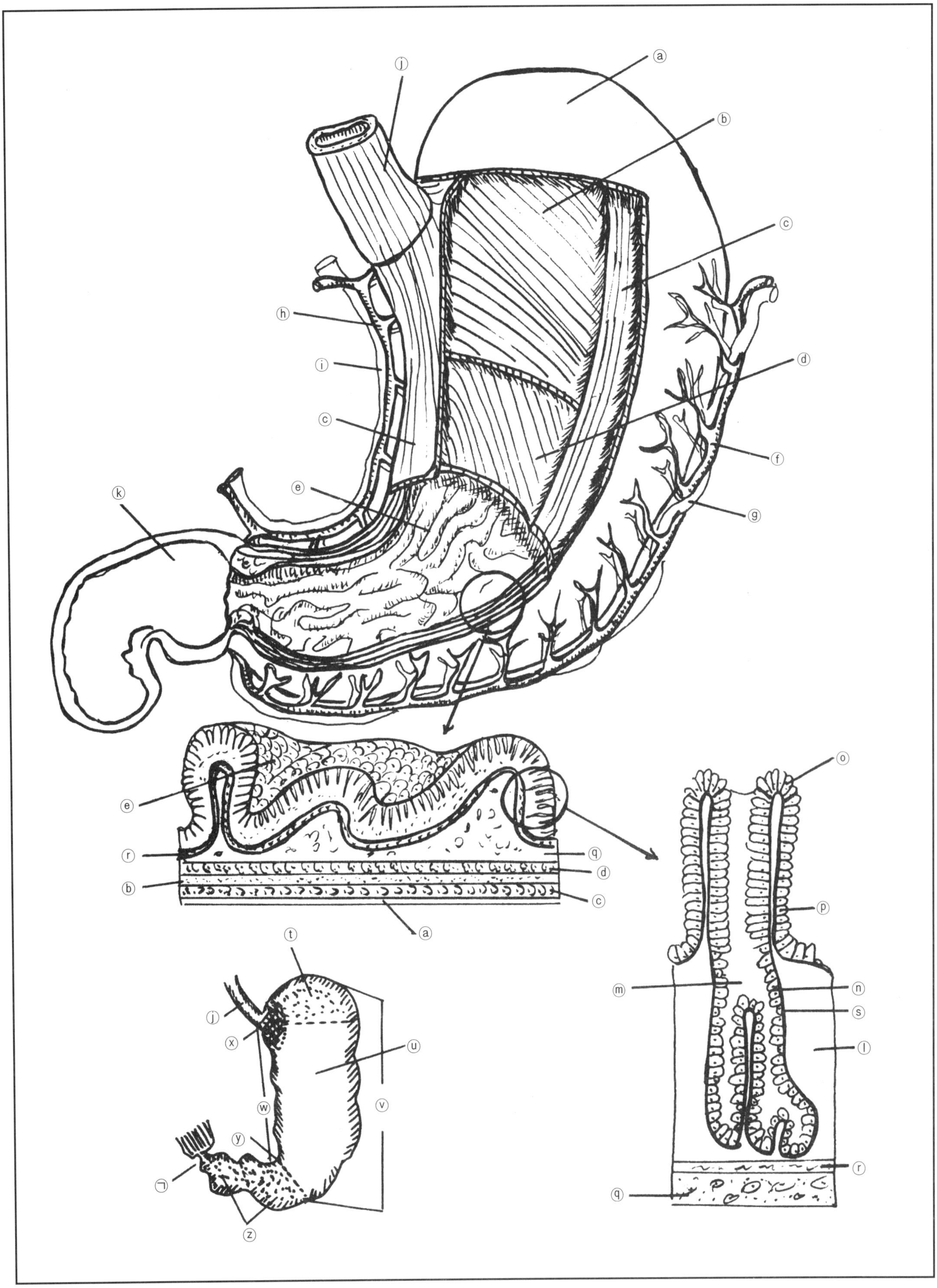

8. 소장(작은창자, Small intestine)

( ) 1. Circular folds(윤상주름→돌림주름)
( ) 2. Submucosa(점막하조직→점막밑조직)
( ) 3. Muscularis mucosae(점막근육판)
( ) 4. Circular muscle(윤주근→돌림근육)
( ) 5. Serosa(장막)
( ) 6. Longitudinal muscle(종주근→세로근육)
( ) 7. Circular folds with villi(섬모를 가진 윤상주름)
( ) 8. Absorptive cells(흡수세포)
( ) 9. Artery(동맥)
( ) 10. Vein(정맥)
( ) 11. Lamina propria(점막고유층)
( ) 12. Lymphatic vessel(임파관→림프관)
( ) 13. Goblet cell(배세포→술잔세포)

작은창자(Small intestine)

1) 형태상 구분은
  a) 무창자간막 작은창자…Duodenum(샘창자)
    ① 길이 25~30cm. 대부분 배막 뒤에 위치. 날문에 연속되며 제1~제3허리뼈의 오른쪽에 위치하고, C자형. 직경…4~6cm.
    ② 4분하여 superior part, descending part, horizontal part, ascending part.
  b) 유창자간막 작은창자…Jejunum and ileum(빈창자와 돌창자)
    ① Jejunum은 2/5로, 굵기는 2.7cm. 왼쪽위배부위.
    ② Ileum은 3/5으로, 굵기는 2.5cm. 오른쪽아래배부위.
2) 작은창자벽 구조.
  a) Mucosa(점막층)…돌림주름과 융모가 무수히 돌출.
  b) Submucosa(점막아래조직)…샘창자에 Brunner's gland란 점액샘이 있다.
  c) Muscular coat(근육층)…안쪽은 돌림근층, 바깥쪽은 세로근층.
  d) Serosa(장막)…배막으로 덮여 있다.
  Brunner's gland…샘창자의 점막아래조직에 있으며(점액샘), 점액을 분비함으로써 위(stomach)로부터의 산성의 위액 흐름을 막아 작은창자점막 침식 방지.
3) 샘창자는 4부위로 구분…날문연속, C자형. 직경 4~6cm, 길이 25~30cm.
  a) Superior part…제1허리뼈 오른쪽. 길이 약 5cm.
  b) Descending part…제3~4 허리뼈높이. 길이 약 7~10cm. 이곳에 큰샘창자유두가 있어 온쓸개관과 이자관이 개구하여 쓸개즙과 이자액이 분비된다.
  c) Horizontal part…왼쪽으로 수평. 길이 약 5~7.5cm.
  d) Ascending part…제12 등뼈높이. 길이는 약 2.5cm.
  e) 발생도중 대부분의 창자간막 상실. 전면을 덮는 배막으로 배안뒤벽에 붙어 있다(배막뒤 장기).
4) Peyer's patches(집합림프소절)…돌창자안에 고립림프소절이 다수모여서 이루어진 8×5~100×20mm의 집합림프소절. 돌창자에 많고 빈창자아래부위나 큰창자에도 약간 존재. 구조는 편도와 같아 장편도라고도 한다. 장티프스, 장결핵시 심한 병변(반점상).
5) 창자간막 Mesentery…장막은 복막에 연속되고 장관후벽에서 합쳐져서 이중의 간막 즉 창자간막이 된다. 창자간막 전체는 뒤배벽으로 부챗살모양이며, 비스듬이 모여서 창자간막 근이 되어 뒤배벽에 붙어 있다. 빈・돌창자에 부착하는 면은 6~7m. 빈・돌창자에 부속하는 긴 창자간막이다.

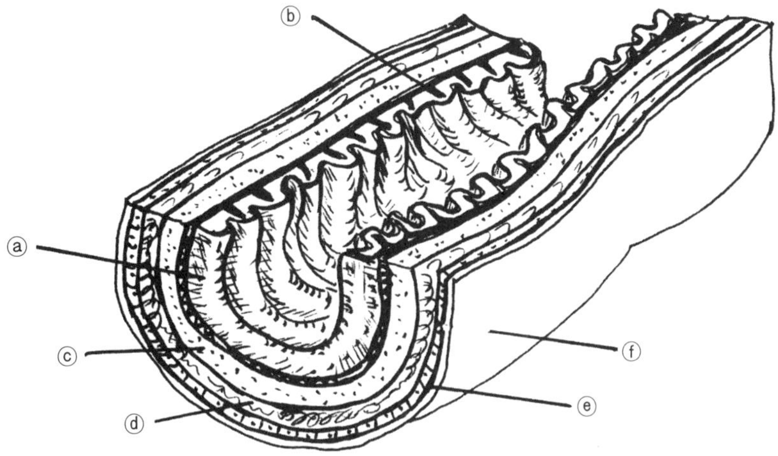

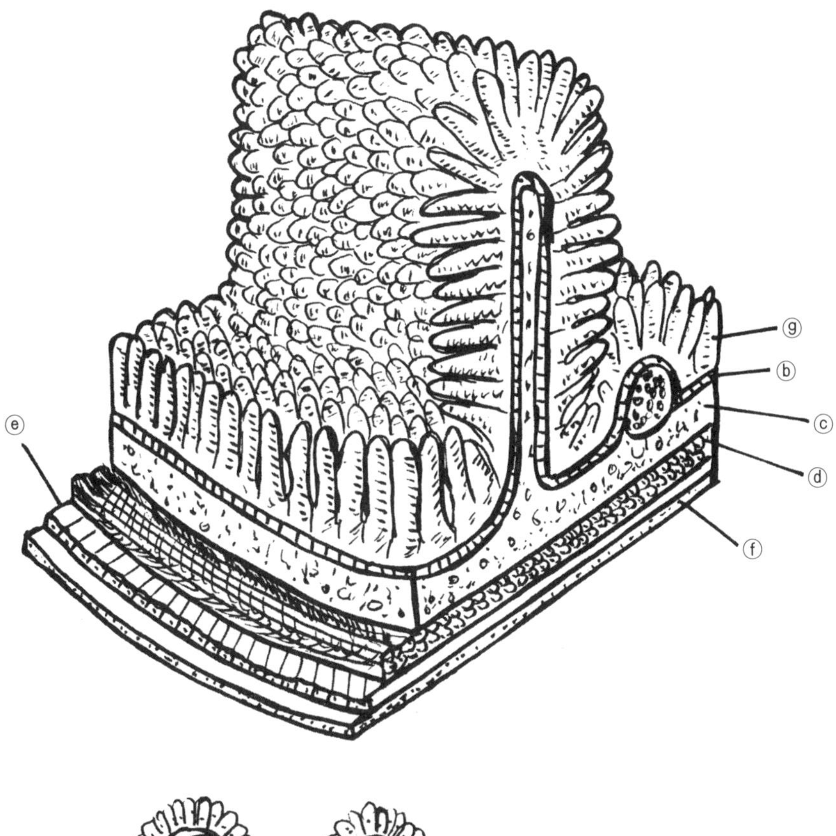

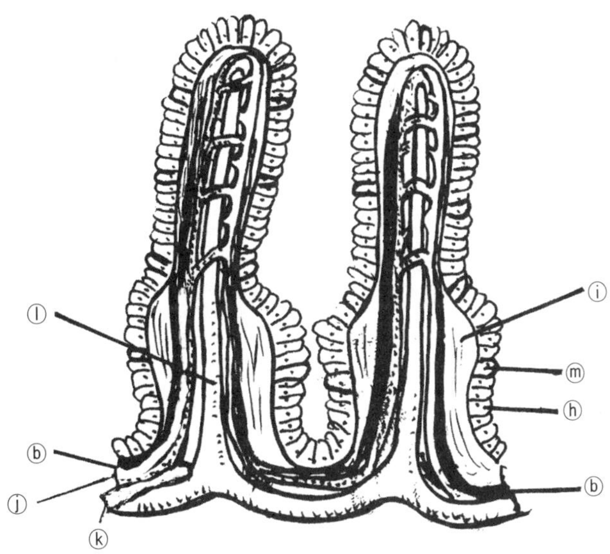

9. 대장(큰창자, Large intestine)

( ) 1. Appendix(충수→막창자꼬리)
( ) 2. Cecum(맹장→막창자)
( ) 3. Trans. colon(횡행결장→가로잘록창자)
( ) 4. Asc. colon(상행결장→오름잘록창자)
( ) 5. Desc. colon(하행결장→내림잘록창자)
( ) 6. Sigmoid colon(S상결장→구불잘록창자)
( ) 7. Rectum(직장→곧창자)
( ) 8. Anal canal(항문관)
( ) 9. Intestinal glands(장선→장샘)
( ) 10. Mucous membrane(점막)
( ) 11. Lamina muscularis mucosae(점막근판)
( ) 12. Circular muscle(윤주근→돌림근육)
( ) 13. Longitudinal muscle(종주근→세로근육)
( ) 14. Submucosa(섬박하소식→섬박밑조직)
( ) 15. Tenia coli(결장뉴→잘록창자띠)
( ) 16. Opening of vermiform appendix(막창자꼬리구멍)
( ) 17. Epiploic appendages(복막수→복막주렁)
( ) 18. Ileocecal valve(회맹판→돌막창자)
( ) 19. Haustra coli(결장팽기→잘록창자팽대)
( ) 20. Serosa(장막)
( ) 21. Ileum(회장→돌창자)
( ) 22. McBurney's point(맥버니점)
( ) 23. Umbilicus(배꼽)
( ) 24. Ant. sup. iliac spine(상전장골극→위앞장골가시)

큰창자(Large intestine)

1) 큰창자는 돌창자 끝에서 항문(anus)에 이르는 직경 6.5cm, 길이 1.5cm의 관.
2) 큰창자는 막창자, 잘록창자, 곧창자, 항문으로 구성.
3) 작은창자과 큰창자(잘록창자)의 다른 점은 잘록창자띠(tenia coli)가 3곳에 있고 잘록창자팽기(haustra coli) 및 복막주렁(epiploic appendage)이다.
   a) Cecum(막창자)…돌창자와 통하는 돌창자구멍(ileocecal opening)에 돌막창자판막(ileocecal valve)이 있고 아래쪽에 막창자꼬리(appendix)가 있다. 막창자는 오른아래배부위의 연결부 아래쪽에 있는 주머니 모양.
   막창자꼬리 Vermiform appendix…개구부위, 형태, 주행방향은 개체차이가 많다. 막창자의 뒤왼쪽(안쪽)벽에 있는 길이 8~10cm, 굵기 0.5~1.0cm. 막창자꼬리간막에 의해 뒤배벽에 고정. 막창자꼬리주행방향…상향 62%, 하향 32%.
   McBurney's point(맥버니점)…막창자와 막창자꼬리 연결부위를 배벽위에서 진단할 때 이용. 맥버니점은 배꼽과 오른위앞엉덩가시에서 배꼽에 이르는 선상 가쪽 2/3지점. 엉덩가시에서 4.5~5cm.
   b) colon(잘록창자)…막창자위쪽(돌막창자판막)에서 위쪽을 향해 오르다가 왼쪽으로 향하고 다시 내려오는 큰창자일부. 구성은 오름잘록창자, 가로잘록창자, 내림잘록창자, 구불잘록창자으로 구분.
   c) rectum and anus(곧창자와 항문)…곧창자는 장관의 최종부. 길이 약 20cm. 골반내에서 엉치뼈앞면 중앙부에 따라 골반바닥을 지나 항문에 개방.
   위치 : 남성—방광과 전립샘 뒤, 여성—자궁과 질뒤.
   항문관 anal canal…곧창자아래부위 항문개구 위끝.
   곧창자팽대부…항문관 위끝부위. 곧창자가로주름 있으며 항문관 아래끝의 피부와 점막 이행부에 치대(치륜)가 있고 곧창자정맥얼기발달(치질호발부위).

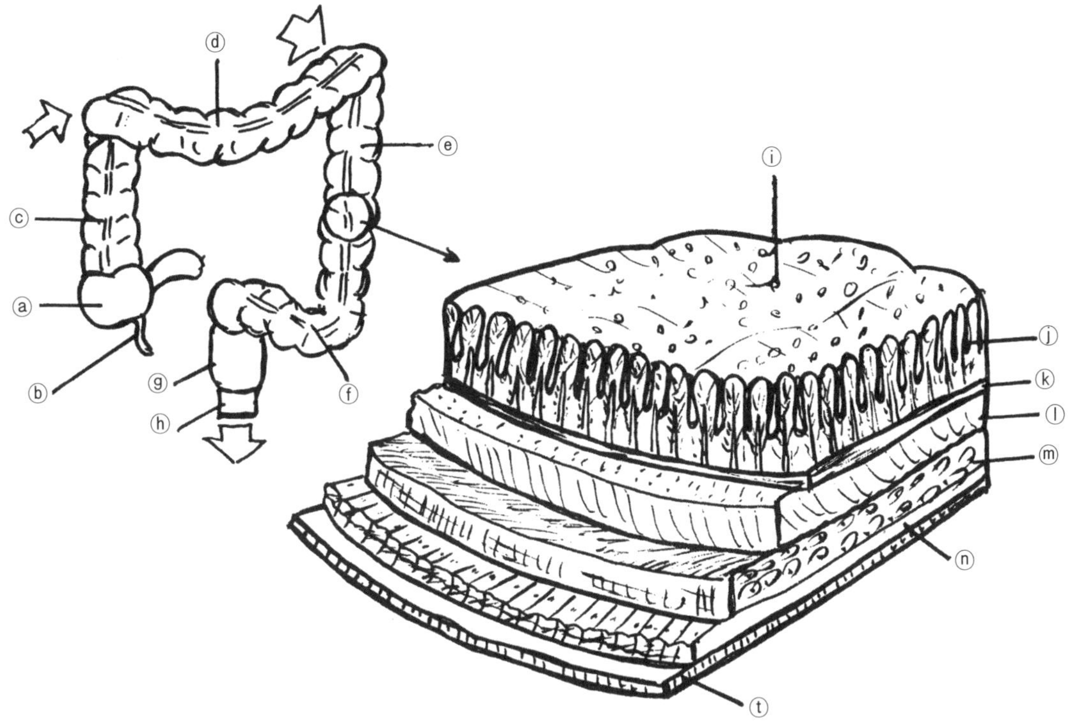

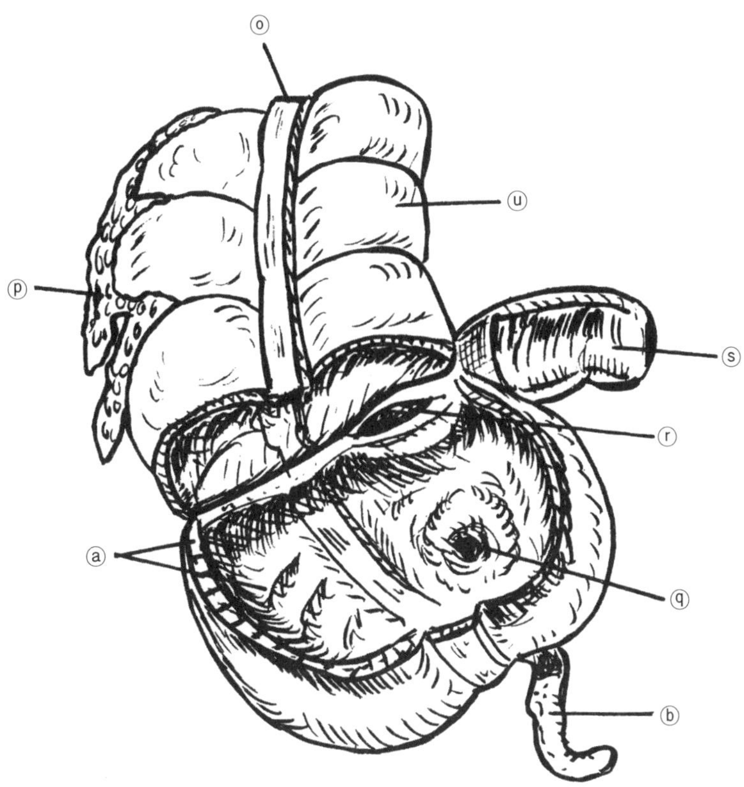

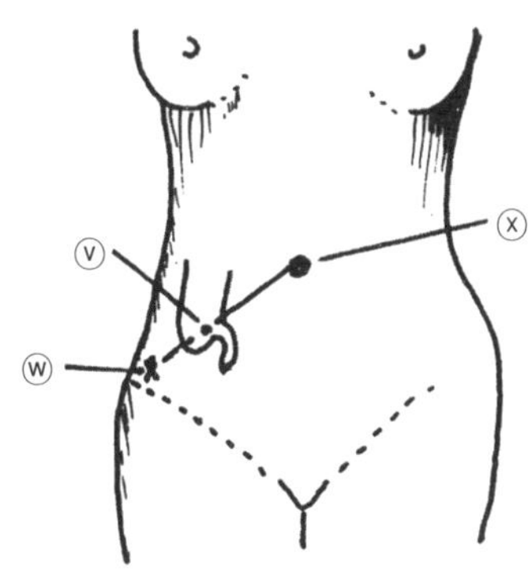

10. 간장(Liver)

( ) 1. Right lobe(우엽→오른엽)
( ) 2. Left lobe(좌엽→왼엽)
( ) 3. Quadrate lobe(방형엽→네모엽)
( ) 4. Caudate lobe(미상엽→꼬리엽)
( ) 5. Inferior vena cava(하대정맥→아래대정맥)
( ) 6. Gall bladder(담낭→쓸개)
( ) 7. Coronary ligament(간관상간막→간관상인대)
( ) 8. Round ligament(간원삭→간원인대)
( ) 9. Portal vein(문정맥)
( ) 10. Colic impr.(결장압흔→잘록창자자국)
( ) 11. Duodenal impr.(십이지장압흔→샘창자자국)
( ) 12. Gastric impr.(신장압흔→콩팥자국)
( ) 13. Gastric impr.(위압흔→위자국)
( ) 14. Esophageal impr.(식도압흔→식도자국)
( ) 15. Sinusoid(동양혈관→굴맥관)
( ) 16. Interlobu. bile duct(소엽간담관→소엽사이담관)
( ) 17. Hepatic cells(간세포)
( ) 18. Interlobu. artery(소엽간동맥→소엽사이동맥)
( ) 19. Interlobu. vein(소엽간정맥→소엽사이정맥)
( ) 20. Central vein(중심정맥)
( ) 21. Falciform lig.(겸상인대→낫인대)

간장(Liver)

간장은 인체에서 가장 큰 장기로 1.5kg의 적갈색이며 배막에 싸여 가로막아래끝에 있다.

1) **간장의 구조**
   a) 간장의 윗면은 가로막 아래면에 접하고, 간장의 아래면은 위, 신장, 잘록창자, 샘창자와 접하므로 내장면(visceral surface)이라고 한다.
   b) 중앙에 간문(Hepatic hilus)이 있어 혈관과 신경이 출입.
   c) 간엽은
   - 오른엽(right lobe)
     - 고유오른엽(R. lobe proper)
     - 꼬리엽(caudate lobe)
     - 네모엽(quadrate lobe)
     - (고유오른엽·꼬리엽·네모엽) — 해부학적 구분
   - 왼엽(left lobe)

2) **간장의 미세구조**
   a) 간장은 간소엽(hepatic lobules)으로 되어 있으며,
   b) 중심부에 중심정맥(central vein)이 관통.
   c) Hepatic cell은 중심정맥을 중심으로 부챗살모양으로 배열.
   d) 굴맥관벽에는 별모양세포 Kupffer's cell가 있어 식균작용에 관여.
   e) 오른엽과 네모엽 사이의 오목에 쓸개 gallbladder가 부착. 그러므로 간을 왼·오른엽으로 구분할 때 쓸개는 오른엽쪽에 있는 셈이다.
   f) 간내부의 쓸개즙배출경로는 왼·오른간관→온간관→쓸개관→쓸개→온쓸개관→큰샘창자유두(간바깥쓸개로).

3) **쓸개즙배출경로**…간세포→모세쓸개관→소엽간쓸개관(간속쓸개배출경로)→왼·오른간관→온간관→쓸개관→쓸개→온쓸개관→큰샘창자유두(간바깥쓸개로).

4) 간혈관 :
   - 고유간동맥(왼·오른간동맥)→엽사이동맥
   - 문정맥＝엽사이정맥→작은엽사이정맥
   - (두 경로 모두) → 굴맥관→중심정맥→간정맥→하대정맥

5) 간의 구역 : 오른엽＝앞구역과 뒤구역, 왼엽＝안쪽구역과 가쪽구역, 4엽중간에 간문 있음.
   간문 hilum…왼·오른간관, 고유간동맥, 문정맥, 신경, 림프관이 출입.

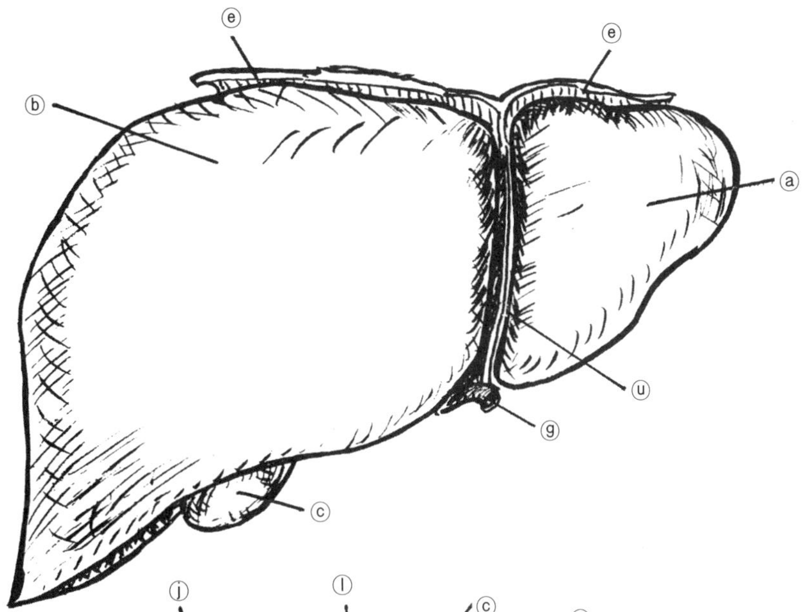

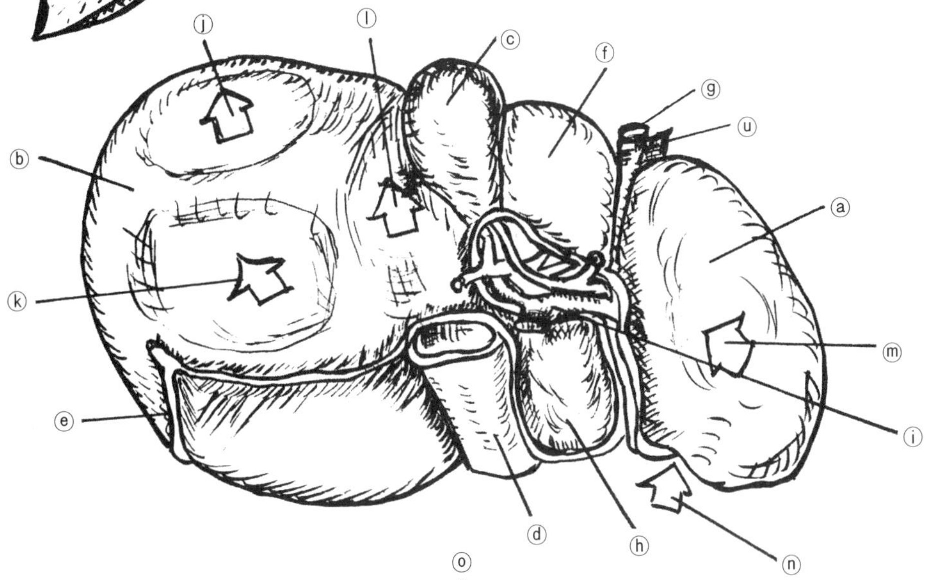

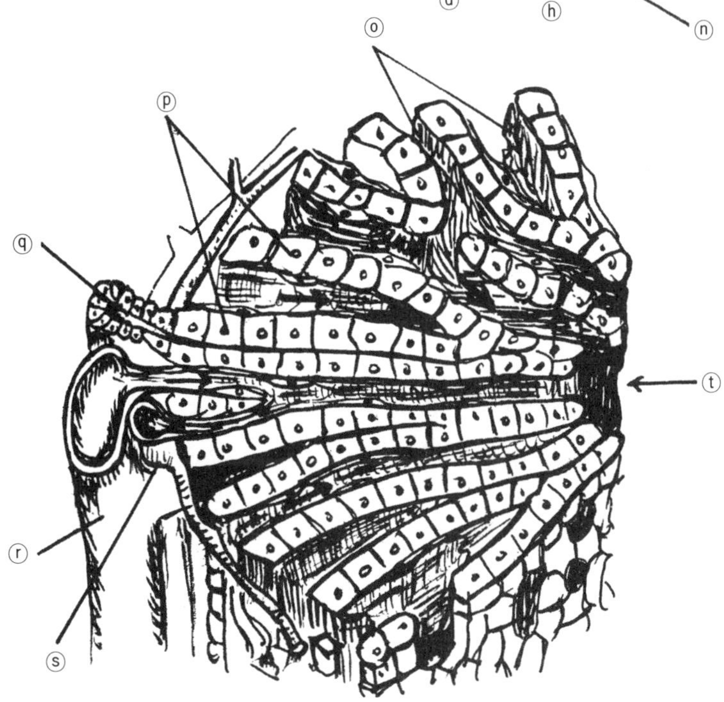

11. 쓸개(Gall bladder), 이자(Pancreas), 지라(Spleen), 샘창자(Duodenum)

( ) 1. Liver(간)
( ) 2. Duodenum(샘창자)
( ) 3. Gall bladder(담낭→쓸개)
( ) 4. Pancreas(췌장→이자)
( ) 5. Spleen(비장→지라)
( ) 6. Gall bladder fundus(담낭저→쓸개바닥)
( ) 7. Body of gall bladder(담낭체→쓸개몸통)
( ) 8. Neck of gall bladder(담낭경→쓸개목)
( ) 9. Greater duod. papilla(대십이지장유두→큰샘창자유두)
( ) 10. Pancreas head(췌두→이자머리)
( ) 11. Pancreas tail(췌미→이자꼬리)
( ) 12. Pancreas duct(췌관→이자관)
( ) 13. Inferior vena cava(하대정맥→아래대정맥)
( ) 14. Abdominal aorta(복대정맥→배대동맥)
( ) 15. Sup. mesenteric artery(위창자간막동맥)
( ) 16. Sup. mesenteric vein(위창자간막정맥)
( ) 17. Splenic vein(비정맥→지라정맥)
( ) 18. Splenic artery(비동맥→지라동맥)
( ) 19. Portal vein(문정맥)
( ) 20. Hepatic artery(간동맥)
( ) 21. Cystic duct(담낭관→쓸개관)
( ) 22. Common hepatic duct(총간관→온간관)
( ) 23. Common bile duct(총담관→온쓸개관)

쓸개(Gall bladder)

1) 쓸개는 쓸개관으로부터 bile을 저장하며, 수분을 흡수하여 1/20~1/30까지 농축.
쓸개의 위치…간 아래면의 오른엽과 네모엽 사이의 홈이 있다. 통통한 가지모양의 주머니같은 기관.
2) 쓸개의 구성을 보면
   a) Fundus(쓸개바닥)…앞쪽의 둥근 끝부위.
   b) Neck(쓸개목)…쓸개관에 이어지는 좁은 곳.
   c) Body(쓸개몸통)…길이 7~10cm, 직경 2.5cm, 용적~35cc.
   d) Cystic duct(쓸개관)…길이 4cm의 좁은 관으로, 온간관과 연결되어 온쓸개관(common bile duct)을 이룸.

이자(Pancreas)…제1~2허리뼈 높이에서 척주 전면을 가로질러서 뒤배벽에 접하는 배막뒤에 있는 장기.

1) 이자는 안・바깥분비작용을 겸한 3각기둥 모양의 장기.
2) 이자의 오른쪽 끝이 head, 왼쪽 끝이 tail, 중간이 body.
3) 이자관은 온쓸개관과 합류하여 큰샘창자유두(greater duod. papilla)가 있는 샘창자 내림부위로 들어간다. 전체 길이 12~15cm, 무게 70g, 편평한 실질장기.

※ **Langerhans island**(랑게르한스 섬)…이자액을 분비하는 샘조직 사이에 특별한 세포집단(직경 0.2~0.3cm)이 있는데 이를 말하며, insulin glucagon 등의 hormone을 분비한다. 이들 세포는 특수염색법에 의해 α세포, β세포, θ세포, δ세포가 있다.

※ 바깥분비부위…장액성의 복합포상샘, 원주상 또는 원추상의 샘세포가 있다. 산성색소에 강하게 염색되는 과립(효소원과립)이 있다. 이자액의 분비는 샘창자안으로 배출. 체액에 여러효소, 단백질, 염류 등이 있다.

지라(Spleen)

가로막의 왼쪽아래부위에 있으며 형태는 타원형. 인체에서 가장 큰 림프기관이며 길이 12cm, 무게 170g, 지라는 피막에 싸여 있고 안쪽면 중앙에 hilus(지라문)가 있어 혈관과 신경이 출입하며, 질병시 비대하고 노인은 위축. 지라는 ① 방어작용, ② 조혈작용, ③ Hb이 파괴될 때 Fe과 globin회수처리, ④ 혈액의 저장 등을 맡고 있다.

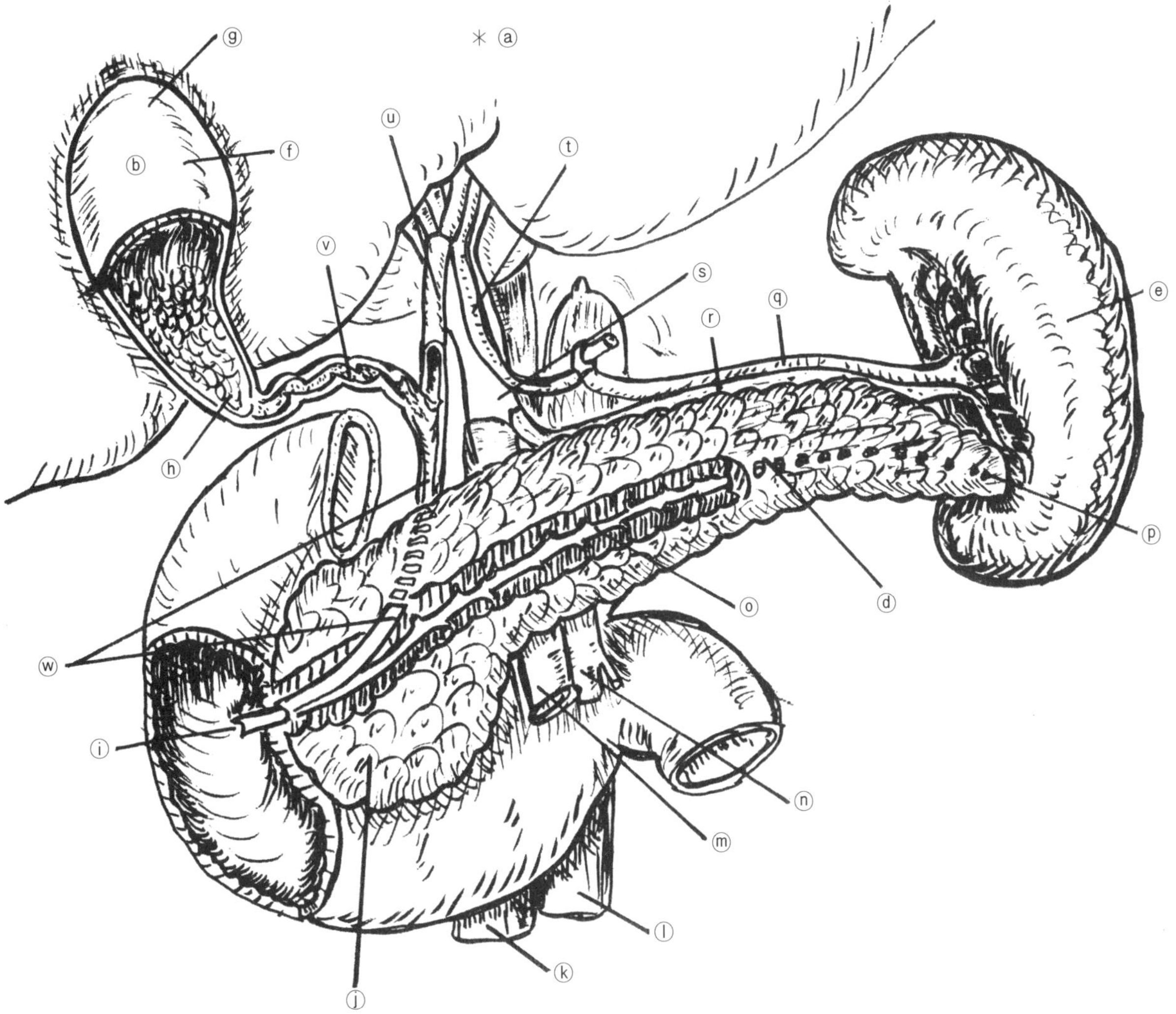

12. 복강(배안, Abdominal cavity)의 시상단면도

( ) 1. Liver(간)
( ) 2. Stomach(위)
( ) 3. Ileum(회장→돌창자)
( ) 4. Uterus(자궁)
( ) 5. Rectum(직장→곧창자)
( ) 6. Duodenum(샘창자)
( ) 7. Pancreas(이자)
( ) 8. Diaphragm(가로막)
( ) 9. Jejunum(공장→빈창자)
( ) 10. Symphysis pubis(치골결합→두덩결합)
( ) 11. Rectouterine pouch(직장자궁와→곧창자자궁오목)
( ) 12. Vesicouterine pouch(방광자궁와→방광자궁오목)
( ) 13. Sigmoid colon(S상결장→구불잘록창자)
( ) 14. Transverse colon(횡행결장→가로잘록창자)
( ) 15. Parietal peritoneum(벽측복막→벽쪽복막)
( ) 16. Visceral peritoneum(장측복막→내장쪽복막)
( ) 17. Vagina(질)
( ) 18. Urinary bladder(방광)
( ) 19. Greater omentum(대망→큰그물망)
( ) 20. Lesser omentum(소망→작은그물망)
( ) 21. Omental bursa(망낭→그물막주머니)
( ) 22. Greater peritoneal cavity(큰복막안)
( ) 23. Aorta(대동맥)

1) **Peritoneum(복막)**…인체에서 가장 큰 장막이며 벽쪽복막과 장쪽복막으로 구분. 벽쪽복막을 복막이라 한다. 복막은 배안의 내벽을 덮고 전체적으로 복막안을 만들며 그 일부가 가로막아래면과 뒤복벽에서 반전하여 복막안 속 장기의 표면을 싸고 있다.
   a) 복막속장기…위, 빈창자, 돌창자, 막창자, 막창자꼬리, 가로·구불잘록창자, 지라, 난소, 난관.
   b) 반복막장기…오름·내림잘록창자, 곧창자, 방광, 고환, 자궁.
   c) 복막뒤장기…샘창자, 이자, 신장, 부신, 요관, 배대동맥, 아래대정맥, 가슴림프관.
2) Mesentery(창자간막)…가로잘록창자 간막에서 내려오는 한겹과 골반안 뒤벽에서 올라오는 벽쪽복막이 만나서 만들어지며 한겹은 뒤벽을 거쳐 가로막아래면에, 다음 한겹은 내려와 빈창자와 돌창자를 싸고있다.
3) Peritoneal cavity(복막안)…벽쪽복막과 장쪽복막 사이의 좁고 불규칙공간.
4) Greater peritoneal cavity(대복막안)…복막을 앞에서 열었을 때 보이는 부분. 소화관과 장기로 차 있는 곳.
5) Omental bursa(그물막주머니)…발생 중 소화관의 회전으로 인해 위의 뒤쪽에 주머니같은 공간. 그물막주머니의 작은구멍을 통해 큰복막안과 연결된다.
6) Epiploic or winslow's foramen(그물막주머니구멍)…그물막주머니의 입구로 앞면에 작은그물막의 간샘창자간막이 있고 이곳에서부터 복막 사이에 문맥, 간동맥 및 온쓸개관이 있다.

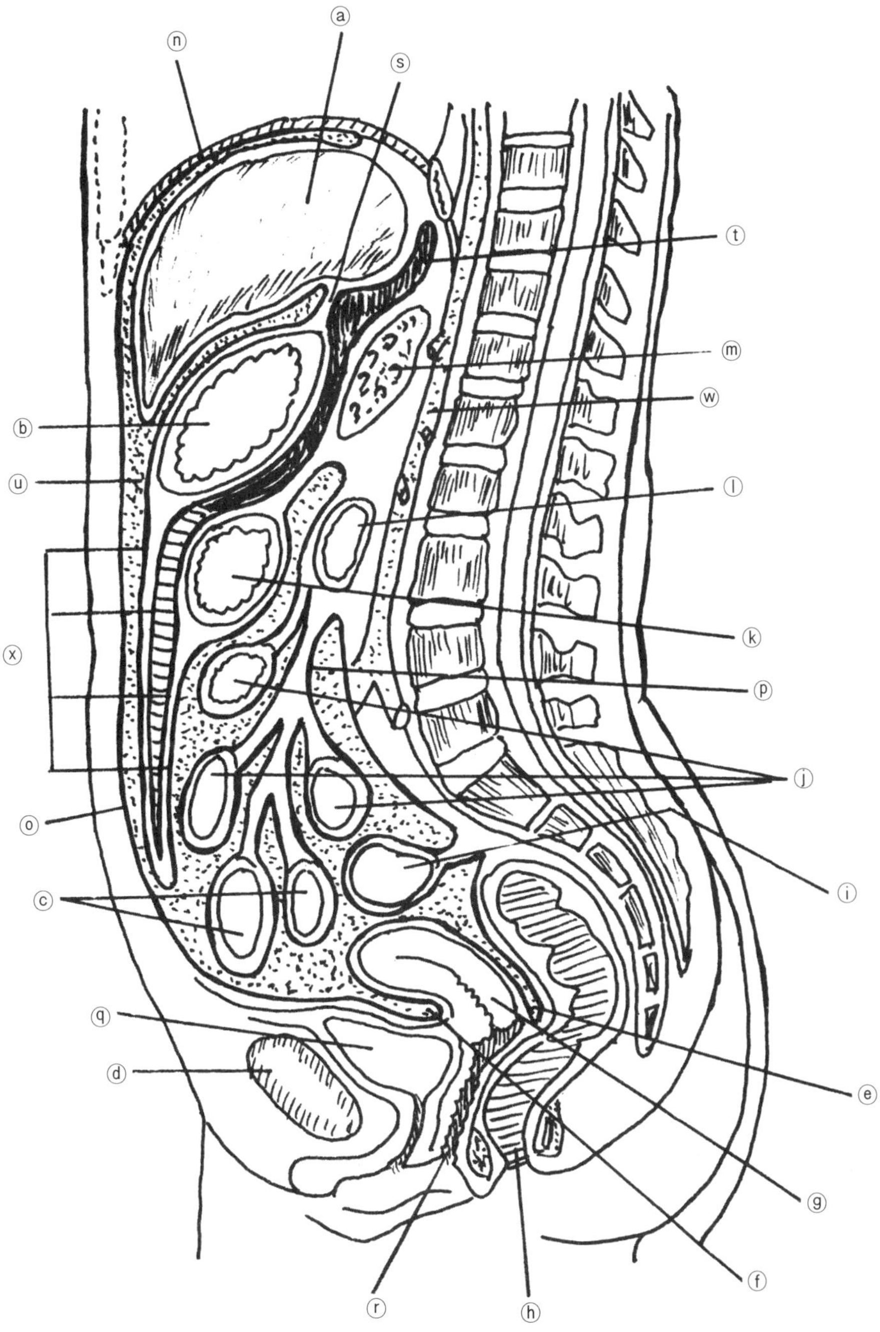

제7장 호흡기계통

Respiratory system

1. 호흡기계통(Respiratory system)의 모형도

( ) 1. Nasal cavity(비강→코안)
( ) 2. Inf. nasal concha(하비갑개→아래코선반)
( ) 3. Sup. nasal concha(상비갑개→위코선반)
( ) 4. Mid. nasal concha(중비갑개→중간코선반)
( ) 5. Pharynx(인두)
( ) 6. Clavicle(쇄골→빗장뼈)
( ) 7. Larynx(후두)
( ) 8. Trachea(기관)
( ) 9. Primary bronchi(제1차 기관지)
( ) 10. Right lung(우폐→오른허파)
( ) 11. Left lung(좌폐→왼허파)
( ) 12. Diaphragm(횡격막→가로막)

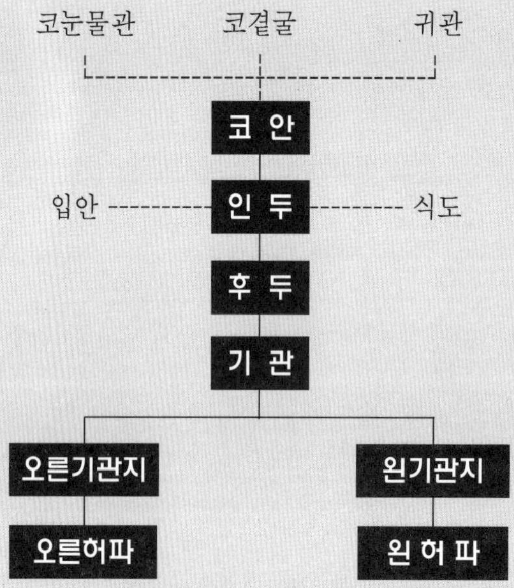

호흡기계(respiratory system)는 ① 코(바깥코, 코안, 코곁굴), ② 인두, ③ 후두, ④ 기관, ⑤ 기관지 ⑥ 허파로 이루어졌으며 ①~⑤까지를 기도(respiratory tract)라 하며, 공기의 출입과 발성에 관여하며 허파(lung)는 공기와 혈액 사이의 가스 교환(gas-exchange)을 하는 장소이다.

1) 바깥호흡(external respiration)…외부공기와 허파꽈리사이 가스교환, 허파꽈리와 혈액사이 가스교환=허파호흡.
2) 속호흡(internal respiration)…조직에 운반된 혈액과 조직사이 가스교환. 조직과 혈액사이 가스교환.
3) 코점막(olfactory mucous membrane)…고유코안 내면을 덮는다. 위중층원주섬모상피, 혈관분포가 풍부. 흡입공기의 가온, 가습유지, 후각부위와 호흡부로 구분.
   a) 후각부위(olfactory region)…점막은 황색, 후각세포, 버팀세포, 바닥세포로 구성. 장액샘인 후각샘(olfactory gland)이 발달(분비물은 후각상피를 적시고, 코속털보호, 용매).
   b) 호흡부위(respiratory region)…공기통로, 담홍색, 섬모상피로 덮는다. 상피내에 코샘(nasal gland 술잔세포+관상포상선)이 발달하여 장액과 점액분비.

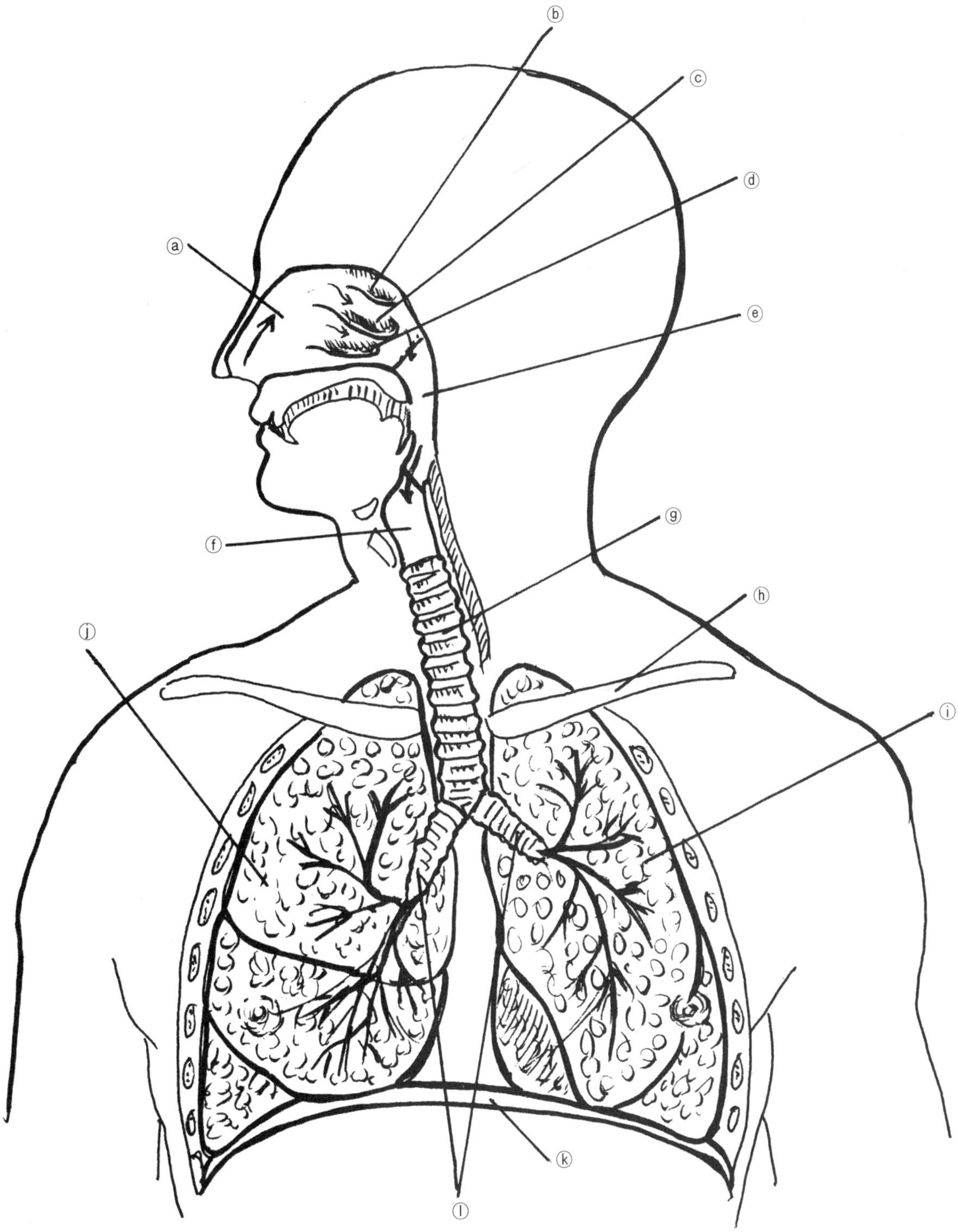

2. 비강(코안 Nasal cavity)

( ) 1. External nose(외비→코)
( ) 2. Nasal septum(비중격→코중격)
( ) 3. Nasal cavity(비강→코안)
( ) 4. Nasal bone(비골→코뼈)
( ) 5. Cartilage of nasal septum(비중격연골→코중격연골)
( ) 6. Alar cartilage(비익연골→콧방울연골)
( ) 7. Lateral nasal cartilage(외측비연골→가쪽코연골)
( ) 8. Nasal cavity(비강→코안)
( ) 9. Mid. nasal concha(중비갑개→중간코선반)
( ) 10. Sup. nasal concha(상비갑개→위코선반)
( ) 11. Inf. nasal concha(하비갑개→아래코선반)
( ) 12. Sup. nasal meatus(상비도→위콧길)
( ) 13. Inf. nasal meatus(하비도→아래콧길)
( ) 14. Mid. nasal meatus(중비도→중간콧길)
( ) 15. Frontal sinus(전두동→이마굴)
( ) 16. Sphenoid sinus(접형동→나비굴)
( ) 17. Olfactory nerve(후신경→후각신경)
( ) 18. Olfactory bulb(후구→후각망울)
( ) 19. Cribe. plate(사골사판→벌집체판)
( ) 20. Apex of nose(비첨→코끝)
( ) 21. Choana(후비공→뒤콧구멍)
( ) 22. Soft. palate(연구개→물렁입천장)
( ) 23. Sphenoid bone(접형골→나비뼈)
( ) 24. Perpendicular plate of ethmoid bone(사골수직판)→벌집뼈수직판)
( ) 25. Vomer bone(서골→보습뼈)
( ) 26. Wing of nose(비익→콧방울)

코안의 구조

1) Nasal cavity(코안)의 앞벽에 nose가 있으며,
   Superior part→Nasal bone
   Inferior part→연골로 된다.
2) Nasal cavity의 앞쪽→콧구멍(naris)에 의해 외계와 통하고,
3) Nasal cavity의 뒤쪽→뒤콧구멍(choana)에 의해 코인두부위와 통한다.
4) Nasal cavity는 코중격(nasal septum)에 의해 왼・오른편으로 구분되고 앞아래쪽은 코중격연골로, 나머지는 벌집뼈수직판과 보습뼈(vomer)로 이루어진다.
5) Nasal cavity의 위벽은 벌집체판에 의해, 머리뼈안과, 아래벽은 위턱뼈와 입천장뼈에 의해 입안과 경계짓는다.
6) Nasal cavity 가쪽벽에 위・중간・아래 코선반(sup., mid., inf., nasal conchae), 그 아래쪽에 위・중간・아래 콧길(sup., mid., inf. nasal meatus)이 있다.

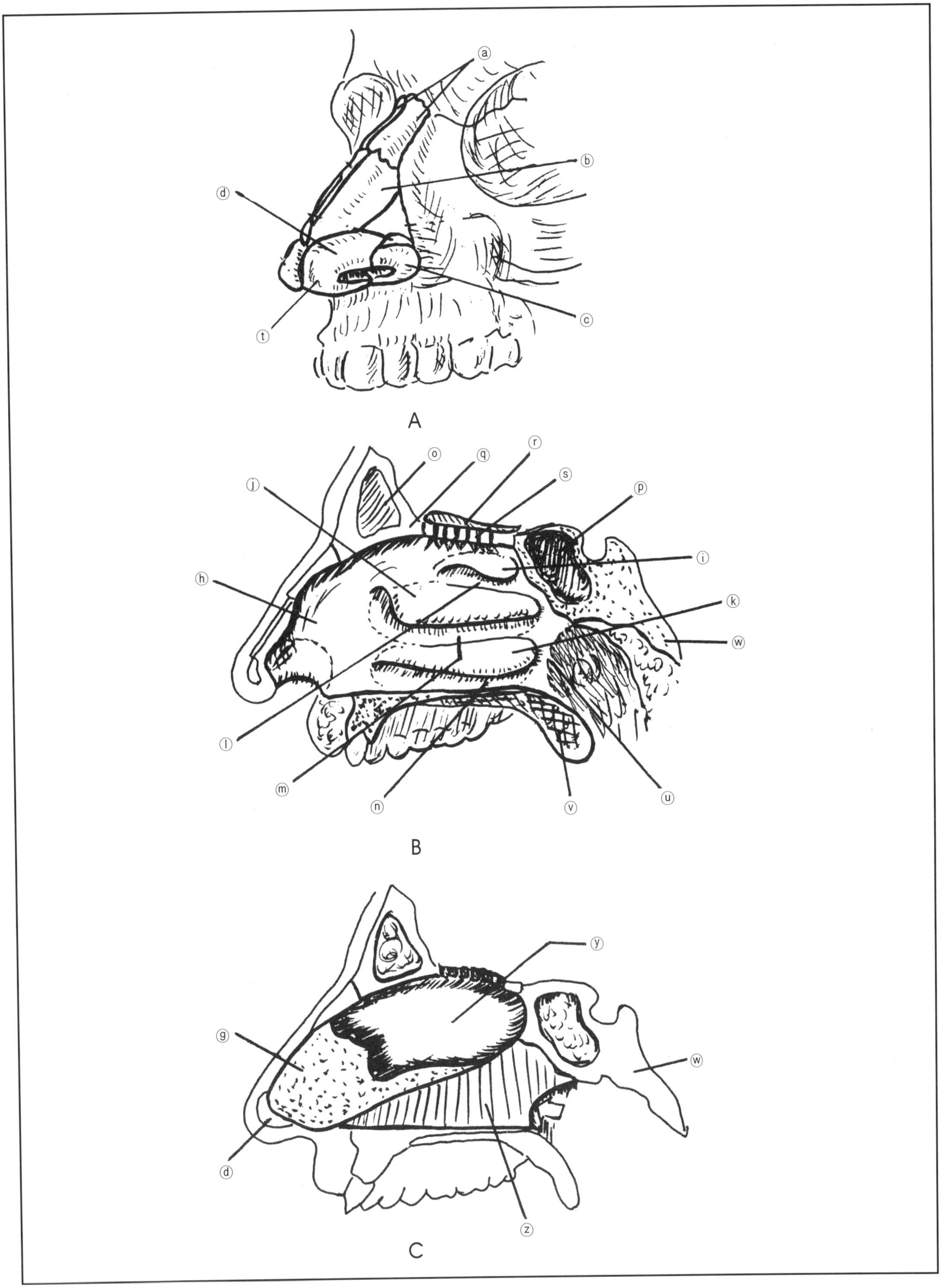
ⓐ
ⓑ
ⓓ
ⓒ
ⓣ
A
ⓞ
ⓠ
ⓡ
ⓢ
ⓙ
ⓟ
ⓘ
ⓗ
ⓚ
ⓦ
ⓛ
ⓜ
ⓝ
ⓥ
ⓤ
B
ⓨ
ⓖ
ⓦ
ⓓ
ⓩ
C

3. 부비동(코곁굴 Paranasal air sinuses)

( ) 1. Nasal cavity(비강→코안)
( ) 2. Maxilary sinus(상악동→위턱굴)
( ) 3. Sphenoid sinus(접형동→나비굴)
( ) 4. Ethmoidal sinus(사골동→벌집굴)
( ) 5. Frontal sinus(전두동→이마굴)
( ) 6. Nasolacrimal duct(비루관→코눈물관)
( ) 7. Orbit(안와→눈확)
( ) 8. Inferior nasal concha(하비갑개→아래코선반)
( ) 9. Middle nasal concha(중비갑개→중간코선반)
( ) 10. Superior nasal concha(상비갑개→위코선반)
( ) 11. Superior nasal meatus(상비도→위콧길)
( ) 12. Middle nasal meatus(중비도→중간콧길)
( ) 13. Inferior nasal meatus(하비도→아래콧길)
( ) 14. Nasal septum(비중격→코중격)

부비동(코곁굴 Paranasal sinuses)

1) 코곁굴은 코안을 싸고 있는 뼈 속의 빈 곳으로 코안과 연락되고 속면은 점막으로 덮여 있고, 이곳에 염증이 생기어 농즙이 생기는 병을 코곁굴염 혹은 축농증(empyema)이라 함.
2) 코곁굴은 4종류가 있다.
   a) Maxillary sinus(위턱굴)…코곁굴 중 가장 크다. 15cc(중간콧길 개구). 축농증 호발부위(위턱뼈).
   b) Ethmoid sinus(벌집굴)…벌집뼈의 내부에 3~18개의 벌집뼈벌집(벌집의 공동). 앞쪽과 중앙은 중간콧길, 뒤쪽은 윗콧길 개구(벌집뼈).
   c) Frontal sinus(이마굴)…중간콧길에 개구하며, 6~7cc(이마뼈).
   d) Sphenoidal sinus(나비굴)…원형의 빈 공간. 6~7cc(위코선반 위쪽 나비벌집오목에 개구)(나비뼈).

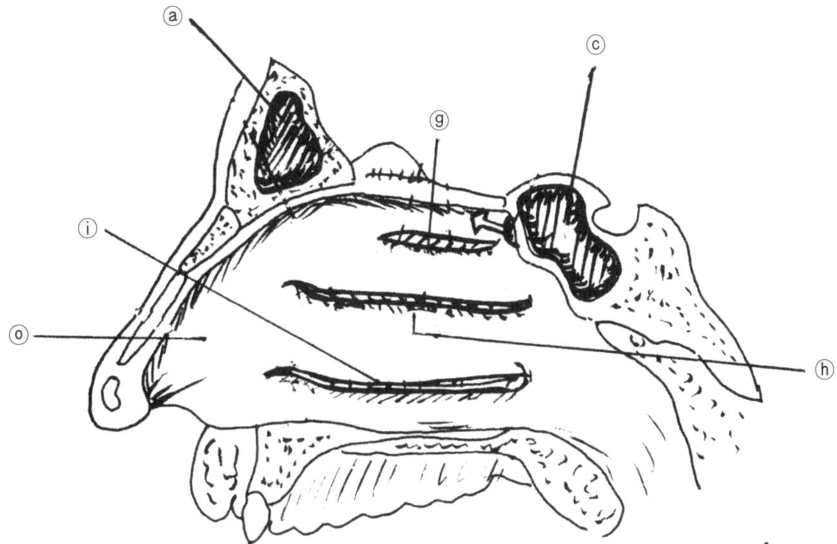

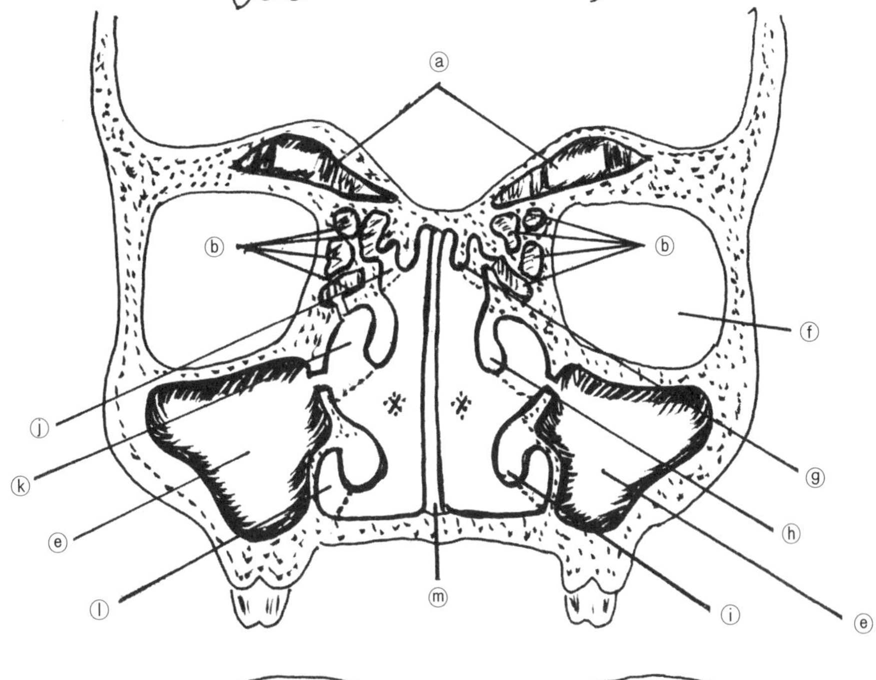

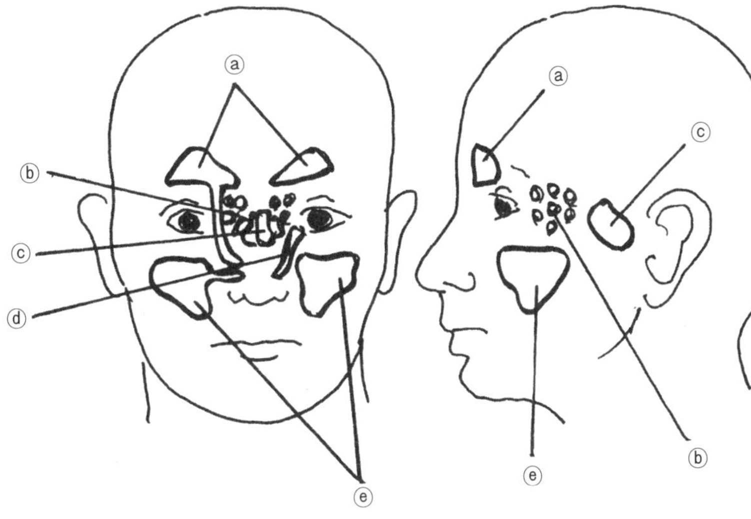

4. 인두와 후두(Pharynx and larynx)

( ) 1. Larynx(후두)
( ) 2. Oral cavity(구강→입안)
( ) 3. Nasal cavity(비강→코안)
( ) 4. Pharyngeal tonsil(인두편도)
( ) 5. Palatine tonsil(구개편도)
( ) 6. Uvula(구개수→목젖)
( ) 7. Esophagus(식도)
( ) 8. Base of tongue(혀의 기부)
( ) 9. Hyoid bone(설골→목뿔뼈)
( ) 10. Thyroid gland(갑상선→갑상샘)
( ) 11. Thyroid cartilage(갑상연골→방패연골)
( ) 12. Cricoid cartilage(윤상연골→반지연골)
( ) 13. Trachea cartilage(기관연골)
( ) 14. Arytenoid cartilage(피열연골→모뿔연골)
( ) 15. Epiglottis(후두덮개)
( ) 16. Vocal fold(성대주름)
( ) 17. Trachea(기관)
( ) 18. Cricothyroid membrane(윤상갑상막→반지방패막)
( ) 19. Fat body(지방체)
( ) 20. Nasopharynx(인두비부→코인두)
( ) 21. Lamina of cricoid cart(윈상연골판→반지연골판)
( ) 22. Oropharynx(인두구부→입인두)
( ) 23. Laryngopharynx(인두후두부→후두인두)
( ) 24. Thyrohyoid membrane(갑상설골막→방패목뿔막)
( ) 25. Ventricle(후두실)

후두벽에 다음의 6종 9개(3종은 쌍으로, 3종을 낱개로)의 연골로 구성.

1) Thyroid cartilage(방패연골)…1개이며 후두연골 중 가장 크며 후두융기(Adam's apple)가 있다.
2) Cricoid cartilage(반지연골)…1개이며 반지모양. 제6목뼈 높이. 유리연골로 앞쪽에 궁 arch형성.
3) Epiglottic cartilage(후두덮개연골)…1개이며 주걱 모양이고 일명 후두덮개(laryngeal orifice).
4) Arytenoid cartilage(모뿔연골)…2개이며, 성대의 긴장도를 직접 변화시킨다.
5) Corniculate cartilage(잔뿔연골)과 cuneifrom cartilage(쐐기연골)…전자는 원뿔모양, 후자는 편평한 모습. 각각 2개씩.
6) **인두**는 코부위(nasal part), 입부위(oral part), 후두부위(laryngeal part)의 3부로 구분. 인두는 길이 12cm의 깔때기 모양의 근막성 관.
7) 인두는 왼·오른코안, 왼·오른고실, 입안, 후두, 식도와 교통.
8) **후두의 3가지 기능**
   a) 숨쉴 때 공기가 지나가는 통로 역할.
   b) 음식물이 호흡기도로 들어가지 않게 막는 판막과 같은 역할.
   c) 소리를 내는 작용(발성기 역할).
9) 후두의 연골은 인대와 막에 의해 결합.
10) 후두안(laryngeal carity)…점막으로 덮여 있고 양쪽 가쪽벽에서 수평으로 위·아래주름(안뜰주름 vestibular fold과 성대주름 vocal fold)에 의해 후두강이 위·중간·아래의 세 부분으로 나뉘는데, ① 전정(vestibule), ② 후두실(ventricle), ③ 성대문아래공간(infraglottic cavity)이다.
11) Vestibular fold(안뜰주름)…거짓성대(false vocal cord). 후두선 발달.
12) Vocal fold(성대주름)…진짜성대(true vocal cord). 성대주름 사이를 성대문틈새(rima glottidis).
13) Glottis(성대문)…성대주름과 성대문틈새의 합.

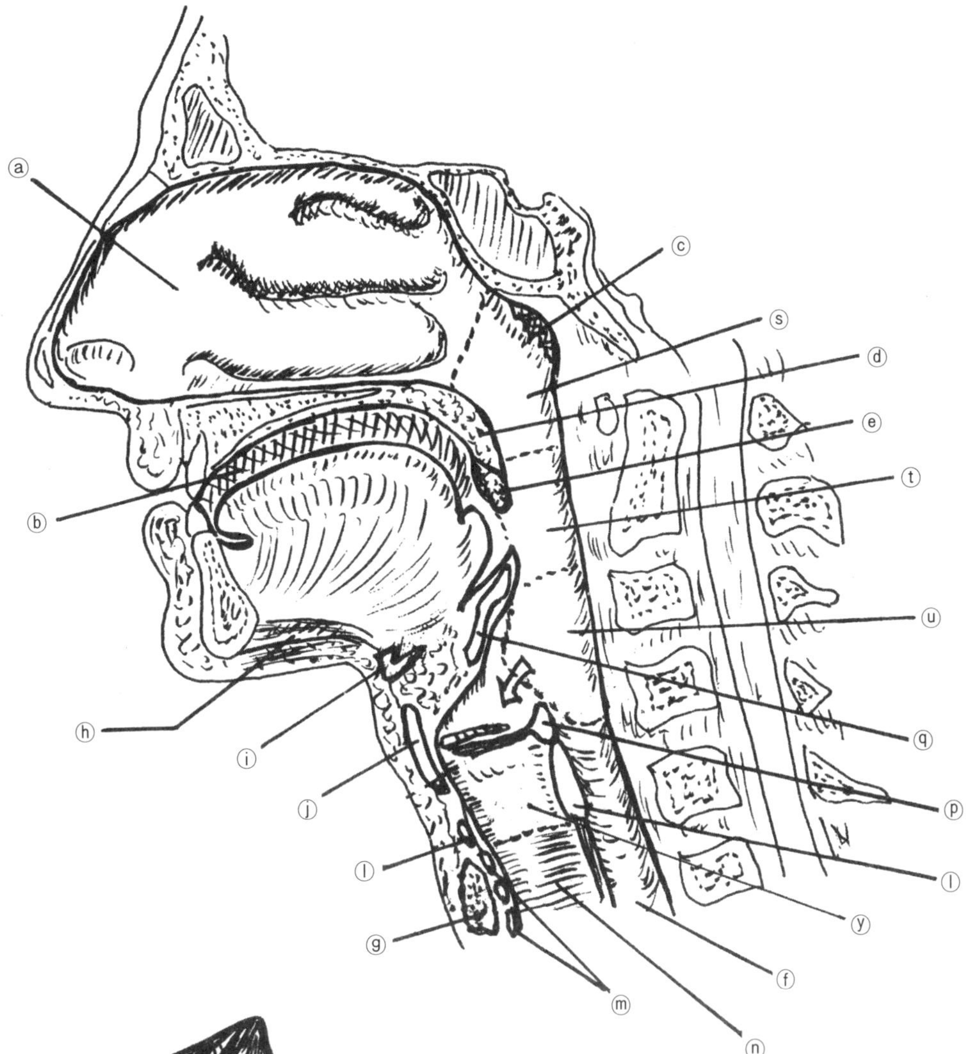
a
c
s
d
e
t
b
u
h
q
i
p
j
l
l
y
g
f
m
n

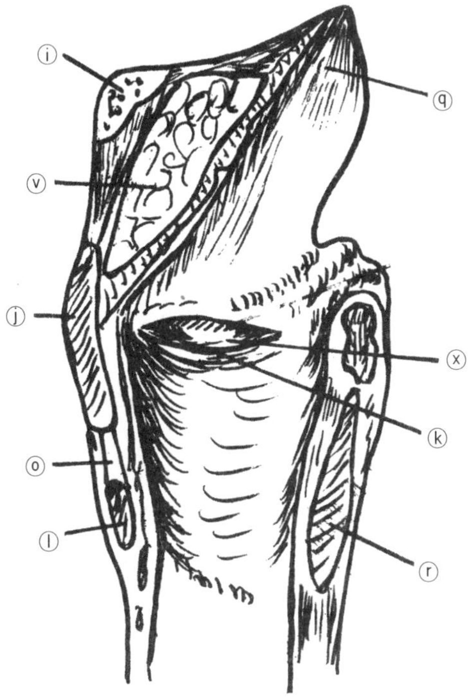
i
q
v
j
x
k
o
l
r

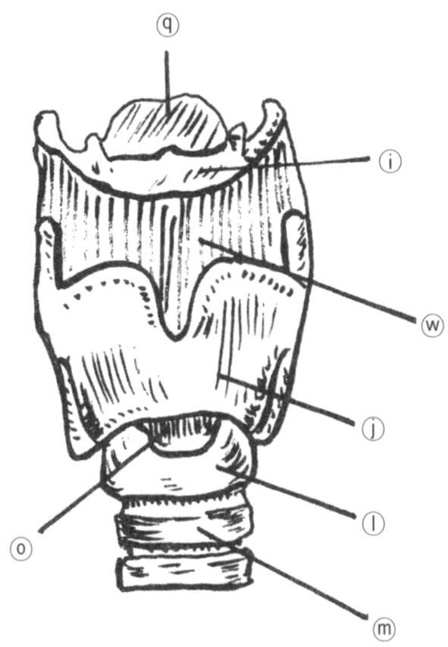
q
i
w
j
l
o
m

5. 기관지수(기관지나무 The bronchial tree)

( ) 1. Tracheal bifurcation(기관분기부→기관갈림)
( ) 2. Cricothyroid membrane(반지방패막)
( ) 3. Cricoid cartilage(윤상연골→반지연골)
( ) 4. Thyroid cartilage(갑상연골→방패연골)
( ) 5. Tracheal Cartilage(기관연골)
( ) 6. Trachea(기관)
( ) 7. Primary bronchi, R(오른기관지)
( ) 8. Primary bronchi, L(왼기관지)
( ) 9. Lobar bronchi(secondary)(엽기관지)
( ) 10. L. upper lobar(좌상엽지→왼위엽기관지)
( ) 11. L. lower lobar(좌하엽지→왼아래엽기관지)
( ) 12. R. upper lobar(우상엽지→오른위엽기관지)
( ) 13. R. middle lobar(우중엽지→오른중간엽기관지)
( ) 14. R. lower lobar(우하엽지→오른아래엽기관지)
( ) 15. Segmental bronchi(Tertiary)(구역기관지)
( ) 16. L. upper lobar 5(왼위엽기관지 5)
( ) 17. L. lower lobar 5(왼아래엽기관지 5)
( ) 18. R. upper lobar 3(오른위엽기관지 3)
( ) 19. R. middle lobar 2(오른중간엽기관지 2)
( ) 20. R. lower lobar 5(오른아래엽기관지 5)
( ) 21. Bronchioles(세기관지)
( ) 22. Pulmonary venule(허파세정맥)
( ) 23. Pulmonary arteriole(허파세동맥)
( ) 24. Respiratory bronchioles(호흡세기관지)
( ) 25. Alveoli(폐포→허파꽈리)

기관(Trachea)

1) 제6목뼈 아래면에서 시작하여 제6등뼈 높이 기관분기부에 이르는 약 10.5~12.5cm, 가로직경 2~2.5cm로 항상 개방된 관이다.
2) 기관의 벽은 16~20개의 기관연골이 벽을 이루고 그 사이에 반지인대가 결합하고 있다.

기관지(Bronchi)

1) 제5등뼈 높이에서 왼・오른 허파문에 이르는 기도.
   a) Left bronchus(왼기관지)…길이 5~6cm, 직경 1cm, 기관지축 45°.
   길고, 가늘고, 완만—2분지(위・아래엽기관지).
   b) Right bronchus(오른기관지)…길이 2.5cm, 직경 1.5cm, 기관지축 25°.
   짧고, 넓고, 수직—3분지(위・중간・아래엽기관지).
   c) 기관지의 명칭과 경과(코안에서 허파꽈리에 이르기 까지의 통로).
   코안→후두→기관—기관지 : 주기관지(1차 기관지)→엽기관지(제2차 기관지)→구역기관지(제3차 기관지)→세기관지(0.8~1.0mm)→소엽세관지(종말세기관지→호흡세기관지(0.2~0.4mm 3~6개 4~8회분지)→허파꽈리관→허파꽈리. 허파꽈리수 2억~7억개 표면적은 90~100m2(체표의 40~50배). 허파꽈리의 크기는 0.1~0.2mm.
   d) 기도의 분지 : 기관→허파꽈리까지→23회분지.
   1회~16회분지→공기통로역, 17~23회분지→호흡영역.

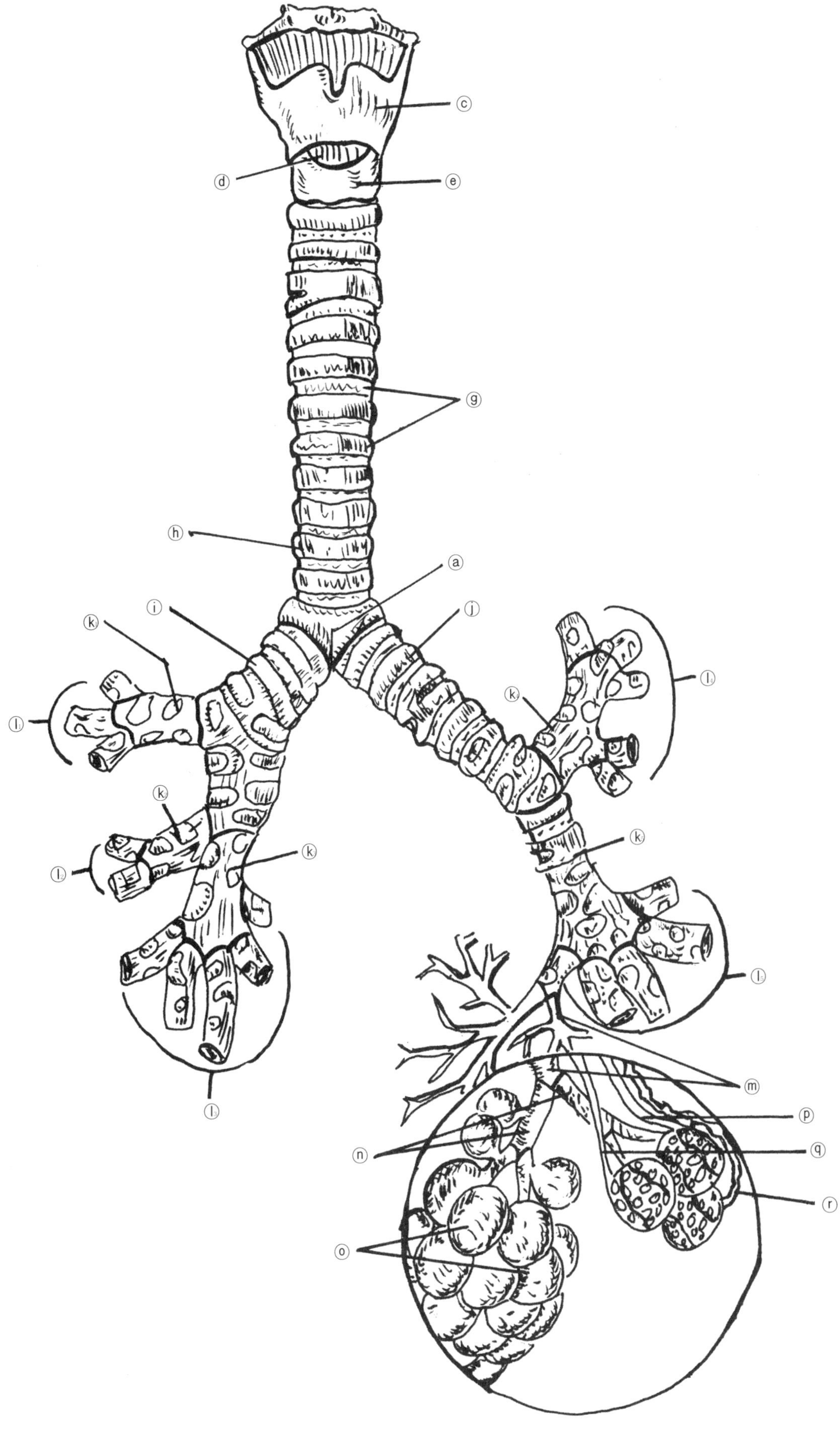

6. 폐(허파 Lung)

( ) 1. R. superior lobe(우상엽→오른위엽)
( ) 2. R. middle lobe(우중엽→오른중간엽)
( ) 3. R. inferior lobe(우하엽→오른아래엽)
( ) 4. Apex(폐첨→허파꼭대기)
( ) 5. Oblique fissure(사열→빗틈새)
( ) 6. Horizontal fissure(수평열→수평틈새)
( ) 7. Diaphragmatic surface(가로면)
( ) 8. Pulmonary artery(허파동맥)
( ) 9. Pulmonary vein(허파정맥)
( ) 10. Bronchus(기관지)
( ) 11. Groove for esopagus(식도구→식도고랑)
( ) 12. Groove for vena cava(상대정맥구→위큰정맥구멍)
( ) 13. Base(폐저→허파바닥)
( ) 14. L. inferior lobe(왼아래엽)
( ) 15. L. superior lobe(왼위엽)

허파(Lung)…가슴안에 있는 한 쌍의 반원추상의 기관이며 그 표면은 허파가슴막에 싸여 있다.

1) 허파의 색…신생아→담홍색, 성인→암청색 또는 흑청색.
2) 크기…높이→25cm, 무게→왼허파 567g, 오른허파 625g.
3) 엽(lobe)…왼허파→2엽(위엽과 아래엽).
   오른허파→3엽(위엽, 중간엽, 아래엽)
4) 심호흡시 폐활량…(남) 3,600cc, 총폐활량…6,000cc.
5) **위치와 구조.**
   a) Apex(허파꼭대기)…위끝, 빗장뼈 위 2~3cm.
   b) Base(허파바닥)…가로면(가로막 위).
   c) Medial surface(안쪽면)…가슴세로칸과 접촉→가슴세로칸면.
   d) Lateral surface(가쪽면)…갈비면.
   e) 중앙에 hilum of lung(허파문)→기관지, 혈관, 림프관 및 신경들이 출입.
6) 허파의 내부구조.
   a) 허파로 들어간 기관지는 엽기관지(lobar bronchus)로 나누어지며, 왼허파는 10개, 오른허파는 10개의 구역기관지.
   b) 이어서 세기관지(bronchioles)…종말세기관지(직경 0.8~1mm)→호흡세기관지(직경 0.2~0.4mm)→허파꽈리관(alveolar ducts)→허파꽈리(alveoli)의 순서.

※ 빗틈새(oblique fissure)…왼쪽에서는 아래엽과 위엽 사이, 오른쪽에서는 아래엽과 중간엽 사이에 있는 비스듬한 틈새공간.

※ 수평틈새(horizontal fissure)…중간엽과 위엽 사이의 틈새공간, 대략 제4갈비뼈를 말한다.

7) **허파꽈리(alveoli)의 구조.**
   상피층=특유의 호흡상피.
   기능에 따라=허파상피세포(얇은 편평세포)와 중격세포(원형 또는 입방형 허파꽈리)로 구성. 상피 밖에는 탄력섬유가 허파꽈리를 반지 또는 그물모양으로 싸고, 치밀한 모세혈관망이 있다.

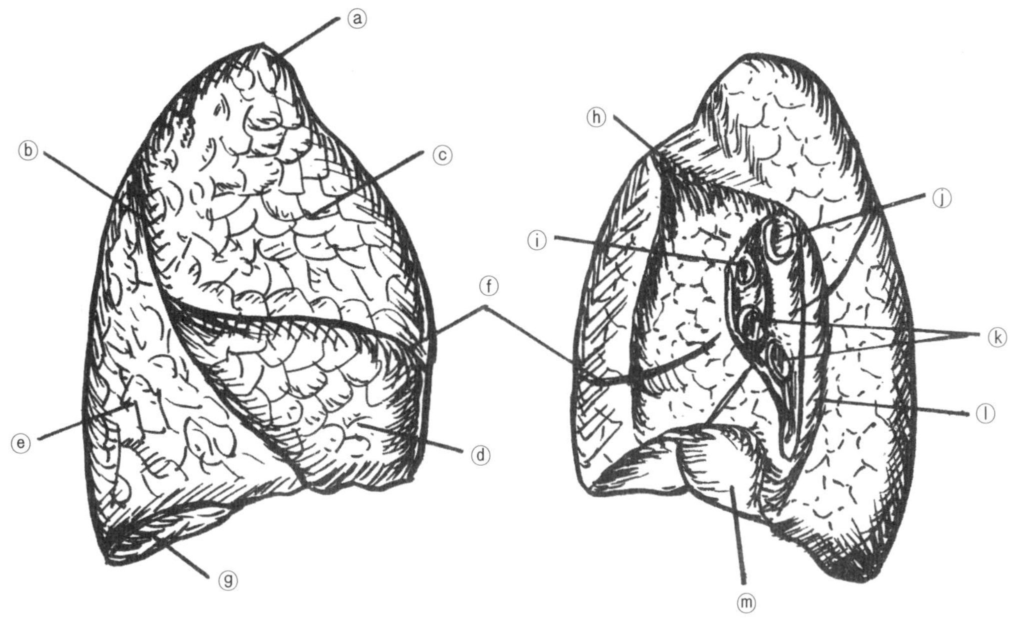

A

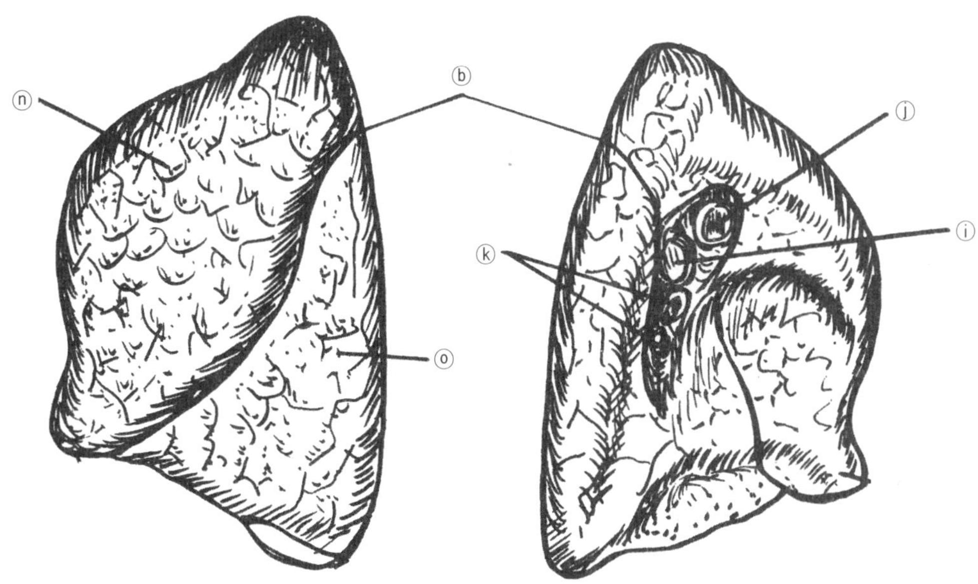

B

7. 폐(허파)구역과 관련된 기관 및 기관지의 분지상태

( ) 1. Apical segment(폐첨구→허파꼭대기구역)
( ) 2. Anterior segment(전엽구→앞구역)
( ) 3. Posterior segment(후엽구→뒤구역)
( ) 4. Medial segment(내측중엽구→안쪽구역)
( ) 5. Lateral segment(외측중엽구→가쪽구역)
( ) 6. Superior segment(상엽구→위구역)
( ) 7. Anterior basal segment(전폐저구→앞바닥구역)
( ) 8. Medial basal segment(내측폐저구→안쪽바닥구역)
( ) 9. Posterior basal segment(후폐저구→뒤바닥구역)
( ) 10. Lateral basal segment(외측폐저구→가쪽바닥구역)
( ) 11. Apicoposterior segment(폐첨후구→꼭대기뒤구역)
( ) 12. Inferior lingular segment(하설구→아래혀구역)
( ) 13. Superior lingular segment(상설구→위혀구역)
( ) 14. Anterior basal segment(전폐저구→앞바닥구역)
( ) 15. Superior segment(상엽구→위구역)
( ) 16. Laternal basal segment(외측폐저구→가쪽바닥구역)
( ) 17. Medial basal segment(내측폐저구→안쪽바닥구역)
( ) 18. Posterior basal segment(후폐저구→뒤바닥구역)
( ) 19. Anterior segment(전상엽구→앞구역)

허파구역은 엽기관지에서 직접 분지된 각 가지를 통해 공기가 드나드는 부분을 말한다.

허파의 구역은 임상에서 외과적으로 절제가 가능한 구역으로 발전하게 되었다. 특히 허파정맥은 기관지를 따라가지 않고 허파구역 사이로 지나가기 때문에 허파구역을 분리할 때 길잡이가 된다. 오른허파는 10구역, 왼허파는 9구역으로 나뉘어진다. 허파구역은 사람에 따른 차이도 있으며 구분도 저자에 따라 차이가 있다.

Right lung(오른허파)

1) **위엽(saperior lobe)**
   ① 꼭대기구역(apical segment)
   ② 뒤구역(post. segment)
   ③ 앞구역(ant. segment)
2) **중간엽(mid. lobe)**
   ④ 가쪽구역(lat. segment)
   ⑤ 안쪽구역(med. segment)
3) **아래엽(inf. lobe)**
   ⑥ 위구역(sup. segment)
   ⑦ 안쪽바닥구역(med. basal segment)
   ⑧ 앞바닥구역(ant. basal segment)
   ⑨ 가쪽바닥구역(lat. basal segment)
   ⑩ 뒤바닥구역(post. basal segment)

Left lung(왼허파)

1) **위엽(sup. lobe)**
   ①② 꼭대기뒤구역(apicoposterior segment)
   ③ 앞구역(ant. segment)
   ④ 위혀구역(sup. lingular segment)
   ⑤ 아래혀구역(inf. lingular segment)
2) **아래엽(inferior lobe)**
   ⑥ 위구역(sup. (apical) segment)
   ⑦ 안쪽바닥구역(med. basal segment)
   ⑧ 앞바닥구역(ant. basal segment)
   ⑨ 가쪽바닥구역(lat. basal segment)
   ⑩ 뒤바닥구역(post. basal segment)

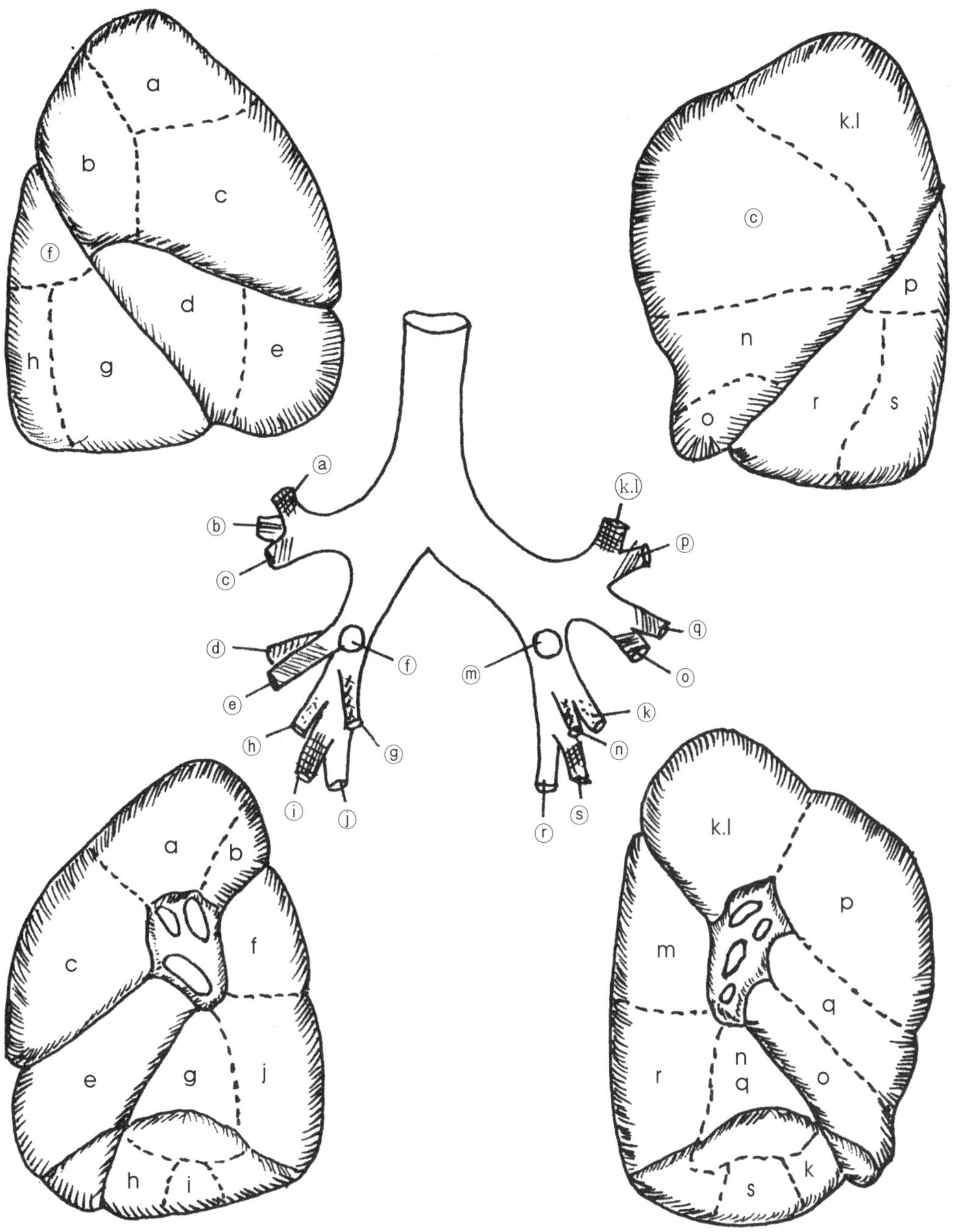
a
b
c
ⓕ
d
h
g
e
k.l
ⓒ
p
n
o
r
s
ⓐ
ⓑ
ⓒ
ⓓ
ⓔ
ⓕ
ⓗ
ⓖ
ⓘ
ⓙ
ⓚ.ⓛ
ⓟ
ⓠ
ⓜ
ⓞ
ⓚ
ⓝ
ⓡ
ⓢ
a
b
c
f
e
g
j
h
i
k.l
p
m
q
r
n
q
o
s
k

8. 호흡의 기전(Mechanics of respiration)

( ) 1. Sternum(흉골→복장뼈)
( ) 2. Sternal angle(흉골각→복장뼈각)
( ) 3. Costal cartilage(늑연골→갈비연골)
( ) 4. Costal cartilage(늑골→갈비뼈)
( ) 5. Thoracic vertebrae(흉추→등뼈)
( ) 6. External intercostal muscle(외늑간근→바깥갈비사이근)
( ) 7. Internal intercostal muscle(내늑간근→속갈비사이근)
( ) 8. Inspiration(흡식)
( ) 9. Expiration(호식)

호흡운동(Respiratory movement)

1) Inspiration(흡식)…공기를 허파 속으로 흡입하는 것으로, 능동적 운동과 energy 소비가 일어난다.
2) **흡식운동과정은**
   a) 가로막 수축.
   b) 바깥갈비사이근의 수축.
   c) 복부근의 이완.
   d) 허파꽈리의 표면장력 약화.
   e) 가슴안압…-2.5~-6mmHg 하강.
3) Expiration(호식)…허파 속의 공기를 외부로 배출하며, 피동적 운동과 erergy 소비는 별로 없다.
4) **호식운동과정은**
   a) 가로막과 바깥갈비사이근의 이완(원상복귀).
   b) 속갈비사이근, 수축.
   c) 복부근의 긴장.
   d) 허파꽈리의 표면장력 재형성.
   e) 가슴안압…-6~-2.5mmHg 증가.
5) External intercostal musclie(바깥갈비사이근)…갈비사이공간을 넓게 하여 갈비뼈를 위로 당겨 흡기운동에 관여하며 비스듬히 뒤에서 앞으로.
6) Internal intercostal muscle(속갈비사이근)…갈비뼈를 끌어내려 가슴우리를 좁혀 호기운동에 관여하며 비스듬히 앞에서 뒤로.
7) **흡식근**
   주동근…바깥갈비사이근, 가로막.
   보조근…목빗근, 목갈비근, 앞톱니근.
8) **호식근**
   주동근…속갈비사이근.
   보조근…배바깥빗근, 배속빗근, 배가로근, 배곧은근.

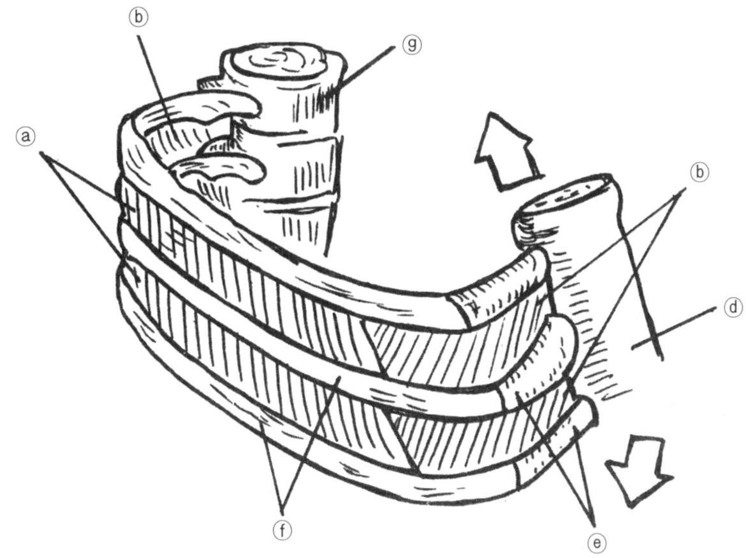

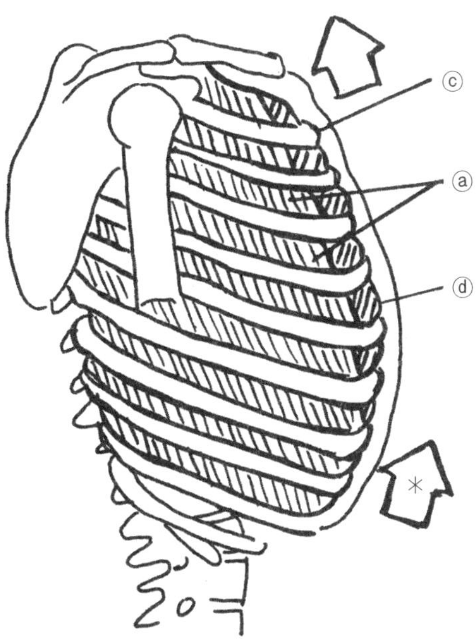

A

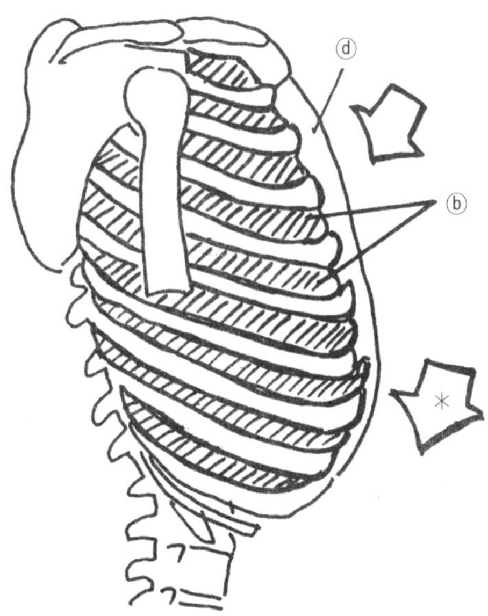

B

9. 흉막(가슴막) · 심막(심장막) · 종격(세로칸)의 구성

( ) 1. Mediastinum(종격→세로칸)
( ) 2. Heart(심장)
( ) 3. Right lung(우폐→오른허파)
( ) 4. Diaphragm(횡격막→가로막)
( ) 5. Left lung(좌폐→왼허파)
( ) 6. Hilus of lung(폐문→허파문)
( ) 7. Parietal pleura(벽측흉막→벽쪽가슴막)
( ) 8. Pulmonary pleura(폐흉막→허파쪽가슴막)
( ) 9. Pleural cavity(흉막강→가슴막안)
( ) 10. Epicardium(심외막→심장바깥막)
( ) 11. Pericardial cavity(심막강→심장막안)
( ) 12. Parietal layer(벽쪽판=심막의)
( ) 13. Pleural recess(흉막동→가슴막오목)
( ) 14. Thoracic vertebrae(흉추→등뼈)
( ) 15. Thoracic duct(흉관→가슴림프관)
( ) 16. Azygos vein(기정맥→홀정맥)
( ) 17. Thoracic aorta(흉대동맥→가슴대동맥)
( ) 18. Exophagus(식도)

1) 가슴막(Pleura)…허파의 표면 및 가슴우리내면을 덮고 있는 안 · 밖 이중의 쌈지모양의 장막이다.

a) 내장쪽가슴막(visceral pleura)=허파가슴막(pulmonary pleura)…허파실질 표면에 밀착하여 피막으로 작용.

b) 벽쪽가슴막(parietal pleura)…허파가슴막이 허파문부에서 되접혀져서 두 겹이 되어 가슴안벽에 밀착된다.

c) 가슴막안(pleural cavity)…내장쪽가슴막과 벽쪽가슴막 사이의 좁은 공간. 왼 · 오른허파는 왼 · 오른가슴막강에 싸여 가슴안에 존재.

d) 가슴막액(pleural fluid)…가슴막안의 장액으로 허파의 확장, 수축시 마찰 방지.

e) 가슴막오목(pleural recess)…벽쪽가슴막으로 이루어지는 빈 곳이며, 가슴막안의 일정부위는 허파가 최대로 확장되어도 공간이 남기 때문에 가슴막오목이라 하였고, 그 속에서 허파가 움직여진다.

f) 가슴막은 ① 갈비가슴막 costal pleura
② 가로막가슴막 diaphragmatic pleura
③ 세로칸가슴막 mediastinal pleura의 3부로 구분.

신경지배…가로막신경이 앞목갈비근의 앞을 하행하며 빗장뼈아래 동 · 정맥사이를 지나 가슴안으로 들어가 허파문 앞에서 심낭과 가슴막세로칸 사이를 지나 가로막에 분포. 한편 심장주머니, 가슴막에 지각지(감각뿌리)를 보낸다.

2) 가슴세로칸(Mediastinum)

a) 왼 · 오른 가슴막안 사이에 있는 가슴안의 중앙부 전체를 의미. 즉 양쪽은 세로칸가슴막, 앞쪽은 복장뼈, 뒤쪽은 척주, 아래쪽은 가로막.

b) 심장을 중심으로 구분 그리고 내재되어 있는 기관.
① 위세로칸부위…기관, 식도, 가슴샘, 대동맥, 위대정맥, 가슴림프관.
② 앞세로칸부위…속가슴 동 · 정맥.
③ 중간세로칸부위…심장, 오름대동맥, 내림대정맥, 홀정맥, 허파동 · 정맥
④ 뒤세로칸부위…기관분지와 기관지, 식도, 가슴림프관, 미주신경.

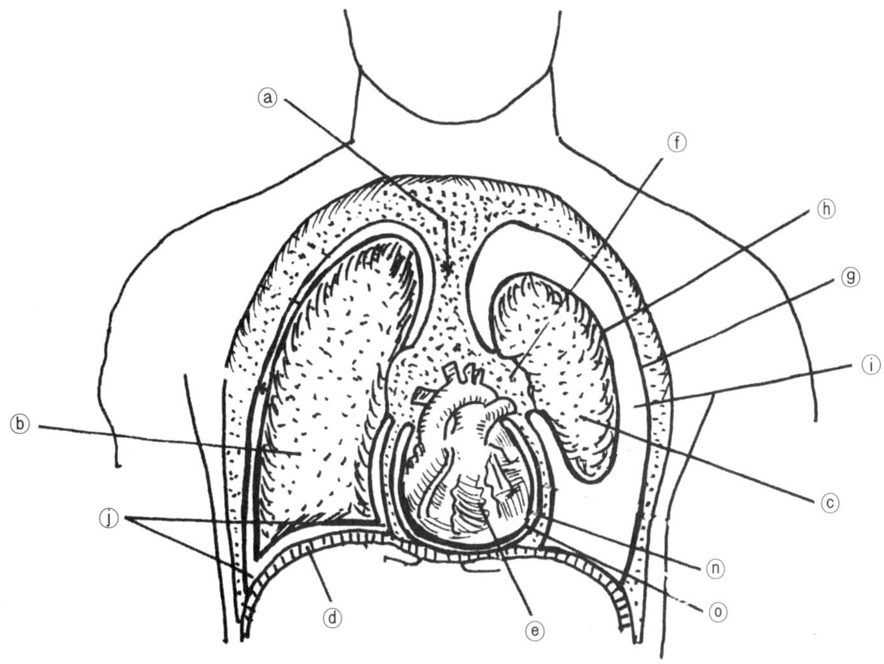

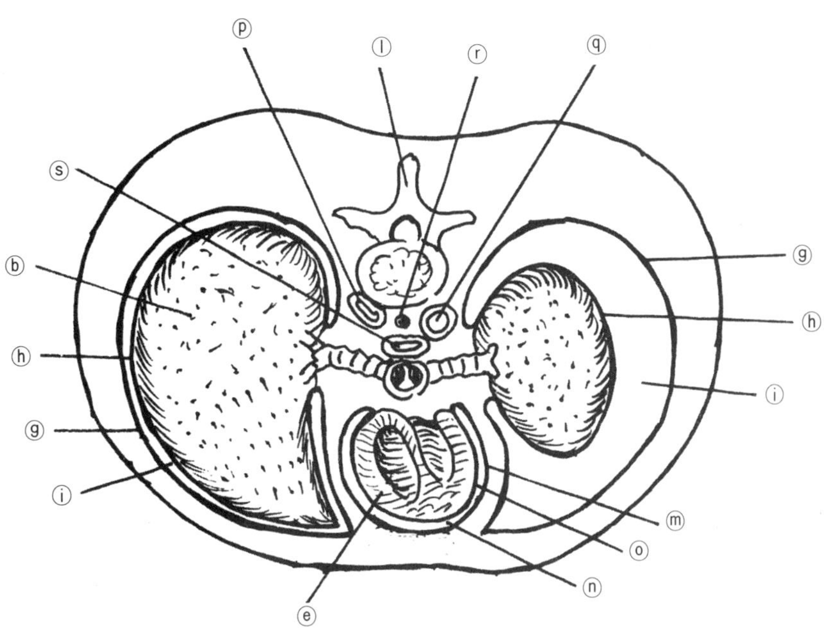

제8장 비뇨기계통

Urinary system

1. 요로(The urinary tract)

( ) 1. Kidney(신장→콩팥)
( ) 2. R. kidney(우신→오른콩팥)
( ) 3. L. kidney(좌신→왼콩팥)
( ) 4. Ureter(요관)
( ) 5. Urinary bladder(방광)
( ) 6. Prostatic portion(요도전립샘부)
( ) 7. Membranous portion(요도격막부)
( ) 8. Urethra(요도)
( ) 9. Suprarenal area(부신영역)
( ) 10. Colic area(결장영역→잘록창자영역)
( ) 11. Splenic area(비장영역→지라영역)
( ) 12. Gastric area(위장영역)
( ) 13. Jejunal area(회장영역→돌창자영역)
( ) 14. Liver area(간장영역)
( ) 15. Pancreatic area(췌장영역→이자영역)
( ) 16. Duodenal area(십이지장영역→샘창자영역)
( ) 17. Scrotum(음낭)
( ) 18. Labium majus(대음순)
( ) 19. Uterus(자궁)
( ) 20. Prostate(전립선→전립샘)
( ) 21. Rectum(직장→곧창자)
( ) 22. Anus(항문)
( ) 23. Penis(음경)

배뇨현상(Micturition)

1) 매초 20~30mm의 속도로 콩팥에서 오줌이 방광에 모이게 되고 모여진 오줌이 약 200~400ml 정도 고이면 방광벽에 있는 신전감수체(stretch receptor)가 흥분하며 척수에 있는 배뇨중추에 흥분을 보낸다. 이때 요의를 일으킴과 동시에 배뇨반사가 일어난다.
반사와 함께 방광근육은 율동적 수축이 일어나고 방광내압을 높이는 동시에 대뇌의 판단으로 바깥요도 조임근이 의식적으로 이완되면서 오줌을 밖으로 배출하게 된다. 이 과정을 배뇨(micturition)라 한다.
평상시 오줌이 밖으로 배출되지 않는 것은 방광출구인 요도부분의 바깥방광조임근이 긴장하기 때문이다.
요의현상은 일반적으로 오줌량이 증가하여 방광벽이 급격하게 확장될 때이지만, 방광내 오줌량이 소량인 경우에도 요의현상이 나타나는데, ① 방광벽의 감각이 과민한 경우, ② 아주 추웠을 경우, ③ 정신적 흥분(불안)이 있는 경우.
2) 배뇨순서…콩팥(kidney)→요관(ureter)→방광(urinary bladder)→요도(urethra).

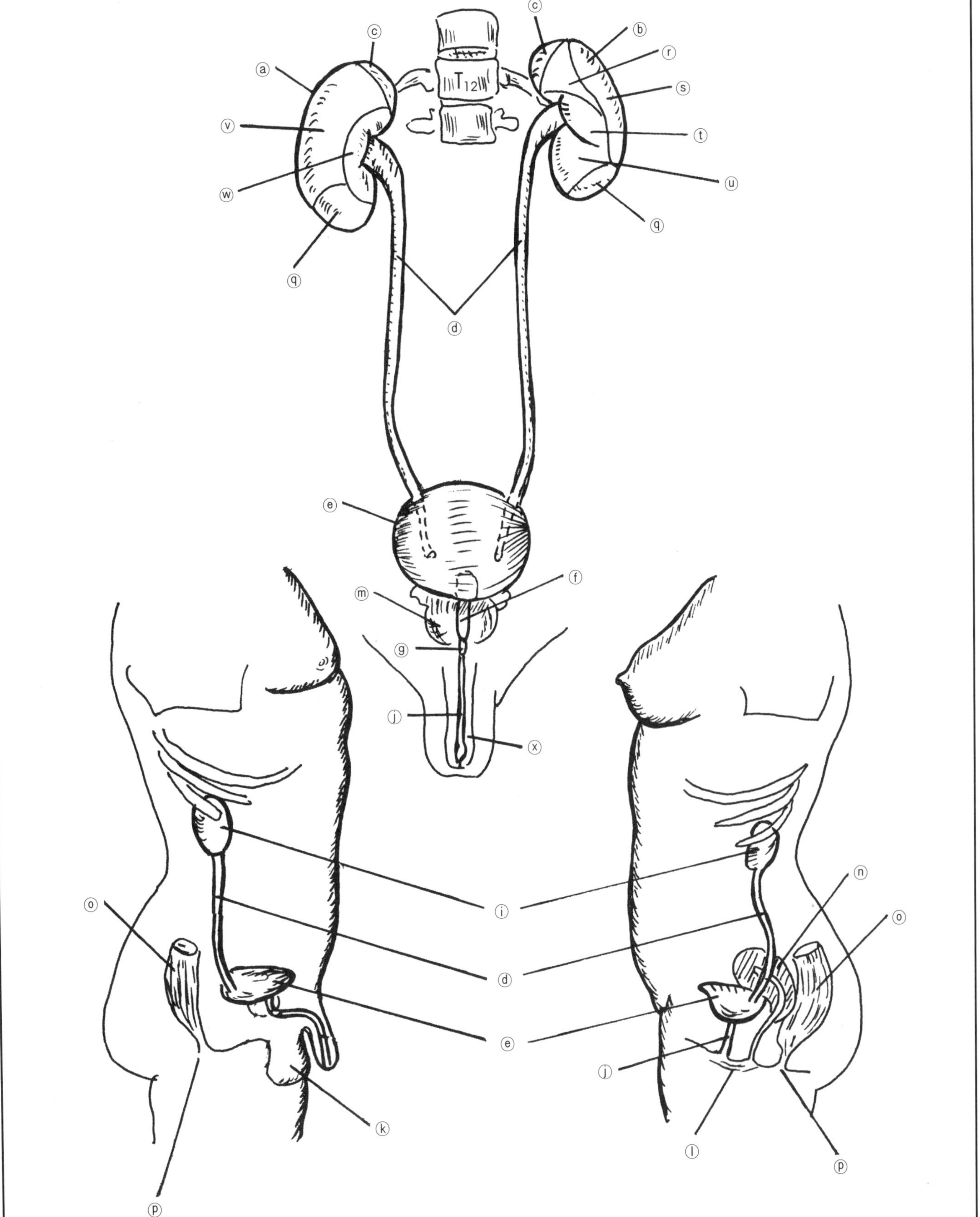
T12
ⓐ
ⓑ
ⓒ
ⓓ
ⓔ
ⓕ
ⓖ
ⓘ
ⓙ
ⓚ
ⓛ
ⓜ
ⓝ
ⓞ
ⓟ
ⓠ
ⓡ
ⓢ
ⓣ
ⓤ
ⓥ
ⓦ
ⓧ

2. 신장(콩팥, Kidney)의 종단면

( ) 1. Cortex(피질→겉질)
( ) 2. Medulla(수질→속질)
( ) 3. Renal capsule(신피막→콩팥피막)
( ) 4. Pyramid(신추체→콩팥피라밋)
( ) 5. Minor calyx(소신배→작은콩팥잔)
( ) 6. Major calyx(대신배→큰콩팥잔)
( ) 7. Renal papilla(신유두→콩팥유두)
( ) 8. Renal pelvis(신우→콩팥깔때기)
( ) 9. Renal sinus(신동→콩팥굴)
( ) 10. Ureter(요관)
( ) 11. Renal column(신주→콩팥기둥)
( ) 12. Renal artery(신동맥→콩팥동맥)
( ) 13. Renal vein(신정맥→콩팥정맥)

콩팥의 구조

1) 왼·오른 한 쌍의 암적색을 띤 완두콩모양의 장기.
2) 콩팥의 세로단면을 보면 겉질과 속질로 구분.
   a) Cortex(겉질)…콩팥소체(Malpighian corpuscles)와 콩팥세관(renal tubule)으로 되어 있다.
   b) Medulla(속질)…8~18개의 콩팥추체(renal pyramids)로 구성되며 콩팥유두(renal papillae)는 콩팥굴을 향하고 있다. 콩팥추체 앞끝에 콩팥유두가 있고 그 끝에 유두관(ducts papillaris)이 개구, 즉 유두구멍(foraminal papillaria)이 있는데 하나의 유두에 15~20개의 유두구멍이 있다.
   c) 콩팥깔때기(renal pelvis)는 여러 개의 가지(술잔=calyx), 즉 2~3개의 큰콩팥잔(major calyx)와 7~13개의 작은콩팥잔(minor calyx)으로 구성.
3) 콩팥은 복막후장기. 척주를 사이에 둔 좌우 1쌍.
4) 위치…제11등뼈~제3허리뼈사이.
   a) right kidney…제12등뼈~제3허리뼈 사이(왼쪽콩팥보다 낮게 위치).
   b) left kidney…제11등뼈~제2허리뼈 사이.
5) 길이…약 10cm, 폭…5cm, 두께…4cm, 무게…150g, 체중의 0.5%, 박출량…20~25%.

※ Nephron(콩팥단위)…콩팥의 구조적, 기능적 최소단위

6) 콩팥단위 nephron
   - 콩팥소체 Malpigian body
     - 토리주머니 Bowman's capsule
     - 토리 Glomerulus
   - 콩팥세관 Renal tubule
     - 몸쪽콩팥세관 Proximal convoluted tubule
     - 헨레고리 Henle's loop
     - 먼쪽콩팥세관 Distal convlouted tubule
7) 콩팥문(renal hilus)…안쪽모서리의 약간 함요된 곳.
   이곳에 요관, 림프관, 콩팥동·정맥, 신경 등이 출입.
   콩팥문에 출입하는 요관과 혈관위치…(중간)앞으로 부터 (앞)콩팥정맥 (중간)콩팥동맥 (뒤)요관=VAU
   콩팥굴(renal sinus)…콩팥문을 향해 매우 파여진 안쪽모서리.
8) 콩팥세관(renal tubule)…길이~38mm, 직경 20~30㎛
9) 콩팥의 혈관(혈류순서)
   콩팥동맥→엽사이동맥→활꼴동맥→소엽사이동맥→들토리세동맥→토리→날토리세동맥→세뇨관주위모세혈관→소엽사이정맥→활꼴정맥→엽사이정맥→콩팥정맥

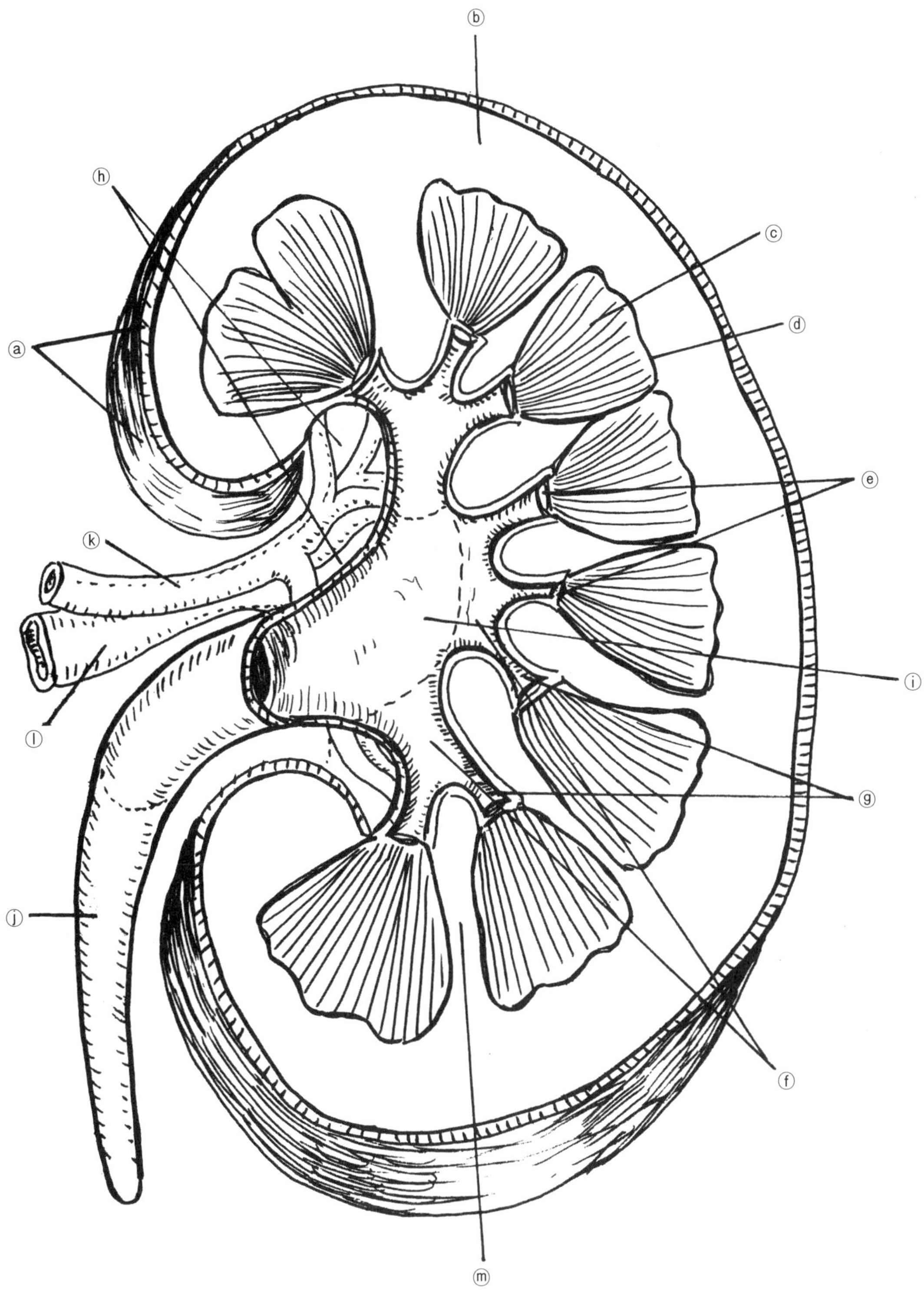

3. 사구체(토리 Glomerulus)와 세뇨관(콩팥세관 Renal tubules)

( ) 1. Medulla(수질→속질)
( ) 2. Cortex(피질→겉질)
( ) 3. Bowman's capsule(보우만주머니→토리주머니)
( ) 4. Glomerulus(사구체→토리)
( ) 5. Afferent arteriole(수입세동맥→들세동맥)
( ) 6. Proximal convoluted tubule(근위세뇨관→토리쪽곱슬세뇨관)
( ) 7. Distal convoluted tubule(원위세뇨관→먼쪽곱슬세관)
( ) 8. Descending Henle's loop(내림헨레고리)
( ) 9. Ascending Henle's loop(오름헨레고리)
( ) 10. Collecting tubule(집합관→집합세관)
( ) 11. Efferent arteriole(수출세동맥→날세동맥)
( ) 12. Fenestrae(사구체구멍→토리창)
( ) 13. Glomerular filtrate(사구체여과→토리여과)
( ) 14. Interlobar artery(엽사이동맥)
( ) 15. Interlobar vein(엽사이정맥)
( ) 16. Capillary(모세혈관)

콩팥소체(Renal corpuscles, Malpighian bodies)와 콩팥세관(Renal tubules)

1) 콩팥소체의 토리(glomerulus)에서 기시하여 집합세관(collecting tubule)에 개구하며 몸쪽곱슬세관→Henle's loop →먼쪽곱슬세관에 이른다.
   a) Proximal convoluted tubule(몸쪽곱슬세관)…토리주머니에서 다소 좁은 목(neck)을 지나 굴곡된 부분. 겉질안에서 매우 꼬불꼬불하게 꼬이고 속질부로 들 때는 곧은세관.
   b) Henle's loop(헨레 고리)…속질안에 있고 내림각의 직경은 10~15㎛로 좁다. 오름각의 직경은 25㎛, 겉질까지 이른다.
   c) Distal convoluted tubule(먼쪽곱슬세관)…Henle's loop의 오름각의 계속. 약 5mm, 직경이 40㎛. 겉질안에서 굽힘. 집합세관으로 연속된다.
2) 집합세관(collecting tubule)…집합세관은 콩팥단위으로부터 오는 수많은 먼쪽곱슬세관이 유입되는 관으로 콩팥속질내의 콩팥피라밋으로 들어와 콩팥유두에 개구. 1개의 콩팥유두에는 10~25개의 집합세관이 개구하고 있어서 7~8개의 작은콩팥잔 및 2~3개의 큰콩팥잔로 이어지며 다시 한개로 모아져 콩팥깔때기 형성.
3) Malpighian corpuscles(콩팥소체)는
   a) Glomerulus(토리)…들토리세동맥과 날토리세동맥.
   b) Bowman's capsule(토리주머니=보우만주머니)…안밖 2겹으로, 속막은 모세혈관벽을 싸고 바깥막은 오줌성분을 받아들인다.

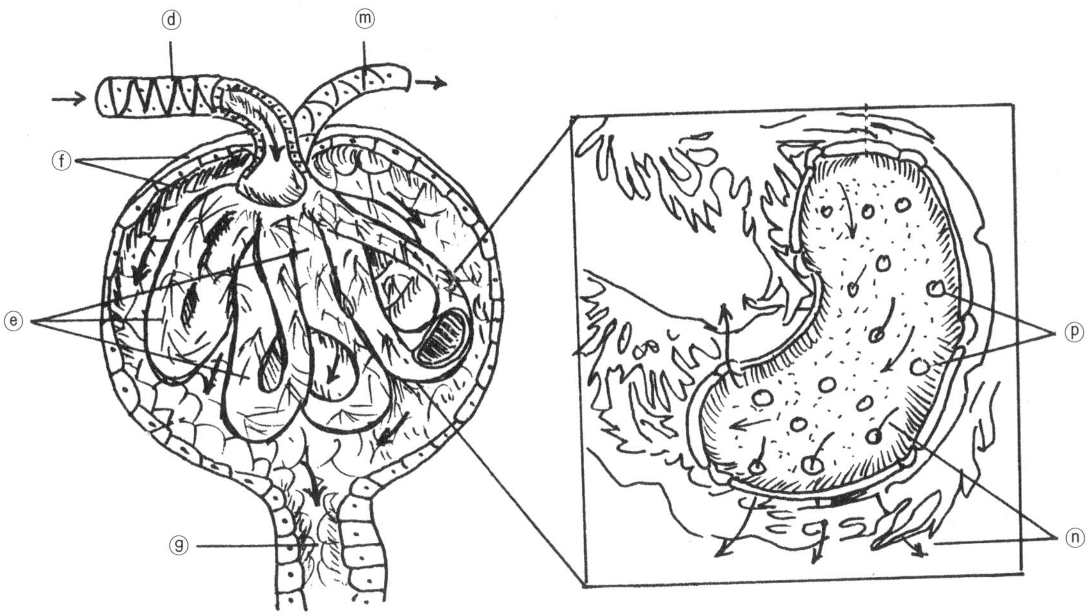

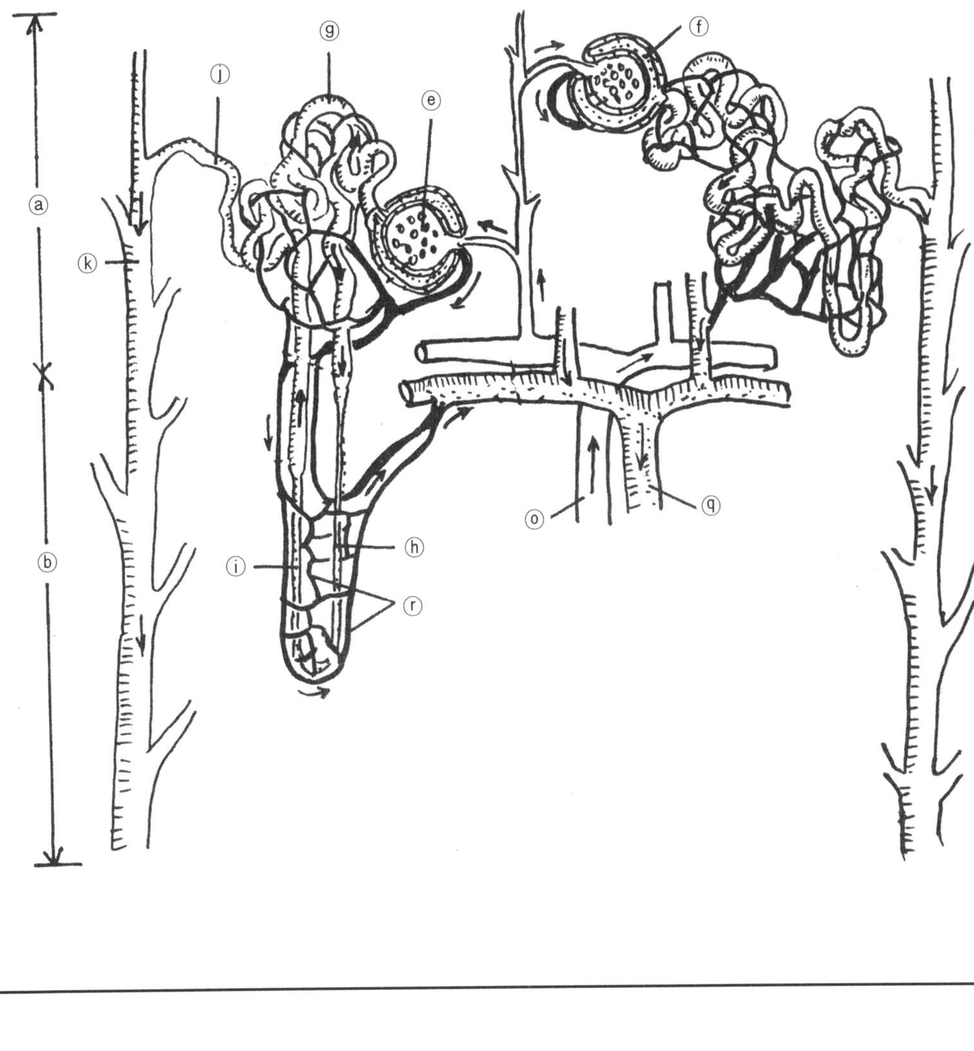

4. 방광(Urinary bladder)과 전립샘(Prostate) 및 요관(Ureter)의 횡단도

( ) 1. Medial umbilical lig.(정중제삭→정중배꼽인대)
( ) 2. Ureter(요관)
( ) 3. Mucosal folds(점막주름)
( ) 4. Peritoneum(복막)
( ) 5. Smooth muscle(평활근→민무늬근)
( ) 6. Vesical trigone(방광삼각)
( ) 7. Urethral crest(요도능→요도능선)
( ) 8. Ureteral orifice(요관구→요관구멍)
( ) 9. Opening of ejaculatory duct(사정관의 개구)
( ) 10. Prostatic utricle(전립선소실→전립샘소실)
( ) 11. Artery(동맥)
( ) 12. Nerve(신경)
( ) 13. Vein(정맥)
( ) 14. Transit. ep.(이행상피)
( ) 15. Middle cir. m(중윤주근→중간돌림근)
( ) 16. Inner longit. m(내종주근→속세로근)
( ) 17. Outer longit. m(외종주근→바깥세로근)
( ) 18. Submucosa. m(점막하조직→점막밑조직)
( ) 19. Prostate(전립선→전립샘)

방광(Urinary bladder)

1) 벽 두께는 3~15mm. 방광벽의 점막은 이행상피.
2) 근육층은 smooth muscle로 (속)세로근, (중간)돌림근, (바깥)세로근.
3) 구조 :
   a) Apex(방광꼭대기)…뾰족한 앞위끝.
   b) Fundus(방광바닥)…넓은 뒤부위.
   c) Body(방광몸통)…중간부위.
   d) Vesical trigone(방광삼각)…방광바닥의 일부에 점막주름이 잡히지 않는 삼각형의 부분.

방광의 위치와 형태

작은골반 속에서 두덩결합의 뒤면. 요량이 많아지면 위끝은 골반입구를 넘어 복부로 들며, 충만때 두덩뼈윗면의 위쪽 5cm. 방광위쪽은 복막으로 덮여 있고 뒤쪽은 남성은 곧창자, 여성은 자궁과 질이 접해 있으며 아래쪽은 비뇨생식가로막 위에 있다. 최대용량—약 500(800ml). 여성은 남성의 5/6. 요의현상은 300~400ml(반사성 수축).

요관(Ureter)

1) 콩팥깔때기와 방광을 잇는 25~30cm, 직경 3~6mm, 왼・오른 1쌍.
2) 왼쪽 것이 오른쪽 것보다 길다.
3) 요관에는 직경이 좁아진 3곳이 있다.
   a) 제1협착부…콩팥깔때기에서 요관 이행부.
   b) 제2협착부…작은골반 입구.
   c) 제3협착부…방광벽 진입부.

요도(Urethra)

속요도구멍에서 기시하여 체외배설부인 바깥요도까지.

1) Male urethra
   a) 길이…15~20cm.
   b) 3부로 구분…전립샘부, 막성부, 해면체부.
2) Female urethra
   a) 길이…3~4cm.
   b) 위치…Clitors와 vagina사이.

※ 요도조임근(Sphincter urethrae)…요도는 남여 모두 2군데 조임근 존재.
   a) 속조임근…민무늬근이며 속요도구멍에 있다. 요도를 싸고 요도폐쇄에 관여.
   b) 바깥조임근…가로무늬근이며 막성부에 있으며 배뇨조절.

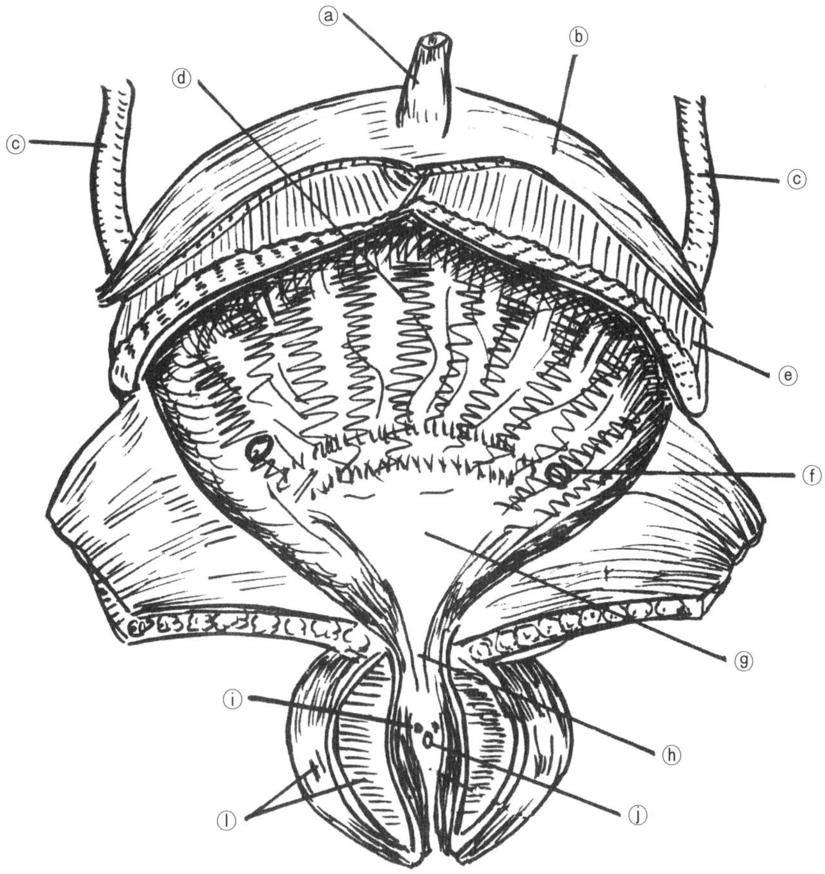

A

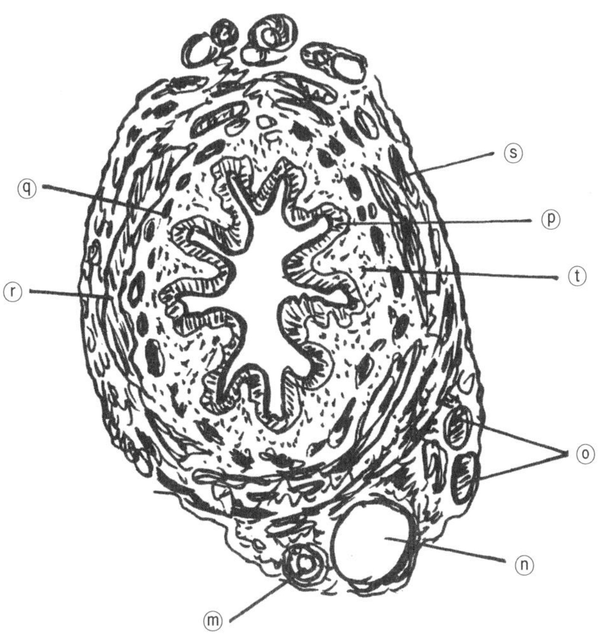

B

제9장 생식기계통

Reproductive system

1. 남성생식기(The male reproductive system)

( ) 1. Scrotum(음낭)
( ) 2. Testis(고환)
( ) 3. Epididymis(부고환)
( ) 4. Ductus deferens(정관)
( ) 5. Ampulla of ductus deferens(정관팽대부)
( ) 6. Seminal vesicle(정낭)
( ) 7. Ejaculatory duct(사정관)
( ) 8. Prostatic utricle(전립샘 소실)
( ) 9. Urethra(요도)
( ) 10. Corpus spongiosum penis(요도해면체)
( ) 11. Glans penis(귀두)
( ) 12. Bulbourethral gland(요도구선→망울요도샘)
( ) 13. Prostate(전립선→전립샘)
( ) 14. Ureter(요관)
( ) 15. Urinary bladder(방광)
( ) 16. Urogenital diaphragm(비뇨생식가로막)
( ) 17. Pubis(치골→두덩뼈)
( ) 18. Recutm(직장→곧창자)
( ) 19. Peritoneum(복막)
( ) 20. Penis(음경)
( ) 21. Corpora cavernosa penis(음경해면체)

고환(testis)(1쌍)
↓
부고환(epididymis)(1쌍)
↓
정관(ductus deferens)(1쌍)
↓
정관팽대부(ampulla)(1쌍)

정낭(seminal vesicle)(1쌍) → 사정관(ejaculatory duct)(1쌍)→전립샘(prostate)(1개)
↓
요도(urethra)(1개)→망울요도샘(bulbourethral)(1쌍)
↓
바깥요도구(external urethral opening)

※ **부고환의 형태와 구조**…부고환은 고환망으로부터 고환날소관(고환날세관)과 부고환관으로 구성.

a) 고환날세관 efferent ductules of testis—고환망과 부고환 사이에 있는 12~14의 굴곡된 줄기의 소관. 부고환의 머리로 들어간다.

b) 부고환관 duct of epididymis…부고환머리→꼬리→정관에 연속. 직경 0.5mm 길이 5~6m 곱슬세관. 고환날세관이 모여 형성.

※ 부고환은 정자를 저장하는 곳이며 여기에서 전립샘분비물이 가해져 정액 semen이 된다.

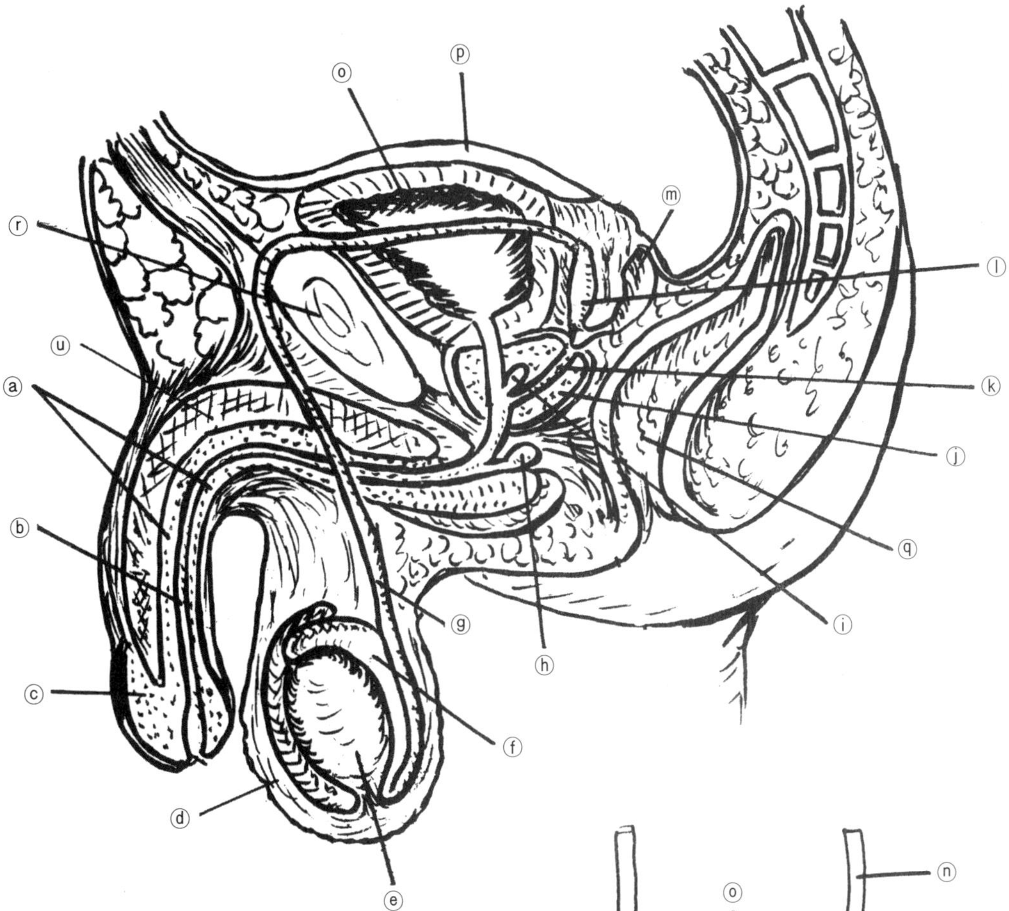

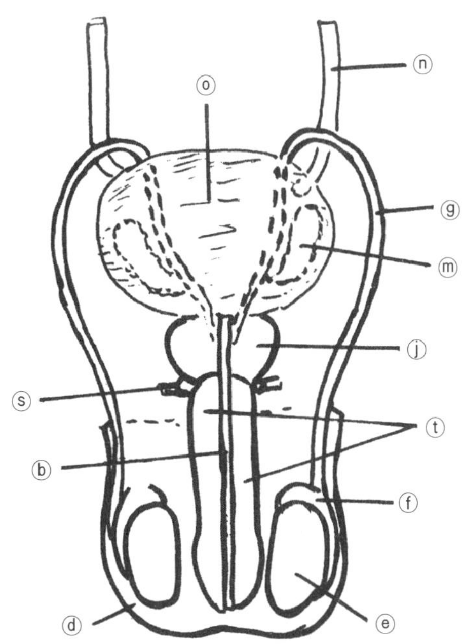

2. 고환(Testis)과 정자(Sperm)

( ) 1. Tunica albuginea(백막→백색막)
( ) 2. Lobule(정소소엽→고환소엽)
( ) 3. Seminiferous tubule(정세관)
( ) 4. Supporting cell [of Sertoli](지지세포)
( ) 5. Interstitial cells(간질세포)
( ) 6. Acrosome(첨체→첨단체)
( ) 7. Spermatogonium(정조세포)
( ) 8. Basement membrane(바닥막)
( ) 9. Nucleus(핵)
( ) 10. Middle piece(중간부위)
( ) 11. Neck(목)
( ) 12. End piece(종부→끝부위)
( ) 13. Principal piece(주부→주된부분)
( ) 14. Secondary spermatocytes(제2정모세포→제2차정모세포)
( ) 15. Primary spermatocytes(제1정모세포→제1차정모세포)
( ) 16. Spermatids(정세포→정자세포)
( ) 17. Spermatozoon(정자)
( ) 18. Septum(고환중격→고환사이막)
( ) 19. Rete testis(고환망→고환그물)
( ) 20. Efferent ducts(수출관→날관)
( ) 21. Tail of epididymis(부고환꼬리)
( ) 22. Head of epididymis(부고환두)
( ) 23. Body of epididymis(부고환몸통)
( ) 24. Ductus deferens(정관)

고환(정소, Testis)

1) 고환은 음낭 안에 들어 있는 1쌍의 타원형 기관으로 정자(sperm)를 생산하는 곳이며 길이 4~5cm, 무게 10~14g. 왼쪽의 것이 더 아래로 쳐져있는 경우가 많다.
2) 고환의 표면은 백색막(tunica albuginea)으로 싸여 있다.
3) Mediastinum of testis(고환중격)…뒤위쪽 볼록한 부위(=septum).
4) Lobule of testis(고환소엽)…고환소엽은 250개 정도이며, 각 소엽은 1~3개의 정세관(seminiferous tubule)과 결합조직 성분으로 구성.
5) 정세관은 정자를 생산하는 곳이며, 곧은정세관으로 이어진다.
   정세관→곧은정세관→고환날세관→부고환의 순으로 연결.
   곱슬정세관은 정자발생세포와 지주세포로 구성.
   a) Spermatogenic cells(정자발생세포)…사춘기가 되면 4~8층으로 배열, 정조세포가 분열, 성장하여 정모세포로, 다시 분열하여 정자세포가 된다.
   b) Supporting or Sertolis cell(지지세포)…정자생산세포의 지주와 영양에 관여할 뿐만 아니라 식작용도 한다.
6) 고환의 구조는 ① 백색막(tunica albuginea)→② 고환소엽(lobule testis)→③ 곱슬정세관(convoluted seminiferous tubule)→④ 곧은정세관(straight seminiferous tubule)→⑤ 고환망(rete testis)→⑥ 날관(efferent ducts)→⑦ 부고환(epididymis)으로 연결된다.
7) Tunica vaginalis testis(고환집막)…고환과 부고환 표면을 싼다. 피막은 고환이 하강함에 따라 복막의 일부가 분리되어 음낭내로 들어오며 벽쪽판과 내장쪽판이 있고 고환 뒤면에서 반대로 접혀져 전체적으로 주머니모양. 피막간장에 장액이 증가하면 음낭수종이 되어 음낭이 현저히 커진다.

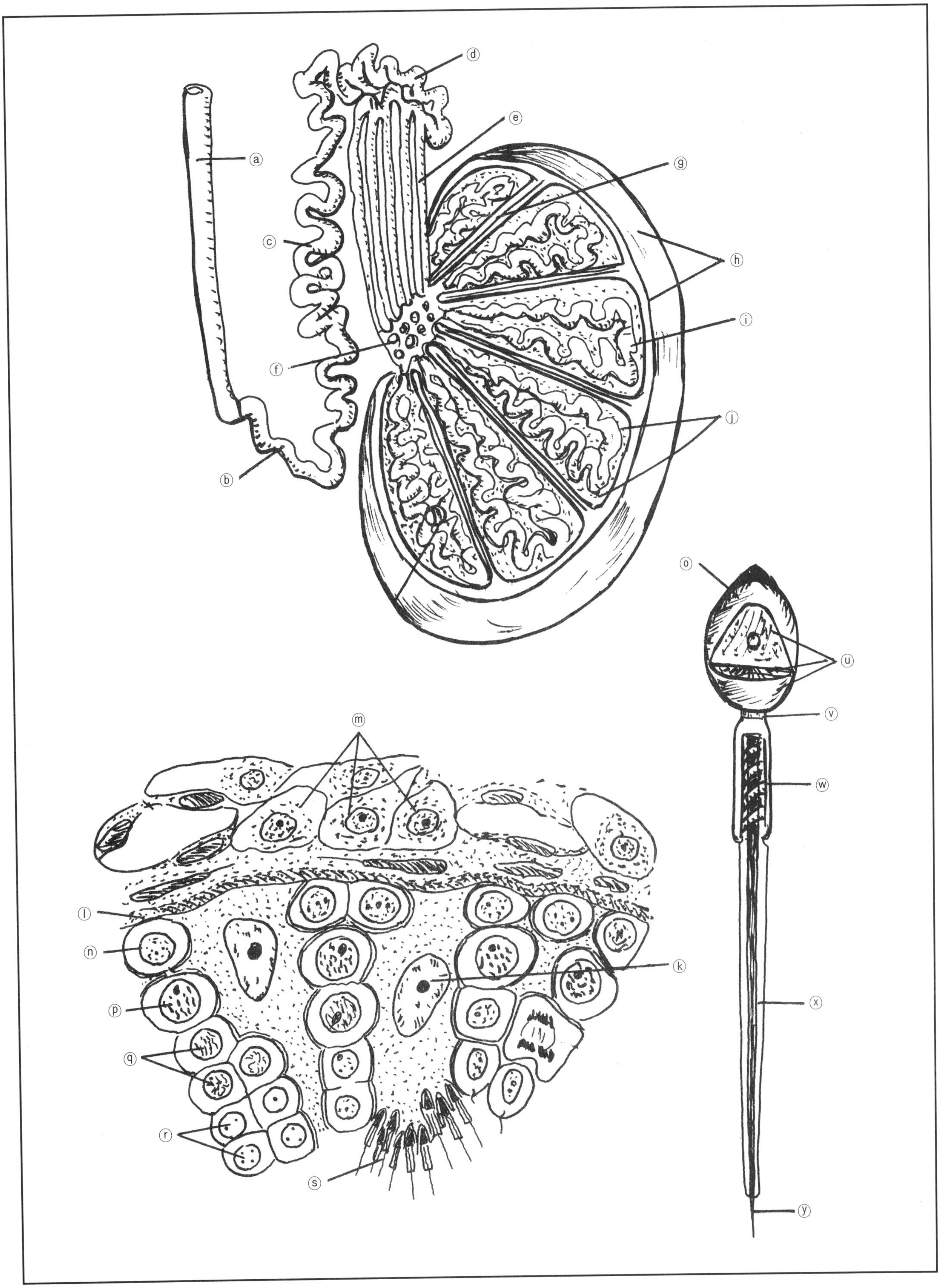

3. 정낭(Seminal vesicle)과 전립선(전립샘, Prostate gland)

( ) 1. Urinary bladder(방관)
( ) 2. Ductus deferens(정관)
( ) 3. Right ureter(오른쪽요관)
( ) 4. Left ureter(왼쪽요관)
( ) 5. Ampulla of ductus deferens(정관팽대부)
( ) 6. Seminal vesicle(정낭)
( ) 7. Right seminal vesicle(오른쪽정낭)
( ) 8. Left seminal vesicle(왼쪽정낭)
( ) 9. Prostate gland(전립선→전립샘)
( ) 10. Seminal vesicle duct(정낭관)
( ) 11. Ejaculatory duct(사정관)
( ) 12. Base of prostate gland(전립샘바닥)
( ) 13. Urethra(요도)
( ) 14. Prostatic urethra(전립샘속요도)
( ) 15. Urogenital diaphragm(비뇨생식가로막)
( ) 16. Bulbouretral gland(요도구선→망울요도샘)
( ) 17. Corpus spongiosum penis(요도해면체)
( ) 18. Corpus cavernosum penis(음경해면체)
( ) 19. Right lobe(우엽→오른엽)
( ) 20. Left lobe(좌엽→왼엽)
( ) 21. Middle lobe(중엽→가운데엽)
( ) 22. Prostatic apex(전립선첨→전립샘꼭대기)

부고환(Epididymis)…고환 뒤위쪽부터 뒤모서리에 위치. 부고환관의 직경 0.5mm(총길이 5mm)
부고환은 정자를 저장. 분비물이 가해져 정액 semen이 된다.

정낭(Seminal vesicle)

1) 방광 뒷면에 위치한 1쌍의 주머니 모양의 부속샘(3~5cm 길이).
2) 정자가 활동하는데 필요한 분비물(정액 semen) 생산. 고환에서 생산된 정자를 일시저장.
3) 정관의 팽대부와 정낭관이 합쳐 사정관이 된다. 내강은 다수의 작은방으로 나뉘고 표면은 불규칙 팽대.

전립샘(Prostate gland)

1) 방광 밑에 붙어 있는 무게 1.5g, 길이 3cm, 폭 4cm 정도의 실질성 기관.
2) 전립샘에서 분비되는 semen은 7~15개의 전립샘관을 통해 요도에 개구.
3) 전립샘은 왼・오른・중간엽으로 구분. 전립샘바닥—넓은 위끝. 전립샘꼭대기—앞아래쪽은 방광바닥
4) 40대 이후 노화로 인한 전립샘비대증으로 요도가 협착되어 배뇨곤란. 전립샘은 요도와 사정관 통과.

사정관(ejaculatory duct)…정관 팽대부 아래끝과 정낭 배출관이 합류한 한쌍의 관으로 전립샘. 양쪽에 개구. 길이 약 1~2cm 앞끝이 전립샘 속으로 들어간다.

정관(Ductus deferens)…부고환관에 연속된 관. 속안은 좁고, 점막에는 세로로 가는 주름이 있으며 위중층원주상피로 부동모가 있다. 부동모는 정관의 끝쪽으로 가면서 없어진다. 근층은 잘 발달되어 정관의 벽이 단단. 바깥막은 느슨한 결합조직. 위아래쪽관동맥→정낭, 정관, 전립샘에 분포.

망울요도샘(Bulbourethral gland ; Cowper's gland)…전립샘 아래부위에서 골반바닥을 형성하는 근육(비뇨생식가로막)에 파묻히듯이 골반안 바깥에 있다. 콩알크기 둥근 한쌍의 부속선. 앞쪽으로 향하는 망울요도샘관이 요도해면체 초부에 보낸다. 여성의 큰질어귀샘 Bartholin's gland과 상동.

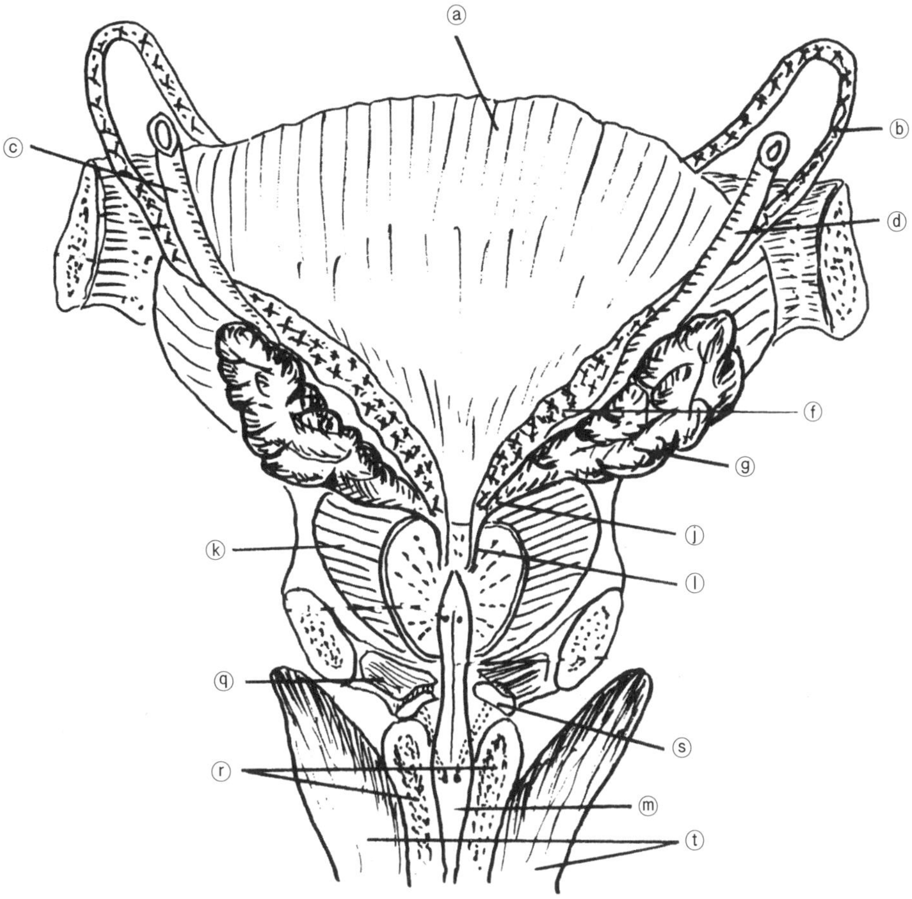

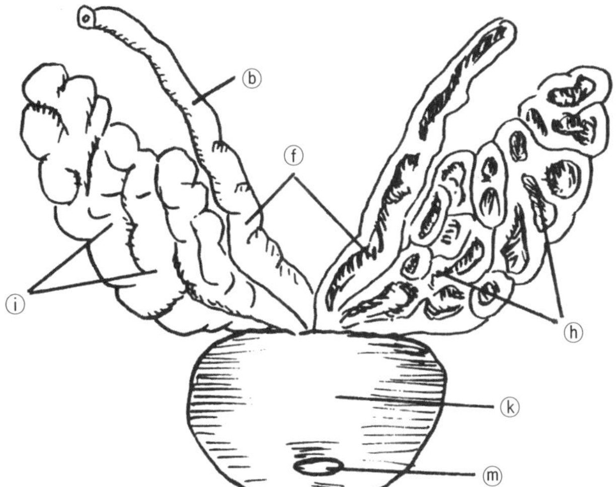

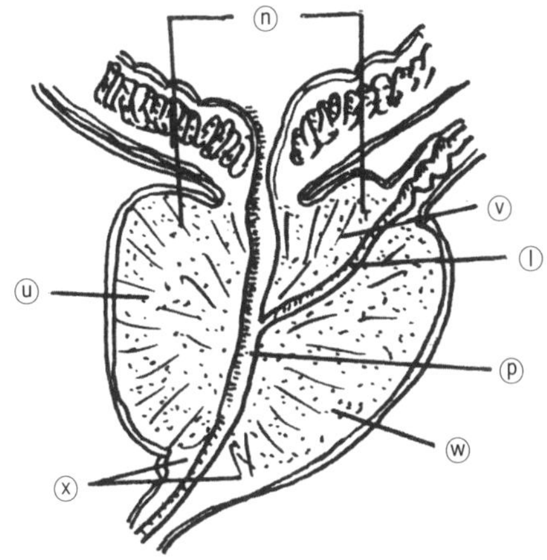

4. 음경(Penis)

( ) 1. Glans penis(귀두)
( ) 2. Body of penis(음경체)
( ) 3. Corpus spongiosum penis(요도해면체)
( ) 4. Corpus carvernosum penis(음경해면체)
( ) 5. Crus penis(음경각→음경다리)
( ) 6. Bulbourethral gland(요도구선→망울요도샘)
( ) 7. Bulb of penis(요도구→음경망울)
( ) 8. Duct of bulbourethral gland(요도구선관→망울요도샘관)
( ) 9. Urinary bladder(방광)
( ) 10. Urethral crest(요도능→요도능선)
( ) 11. Prostate gland(전립샘)
( ) 12. Opening of ejaculatory duct(사정관구멍)
( ) 13. Urogenital diaphragm(비뇨생식가로막)
( ) 14. Helicine artery(나선동맥)
( ) 15. Prepuce(음경포피→음경꺼풀)
( ) 16. External urethral orifice(외요도구→바깥요도구멍)
( ) 17. Deep artery of penis(깊은음경동맥)
( ) 18. Deep dorsal vein(깊은음경등정맥)
( ) 19. Superficial dorsal vein(얕은음경등정맥)
( ) 20. Skin(음경피부)
( ) 21. Superficial fascia(천음경근막→얕은음경근막)
( ) 22. Deep fascia(심음경근막→깊은음경근막)
( ) 23. Tunica albuginea(백막→백색막)

음경(Penis)

1) 음경은 남성의 교접기인 동시에 요도의 일부를 간직한 원주상의 발기성 조직.
2) 음경의 필수부분은 발기조직인 2종 3개의 해면체.
   a) Corpus carvernosum penis(음경해면체)…1쌍으로, 뒤끝은 좌우로 갈리어 음경각(crus)을 형성. 앞끝은 뾰족하며 음경귀두에 부착. 내부에 깊은 음경동맥이 있다.
   b) Corpus spongiosum penis(요도해면체)…1개로, 음경해면체 아래면의 고랑 속에 자리잡고 그 안에 요도가 있다.
   요도해면체의 앞끝은 팽대되어 음경귀두(glans penis)라고 하는데, 음경해면체의 둥근 끝에 고정.
   c) Urethral bulb(요도구)…요도해면체의 뒤쪽 둥근 팽대부.
   d) Tunica albuginea(백색막)…두꺼운 섬유막으로, 해면체를 싸고 있다.
   e) Phimosis(포경)…음경꺼풀가 귀두를 덮고 있는 경우.
3) 음경 전체는 음경각 crus penis과 음경몸통부위 body 및 음경귀두 gland로 구분.
   음경각 crus of penis…해면체각이며 두덩뼈아래가지에 부착.

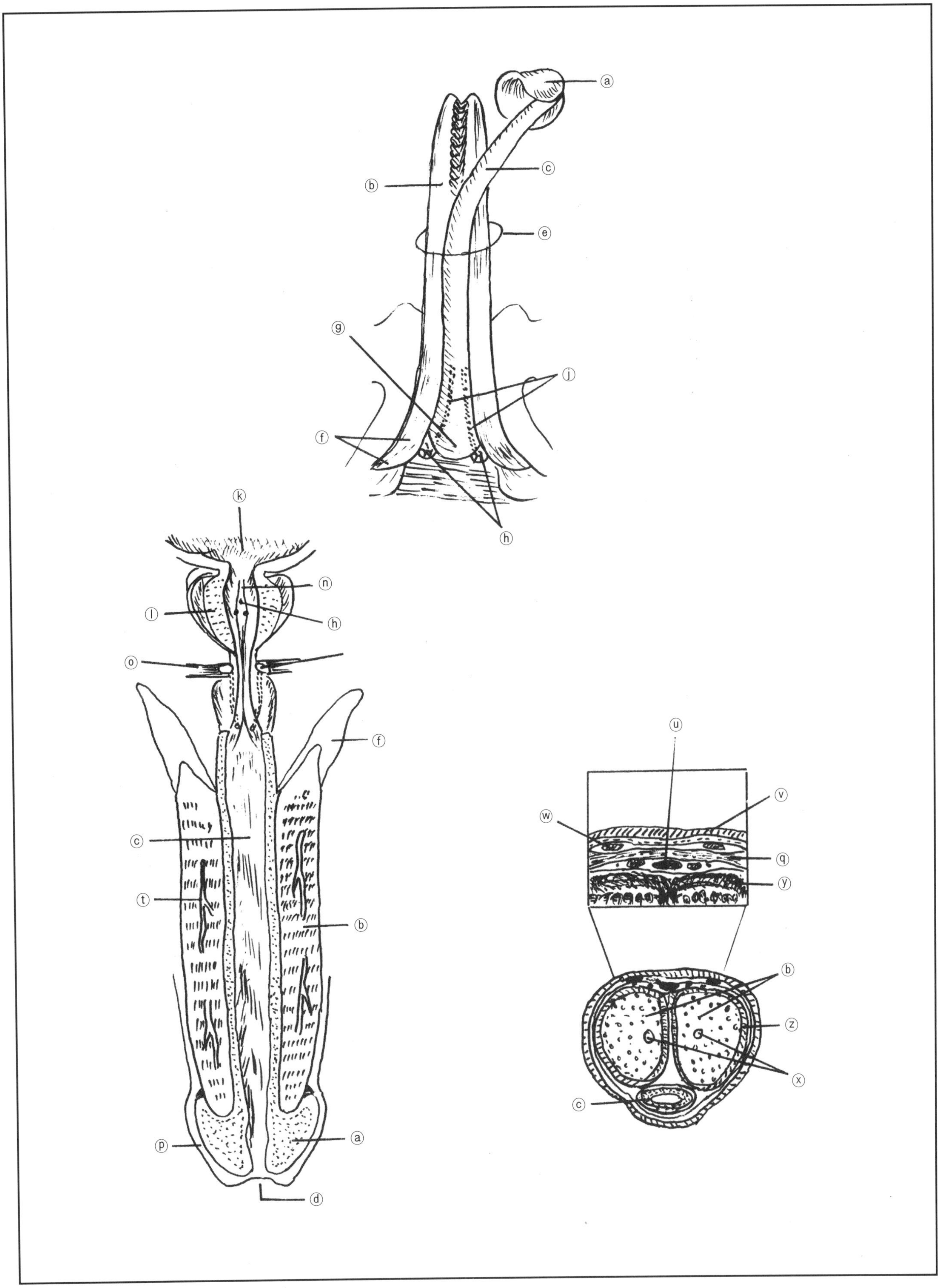

5. 여성생식기(Female reproductive system)

( ) 1. Ovary(난소)
( ) 2. Proper ligament of ovary(고유난소삭→고유난소인대)
( ) 3. Oviduct or Uterine tube(난관→자궁관)
( ) 4. Uterus(자궁)
( ) 5. Fornix of vagina(질원개→질천장)
( ) 6. Cervix of uterus(자궁경→자궁목)
( ) 7. Vagina(질)
( ) 8. Labium majus(대음순)
( ) 9. Labium minus(소음순)
( ) 10. Glans of clitoris(음핵귀두)
( ) 11. Urethra(요도)
( ) 12. Round ligament of uterus(자궁원삭→자궁원인대)
( ) 13. Urinary bladder(방광)
( ) 14. Rectum(직장→곧창자)
( ) 15. Pubis(치골→두덩뼈)

여성생식기(Female genital organs)

여성의 생식요소인 난자(ovum)를 생산할 뿐만 아니라, 남성의 교접기에 의해 주입된 정자(sperm)와 수정을 이루고 수정란을 착상시켜 태아의 발육과 분만을 유도하는 기관이다.

여성생식기는

난소(Ovary)(1쌍)
↓
난관(Oviduct)(1쌍)
↓
자궁(Uterus)(1개)
↓
질(Vagina)(1개)
↓
질어귀(Vaginal vestibule)←큰질어귀샘(Greater vestibular gland)
↓
외부생식기(External genital organs)

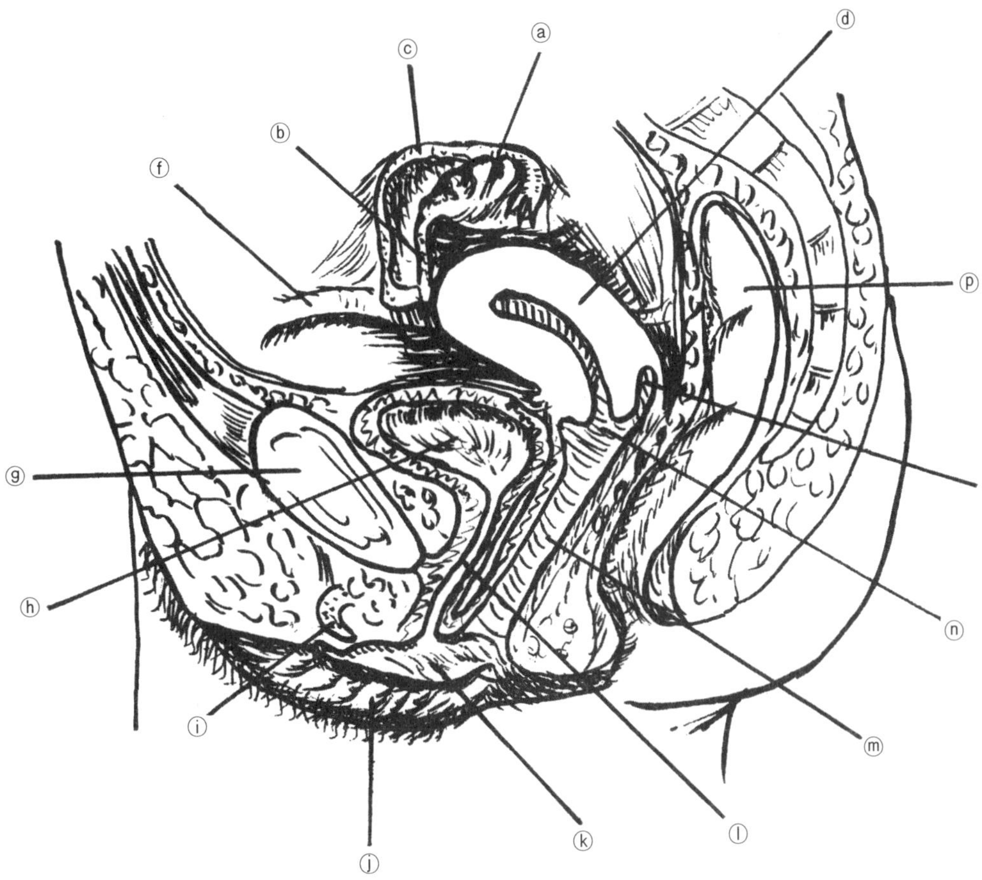

6. 내 · 외(속 · 바깥) 생식기 구조(Internal and external genital organs structures)

( ) 1. Ovary(난소)
( ) 2. Proper ligament of ovary(고유난소삭→고유난소인대)
( ) 3. Oviduct(난관→자궁관)
( ) 4. Suspensory ligament of ovary(난소제삭→난소걸이인대)
( ) 5. Symphysis pubis(치골결합→두덩결합)
( ) 6. Round ligament of utereus(자궁원삭→자궁원인대)
( ) 7. Vagina(질)
( ) 8. Uterus(자궁)
( ) 9. Mons pubis(치구→불두덩)
( ) 10. Clitoris(음핵)
( ) 11. External urethral orifice(외요도구→바깥요도구멍)
( ) 12. Hymen(처녀막)
( ) 13. Labium majus(대음순)
( ) 14. Labium minus(소음순)
( ) 15. Fourchette(음순소대→음순주름띠)
( ) 16. Vaginal orifice(질구)
( ) 17. Greater vesibular glands(Bartholin's)(대전정선→큰질어귀샘)
( ) 18. Vestibule of vagina(질전정→질어귀)
( ) 19. Prepuce of clitoris(음핵포피→음핵꺼풀)
( ) 20. Perineum(회음→샅)
( ) 21. Anus(항문)

여성의 외음부

1) Vagina(질)…여성의 교접기로서 소음순 사이에 있는 질입구(vaginal orifice)로부터 뒤위쪽으로 향하여 자궁질부에 이르는 관으로, 뒤벽은 길이 약 7.5cm, 앞벽 길이 6cm 정도.
2) Hymen(처녀막)…질입구(ostium vaginae)에 반달 모양의 막으로 질입구를 부분적으로 막고 있는 피부의 주름이며 질뒤벽에서 나와 있다.
3) Mons pubis(불두덩)…외음부중 가장 바깥쪽이며 두덩결합 앞쪽에 있는 둥근 지방융기. 음모 발생.
4) Labium major(대음순)…왼 · 오른쪽으로 나뉘어 있고, 피하에 지방이 많으며 바깥면은 일반피부이나 색소가 많고 속면은 점막 모양.
5) Labium minor(소음순)…대음순의 안쪽 앞끝에 음핵, 전면에 음핵꺼풀, 후면에 음핵소대, 가쪽 모서리 피부는 melanin이 많고 털과 피하지방은 없다.
6) Vaginal vestibule(질어귀)…음핵의 뒤아래쪽과 소음순 사이 약간 편평한 곳.
7) Greater vestibular gland(Bartholin's gland, 대전정선…큰질어귀샘)…질입구의 뒤벽 양쪽에서 전정구(질어귀망울) 뒤끝에 있고 홍색을 띤 완두콩 크기의 원형 또는 타원형의 분비샘이다. 남성의 망울요도샘과 같다. 점액분비.
8) Perineum(회음→샅)
   a) 샅은 항문과 외음부 사이를 말하며 골반출구로, 앞쪽은 비뇨생식삼각(urogenital triangle, 비뇨생식부위)이며 남성은 요도, 여성은 요도와 질이 있고 뒤쪽부위는 항문삼각(anal triangle, 항문부위)으로 직장 항문부가 된다.
   b) Urogenital diaphragm(비뇨생식가로막)…두덩결합과 두덩활 사이이며 요도와 질이 관통하고, 요도조임근(sphincter urethrae)과 깊은샅가로근(tnansverus perinei profundus)이 있다.
9) 음핵(Clitois)…왼 · 오른소음순이 앞쪽에 합쳐진 곳에 음핵귀두로 나와 있으나 본체는 음경과 마찬가지로 해면체조직이며 음핵체, 음핵각으로 구성.

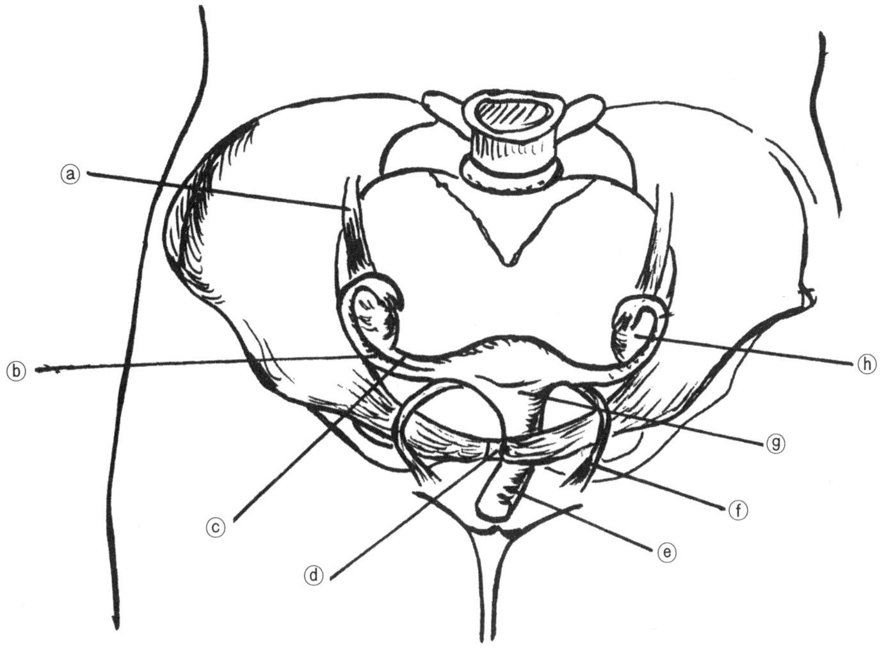

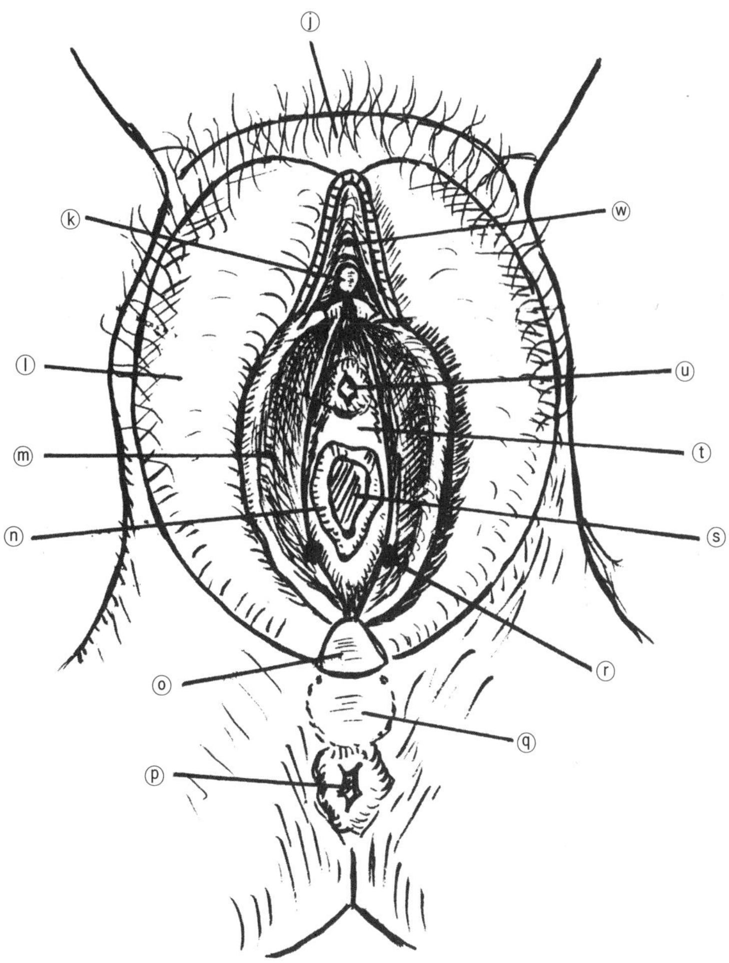

7. 정자와 난소(Sperm and ovary)

( ) 1. Head(머리)
( ) 2. Principal piece(주된부위)
( ) 3. Middle piece(중간부)
( ) 4. End piece(종부→종말끈)
( ) 5. Neck(목)
( ) 6. Uterine tube(난관→자궁관)
( ) 7. Ovum(난자)
( ) 8. Fimbriae(난관채→난관술)
( ) 9. Discharged ovum(방출란)
( ) 10. Atretic follicle(폐쇄난포)
( ) 11. Corpus albicans(백체→백색체)
( ) 12. Capillaries in overy(난소모세혈관)
( ) 13. Primordial ovarian follicle(원시난포)
( ) 14. Primary follicle(1차난포)
( ) 15. Tunical albuginea(백색막)
( ) 16. Mature follicle(성숙난포)
( ) 17. Mature corpus lateum(성숙황색체)
( ) 18. Germinal epithelium(종자상피)
( ) 19. Oocyte/ovum(난모세포/난자)

난소(Ovary)

1) 난자와 여성 호르몬을 생성하며 길이 2.5~4cm, 폭 1.2cm, 두께 8mm, 무게 2~3g.
2) 난소의 안쪽면은 골반강, 가쪽면은 골반벽을 향하며, 위끝은 난관끝(tubal end). 아래끝은 자궁끝(uter-ine end). 골반상구 가쪽벽의 난소오목에 끼어 있다. 고유난소인대에 의해 자궁바닥에 고정.
3) 난소는 난소간막(mesovarium)에 싸여 자궁광인대(broad ligament of uterus)의 뒷면에 위치한다.
4) Ovarian follicles(난포)…난소 표면에 있는 종자상피에서 발생되며, 하나의 난자(ovum)와 이를 싸는 난소세포(follicle cells) 및 난포막으로 구성.
5) 왼・오른난소동맥(남자→고환동맥)
6) 난소는 난세포 생산, 성숙, hormone 분비.
7) 겉질→난포에서 볼 수 있다. 속질→난소문에서 혈관, 신경.

정자(Sperm)

1) 성숙한 정자의 길이 50~70㎛, 올챙이 모양의 세포.
   a) Head(머리부분)…타원형, 길이 4~5㎛, 폭 2~3㎛(핵 구성).
   b) Middle piece(중간부분)…중심소체와 미토콘드리아로 구성. 길이 5㎛
   c) Principal piece(주된부분)…주된부분으로 길이 44~66㎛나 되며 세포질로 구성.

남녀 생식기관의 상동기관

a) 음경—음핵　b) 망울요도샘—큰질어귀샘　c) 정관—난관
d) 음낭—대음순　e) 음경귀두—음핵귀두

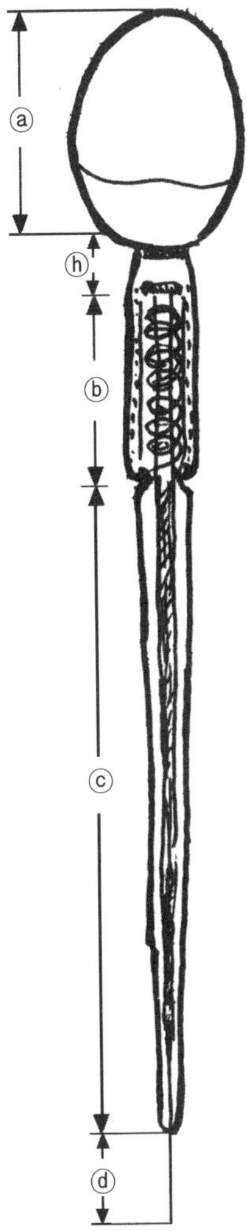

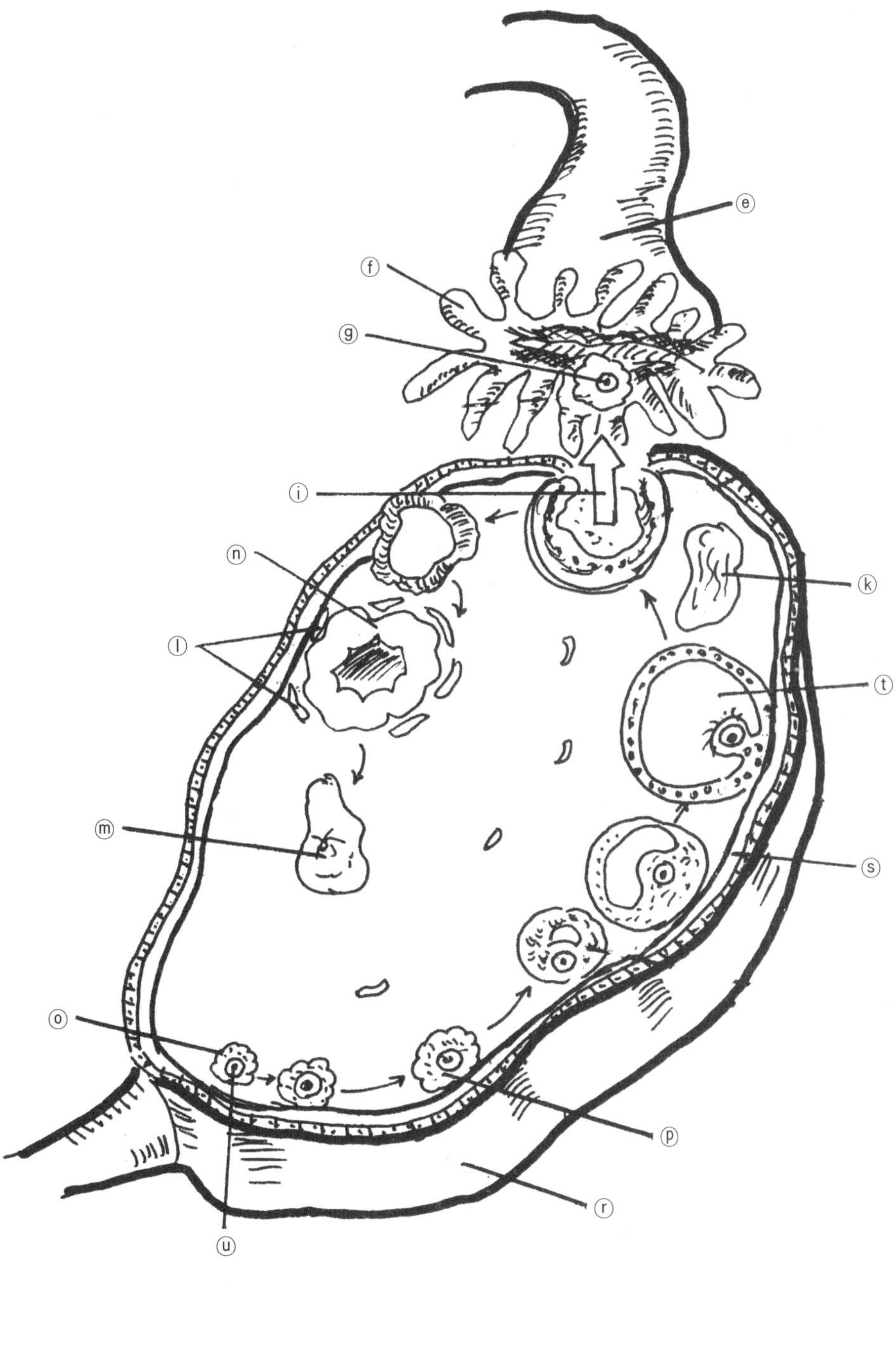

8. 자궁(Uterus)과 난관(자궁관 Uterine tubes)

( ) 1. Body(자궁체→자궁몸통)
( ) 2. Fundus(자궁저→자궁바닥)
( ) 3. Myometrium(자궁근층→자궁근육층)
( ) 4. Uterine cavity(자궁강→자궁안)
( ) 5. Cervix(자궁경→자궁목)
( ) 6. Cervical canal(자경경관→자궁목관)
( ) 7. Vagina(질)
( ) 8. Fornix of vagina(질원개→질천정)
( ) 9. Broad ligament(자궁광간막→자궁넓은인대)
( ) 10. Uterine artery(자궁동맥)
( ) 11. Ovary(난소)
( ) 12. Ovarian fimbriae(난관채→난관술)
( ) 13. Suspensory ligament of ovary(난소제삭→난소걸이인대)
( ) 14. Ampulla(난관팽대부)
( ) 15. Isthmus of uterine tube(난관협부→자궁관잘룩)
( ) 16. Round ligament(자궁원삭→자궁원인대)
( ) 17. Ovarian ligament(난소인대)

자궁(Uterus)

1) 자궁은 속이 비어 있는 두꺼운 근육성 장기로, 난관에서 수정된 수정란을 받아 발육시키는 기관.
2) 형태는 위가 넓은 가지모양. 길이 7.5cm, 폭 5cm, 두께 2.5cm, 무게는 30~40g.
   a) Body(자궁체)…자궁 위쪽 뒤로 볼록한 부분.
   b) Cervix(자궁경)…아랫쪽의 원주상 부분으로, 일부는 질 안으로 노출되어 자궁질부를 이룸.
   c) Fundus(자궁저)…난관이 개구하는 곳보다 위로 불룩한 부분.
   d) Uterine cavity(자궁안)…자궁바닥에서는 난관(oviduct)으로 이행. 자궁목에서는 질(vagin)에 이행.
   e) 자궁은 아래쪽 일부를 제외하고는 복막인 자궁광간막(자궁넓은인대)에 의해 싸여서 작은 골반 옆벽에 고정.
   f) 자궁을 정상위치에 고정유지시키는 인대는
      ① 자궁넙은인대(broad ligament)
      ② 자궁원인대(round ligament)
      ③ 고유난소인대(난소인대, ovarian ligament)
   g) 정상상태의 자궁과 질의 각도는 90°
3) 조직학적으로 자궁벽은
   a) 점막층 b) 근육층 c) 장막층으로 구성

난관(Oviduct)…난관은 자궁넓은인대에 연속되는 난소간막(mesovarium)에 싸여 있다.

1) 난관은 난소에서 배출된 난자를 자궁까지 운반하는 1쌍의 도관.
2) 길이는 약 10cm
3) 부위에 따라
   a) Isthmus(난관협부→자궁관잘룩)…자궁쪽 1/3, 내강 2~3mm, 곧은관.
   b) Ampulla(난관팽대)…난소쪽 2/3, 내강 6~8mm, 굽은관.
   c) Infundibulum(누두→깔때기)…난소쪽으로 향한 끝. 깔때기 모양.
4) 수정은 일반적으로 팽대부에서 이룸. 난관벽은 민무늬근층, 연동운동. 점막은 섬모상피.

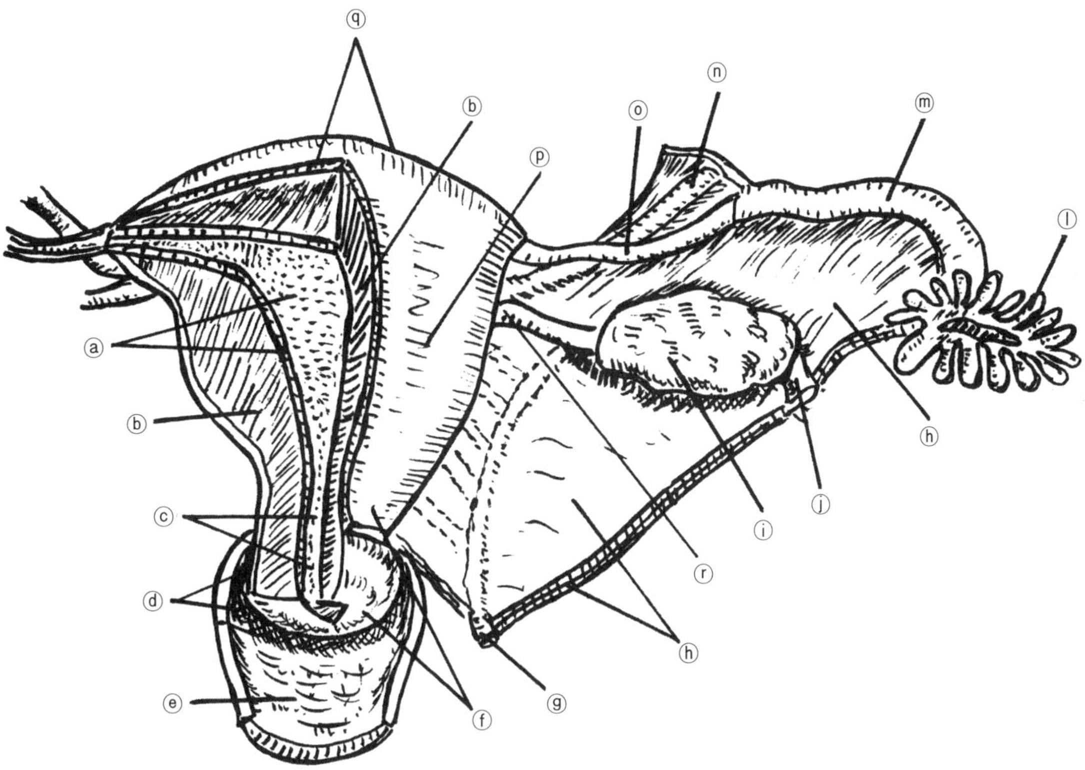

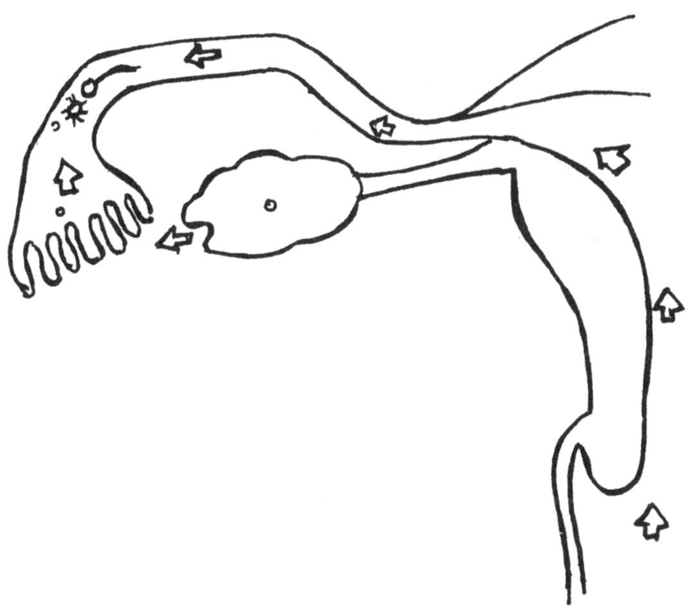

9. 자궁내막의 주기적 변화(Cyclic changes of endometrium)

( ) 1. Proliferative phase(증식기)
( ) 2. Menstrual phase(월경기)
( ) 3. Secretory phase(분비기)
( ) 4. Myometrium(근육층)
( ) 5. Basal layer(바닥층)
( ) 6. Functional layer(기능층)
( ) 7. Spongy layer(해면층)
( ) 8. Compact layer(치밀층)

자궁내막(자궁속막)은 28일을 주기로 주기적 변화를 하며 4기로 구분한다.

1) Menstrual phaes(**월경기**)
   ① 난자가 수정이 되지 않던지 또는 수정란이 착상하지 못하면 배란후 10여일경에 progesterone이 감소.
   ② 배란후 약 14일경에 시작하여 3~5일간 지속되며 기능층이 박리.
   ③ 평균 약 50ml 정도의 출혈이 뒤따른다.
   ④ 이때 기능층이 박리되고 바닥층만 남는다.

2) Proliferative phase(**증식기**)
   ① 월경후기로서 월경기 이후 10~11일간의 기간이며, 바닥층에서 다시 자궁속막이 재생·증식되는 시기.
   ② 점막에는 왕성한 세포분열이 일어나 2~3mm 정도 두꺼워진다. 자궁샘도 증식하게 된다.
   ③ 난포가 활발히 성장하기 때문에 난포기(follicular phase), 또한 estrogen의 농도가 높기 때문에 estrogenic phase라고도 한다.

3) Secretory phase(**분비기**)
   ① 임신전기로서 증식기 이후 12~13일간이며
   ② 자궁속막이 극도로 비후하여 두께가 4~5mm에 이르고 수정란이 착상하기에 적당.
   ③ 이때 자궁속막은 바닥층과 기능층이 구분된다.
   ④ 이 기간에 수정란이 착상되면 자궁석막은 부종상태로 태반형성에 관여하고 다음 월경주기는 일단 중단된다. 그러나 착상이 되지 않으면 나선동맥이 수축된다.

4) Premenstrual phase(**월경전기**)
   ① 월경주기의 마지막 2~3일간의 짧은 기간(월경주기의 27일~28일).
   ② 나선동맥의 수축에 의한 빈혈 및 산소결핍으로 기능층이 변성되어 가는 시기.
   ③ 자궁속막은 국소빈혈로 인한 혈관의 파열로 출혈이 생기고 자가용해현상이 일어나게 된다.

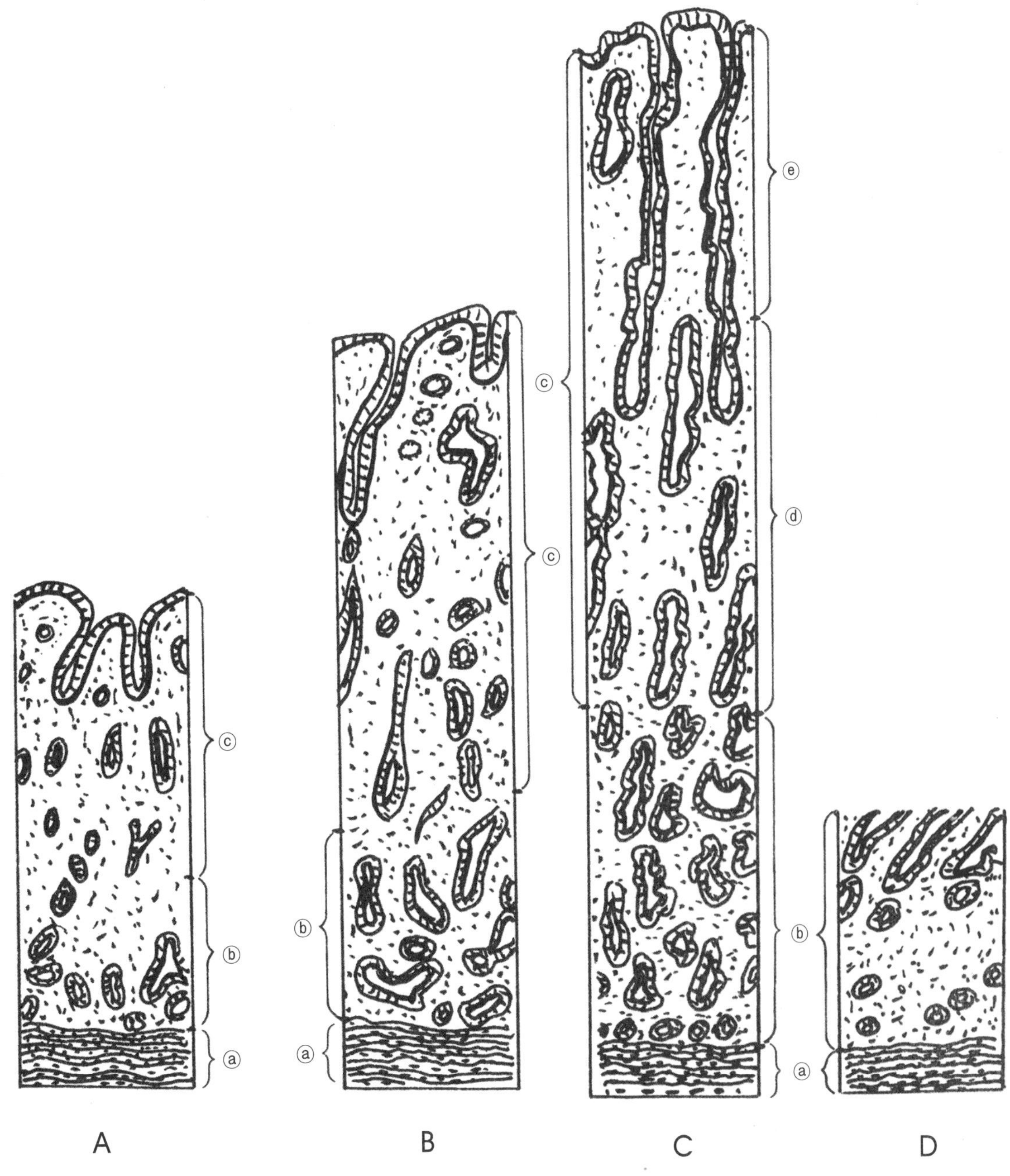
ⓐ
ⓑ
ⓒ
ⓓ
ⓔ
A
B
C
D

10. 성주기(Reproductive cycle)

( ) 1. Primordial follicle(원시난포)
( ) 2. Primary follicle(1차난포)
( ) 3. Secondary follicle(2차난포)
( ) 4. Mature follicle(포상난포)
( ) 5. Ovulation(배란)
( ) 6. Corpus luteum(황색체)
( ) 7. Corpus albicans(백색체)
( ) 8. Menstruation(월경기)
( ) 9. Proliferative phase(증식기)
( ) 10. Secretory phase(분비기)
( ) 11. Menses(월경)
( ) 12. Spiral arteries(나선동맥)
( ) 13. Uterine glands(자궁선→자궁샘)
( ) 14. Epithelium(상피)
( ) 15. LH(황색체형성 호르몬)
( ) 16. FSH(난포자극 호르몬)
( ) 17. Estrogen
( ) 18. Progesterone

성주기(Sexual cycle)와 호르몬

성숙한 여자는 난소나 자궁점막에 약 28일을 1주기로 하는 변화가 되풀이되고 있다. 이것을 일반적으로 sexual cycle이라 하며 자궁점막의 sexual cycle을 월경주기라 한다. 성주기는 뇌하수체앞엽에서 분비되는 호르몬에 의해 지배되며 뇌하수체앞엽 호르몬 분비가 28일마다 바뀌어지며, 그 영향으로 난소(ovary)에서 분비되는 호르몬이 주기적으로 변화되고, 다시 난소 호르몬의 주기적 변화에 따라 월경주기가 생기게 된다.

이를 보다 구체적으로 설명하자면 뇌하수체에서 FSH가 분비된다. 그에 따라 난소의 난포가 성숙되어 난포 호르몬(estrogen)이 분비되고 그로 인해 자궁점막이 증식되는데, 이를 자궁점막의 증식기라 한다. 또 뇌하수체앞엽에서 LTH가 분비되면 난소에서 성숙된 난포에 배란(ovulation)이 된다. 배란에 이어 뇌하수체앞엽에서 LTH가 분비되고 FSH, LH, LTH의 작용으로 난소에 황색체가 형성된다. 황색체가 생기면 거기서 황색체호르몬(progesterone)이 분비되어 자궁점막은 난포기에서 임신전기로 바뀐다. 그 후 뇌하수체앞엽에서 LTH의 분비가 멎지만 LH와 FSH의 분비가 계속되어 황색체는 유지된다. 여기에서 임신이 안되면 뇌하수체에서의 호르몬(FSH, LH)은 저하되고, 난소 호르몬의 분비도 저하되어 자궁점막이 탈락되어 월경이 된다.

※ Ovulation(배란)

1) Menses가 시작된 후 10~14일이 지나면 1개의 여포가 자라서 성숙한 포상난포가 된다.
2) 경과 중 다른 제 2차난모세포는 퇴화.
3) 포상난포는 난소 표면으로 이동하여 불룩하게 된다.
4) 이 여포는 호르몬에 의하여 파열되고, 난모세포가 난소에서 떨어져 난관으로 들어오게 되는데, 난자가 난소를 떠나는 현상을 배란이라 한다.
5) 배란일은 성주기(28일)의 중간인 14~15일에 해당. 배란은 28일을 주기로 양쪽 난소에서 교대로 일어난다.
6) 배란기간 기초체온의 변화(0.3~0.5℃ 상승)

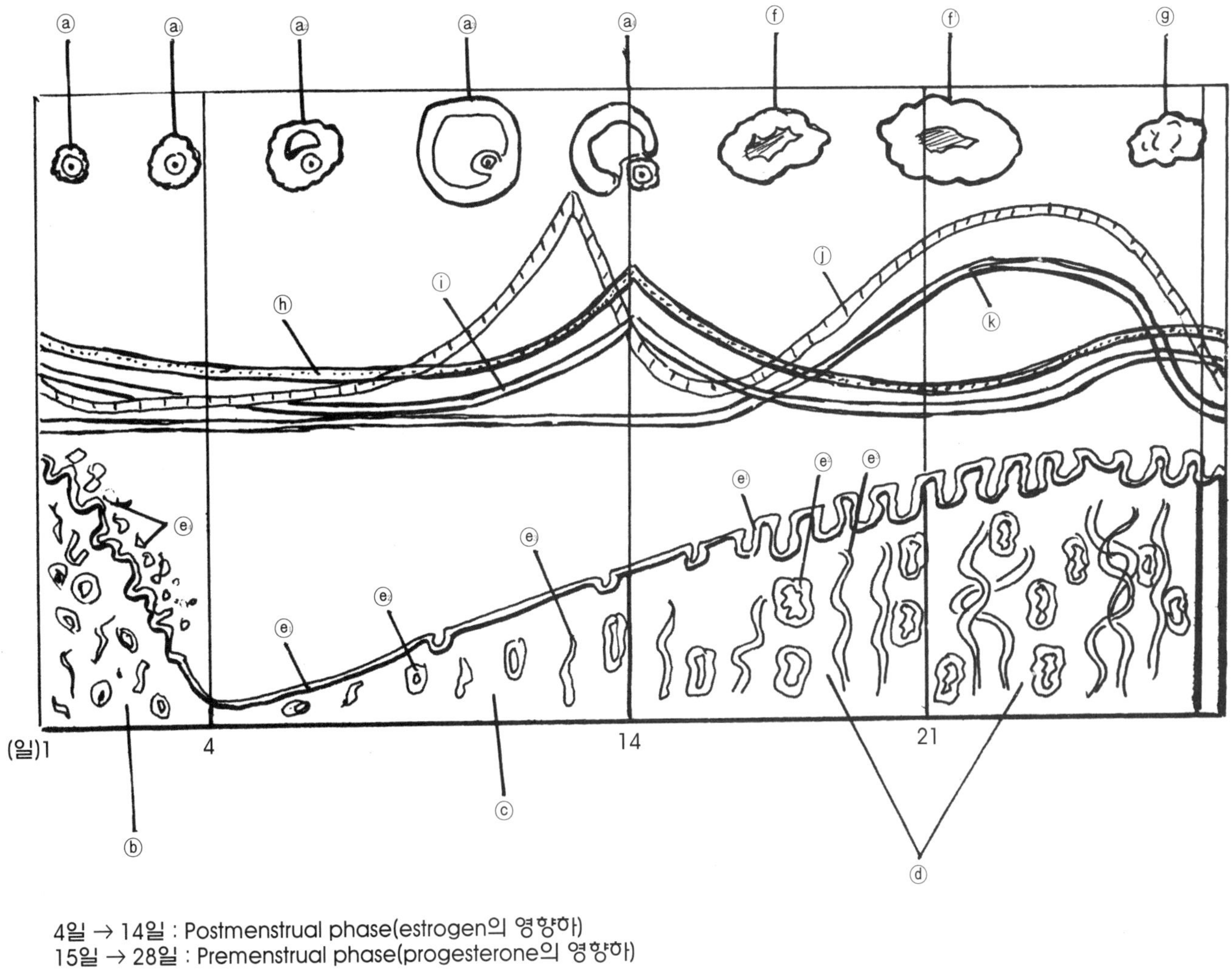

4일 → 14일 : Postmenstrual phase(estrogen의 영향하)
15일 → 28일 : Premenstrual phase(progesterone의 영향하)

11. 유선(젖샘 Mammary gland)

( ) 1. Clavicle(쇄골→빗장뼈)
( ) 2. Pectoralis major m.(대흉근→큰가슴근)
( ) 3. Intercostal muscles(늑간근→갈비사이근)
( ) 4. Rib(늑골→갈비뼈)
( ) 5. Skin(피부)
( ) 6. Corpus adiposum(유방지방체)
( ) 7. Papilla(유두→젖꼭지)
( ) 8. Areola(유륜→젖꽃판)
( ) 9. Lactiferous sinus(유관동→젖샘관팽대)
( ) 10. Lactiferous lobe(유선엽→젖샘엽)
( ) 11. Opening of lactiferous duct(젖샘관구멍)
( ) 12. Lactiferous duct(유관→젖샘관)
( ) 13. Pectoralis minor m.(소흉근→작은가슴근)
( ) 14. First rib(첫번째갈비뼈)
( ) 15. 6th rib(여섯번째갈비뼈)

유선(젖샘, Mammary gland)

1) 남녀 모두 가지고 있는 피부샘(cutaneous glands)의 일종.
2) 젖샘조직은 유방(mamma)의 지방조직 속에 들어 있는 15~20여개의 젖샘엽(lactiferous lobe)으로 이루어진다.
3) Lactiferous lobe(젖샘엽)…15~20여개 줄기 있는 원추상의 샘엽.
4) Lobule of mammary glands(젖샘소엽)…젖샘엽이 결합조직으로 세분된 것.
5) Lactiferous duct(젖샘관)…젖샘엽의 15~20여개 줄기의 도관. 직경 1.7~2.3mm, 젖꼭지에 개구.
6) Lactiferous sinus(젖샘관팽대)…젖샘관의 방추형의 팽대부. 직경 5~7mm, 젖꼭지에 개구하는 바로 앞부분에 있다.
7) Areolar glands(유륜선→젖꽃판샘)…유륜에 있는 10~15개의 지선.
8) Areola(유륜→젖꽃판)…젖꼭지 주위의 색소층. 이곳에 색소가 침착되며, 이 색소는 임신시에 더 증가한다.

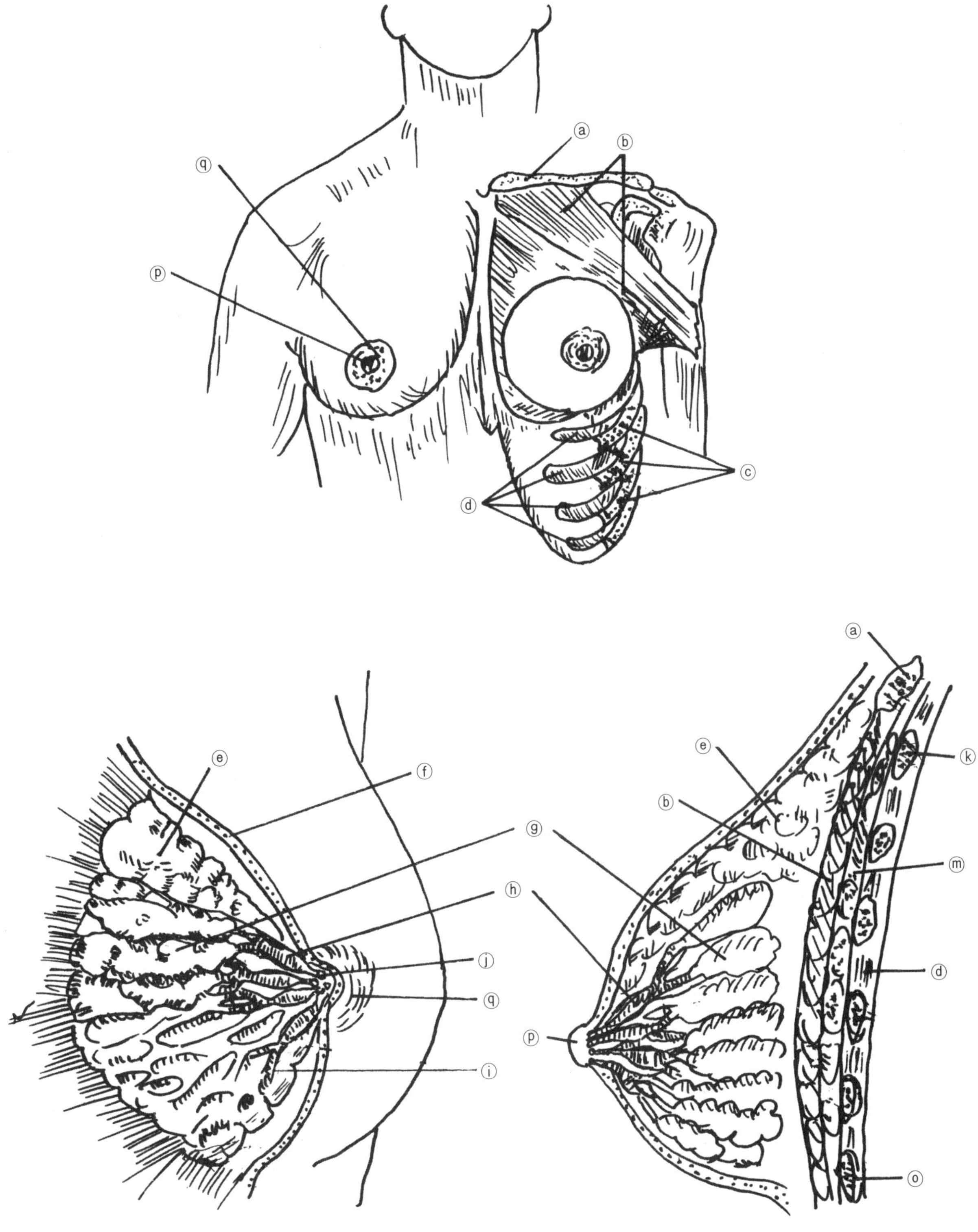

12. 회음(샅, Perineum)과 불임시술부위

( ) 1. Vagina(질)
( ) 2. Clitoris(음핵)
( ) 3. External urethral orifice(바깥요도구멍)
( ) 4. Anus(항문)
( ) 5. Penis(음경)
( ) 6. Uterine cavity(자궁강→자궁안)
( ) 7. Ischiocavernosus(궁둥해면체근)
( ) 8. Bulbospongiosus(구해면체근→망울해면체근)
( ) 9. Transversus perinei superficialis(천회음횡근→얕은샅가로근)
( ) 10. Levator ani m.(항문거근→항문올림근)
( ) 11. Gluteus maximus(대둔근→볼기근)
( ) 12. Sphincter ani externus m.(바깥항문조임근)
( ) 13. Anococcygeal lig.(항문꼬리인대)
( ) 14. Vasectomy(정관절제술→불임시술부위)
( ) 15. Prostate gland(전립선→전립샘)
( ) 16. Ejaculatory duct(사정관)
( ) 17. Seminal vesicle(정낭)
( ) 18. Tuballigation(난관결찰→자궁관묶기)
( ) 19. Ovary(난소)
( ) 20. Uterus(자궁)
( ) 21. Cervix(자궁목)
( ) 22. Infundibulum(누두→깔때기)
( ) 23. Urethra(요도)

회음(샅, Perineum)

샅이란 넓은의미로는 골반하구(inferior pelvic aperture) 전체. 좁은의미로는 외음부와 항문 사이를 말한다.
왼・오른궁둥뼈결절과 앞쪽으로 두덩결합, 뒤로는 꼬리뼈끝을 잇는 2개의 삼각부분으로 나눈다.

1) 앞쪽부위…비뇨생식삼각(urogenital triangle, 비뇨생식부위)이라 하며 비뇨생식가로막 형성. 이 가로막을 뚫고 남성은 요도, 여성은 질(vagina)이 열려 있다.
2) 뒤쪽부위…항문삼각(anal triangle, 항문부위)이라 하며 골반가로막에 의해 막혀 있다. 남녀 모두 항문관이 통과한다.
3) Urogenital diaphragm(비뇨생식가로막)…두덩결합과 두덩활 사이이며 요도와 질이 관통하고 요도조임근(sphincter urethra)과 깊은샅가로근(transversus perinei profundus muscle)이 있다.
4) Pelvic diaphragm(골반가로막)…왼・오른궁둥뼈결절 사이에 있는 근육과 근육층으로 항문이 관통하고 꼬리근육(coccygeus muscle)과 항문올림근(levator ani muscle)이 있다.

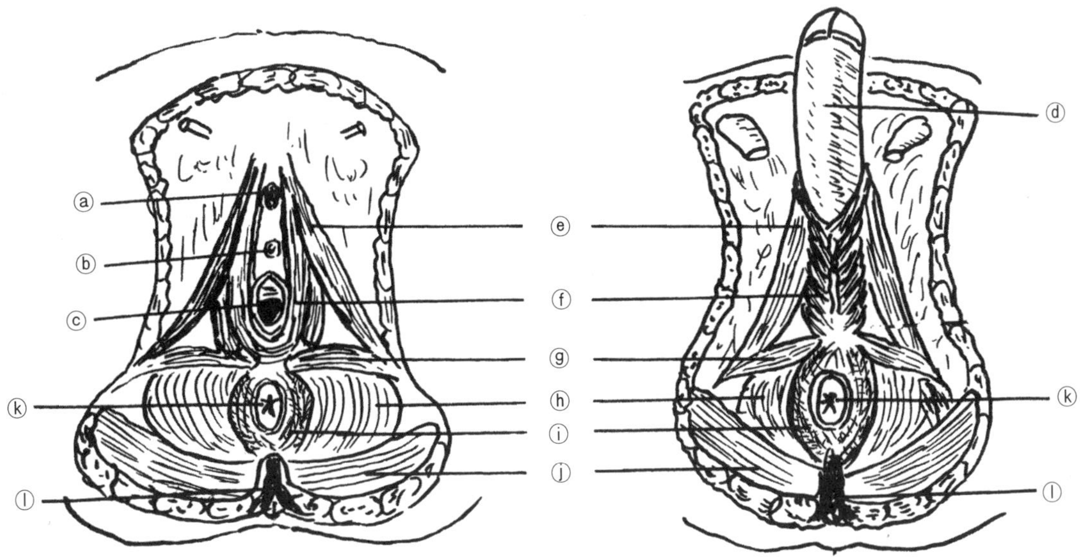

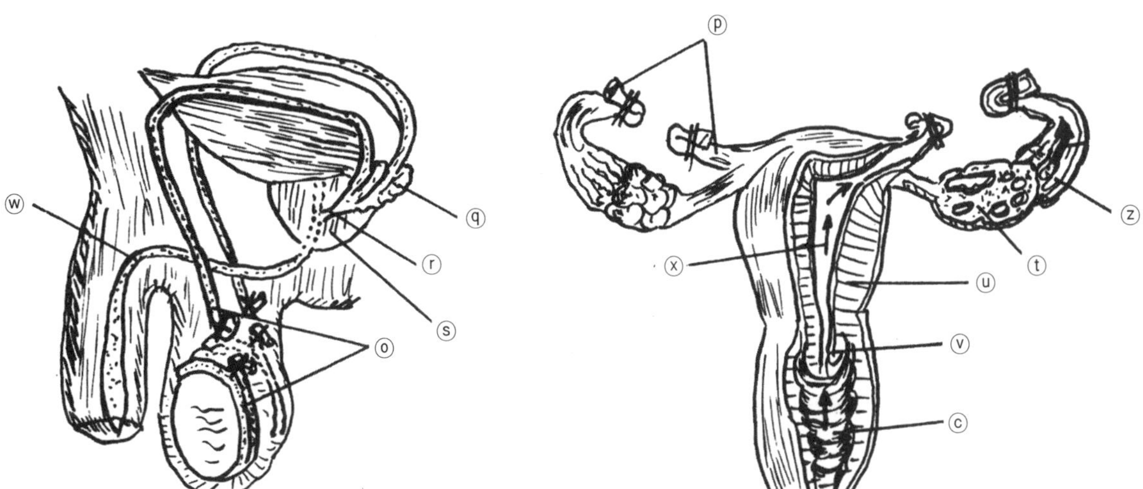

13. 배란에서 착상까지의 과정과 태반의 모형도

( ) 1. Myometrium(자궁근층)
( ) 2. Endometrium(자궁속막)
( ) 3. Perimetrium(자궁외막)
( ) 4. Ovary(난소)
( ) 5. Graafian follicle(성숙난포)
( ) 6. Zona pellucidum(투명층)
( ) 7. Corona radiata(방사관→대뇌부챗살)
( ) 8. Femal pronucleus(여성전핵→여성풋핵)
( ) 9. Male pronucleus(남성전핵→남성풋핵)
( ) 10. Corpus luteum(황색체)
( ) 11. Morula(상실배→오디모양배아)
( ) 12. Blastocyst(포배→주머니배)
( ) 13. Umbilical cord(제대→탯줄)
( ) 14. Umbilical artery(제동맥→배꼽동맥)
( ) 15. Umbilical vein(제정맥→배꼽정맥)
( ) 16. Amnion(양막)
( ) 17. Chorion(융모막)
( ) 18. Villus(융모)
( ) 19. Intervillous space(융모간강→융모막공간)

1. 배란직후의 난자
2. 수정(배란후 12~24시간)
3. 남녀풋핵(남성풋핵과 여성풋핵)
4. 두 풋핵의 융합
5. 2세포기로 수정후 30시간. 이때 1차 분할.
6. 수정후 4일째의 오디모양배아.
7. 수정후 4 1/2~5일째로, 주머니배기.
8. 수정후 5 1/2~6일경 착상되는 모습.

태생월수와 태아의 성장

태아나이(월)	좌고(cm)	적립고(cm) (Haase 법)	체중(g)
1		$1^2=1.0$	$1^3\times2=2$
2	1.4	$2^2=4.0$	$2^3\times2=16$
3	5.0	$3^2=9.0$	$3^3\times2=54$
4	10.0	$4^2=16.0$	$4^3\times2=128$
5	15.0	$5^2=25.0$	$5^3\times2=250$
6	20.0	$6\times5=30$	$6^3\times3=648$
7	23.0	$7\times5=35$	$7^3\times3=1{,}027$
8	26.5	$8\times5=40$	$8^3\times3=1{,}536$
9	30.0	$9\times5=45$	$9^3\times3=2{,}187$
10	34.0	$10\times5=50$	$10^3\times3=3{,}000$

신장(cm) : 임신전반 = 월^2
임신후반 = 월×5
체중(g) : 임신전반 = 월^3×2
임신후반-월^3×3

태아의 발육

1) 수정란이 팽대부에서 자궁안에 도달하는 사이에 유사분열이 되풀이되어 다수의 세포로 나누어진다.
2) 수정란의 초기 유사분열을 분할(cleavage)이라 하며, 이때 생긴 세포를 분할세포(blastomere)라 하고, 2세포기, 4, 8, 16, 32…오디모양배아(morula)→주머니배(blastula)→창자배(gastrula)→기관 형성.
3) Implantation(착상)…배아가 자궁점막으로 들어가는 현상.
4) Pregnancy(임신)…착상된 배아가 모체내에서 발육을 계속할 때 그 모체의 형태.

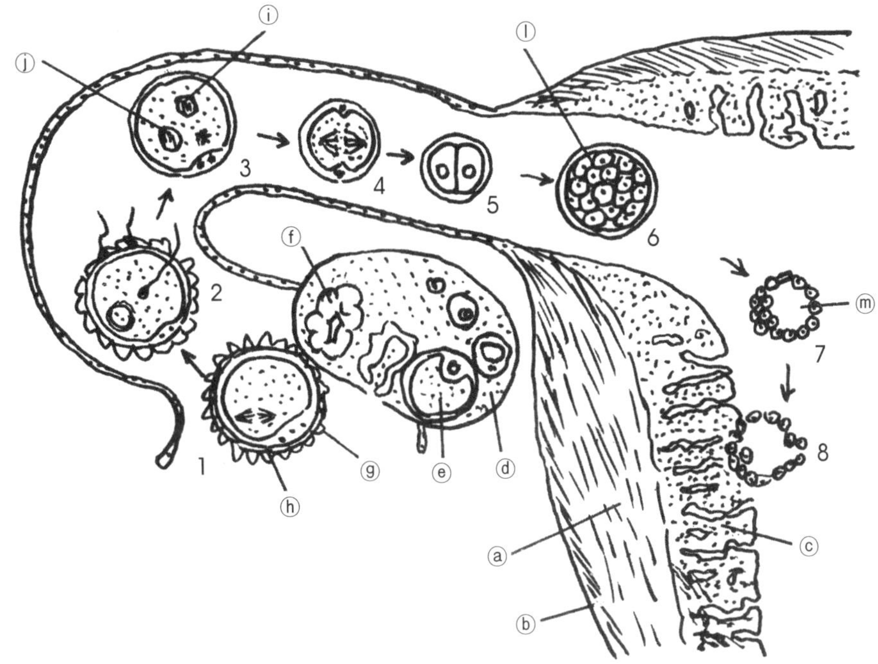
ⓘ
ⓙ
ⓛ
1
2
3
4
5
6
7
8
ⓜ
ⓕ
ⓖ
ⓗ
ⓔ
ⓓ
ⓐ
ⓑ
ⓒ

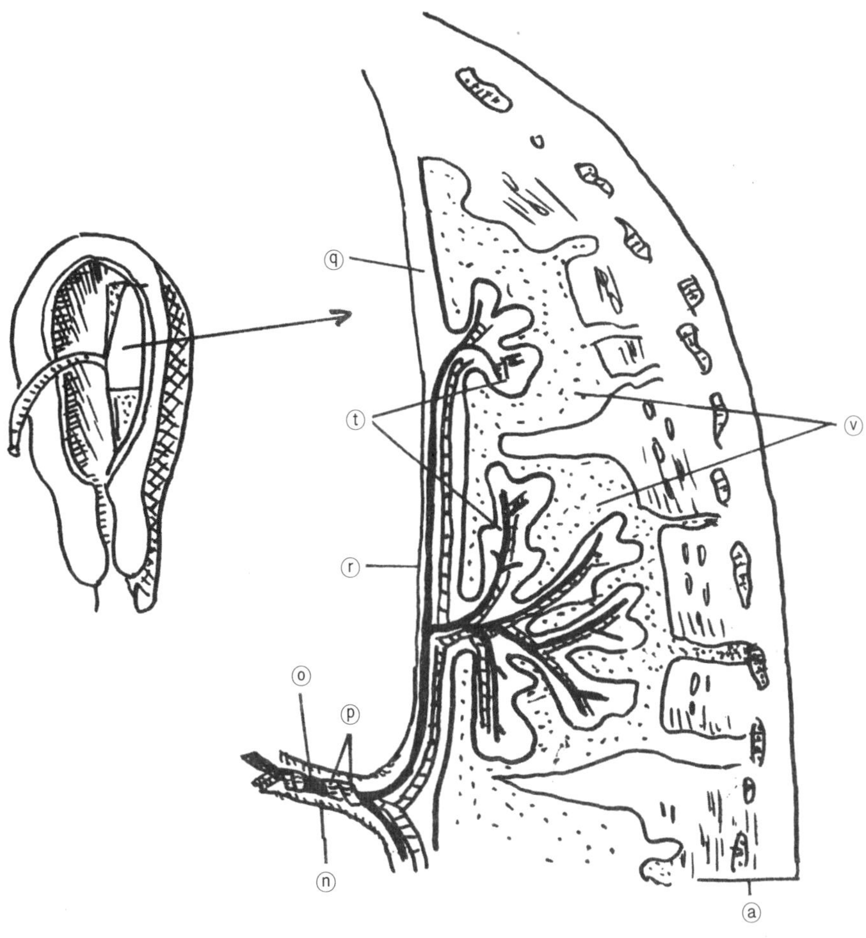
ⓠ
ⓣ
ⓥ
ⓡ
ⓞ
ⓟ
ⓝ
ⓐ

14. 태반(Placenta)

( ) 1. Chorion(융모막)
( ) 2. D-basalis(기저탈락막→바닥탈락막)
( ) 3. D-capsularis(피포탈락막→피막탈락막)
( ) 4. D-parietalis(벽쪽탈락막)
( ) 5. Myometrium(자궁근육층)
( ) 6. Uterine cavity(지궁안)
( ) 7. Embryo(배자→배아)
( ) 8. Cervix(자궁경→자궁목)
( ) 9. Villi(융모)
( ) 10. Amnion cavity(양막강→양막안)
( ) 11. Amnion(양막)
( ) 12. Yolk sac(난황막→난황주머니)
( ) 13. Fetus(태아)
( ) 14. Umbilical cord(제대→탯줄)
( ) 15. Urinary bladder(방광)
( ) 16. Rectum(직장→곧창자)
( ) 17. Uterine wall(자궁벽)
( ) 18. Vagina(질)

*D : Decidua

태반(Placenta)

1) 태반은 태아쪽의 영양막(후에 융모막)과 모체쪽의 자궁내막(탈락막)으로부터 형성되는 것으로, 태아쪽과 모체쪽의 혈액을 통한 물질 및 가스 교환이 행해진다.
2) 태반은 모체쪽 성분과 태아쪽 성분이 합쳐 이룬 기관이다.
   수정 3주경의 태반은 자궁안 표면적의 1/15.
   수정 8주경의 태반은 자궁안 표면적의 1/3까지 차지하며 완성은 4개월 말경이다.
   후산으로 만축되는 태반의 크기는 직경 15~20cm, 두께는 2~3cm, 무게는 약 500g 정도나 된다.
3) 태아쪽 성분에는 융모가 발달되어 그곳에 모세혈관이 발달.
4) 모체쪽 성분에는 혈액굴이 많이 있으며 융모는 융모간강에서 모체쪽 혈액굴안에 태아쪽 융모가 떠 있는 상태에서 물질교환.
5) 배아(수정후 8주까지)와 태아(8주후부터 출생직전까지)의 구조와 조직은 3가지 기본층으로 이루어진다.
   ① 외배엽(ectoderm)…표피, 모발, 샘, 신경계, 상피조직
   ② 내배엽(endoderm)…소화기계통, 호흡기계통의 상피내막과 상피조직
   ③ 중배엽(mesoderm)…융모막, 양막, 탯줄, 심장, 혈관, 림프관, 비뇨기계통과 신체근육
6) Basal decidua(바닥탈락막)…탈락막 가운데 배아와 자궁근육층 사이를 점하는 부분.
7) 태반과 태아는 탯줄(umbilical corcd)로 연결되며,
8) **Umbilical cord는**
   ① Umbilical artery(배꼽동맥)…태아의 혈액을 태아에서 태반으로 옮기는 2가닥으로 구성. 정맥성 혈액.
   ② Umbilical vein(배꼽정맥)…태아의 혈액을 태반에서 태아로 옮기는 1가닥으로 구성. 동맥성혈액.
9) 태반의 구성…융모+융모막+바닥탈락막.

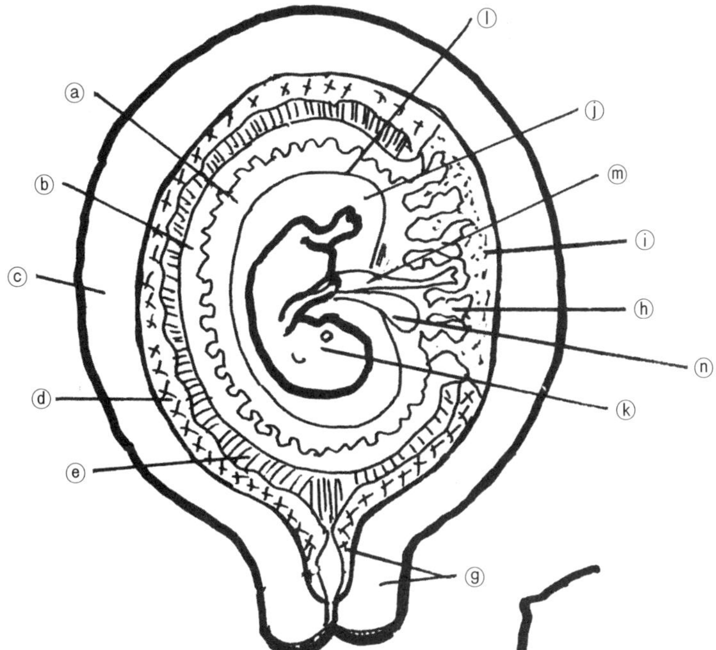

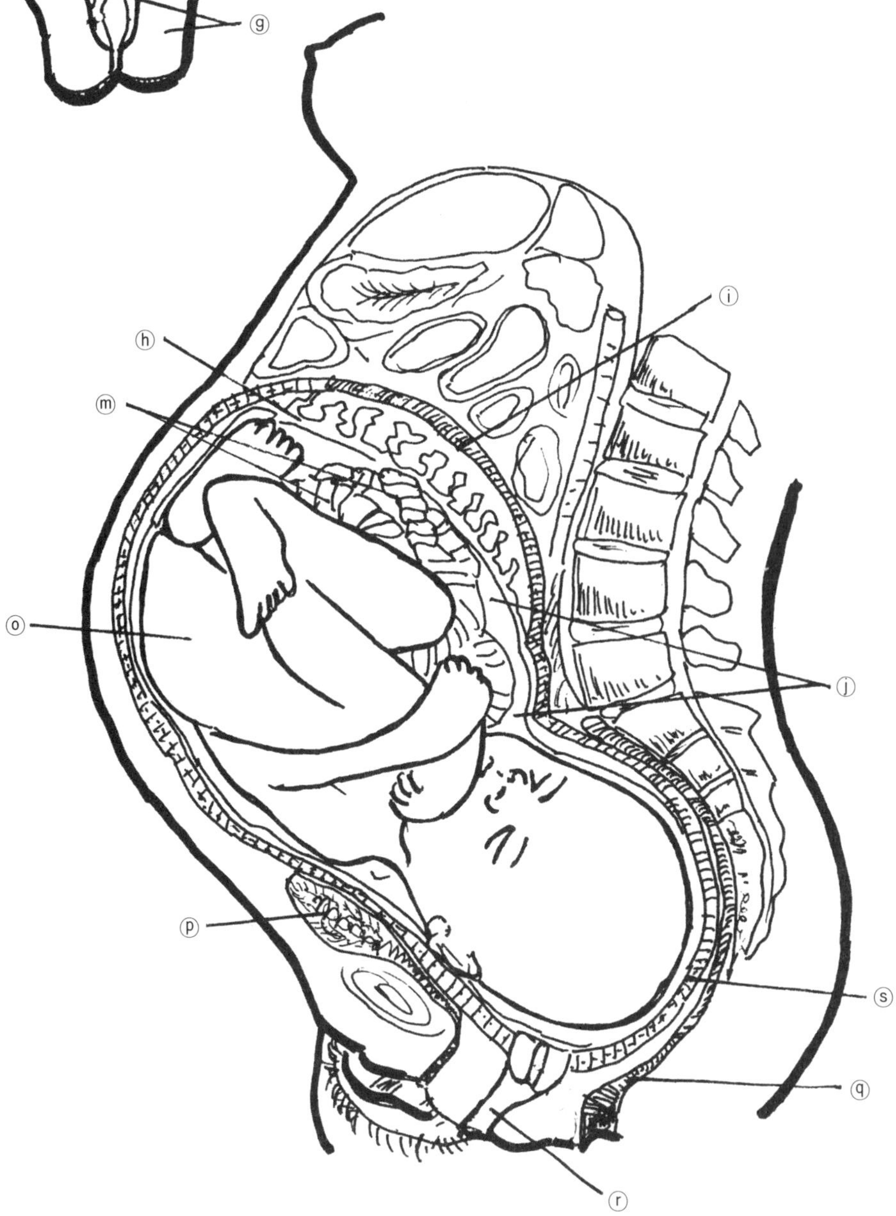

제10장 내분비샘

Endocrine system

1. 내분비선(내분비샘 Endocrine gland)의 종류

( ) 1. Thyroid gland(갑상선→갑상샘)
( ) 2. Langerhans' island(랑게한스 섬)
( ) 3. Testis(정소→고환)
( ) 4. Hypophysis(뇌하수체)
( ) 5. Rt. suprarenal gland(우부신→오른부신)
( ) 6. Lt. suprarenal gland(좌부신→왼부신)
( ) 7. Pineal body(송과체→솔방울샘)
( ) 8. Ovary(난소)
( ) 9. Parathyroid gland(부갑상선→부갑상샘)
( ) 10. Thymus(흉선→가슴샘)

호르몬의 특징

1) 호르몬은 샘세포(gland cell)에서 분비되며 도관(duct)이 없이 혈액에 의해 표적기관(target organ)에 보내진다.
2) 혈액에 의해 광범위하게 보내지며 조절효과는 비교적 느리며 장기적이다.
3) 미량으로 효력이 강한 유효물질.
4) 생체내 작용은 몇 분 혹은 며칠 걸려 효력 발생.
5) 과다, 과소에 의한 특이증상을 일으킨다.
6) 작용에 있어 호르몬 사이에 길항성도 있다.

내분비계에 속하는 기관

뇌하수체, 솔방울샘, 갑상샘, 부갑상샘, 부신, 이자, 고환, 난소.

내분비샘(endocrine gland)의 종류와 위치

1) 뇌하수체(hypophysis)…나비뼈 하수체와(뇌하수체오목)
2) 솔방울샘(pineal body)…사이뇌(제3뇌실의 뒤위쪽벽)
3) 갑상샘(thyroid gland)…목부위, 후두~기관 윗부위
4) 부갑상샘(parathyroid gland)…갑상샘의 뒷면(4개)=상피소체
5) 부신(suprarenal gland)…좌, 우 콩팥의 위쪽에 위치=신상체
6) 이자(pancreas)…후복막근(제1,2 요추높이)
7) 고환(testis)…음낭 속(1쌍)
8) 난소(ovary)…골반강 속(1쌍)

※ Thymus(흉선→가슴샘)→내분비샘에 속하지 않는 림프조직이다.

※ Hormone의 어원은 그리스어의 hormaein으로, 흥분시키다(excite), 깨우다(arouse), 움직이게 하다 등의 뜻이다.

※ 내분비샘은 일정한 해부학적 계통을 형성하지 않고 소화기, 호흡기, 비뇨생식기, 신경, 맥관 등의 여러곳에 산재성으로 존재하며 도관이 없고, 다혈관성이며 호르몬을 직접 맥관내 보내어 체내를 순환케 한다.

※ 솔방울샘(pineal body)…사이뇌의 제3뇌실 뒤쪽에 있는 원추상 기관(5×8mm). 0.2g. 솔방울샘세포와 신경교세포로 구성. 생식샘의 조기발육 억제. 솔방울샘 발육부진은 성 조숙을 일으킴. 하등동물에서의 색소조절 MSH와 길항적인 melatonin이 있다. 6~7세까지 커지고 14세경 퇴행. 성인이 되면 퇴화.

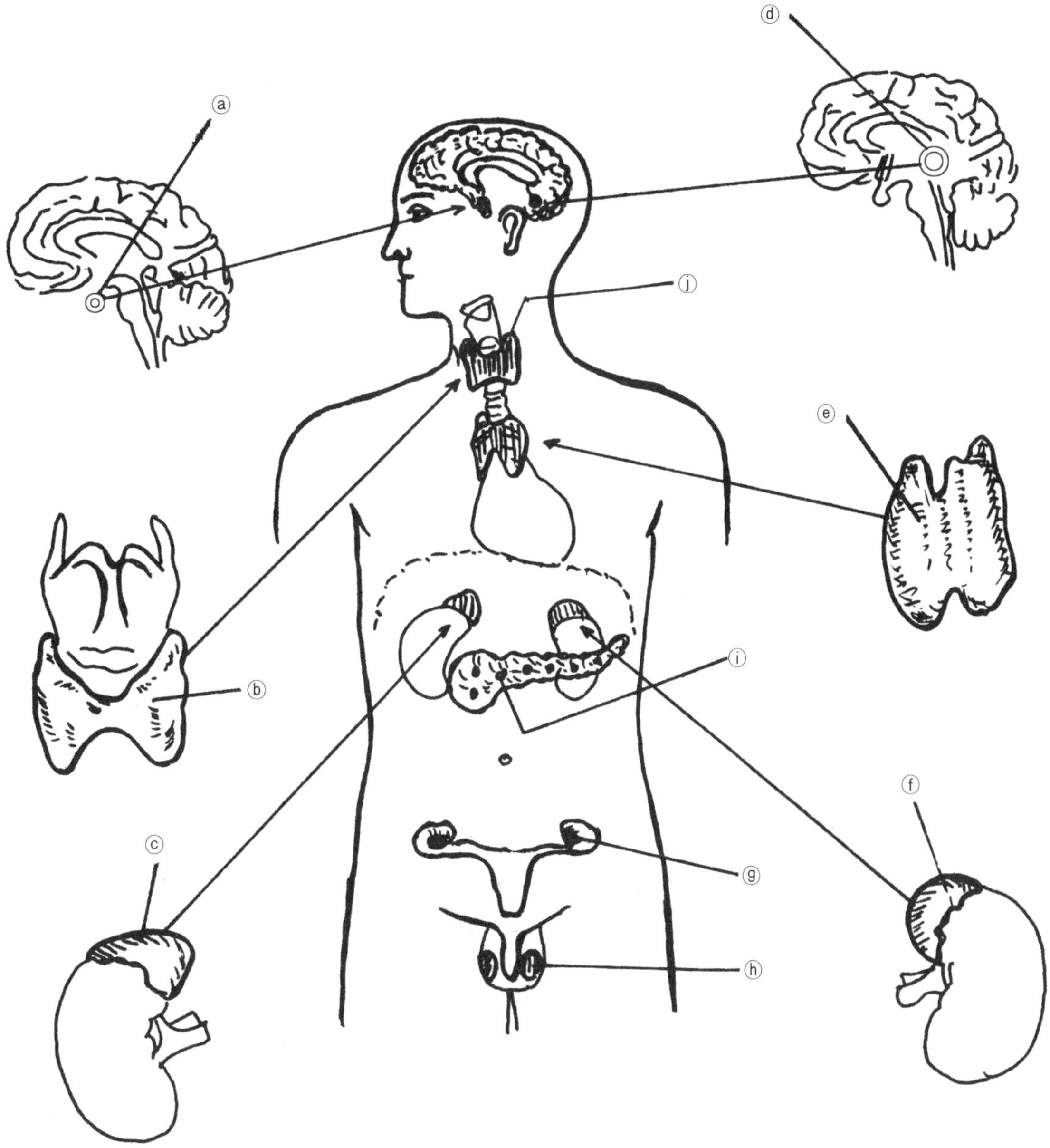

2. 뇌하수체(Hypophysis)

( ) 1. Anterior lobe(앞엽)

( ) 2. Posterior lobe(뒤엽)

( ) 3. Pars intermedia(중간부)

( ) 4. Pars tuberalis(결절부→결절부분)

( ) 5. Infundibular stalk(누두경→깔때기줄기)

( ) 6. Median eminence(정중융기)

( ) 7. Capillory network(모세혈관망→모세혈관그물)

( ) 8. Venule(세정맥)

( ) 9. Superior hypophyseal artery(위하수체동맥)

( ) 10. Sinusoids(동양혈관→굴맥관)

( ) 11. Hypophyseal vein(하수체정맥)

( ) 12. Secretory cells(분비세포)

( ) 13. Capillaries(모세혈관)

( ) 14. Nerve tracts(신경로)

( ) 15. Paraventricular nuclei(방실핵→뇌실곁핵)

( ) 16. Inferior hypophyseal artery(아래하수체동맥)

( ) 17. Supraoptic nuclei(시상핵→시각교차위핵)

뇌하수체(Hypophysis)

1) 머리뼈바닥 나비뼈의 터어키안(sella turcica)의 중앙 하수체와(hypophysial fossa, 뇌하수체오목)에 있으며,

2) 크기는 10×13mm로 0.5~0.6 g.

3) Hypophysis
- Adenohypophysis(선하수체→샘뇌하수체)
- Neurohypophysis(신경하수체→신경뇌하수체)로 구분.

- 샘하수체—(샘엽)
  - 깔때기부위
  - 먼쪽부위 —— 앞엽
  - 중간부분 ┐
- 신경하수체   ├ 뒤엽
  - 신경엽 — 깔때기돌기 ┘
  - 깔때기
    - 깔때기줄기 ┐
    - 정중융기   ┘ 하수체목

※ 뇌하수체는 전신의 발육, 갑상샘 및 부신겉질의 기능촉진, 난포의 성숙, 젖분비작용에 관여하는 호르몬. 사이뇌의 시상하부(제3뇌실바닥)로부터 하수체 깔때기줄기에 의해 매달려 있다. 표면은 치밀한 결합조직성 겉막으로 싸여 있다. 정맥얼기 발달.

※ 앞엽…샘하수체로서 샘엽이라 한다. 태생 초기 위쪽으로 돌출한 곳.
외배엽성 상피에서 발생. 앞엽.뒤엽. 어둡고 적색.

※ 뒤엽…신경하수체라 한다. 사이뇌의 바닥부위에서 시상하부가 깔때기무양으로 돌출(신경엽). 회백색을 띤다.

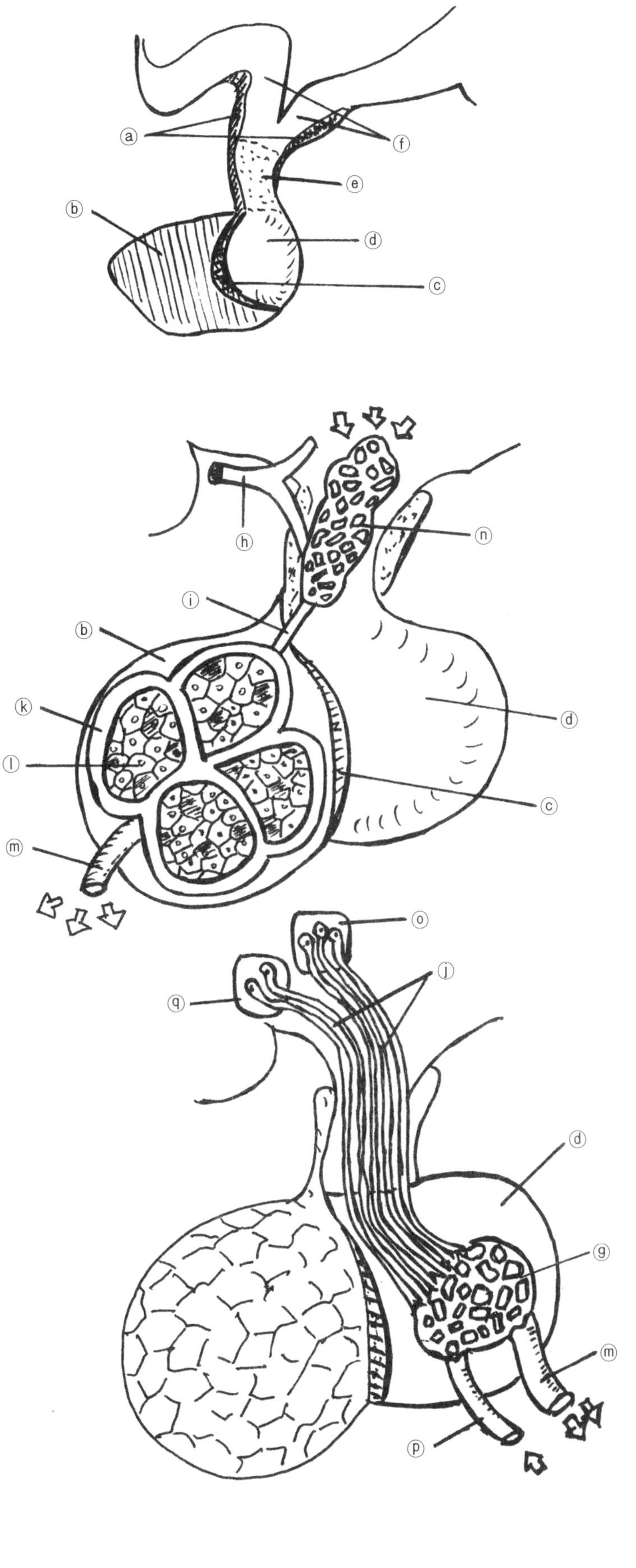

3. 뇌하수체(Hypophysis)의 기능에 대한 도해

( ) 1. Capillary network(모세혈관망)
( ) 2. Capillaries(모세혈관)
( ) 3. Secretory cell(분비세포)
( ) 4. Anterior lobe(전엽→앞엽)
( ) 5. Nerve tracts(신경로)
( ) 6. Posterior lobe(후엽→뒤엽)
( ) 7. LH(황체형성 호르몬)
( ) 8. FSH(여포자극 호르몬)
( ) 9. ADH(항이뇨 호르몬)
( ) 10. TSH(갑상샘자극 호르몬)
( ) 11. Prolactin(젖분비 호르몬)
( ) 12. MSH(색소세포자극 호르몬)
( ) 13. GH(성장 호르몬)
( ) 14. ACTH(부신겉질자극 호르몬)
( ) 15. Oxytocin(자궁수축 호르몬)

뇌하수체(Hypophysis)

1) **뇌하수체 앞엽(anterior lobe)**

세포내 과립의 염색성에 따라

a) 호색소성 세포(α-cell)

① Growth hormone(성장호르몬, GH)

과다현상 : 어린이→거인 성인→말단비대증

과소현상 : 어린이→난장이 성인→Simmon병

② Prolactin(젖분비호르몬, PRL)

젖샘을 자극하여 젖분비 촉진.

b) 호염기성 세포(β-cell)

① Thyroid stimulating hormone(갑상샘자극호르몬, TSH)

갑상샘의 샘상피세포의 증식, 비대, 갑상샘호르몬 합성분비촉진, 분비조절

② Adreno corticotropic hormone(부신겉질자극호르몬, ACTH)

부신겉질의 정상적인 성장과 발육촉진. 부신겉질의 샘세포를 자극하여 부신겉질 호르몬의 합성 및 분비조절.

③ Follicle stimulating hormone(여포자극호르몬, FSH)

난소를 자극하여 여포의 발육과 성숙 및 배란과정에 관여.

④ Luteinizing hormone(황체형성호르몬, LH)

배란을 유발하고 배란후 여포의 황체형성을 촉진. FSH와 함께 여포의 완전성숙에 관여.

⑤ Melanocyte stimulating hormone(색소세포 자극호르몬, MSH)

2) **뇌하수체 뒤엽(Posterior lobe)**

① Antiduretic hormone(항이뇨호르몬 ADH)…시상하부의 시상핵에서 생산.

콩팥(kidney)의 원위세뇨관(먼쪽곱슬세관)에 작용하여 물의 재흡수를 촉진.

ADH 과다분비…농축된 소량의 오줌 배설.

ADH 과소분비…다량의 희석된 오줌 배설. 요붕증(diabetes insipidius)

ADH 분비가 촉진되면 혈압을 상승시키므로 일명 vasopressin이라 부른다.

② Oxytocin…시상하부의 뇌실결핵에서 생산.

Oxytocin은 분만촉진, 자궁수축에 관여.

비임신시…분비증가로 성교시 자궁수축 유발.

임신시…임신말기에 자궁근을 수축시켜 분만촉진.

유방에 대한 젖샘벽의 근상피를 수축시켜 젖의 분비촉진.

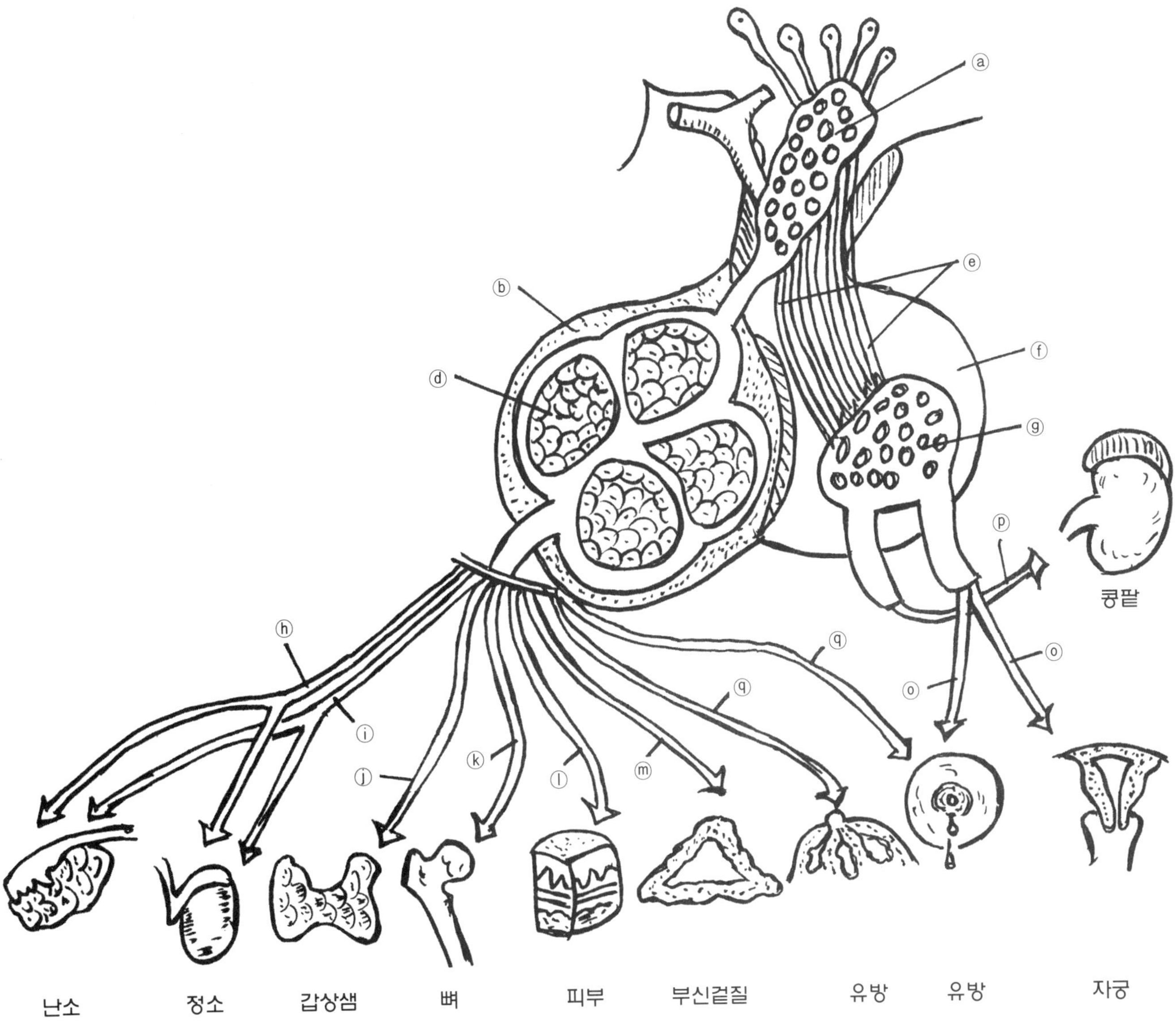
ⓐ
ⓑ
ⓓ
ⓔ
ⓕ
ⓖ
ⓗ
ⓘ
ⓙ
ⓚ
ⓛ
ⓜ
ⓞ
ⓞ
ⓟ
ⓠ
ⓠ
콩팥
난소
정소
갑상샘
뼈
피부
부신겉질
유방
유방
자궁

4. 갑상선(갑상샘 Thyroid gland)과 부갑상선(부갑상샘 Parathyroid gland)

( ) 1. Hyoid bone(설골→목뿔뼈)
( ) 2. Superior thyroid artery(상갑상선동맥→위갑상동맥)
( ) 3. Thyroid cartilage(갑상연골→방패연골)
( ) 4. Cricothyroid muscle(윤상갑상근→반지방패근)
( ) 5. Internal jugular vein(내경정맥→속목정맥)
( ) 6. Right common carotid artery(우총경동맥→오른온목동맥)
( ) 7. Brchiocephalic vein(완두정맥→팔머리정맥)
( ) 8. Superior vena cava(상대정맥→위대정맥)
( ) 9. Aortic arch(대동맥궁→대동맥활)
( ) 10. Inferior thyroid vein(하갑상선정맥→아래갑상정맥)
( ) 11. Trachea(기관)
( ) 12. Inferior thyroid artery(하갑상선동맥→아래갑상동맥)
( ) 13. Middle thyroid vein(중갑상선정맥→중간갑상정맥)
( ) 14. Lateral lobe(측엽→곁엽)
( ) 15. Isthmus(협부→잘룩부분)
( ) 16. Thyrohyoid membrane(갑상설골막→방패목뿔막)
( ) 17. Superior thyroid vein(상갑상선정맥→위갑상정맥)
( ) 18. Pharynx(인두)
( ) 19. Esophagus(식도)
( ) 20. External jugular artery(외경동맥→바깥목동맥)
( ) 21. Internal jugular artery(내경동맥→속목동맥)
( ) 22. Parathyroid gland(부갑상선→부갑상샘)
( ) 23. Subclavian artery(쇄골하동맥→쇄골밑동맥)
( ) 24. Left common carotid artery(좌총경동맥→왼온목동맥)

갑상샘(Thyroid gland)

1) 후두와 기관의 이행부 앞가쪽, 방패연골의 외측부.
2) 길이 약 4~5cm, 최대 폭이 3cm, 두께가 2cm, 무게 30g.
3) 양쪽에 왼엽과 오른엽이 있고, 양엽을 잇는 잘룩부위로 구성.
4) 분비되는 호르몬은 thyroxine과 triiodothyronine.
5) Thyroxine의 일반기능
   ① 신체의 세포에 대한 신진대사(기초대사)
   ② 조직의 분화력과 조직의 성장조절
   ③ 정신기능
6) 갑상샘의 기능저하
   ① Cretinism, ② 점액수종(myxedema)
7) 갑상샘의 기능 항진
   ① 점액수종의 반대현상, ② Basedow병, ③ 체중감소.

부갑상샘(Parathyroid gland)

1) 갑상샘 뒷면의 네 모서리에 붙어 있는 황갈색의 소체. 2쌍.
2) 길이 3~8m, 폭 2mm, 두께 1~2mm, 무게 0.05~0.3g.
3) 분비되는 호르몬은 parathormone이며 체내의 calcium과 phosphorus 대사에 관여.
4) 혈중의 Ca^{++} 농도가 높아지면 parathormone 분비가 억제되면서 calcitonin분비가 촉진. Calcitonin은 혈중 Ca^{++} 농도를 낮춘다.
   ① Parathormone과 calcitonin은 상호 길항작용.
   ② Parathormone의 과량분비…고 Ca^{++}증(탈칼슘증).
   ③ Parathormone의 분비저하…Tetany 병 유발.

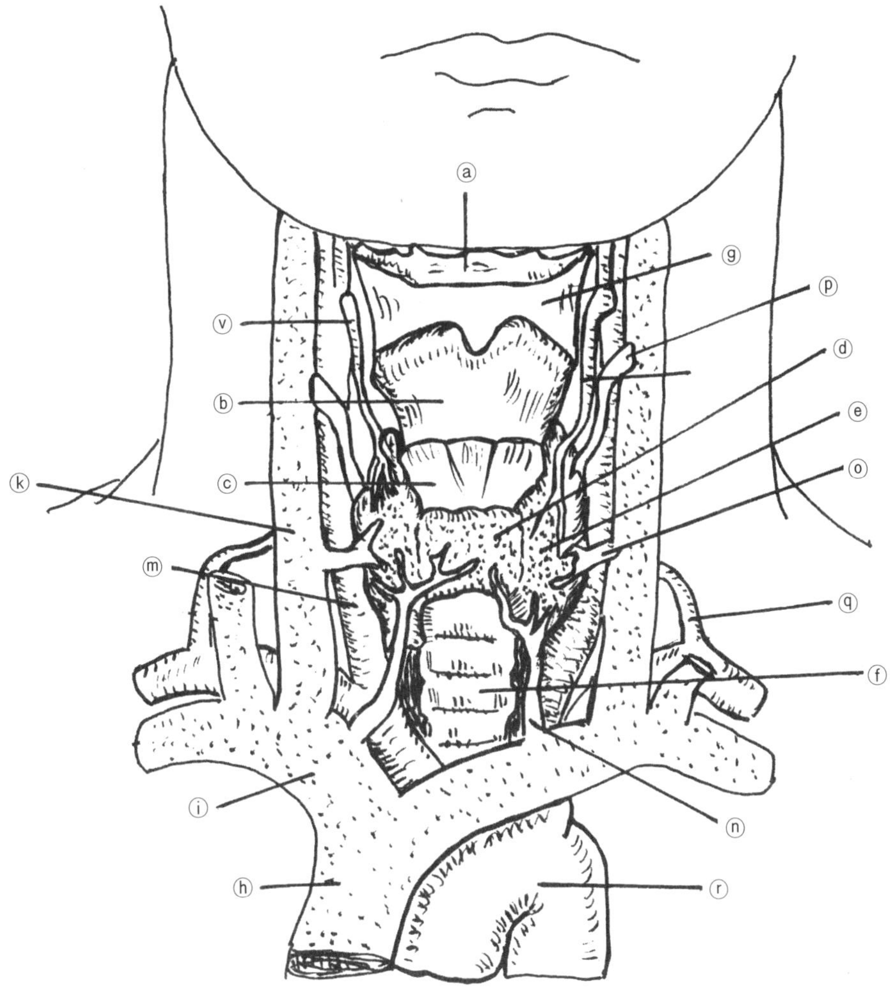

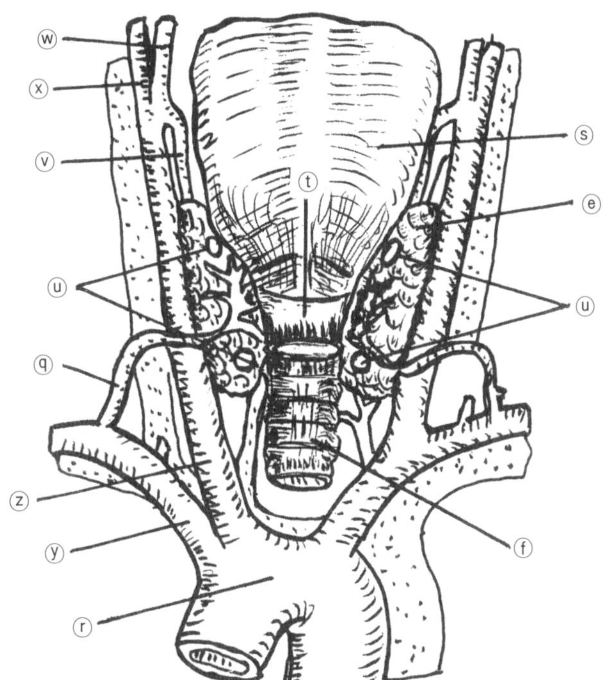

5. 부신[Adrenal gland]

( ) 1. Adrenal gland(부신)
( ) 2. Abdominal aorta(복대동맥→배대동맥)
( ) 3. Inferior vena cava(하대정맥→아래큰정맥)
( ) 4. Renal vein(신정맥→콩팥정맥)
( ) 5. Greater splanchnic nerve(대내장신경→큰내장신경)
( ) 6. Suprarenal vein(부신정맥)
( ) 7. Middle suprarenal artery(중부신동맥→중간부신동맥)
( ) 8. Inferior suprarenal artery(하부신동맥→아래부신동맥)
( ) 9. Inferior phrenic artery(하횡격동맥→아래가로막동맥)
( ) 10. Celiac plexus(복강신경총→복간신경얼기)
( ) 11. Lt. suprarenal vein(좌부신정맥→왼부신정맥)
( ) 12. Left kidney(좌신장→왼콩팥)
( ) 13. Capsule(피막)
( ) 14. Vein(정맥)
( ) 15. Artery(동맥)
( ) 16. Medulla(부신속질)
( ) 17. Cortex(부신겉질)
( ) 18. Zona glomerulosa(구상대→사구층)
( ) 19. Zona fasciculata(속상대→다발층)
( ) 20. Zona reticularis(망상대→그물층)

부신(Adrenal gland)

1) 콩팥(kidney) 위에 얹혀 있는 삼각형에 가까운 형태의 내분비샘으로, 약 10g 정도이다. 어릴 때 큰 편.
2) 부신은 표층인 겉질(cortex)과 중심부인 수질(medulla)로 나눠진다.

a) Adrenal cortex(부신겉질)

밖으로부터 사구층, 다발층, 그물층으로 구분.

① 전해질 코르티코이드(mineralocorticoid)→사구층에서 생산(aldosterone)
② 당질 코르티코이드(glucocorticoid)→사구층과 그물층에서 생산(cortisone과 cortisol).
③ 부신 안드로겐(adrenal androgen)→다발층과 그물층에서 생산(androgen).

ⓐ Aldosterone…콩팥(먼쪽곱슬세관과 집합관), 땀샘, 침샘, 장관에서 Na^+의 재흡수를 증가시켜 세포외액의 Na^+함량을 일정하게 하고 세포외액량을 일정하게 유지.
ⓑ Cotisol…과다 분비시 뇌의 흥분성 증가(불면증, 불안정, 우울증, 정신분열)
ⓒ Androgen…남성을 남성답게 해 주는 성호르몬. 단백질 합성과 성장촉진효과를 나타낸다. (고환에서 분비되는 Testosterone작용의 20%)

b) Adrenal medulla(부신수질)

① 신선한 것은 회백색이고 혈액을 포함할 때 담홍색을 띠는 유연한 조직.
② 이곳에서 분비되는 호르몬은
Epinephrine(adrenalin) 75%
Norepinephrine(noradrenalin) 25%
③ 교감신경계를 자극하는 호르몬이며 겉질의 분비기능은 뇌하수체 앞엽의 부신겉질자극 호르몬이다.
④ 이곳에서 분비되는 호르몬은 당화촉진에 관여한다.

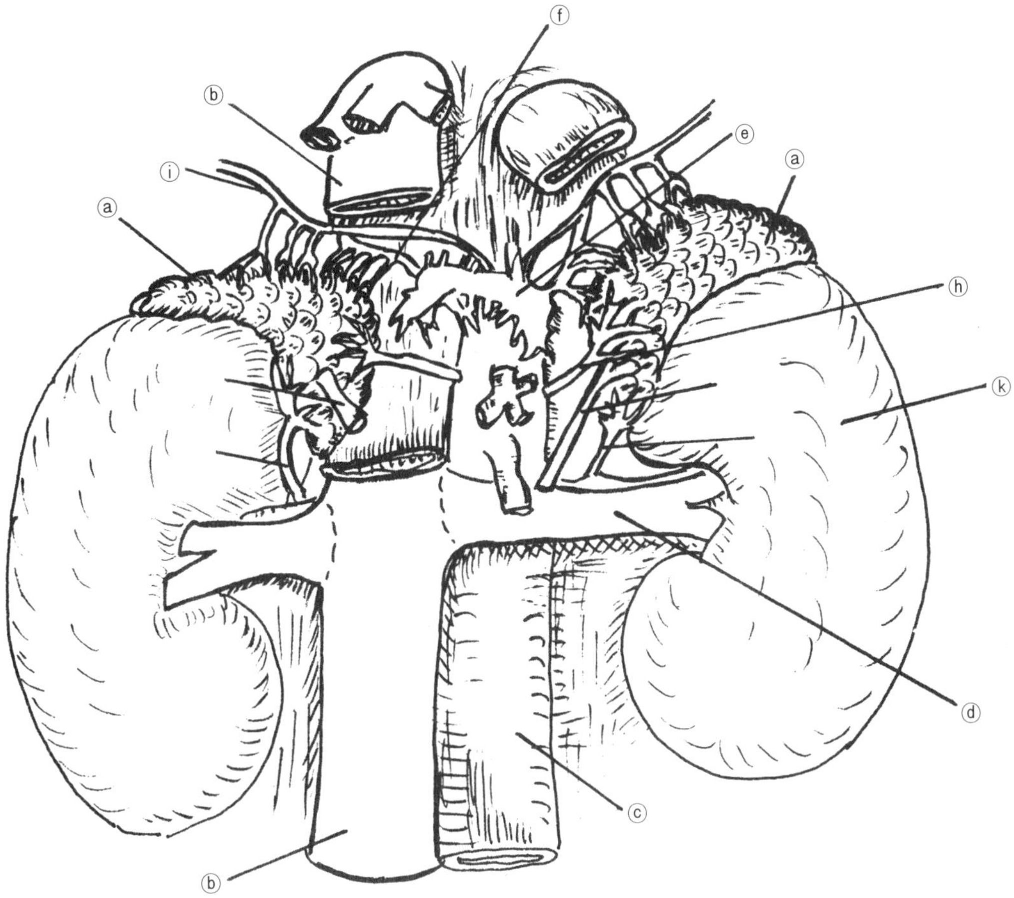

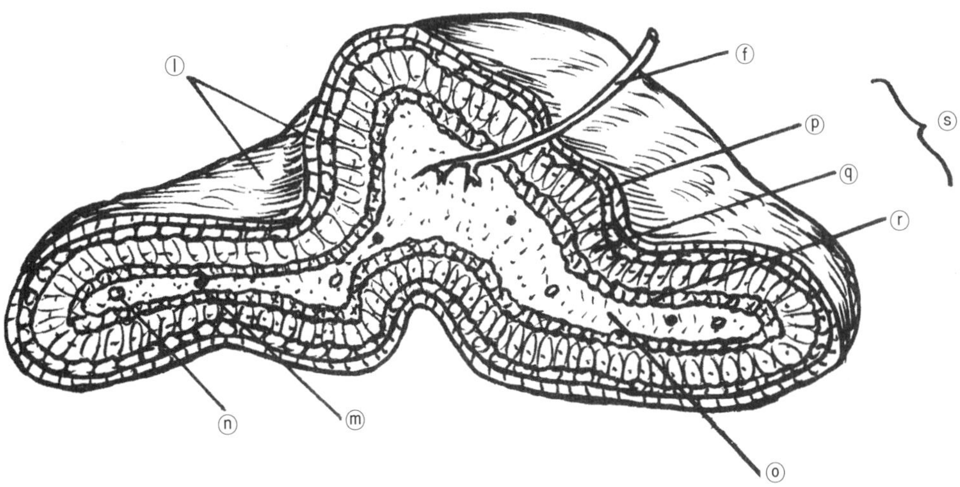

6. 췌장(이자 Pancreas)

( ) 1. Duodenum(십이지장→샘창자)
( ) 2. Pancreas(췌장→이자)
( ) 3. Spleen(비장→지라)
( ) 4. Abdominal aorta(복대동맥→배대동맥)
( ) 5. Celiac artery(복강동맥)
( ) 6. Left gastric artery(좌위동맥→왼위동맥)
( ) 7. Common hepatic artery(총간동맥→온간동맥)
( ) 8. Head of pancreas(췌두→이자머리)
( ) 9. Tail of pancreas(췌미→이자꼬리)
( ) 10. Body of pancreas(췌체→이자몸통)
( ) 11. Splenic artery(비동맥)
( ) 12. Gastroduodenal artery(위샘창자동맥)
( ) 13. Inferior pancreaticoduodenal artery(하췌십이지장동맥→아래이자샘창자덩맥)
( ) 14. Superior mesenteric artery(상장간막동맥→위창자간막동맥)
( ) 15. Exocrine acinus(외분비샘꽈리)
( ) 16. Alpha cell(α-cell)
( ) 17. Beta cell(β-cell)
( ) 18. Delta cell(δ-cell)
( ) 19. F-cell
( ) 20. Capillary(모세혈관)

이자(Pancreas)

1) 이자는 외분비샘인 동시에 혈당을 조절하는 내분비샘이다.
2) 복막후장기이며, 길이…14~15cm, 폭…3~5cm, 무게…70g.
3) 이자는 head, body, tail로 구분.
4) 이자 hormone은 Langerhans islet에서 분비.
5) Langerhans islet에서 분비되는 것은
   ① α-cell…Glucagon 분비→당화촉진
   ② β-cell…Insulin 분비→당화억제
   ③ δ-cell…Somatostatin 분비…Insulin 생산억제, 성장억제.
   ④ F-cell…이자 polypeptide 분비.
6) Insulin의 생리작용
   ① 혈당치가 높을 때 세포막을 통해 포도당의 투과성을 높여 혈당치를 저하시킨다.
   ② 포도당의 glycogen 합성, 단백질 합성, 지방형성 촉진.
   ③ 에너지 공급으로 포도당 사용을 가속화시킨다.
   ④ Insulin 결핍시 과혈당과 당뇨가 일어나 대사이상을 수반.
7) 혈당치가 낮을 때 glucagon이 분비되어 당원분해를 자극시켜 혈당치를 상승시킨다. glucagon의 작용은 epinephrine의 대사에 미치는 작용과 같다.
8) 정상인의 공복시 혈당농도는 80~120mg%인데 당뇨환자의 혈당농도는 300~400mg%까지 상승하게 된다.

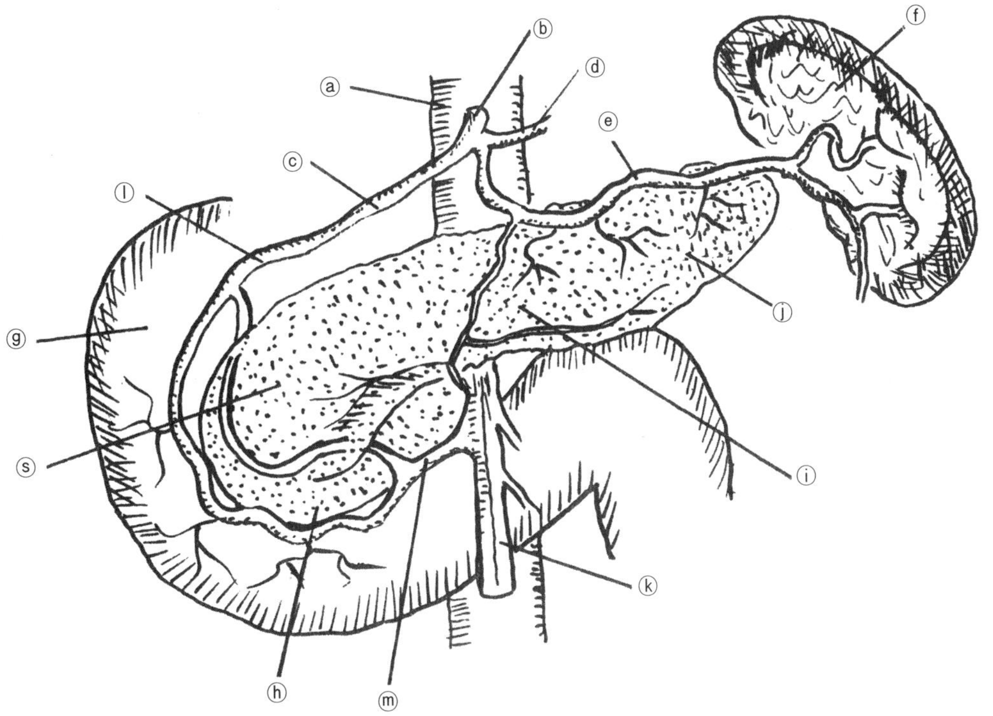

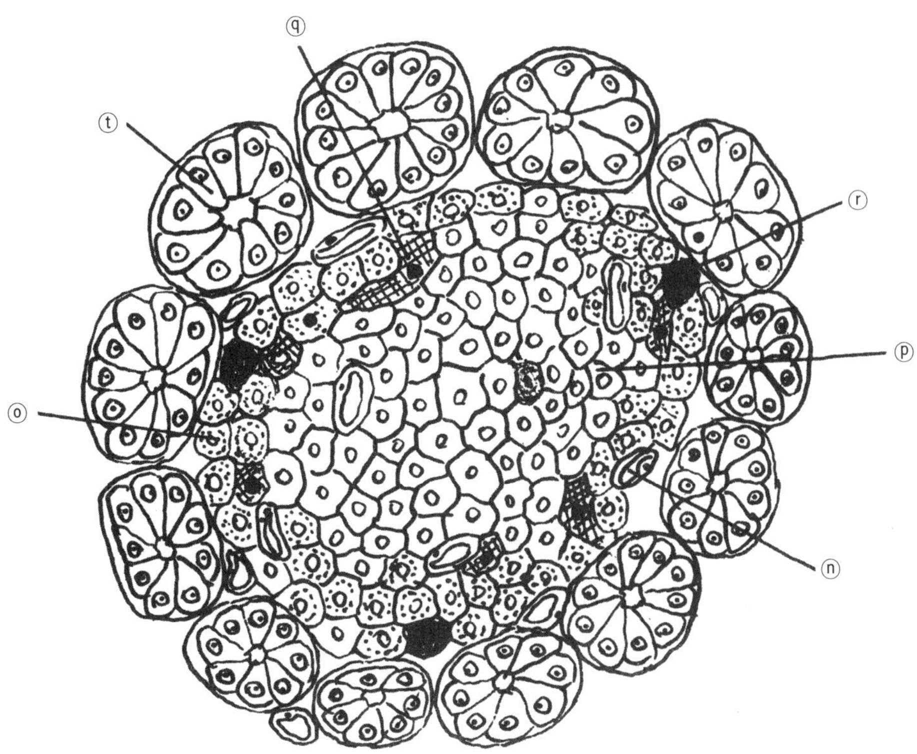

제11장 신경계통

Nervous system

1. 뉴론과 축삭 피복의 구조(Structure neuron and axon coverings)

( ) 1. Nucleus(핵)
( ) 2. Nucleolus(핵소체)
( ) 3. Dendrite(수상돌기→가지돌기)
( ) 4. Axon(축삭)
( ) 5. Neurolemma(신경초) 혹은 Schwan's sheath (슈반초→신경집)
( ) 6. Myelin sheath(수초→말이집)
( ) 7. Ranvier;s node(란비어 절)
( ) 8. Nissl bodies(니슬소체)
( ) 9. Schwan cell(슈반세포)

신경계는 고유신경성분인 신경원(neuron, 신경세포)과 지주적 역할을 하는 신경아교(neuroglia)로 형성.

1) Neuron

a) 신경세포(nerve cell)…원형, 타원형 및 별모양. 핵은 세포질 중앙에 위치.

b) 신경돌기(nerve process)…신경섬유형성.

① Dendrite(수상돌기)…구심성 자극 전달, 자극을 신경세포체에 전달.

② Axon(축삭돌기)…원심성 자극 전달, 세포체의 흥분을 말초에 전달.

c) Schwan's sheath(신경집)…Myelin sheath를 싸고 있으며 재생에 관여.

d) Myelin sheath(말이집)…Myelin sheath가 있는 것을 유수신경섬유(myelinated nerve fiber)라고 하며 골격근 운동, 지각섬유에 분포하며, myelin sheath가 없는 것을 무수신경섬유(unmyelinated nerve fiber)라고 하고 민무늬근, 샘(gland)에 분포.

※ 유수신경섬유(myelinated nerve fiber)→말이집신경섬유
무수신경섬유(unmyelinated nerve fiber)→무말이집신경섬유

2) 신경세포(neuron)의 분류

(1) 자극전달방향에 의한 분류.

① Sensory neuron(감각)…자극을 구심성으로 감수기로부터 brain, spinal cord에 전달.

② Motor neuron(운동)…자극을 원심성으로 brain, spinal cord로 부터 효과기에 전달.

③ Inter neuron(중간)…자극을 Sensory neuron에서 motor neuron전달.

(2) 돌기 process수에 따른 분류.

① Unipolar neuron(단극신경원→홑극신경세포)…세포체에서 1개의 돌기가 나와 얼마후 T자형으로 있는 곳…뇌척수신경절.

② Dipolar neuron(쌍극신경원→쌍극신경세포)…세포체를 중심으로 1개의 axon과 dendrite가 반대방향으로 있는 곳…눈의 망막, 비점막후부

③ Multipolar neuron(다극신경원→뭇극신경세포)…세포체로부터 돌출한 1개의 axon과 여러개의 dendrite를 갖는다. 있는 곳…중추신경계, 자율신경계.

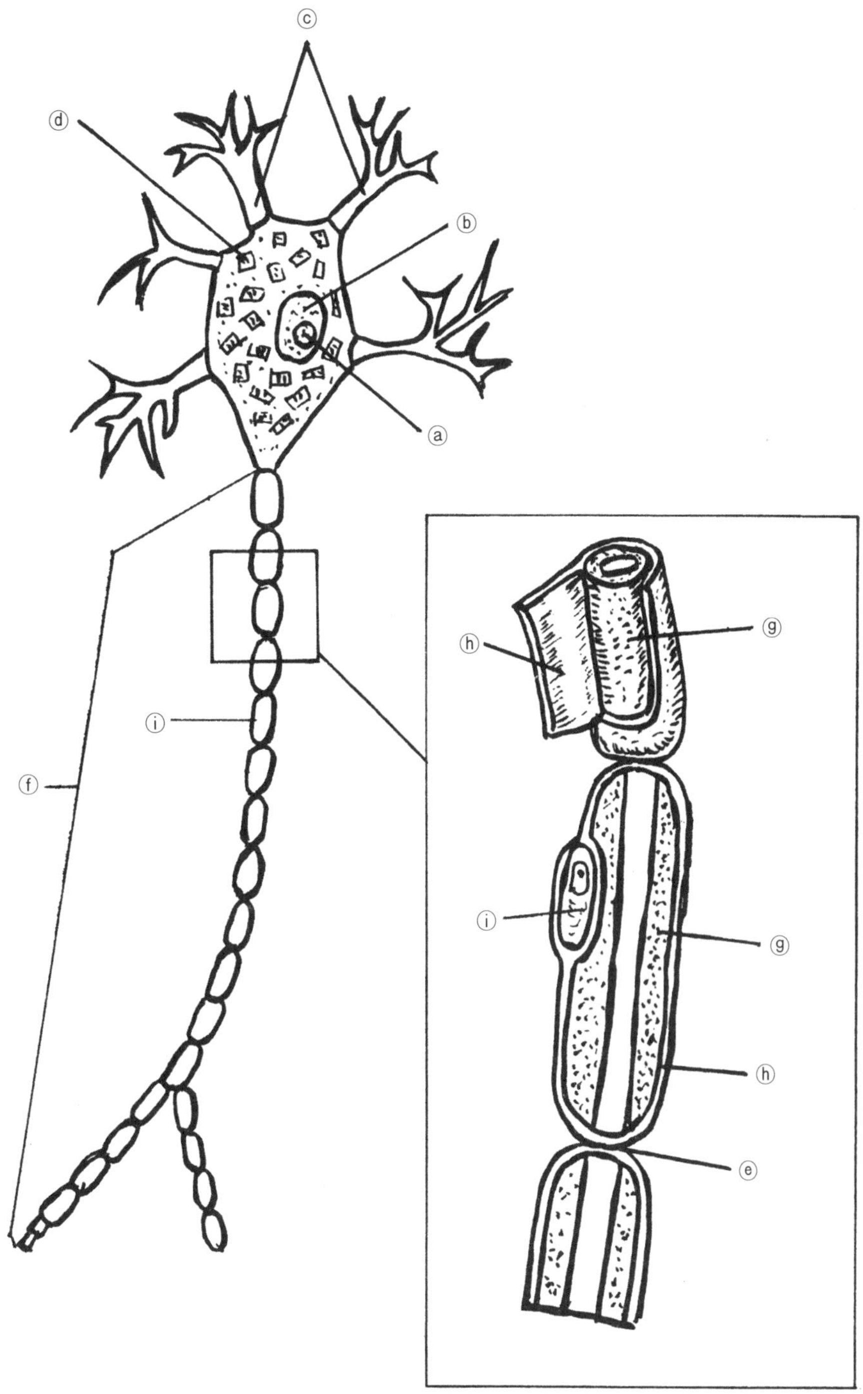

2. 시납스의 해부(Anatomy of synapse)

( ) 1. Cell body(세포체)
( ) 2. Dendrite(수상돌기→가지돌기)
( ) 3. Presynaptic axon(시납스축삭)
( ) 4. Postsynaptic membrane(시납스뒤막)
( ) 5. Synaptic vesicles(시납스 소포)
( ) 6. Neurotransmitter(신경전달물질)
( ) 7. Synaptic cleft(시납스 간격)
( ) 8. Presynaptic axon(시납스이전축삭)
( ) 9. Mitochondria(사립체)
( ) 10. Postsynaptic axon(시납스이후축삭)

Synapse

1) Synapse(연접)란 2개의 신경세포 사이에 있는 형태학적으로 분화한 접속부로서 흥분충동의 전달과 정보의 통합이 이루어지는 곳.
Synapse는 presynaptic membrane(연접이전막)과 postsynaptic membrane(연접이후막) 그리고 연접간격은 150~200Å이나 된다.
2) 전 synapse에 스납스 소포(synaptic vesicles)가 있어 그곳에 acetylcholine, noradrenaline, serotoin 등의 전달물질이 있어 synapse 간격을 메꾸어 주므로 A neuron으로부터 B neuron으로 흥분이 전달된다.
3) 하나의 종말단추를 크게 확대하여 보면 mitochondria가 흩어져 있고, 소액포가 많이 있다.
4) 신경세포 neuron의 연락방식
① 축삭-수상돌기 시납스(axo-dendrite synapse)
② 축삭-세포체 시납스(axo-somatic synapse)
③ 축삭-축삭 시납스(axo-axonal synapse)
④ 축삭-수상 세포체시납스(axodendrosomatic synapse)
5) 신경전달물질이 함유되어 있는 곳
① Acelycholine(Ach)…신경-근연접, 자율신경절, 부교감신경세포, 뇌신경운동핵, 꼬리핵, 변연계, Meynert바닥핵(종말단추내의 시납스액포 속에 간직, 종말단추가 탈분극시 간격안 방출, Na^+ 투과 증대).
② Norepinephrine(NE)…자율신경계(교감신경절 이후 섬유).
③ Serotonin(5-HT)…소화관에 있는 부교감신경세포, 송과샘
④ GABA(gamma-aminobutyric acid)…소뇌, 해마, 대뇌겉질, K^+ 투과 증대(억제성 전달물질).

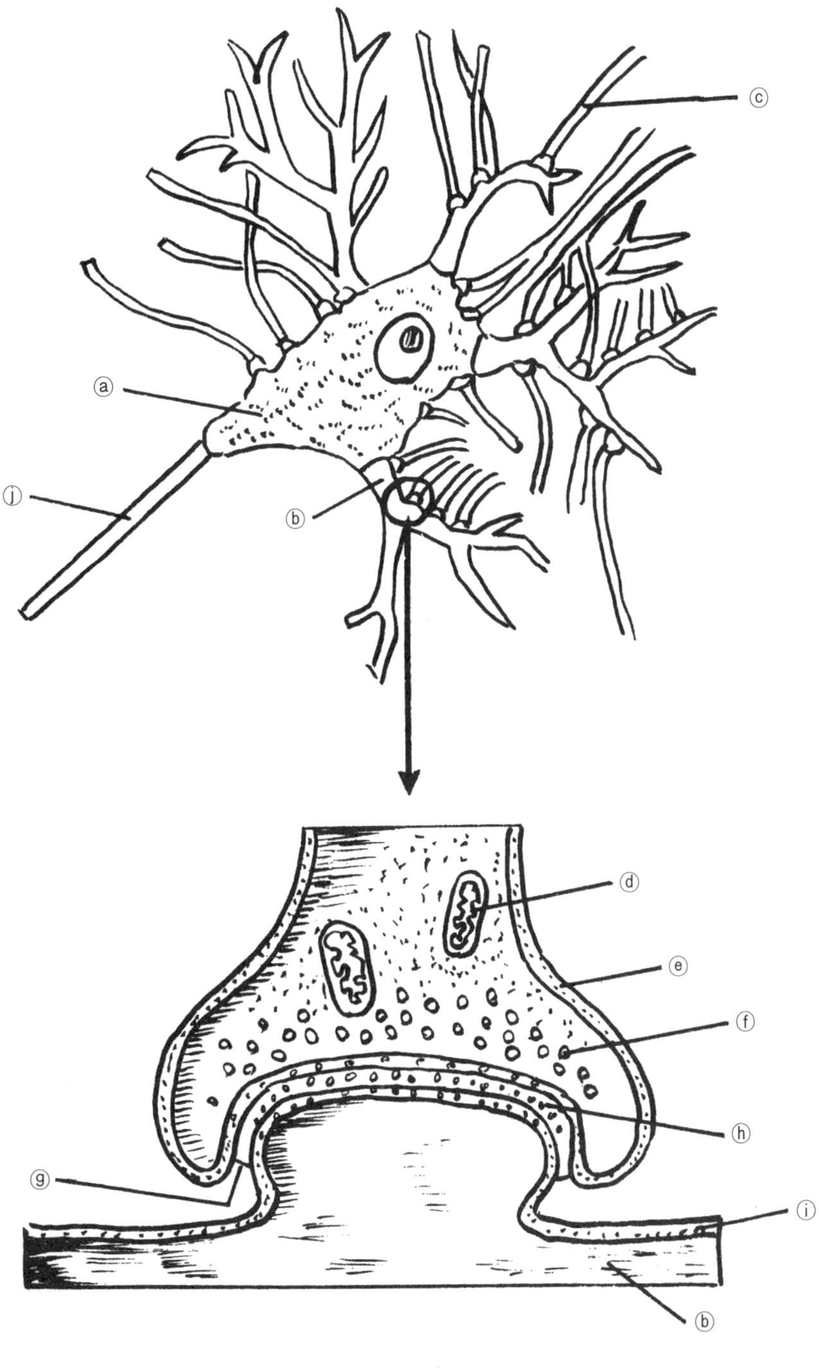

3. 신경교(신경아교)세포(Neuroglial cell)

( ) 1. Microglia(소교세포→미세아교세포)

( ) 2. fibrous astrocyte(섬유성 성상교세포→섬유성 별아교세포)

( ) 3. Portoplasmic astrocyte(원형질성 성상교세포→원형질성별아교세포)

( ) 4. Oligodendrocyte(희돌기교세포→희소돌기아교세포)

Neuroglia cell은 중추신경계의 간질조직으로, 신경세포를 지지 및 보호하는 구실을 하며, 신경세포의 약 2배 정도 많다.

1) Astrocyte(별아교세포)…별 모양의 세포…신경세포에 대한 지지장치, 신경계의 정보기능, 신경세포의 신진대사에 관여. 외배엽성기관, 뇌와 척수의 신경섬유사이연결, 뇌에 있는 모세혈관에 부착, 대사물질 운반. neuron에 영양공급.
   a) Fibrous astrocyte(섬유성 별아교세포)…섬유성 돌기가 풍부. 백질이 많고, 돌기가 많지 않고, 길고 가늘다.
   b) Protoplasmic astrocyte(원형질성 별아교세포)…다수의 돌기, 회백질에 있고 세포질에 많다. 돌기가 굵다.
2) Oligodendrocytes(희소돌기아교세포)…소수의 돌기를 갖는다. 세포체나 돌기에 밀착.
3) Microglia(미세아교세포)…세포체가 작으며 핵은 타원형이며 돌기가 분지한다.
4) 별아교세포와 희소돌기아교세포를 대교세포 macroglia라고 한다.
5) 미세아교세포를 일명 미교세포라고 하며, 유주작용, 물질운반, 파괴, 제거, 병적 대사물의 청소역할(식작용).

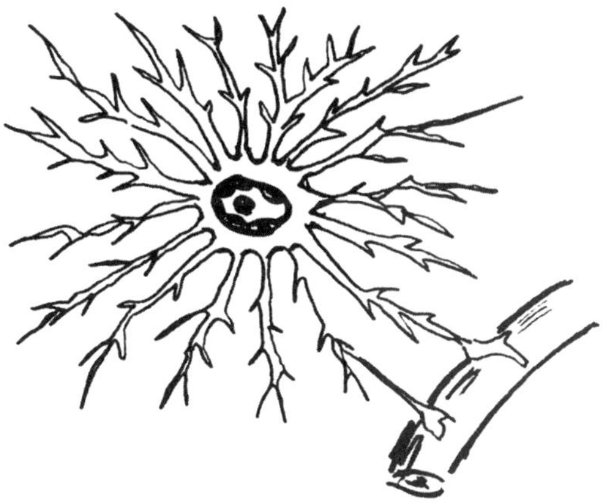

ⓐ

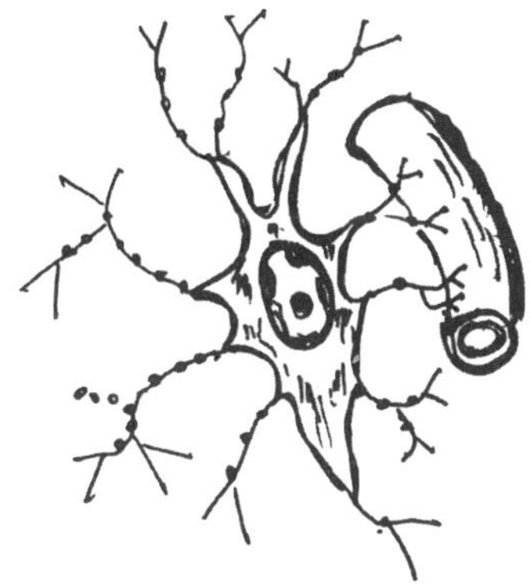

ⓑ

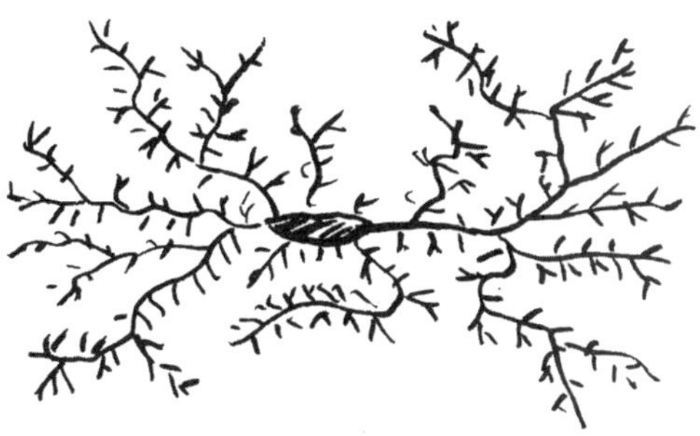

ⓒ

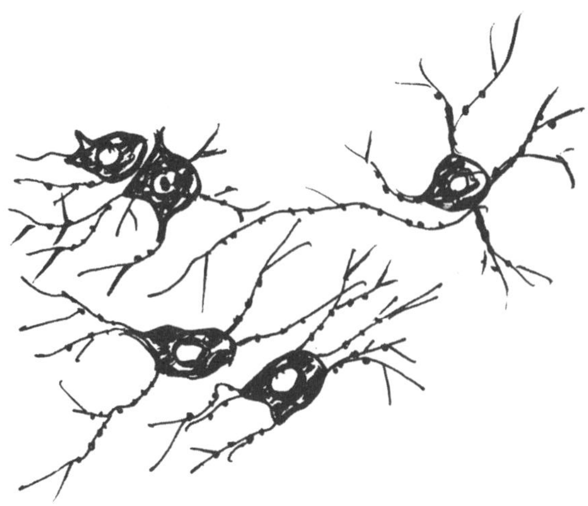

ⓓ

4. 중추신경계의 발생(Development of central nervous system)

( ) 1. Ectoderm(외배엽)
( ) 2. Endoderm(내배엽)
( ) 3. Mesoderm(중배엽)
( ) 4. Notochord(축삭)
( ) 5. Neural tube(신경관)
( ) 6. Neural plate(신경판)
( ) 7. Neural groove(신경구→신경고랑)
( ) 8. Neural fold(신경융기)
( ) 9. Prosencephalon(전뇌→앞뇌)
( ) 10. Mesencephalon(중뇌→중간뇌)
( ) 11. Rhombencephalon(능뇌→마름뇌)
( ) 12. Spinal cord(척수)
( ) 13. Diencephalon(간뇌→사이뇌)
( ) 14. Telencephalon(종뇌→끝뇌)
( ) 15. Myelencephalon(수뇌→숨뇌)
( ) 16. Metencephalon(후뇌→뒤뇌)
( ) 17. Cerebral hemisphere(대뇌반구)
( ) 18. Pons(교뇌→다리뇌)
( ) 19. Cerebellum(소뇌)

뇌의 발생(Development of brain)

1) 외배엽이 세로로 비후하여 neural plate(신경판) 형성.
2) Neural plate의 양 언저리에서 neural fold(신경융기) 형성.
3) Neural fold 사이에 도랑이 생겨 neural groove(신경고랑) 형성.
4) 양측의 neural fold가 neural tube(신경관) 형성.
5) Neural tube의 Sup. end→Brain
   Inf. end→Spinal cord 형성.

뇌의 형성과정

1차 뇌포 3개→앞뇌, 중간뇌, 마름뇌
2차 뇌포 5개→끝뇌, 사이뇌, 중간뇌, 숨뇌, 뒤뇌

- Brain
  - Prosencephalon (앞뇌)
    - Telencephaon (끝뇌) → 대뇌반구 → (가쪽뇌실) → (바깥쪽뇌실)
    - Diencephalon (사이뇌) → 시상, 시상하부 → (셋째뇌실)
  - Mesencephalon (중간뇌) → Midbrain (중간뇌) → (중뇌수도) → (중간뇌수도관)
  - Rhombencephalon (마름뇌)
    - Metencephalon (뒤뇌) → Cerebellum (소뇌), Pons (다리뇌) → (넷째뇌실)
    - Myelencephalon (숨뇌) → Medulla oblongata (숨뇌)

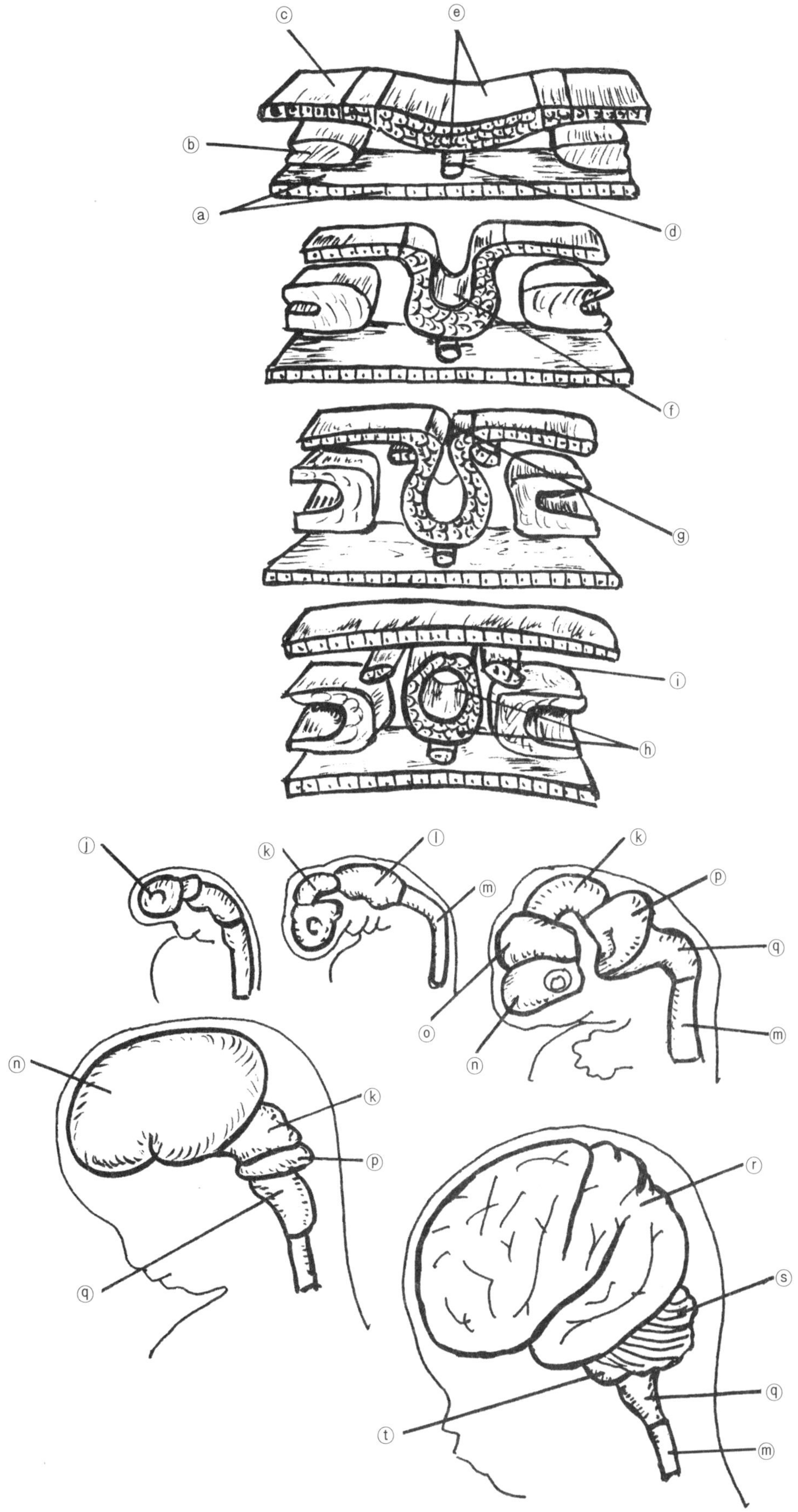

5. 대뇌반구(Cerebral hemisphere)의 바깥면과 속면

( ) 1. Central sulcus(중심구→중심고랑)
( ) 2. Lateral sulcus(외측구→가쪽고랑)
( ) 3. Precentral gyrus(중심전회→중심앞이랑)
( ) 4. Postcentral gyrus(중심후회→중심뒤이랑)
( ) 5. Superior frontal gyrus(상전두회→위이마이랑)
( ) 6. Middle frontal gyrus(중전두회→중간이마이랑)
( ) 7. Inferior frontal gyrus(하전두회→아래이마이랑)
( ) 8. Superior parietal lobule(상두정소엽→위마루소엽)
( ) 9. Inferior parietal lobule(하두정소엽→아래마루소엽)
( ) 10. Superior temporal gyrus(상측두회→위관자이랑)
( ) 11. Middle temporal gyrus(중측두회→중간관자이랑)
( ) 12. Inferior temporal gyrus(하측두회→아래관자이랑)
( ) 13. Parietooccipital sulcus(두정후두구→마루뒤통수고랑)
( ) 14. Supramarginal gyrus(연상회→위언저리이랑)
( ) 15. Orbital gyri(안와회→안와이랑)
( ) 16. Corpus callosum(뇌량→뇌들보)
( ) 17. Parahyppocampal gyrus(해마방회→해마이랑)
( ) 18. Cingulate gyrus(대상회→띠이랑)
( ) 19. Paracentral lobule(중심방소엽→중심곁소엽)
( ) 20. Precuneus(설전부→쐐기앞소엽)
( ) 21. Cuneus(설부→쐐기소엽)
( ) 22. Medial occipitotemporal gyrus(내측후두측두회→안쪽뒤통수관자이랑)
( ) 23. Lateral occipitotemporal gyrus(외측후두측두회→가쪽뒤통수관자이랑)
( ) 24. Frontal lobe(전두엽→이마엽)
( ) 25. Parietal lobe(두정엽→마루엽)
( ) 26. Temporal lobe(측두엽→관자엽)
( ) 27. Occipital lobe(후두엽→뒤통수엽)

대뇌(Cerebrum)

1) 대뇌의 외부구조

a) 대뇌는 뇌 중에서 가장 크며 전체 무게의 80%

b) 정중대뇌종렬(median longitudinal fissure of cerebrum)(정중대뇌세포틈새)에 의해 좌・우 대뇌반구(cerebral hemisphere)로 되고, 안쪽면이 뇌들보에 의해 결합. 머리뼈의 명칭에 따라 4엽으로 구분.

① Frontal lobe(이마엽)…운동영역, 언어영역.
② Temporal lobe(관자엽)…청각영역, 후각영역.
③ Occipital lobe(뒤통수엽)…시각영역.
④ Parietal lobe(마루엽)…지각영역, 미각영역.

c) 고랑(sulcus)의 명칭은 중심고랑(central sulcus)과 가쪽고랑(lateral sulcus), 마루뒤통수고랑(parietooccipital sulcus)으로 구분.

d) 이랑(Gyrus)가운데는

① Precentral gyrus(중심전회)(중심앞이랑)…중심고랑 앞쪽으로 motor area(운동영역).
② Postcentral gyrus(중심후회)(중심뒤이랑)…중심고랑 뒷쪽으로 sensory area(감각영역).

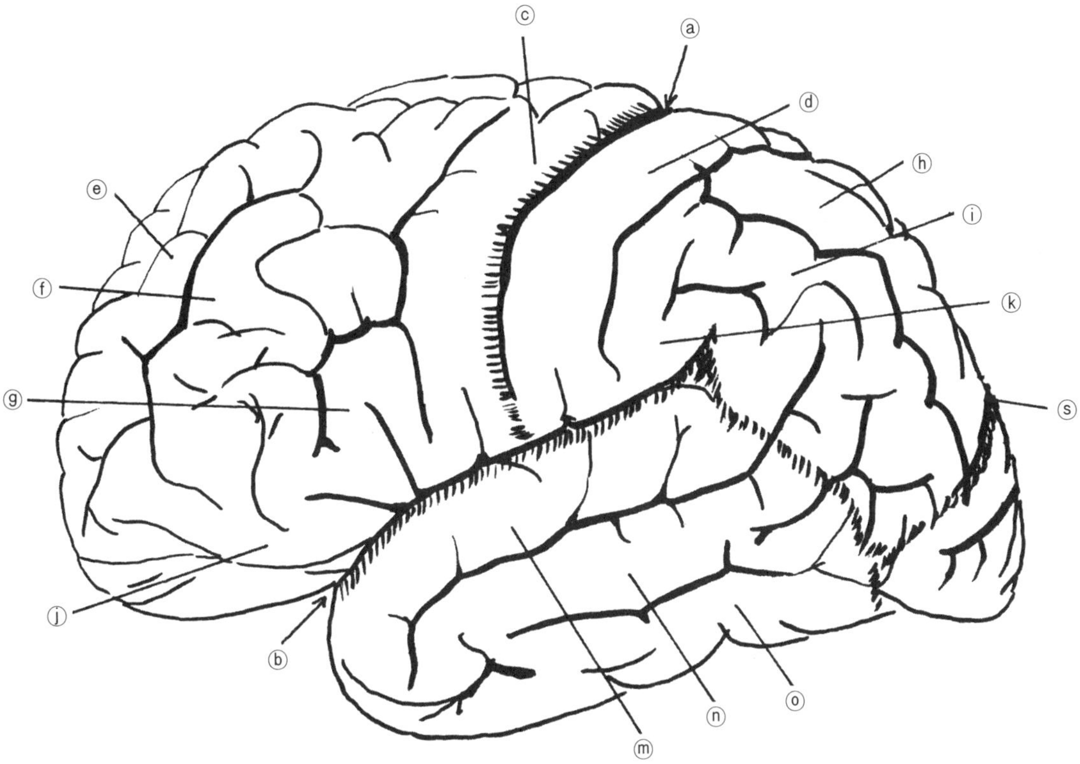

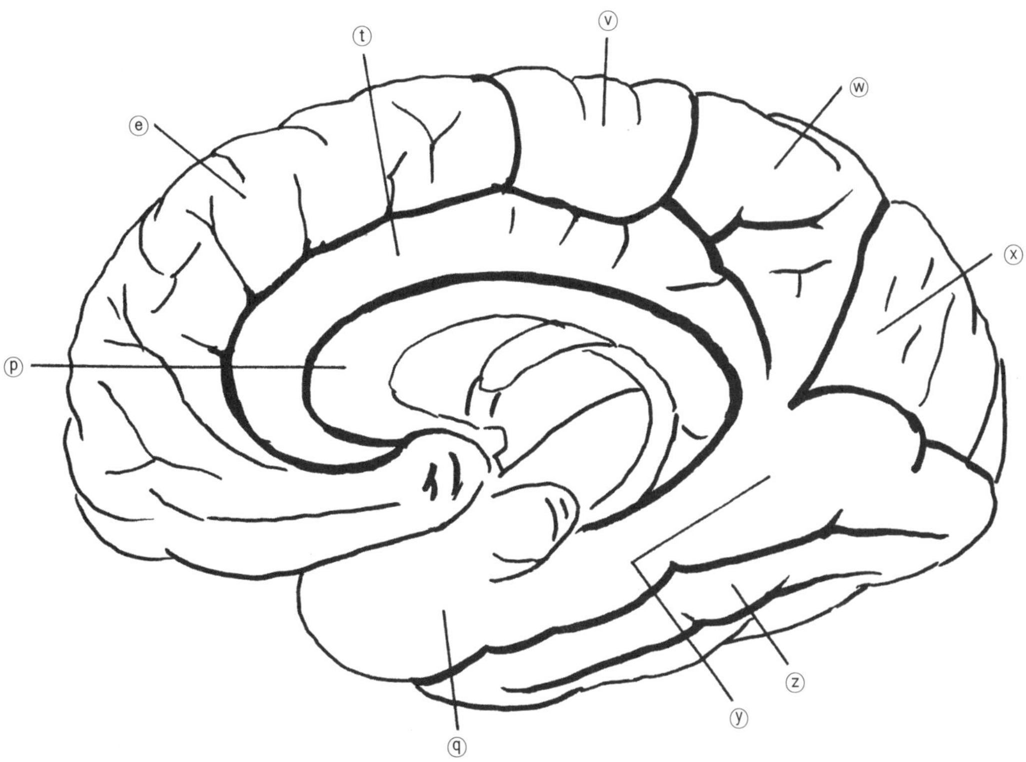

6. 소뇌(Cerebellum)와 소뇌핵(Cerebellar nucleus)

( ) 1. Vermis(충부→벌레부)
( ) 2. Cerebellar hemisphere(소뇌반구)
( ) 3. Flocculonodular lobe(편엽소절엽→타래결절엽)
( ) 4. Primary fissure(제1열→첫째틈새)
( ) 5. Corpus cerebelli(소뇌체)
( ) 6. Horizontal fissura(소뇌수평열→소뇌수평틈새)
( ) 7. Culmen(산정→꼭대기)
( ) 8. Declive(산복→경사)
( ) 9. Inferior semilunar lobule(하반월소엽→아래반달소엽)
( ) 10. Superior semilunar lobule(상반월소엽→위반달소엽)
( ) 11. Quadrangular lobule(사각소엽→네모소엽)
( ) 12. Simple lobule(단소엽→단순소엽)
( ) 13. Superior cerebellar peducle(상소뇌각→위소뇌다리)
( ) 14. Middle cerebellar peducle(중소뇌각→중간소뇌다리)
( ) 15. Inferior cerebellar puducle(하소뇌각→아래소뇌다리)
( ) 16. Biventral lobule(이복소엽→볼록소엽)
( ) 17. Tonsil of cerebellum(소뇌편도)
( ) 18. Flocculus(편엽→타래)
( ) 19. Secondary fissura(제2열→둘째틈새)
( ) 20. Uvula of vermis(충부수→벌레목젖)
( ) 21. Ant. lobe(전엽→앞엽)
( ) 22. Post. lobe(후엽→뒤엽)
( ) 23. Dentate nucleus(치상핵→치아핵)
( ) 24. Emboliform nucleus(전상핵→쐐기핵)
( ) 25. Globose nucleus(구상핵→둥근핵)
( ) 26. Fastigeal nucleus(실정핵→꼭지핵)

소뇌(Cerebellum)

1) 소뇌는 충부(벌레부)→정중간부위…하등동물에 발달.
소뇌반구→좌우…고등동물에 발달.
2) 대뇌와 척수사이에 개재하는 추체외로계 중추이며 신체운동, 평형, 근기장에 관여.
3) 소뇌는 뇌줄기(brain stem)와 연결. 소뇌다리에 의해 숨뇌, 다리뇌 및 중간뇌와 연락.
① Sup. cerebellar peducle(위소뇌다리)…소뇌겉질에서 기시하는 섬유를 중간뇌(적핵) 사이뇌(시상)에 연결.
② Mid. cerebellar peducle(중간소뇌다리)…반대측 대뇌운동중추에서 기시하여 다리뇌핵에서 중계된 섬유 받음.
③ Inf. cerebellar peducle(아래소뇌다리)…말초의 고유감각을 척수 및 숨뇌로부터 받음.
4) 소뇌는 무게…120~130g, 좌우경…10cm, 전후경…5cm
5) 소뇌핵(cerebellar nucleus)…소뇌의 속질내 회색질덩이. 다음과 같이 4쌍이 있다.
① Dentate nucleus(치상핵)→(치아핵) ② Emboliform nucleus(전상핵)→(쐐기핵)
③ Globose nucleus(구상핵)→(둥근핵) ④ Fastigeal nucleus(실정핵)→(꼭지핵)
6) 소뇌의 표층(소뇌겉질)
① Molecular layer(분자층)…세포는 바구니세포와 성상세포.
② Purkinje cell layer(푸르킨예 세포층)…프라스크(flask)모양의 세포.
③ Granular layer(과립층)…Golgi세포로 이룸.
7) 소뇌구분
① 소뇌몸통…제 1열에 의해 앞엽—자극→모든 뇌경직억제. 앞엽제거→모든 뇌경직과 폄반사 증가.
뒤엽—제거→숙련된 수의 운동장애. 겨냥이상.
② 타래결절엽…자세의 평형유지. 파괴시→몸이 기울고 보행장애.

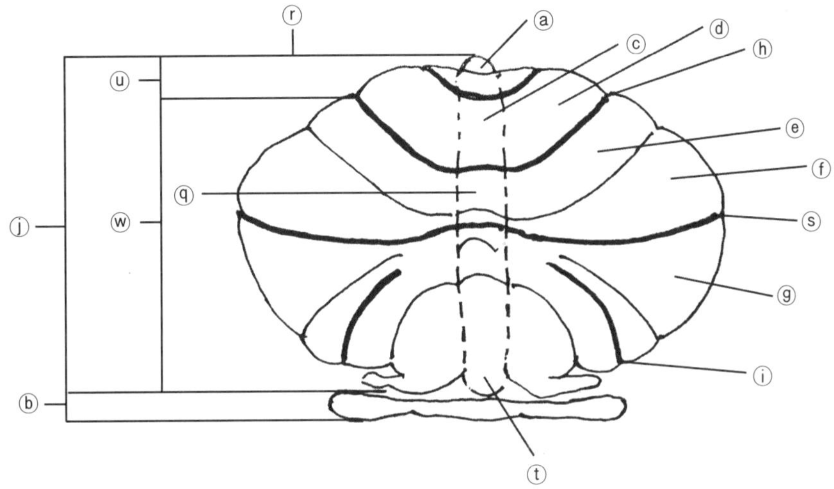

소뇌의 구분

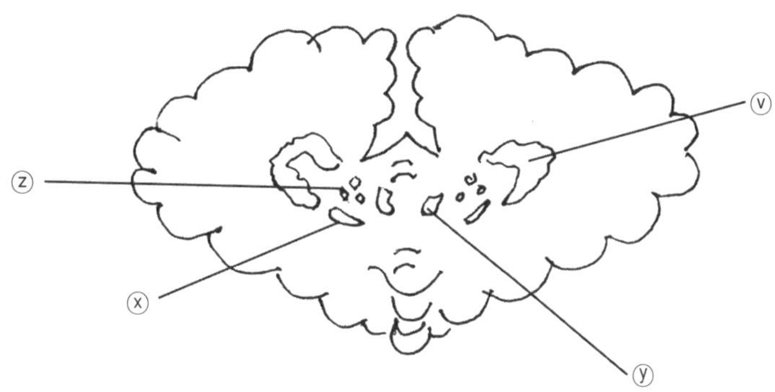

소뇌의 횡단도

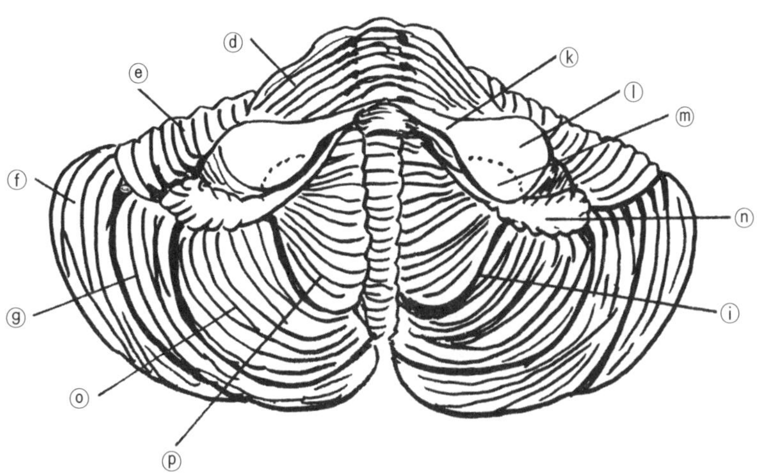

소뇌의 하면도

7. 뇌간(뇌줄기)(Brain stem)

( ) 1. Optic nerve(시신경)
( ) 2. Infundibulum(누두→깔때기)
( ) 3. Mamillary body(유두체)
( ) 4. hypophysis(뇌하수체)
( ) 5. Pons(교→다리뇌)
( ) 6. Cerebral peduncles(대뇌각→대뇌다리)
( ) 7. Pyramids(추체→피라밋)
( ) 8. Middle cerebellar peduncles(중소뇌각→중간소뇌다리)
( ) 9. Medulla(연수→숨뇌)
( ) 10. Cerebellum(소뇌)
( ) 11. Spinal cord(척수)
( ) 12. Thalamus(시상)
( ) 13. Pineal gland(송과체)
( ) 14. Inferior colliculi(하구→아래둔덕)
( ) 15. Superior colliculi(상구→위둔덕)
( ) 16. Inferior cerebellar peduncles(하소뇌각→아래소뇌다리)
( ) 17. Superior cerebellar peduncles(상소뇌각→위소뇌다리)

뇌간(뇌줄기, Brain stem)

뇌는 편의상 대뇌, 소뇌, 뇌줄기로 구분한다.

뇌줄기는 diencephalon(사이뇌), midbrain(중간뇌), pons(다리뇌), medulla oblongata(숨뇌)로 구성.

1) Midbrain(중간뇌)

① 등쪽 : 중뇌개(중간뇌덮개, tectum)…사구판이라고도 하며, 위 · 아래에 한쌍 씩.
위둔덕(sup. colliculi)—시각반사, 동공반사. 시각전도로의 중계소.
아래둔덕(inf. colliculi)—정방향반사. 청각전도로의 중계소.

② 중앙부 : 조가비핵(tegmentum)
- 적핵…소뇌의 위소뇌다리와 연결. 눈돌림신경핵, 도르래신경핵, 삼차신경중 뇌로핵도 있다.
- 흑색질…치밀부분과 망상부분, melanin함유.

③ 앞쪽 : 대뇌각(대뇌다리, cerebral peduncle)…1쌍.

④ 중간뇌수도관(cerebral aqueduct)→조가비핵과 중간뇌덮개 연결 사이에 셋째뇌실과 넷째뇌실을 연결하는 관.

2) Pons(다리뇌)

숨뇌 위끝에 이어지는 팽륜부. 뇌신경 중에서 V, VI, VII, VIII 뇌신경이 기시한다.
회색질에 다리뇌핵(pontine nuclei)
백색질에 추체로(pyramidal tract)와 다리뇌핵소뇌로(소뇌), 그리고 겉질다리뇌핵로로 구성.

3) Medulla oblongata(숨뇌)

다리뇌와 척수를 연결. 척수와 비슷한구조.
앞면…앞정중틈새(ventral median fissure)
양쪽에 한 쌍의 모뿔(pyramid)이 있고, 내부에 추체로 뻗어 있다.
모뿔아래끝에 섬유가 교차하는 모뿔교차 pyramidal decussation를 이루고 있다.
뒤면에 뒤정중고랑 dorsal median sulcus이 있고 양쪽에 박속(널판다발)과 설상속(쐐기다발)이 있다.
생명중추…호흡중추, 심장중추, 연하중추, 구토중추, 저작중추.
척수나 숨뇌에서 소뇌로 가는 아래소뇌다리를 이루어 소뇌와 연락.
IX, X, XI, XII 뇌신경이 기시.

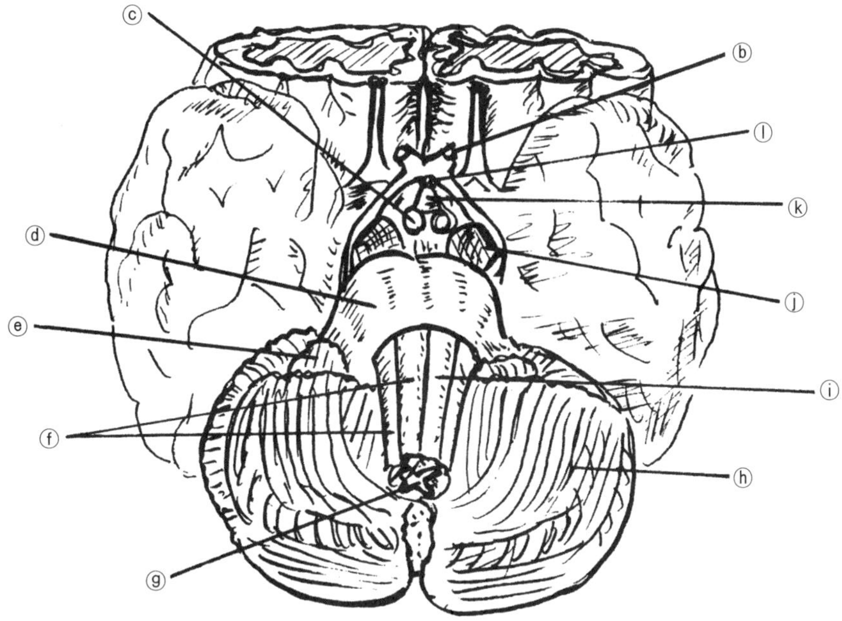

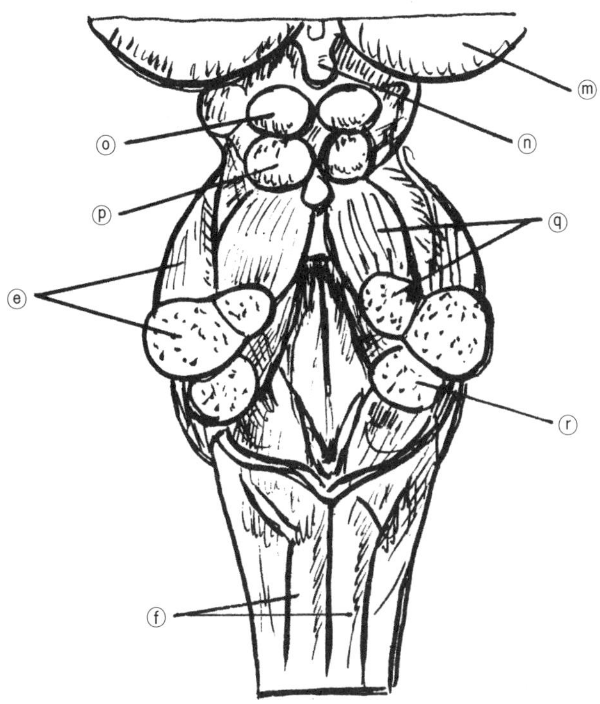

8. 간뇌(사이뇌 Diencephalon)와 대뇌핵(Cerebral nuclei)

( ) 1. Corpus callosum(뇌량→뇌들보)
( ) 2. Thalamus(시상)
( ) 3. Hypothalamus(시상하부)
( ) 4. Hypophysis(뇌하수체)
( ) 5. Epithalamus(시상상부)
( ) 6. Lateral ventricle(측뇌실→가쪽뇌실)
( ) 7. Caudate nucleus(미상핵→꼬리핵)
( ) 8. Putamen(피각→조가비핵)
( ) 9. Globus pallidus(담창구→창백핵)
( ) 10. Lenticular nucleus(렌즈핵)
( ) 11. Third ventricle(제3뇌실→셋째뇌실)
( ) 12. Cerebral cortex(대뇌피질→대뇌겉질)
( ) 13. Infundibulum(누두→깔때기)
( ) 14. Pitutary gland(뇌하수체)
( ) 15. Claustrum(전장→담장)
( ) 16. Insula(도→대뇌섬)
( ) 17. Internal capsule(내낭→속섬유막)
( ) 18. Cerebral medullary substance(대뇌속질)

사이뇌(Diencephalon)

1) Thalamus(시상)…셋째뇌실 가쪽벽 달걀 모양의 신경핵. 모든 지각신경(단, 후각신경은 예외)을 접수.
2) Metathalamus(시상후부)…뇌간(뇌줄기)의 뒤가쪽에 돌출한 안쪽 및 가쪽슬상체(가쪽무릎체)로 구성.
3) Epithalamus(시상상부)…셋째뇌실 뒤벽에 있는 솔방울샘(pineal body)와 후각삼각(고삐삼각)과 후교련(뒤교차연결)으로 구성.
4) Hypothalamus(시상아래부위)…유두체, 깔때기, 뇌하수체 및 시각교차로 구성.
사상하부는 자율신경의 최고중추. 이곳의 신경섬유는 대뇌겉질, 시상, 뇌하수체, 뇌줄기, 척수와 결합. 시상하부는 다양한 내장기관의 작용을 조절. 또 신경과 내분비계 사이 교량역할(항상성 역할).
5) Third ventricle(셋째뇌실)…정중선상에 있는 좁은 간격으로 좌・우에 시상. 앞쪽은 뇌실사이공간, 뒤쪽은 중간뇌수도관과 넷째뇌실.

※ **대뇌핵**(cerebral nuclei)…대뇌반구 심부의 속질 속에 있는 회백질덩이를 대뇌바닥핵(basal ganglia)이라 한다(종류는 아래와 같다).

① Caudate nucleus(꼬리핵)
② Lenticular nucleus(렌즈핵) ┌ 가쪽의 조가비핵(putamen)
　　　　　　　　　　　　　　 └ 안쪽의 창백핵(globus pallidus)
③ Amygdaloid body(편도체)
④ Claustrum(전장)→(담장)

선조체(줄무늬체)와 창백핵에 이상이 오면 근의 강직이나 불수의 운동(파킨슨증후군, 무도병, athetosis)

※ 내포(Internal capsule, 속섬유막)…내포(속섬유막)은 시상과 렌즈핵 및 꼬리핵 사이의 통로이며, 뇌출혈이 발생하기 쉬운 곳이다. 이 부위의 병변에 의한 지각 내지 운동마비환자가 많다.

※ 선조체(Corpus striatum, 줄무늬체)…조가비핵과 꼬리핵을 합한 것을 선조체리고 하며

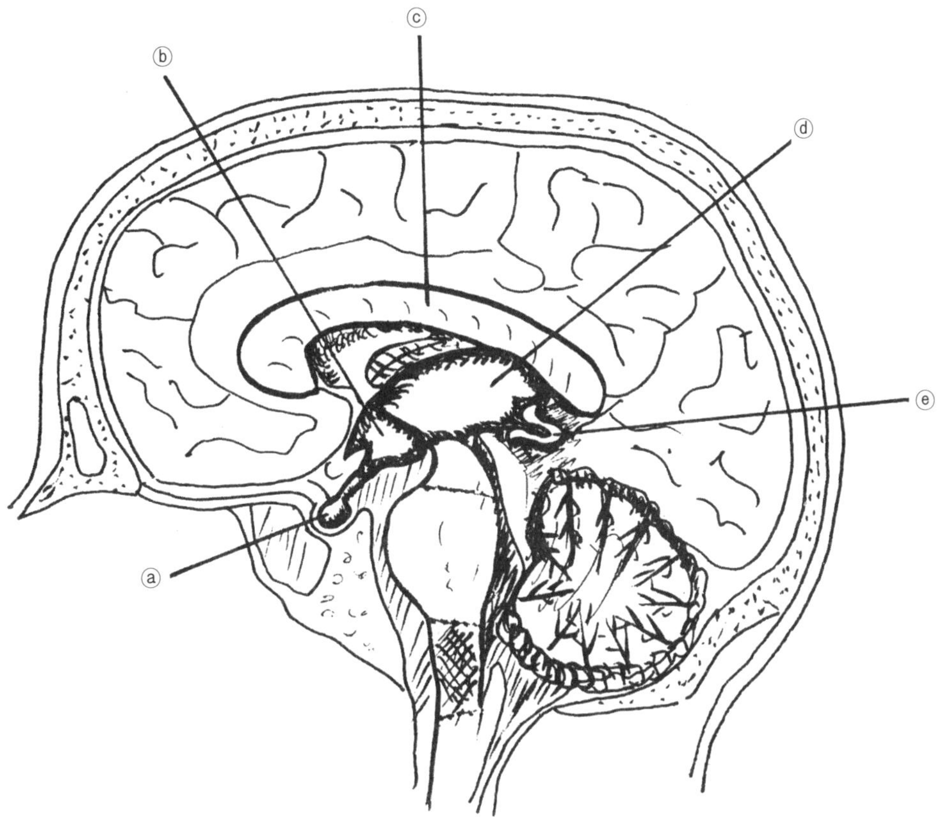

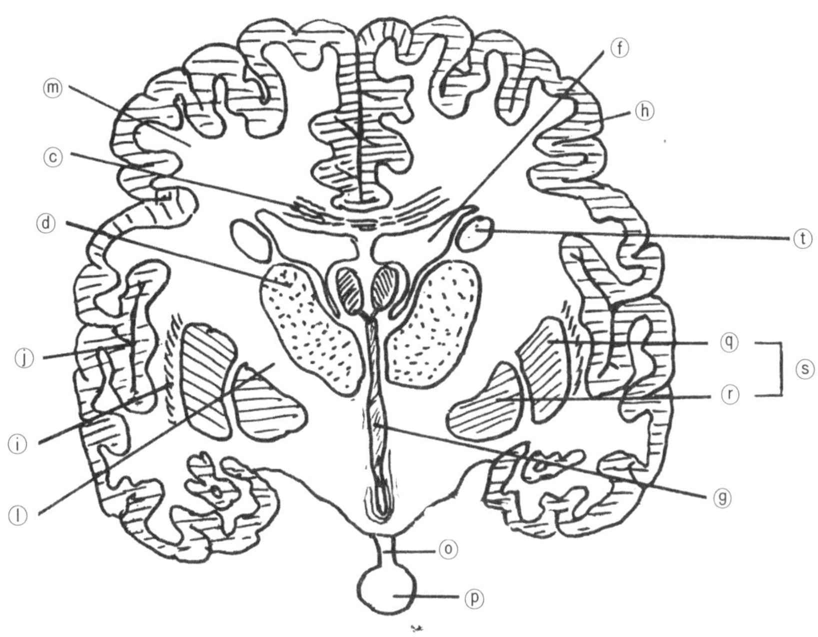

9. 뇌척수막(Meninges)

( ) 1. Cerebral cortex(대뇌겉질→대뇌피질)
( ) 2. Calvaria(두개관→머리덮개뼈)
( ) 3. Superior sagittal sinus(상시상정맥동→위시상정맥굴)
( ) 4. Cranial dura mater(뇌경막→뇌경질막)
( ) 5. Cranial arachnoid(뇌지주막→뇌거미막)
( ) 6. Cranial pia mater(뇌연막→뇌연질막)
( ) 7. Subdura cavity(경막하강→경질막밑공간)
( ) 8. Subarachnoid cavity(지주막하강→거미막밑공간)
( ) 9. Cerebral falx(대뇌겸→대뇌낫)
( ) 10. Vertebra(척추골)
( ) 11. Periosteum(골막→뼈막)
( ) 12. Spinal dura mater(척수경막→척수경질막)
( ) 13. Spinal arachnoid(척수지주막→척수거미막)
( ) 14. Spinal pia mater(척수연막→척수연질막)
( ) 15. Epidura space(경막상강→경질막바깥공간)
( ) 16. Internal vertebral venous plexus(내추골정맥총→속척추정맥얼기)
( ) 17. Gray matter(회백질→회색질)
( ) 18. White matter(백질→백색질)

뇌척수막(Meninges)

뇌 및 척수를 공통으로 싸는 피막을 뇌척수막이라고 총칭한다.
뇌와 척수가 하나로 연결된 것처럼 뇌척수막도 뇌를 싸는 부분과 척수를 싸는 부분이 연결되어 있다.
뇌를 싸는 막을 뇌막(meninges of encephalon), 척수(spinal cord)를 막을 척수막(spinal meninges)이라고도 한다.

1) Meninges of encephalon(뇌막)

① Cranial dura mater(뇌경질막)
② Cranial Arachnoid(뇌거미막)
③ Cranial pia mater(뇌연질막)

2) Spinal meninges(척수막)

① Spinal dura mater(척수경질막)
② Spinal arachnoid(척수거미막)
③ Spinal pia mater(척수연질막)

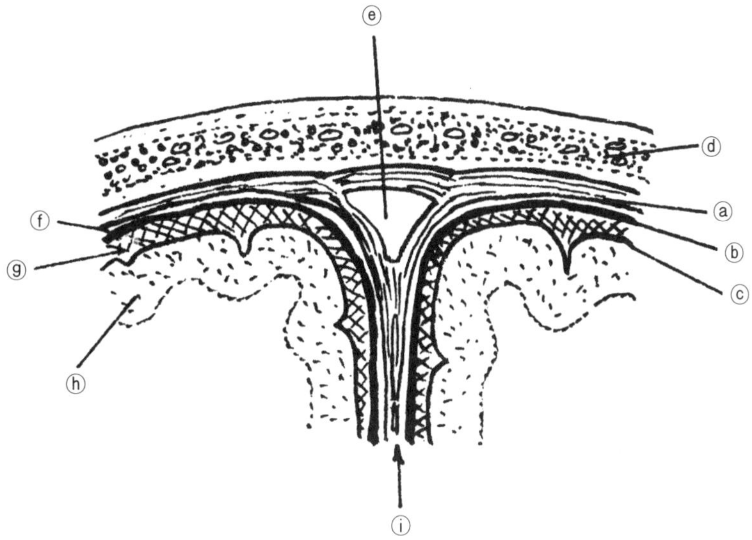

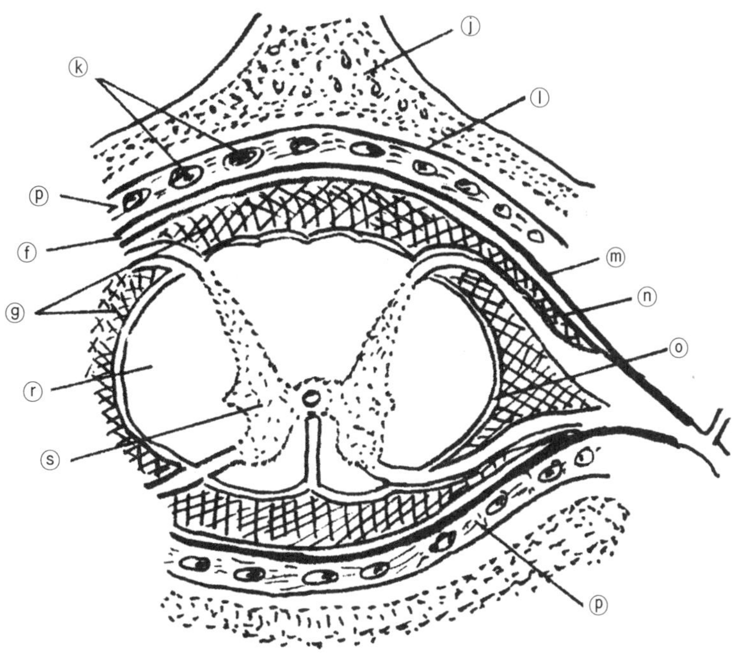

10. 뇌척수액의 순환도(Circulation scheme of cerebrospinal fluid)

( ) 1. Dura mater(경막→경질막)
( ) 2. Arachnoid(지주막→거미막)
( ) 3. Subarachnoid space(자주막하강→거미막밑공간)
( ) 4. Pia mater(연막→연질막)
( ) 5. Superior sagittal sinus(상시상정맥동→위시상정맥굴)
( ) 6. Lateral ventricle(측뇌실→가쪽뇌실)
( ) 7. Choroid plexus(맥락총→맥락얼기)
( ) 8. 3rd ventricle(제3뇌실→셋째뇌실)
( ) 9. 4th ventricle(제4뇌실→넷째뇌실)
( ) 10. Cerebral aqueduct(중뇌수도→중간뇌수도관)
( ) 11. Interventricular foramen(실간공→뇌실사이구멍)
( ) 12. Cerebellum(소뇌)
( ) 13. Cerebrum covered with pia mater(연질막으로 싸인 대뇌)
( ) 14. Arachnoid granulation(지주막과립→거미막과립)
( ) 15. Central canal(중심관)

뇌척수액(Cervbrospinal fluid)

각 뇌실에 있는 특수혈관얼기인 맥락얼기(choroid plexus)에서 생산 분비되며 하루에 약 400~800ml 정도 생산되고, 그 중 140~200ml 만이 거미막밑공간과 뇌실에 수용.

1) 뇌척수액의 순환…가쪽뇌실→뇌실사이구멍→셋째뇌실→중간뇌수도관→넷째뇌실→가쪽고랑, 정중고랑→소뇌연수조(소뇌숨뇌수조)의 통로로 거미막밑사이가시에 이르고 척수중심관에 들어간 뇌척수액은 따로따로 통로가 없으므로 위로 넘치면 다시 가쪽고랑와 정중고랑를 거친다. 뇌와 척수의 거미막밑공간을 채운 뇌척수액은 일정압력 이상의 양은 모두 거미막과립에서 압력차(뇌척수액과 정맥혈)에 따라 위시상정맥굴에 들어간후 여러 경질막정맥굴을 거쳐 속목정맥에 유입.
2) 경질막(dura mater)…두껍고 튼튼한 막으로, 조직학적으로 두 겹으로 구별된다. 그 바깥표피층은 혈관이 많은 층이며 머리뼈공간안의 뼈막으로 작용.
3) 거미막(arachnoid membrane)…경질막 바로 안쪽에 있는 한 장의 얇은 막. 거미막과 경질막 사이에는 좁은 경질막밑공간(subdural space)이 있고 맨안층의 연질막과의 사이에는 넓은 거미막밑공간(subarachnoid space)이 있으며 안쪽공간에 뇌척수액(cerebrospinal fluid ; C.S.F.)이 들어 있다. 요추천자(허리천자, lumbar puncture)는 척수거미막(spinal arachnoid)의 제3과 제4허리뼈 사이를 이용한다.
4) 연질막(pia mater)…가장 얇은 막이며 뇌실질 표면에 밀착하여 모든 뇌고랑에 들어가 있다.

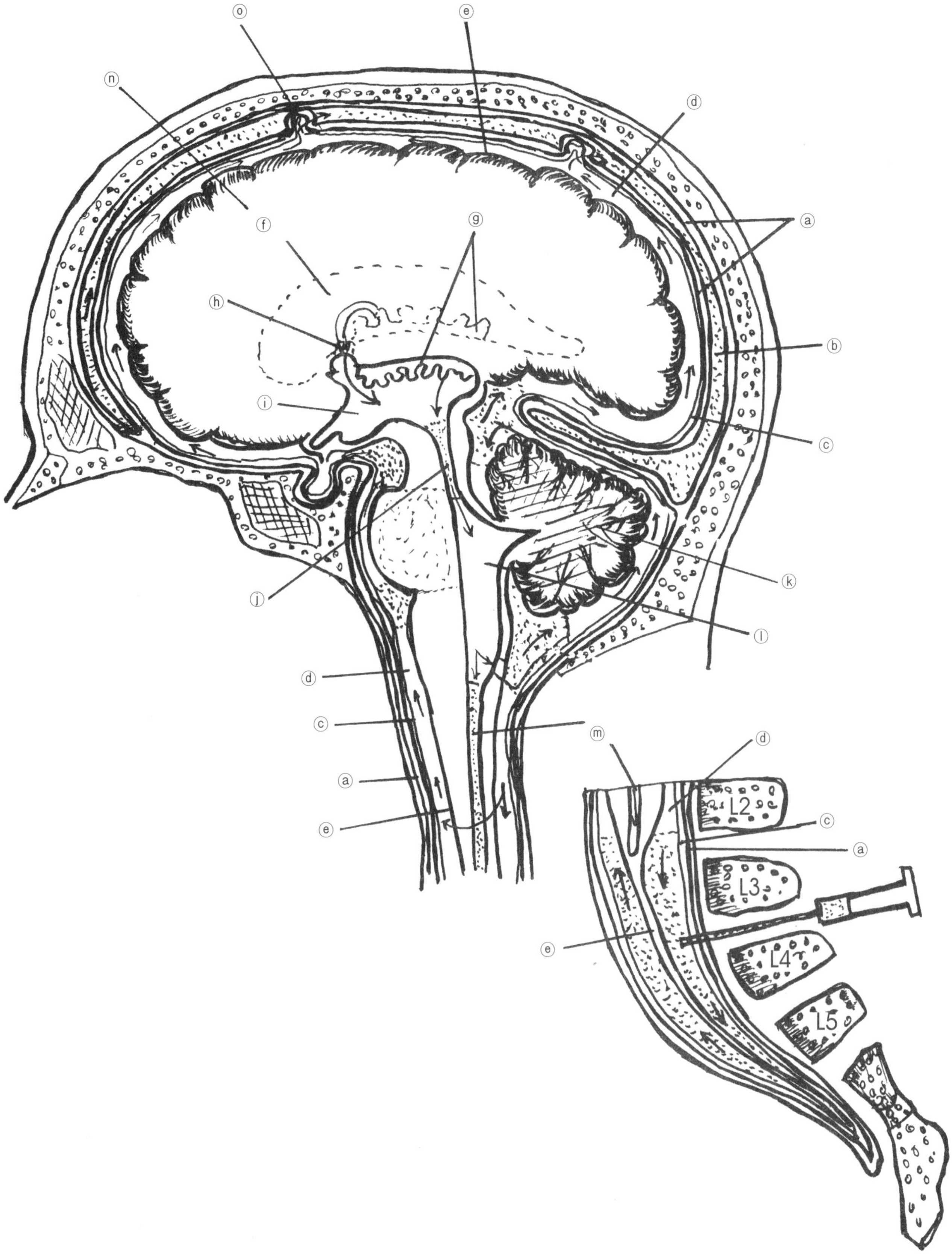
ⓞ
ⓔ
ⓝ
ⓓ
ⓐ
ⓕ
ⓖ
ⓗ
ⓑ
ⓘ
ⓒ
ⓚ
ⓙ
ⓛ
ⓓ
ⓒ
ⓜ
ⓐ
ⓔ
ⓓ
L2
ⓒ
ⓐ
L3
ⓔ
L4
L5

11. 척수(Spinal cord)와 척수신경(Spinal nerve)

( ) 1. Cervicaal nerves(경신경→목신경)
( ) 2. Thoracic nerves(흉신경→가슴신경)
( ) 3. Lumbar nerves(요수신경→허리신경)
( ) 4. Sacral nerves(천골신경→엉치신경)
( ) 5. Cervical plexus(경신경총→목신경얼기)
( ) 6. Brachial plexus(완신경총→팔신경얼기)
( ) 7. Ventral rami of cervical nerves(경신경전지→목신경앞가지)
( ) 8. Ventral rami of cervical and thoracic nerves(경 및 흉신경전지→목 및 가슴신경앞가지)
( ) 9. Ventral rami of thoracic nerves(흉신경전지→가슴신경앞가지)
( ) 10. Lumbar plexus(요신경총→허리신경얼기)
( ) 11. Sacral plexus(천골신경총→엉치신경얼기)
( ) 12. Ventral rami of lumbar nerves(요신경전지→허리신경앞가지)
( ) 13. Ventral rami of sacral nerves(천골신경전지→엉치신경앞가지)
( ) 14. Intercostal nerves(늑간신경→갈비사이신경)

척수(Spinal cord)

1) Spinal cord는 척주관내 있으며 큰구멍에서 2nd lumbar vertebra까지 계속. 아래끝에 척수원뿔(conus medullaris)이 있다. 굵기…1~13cm, 길이…40~50cm, 무게…30g.
2) Neck part에 cervical enlargements(목팽대)와 lumbar part에 lumbar enlargements(허리팽대)가 있다.

척수신경(Spinal nerve)

1) Spinal cord에 기시하는 31쌍의 신경으로, 척추사이공간을 나와 말초에 분포한다.
2) 척수신경의 구성

Cervical nerve	8쌍(C1~C8)
Thoracic nerve	12쌍(T1~T12)
Lumbar nerve	5쌍(L1~L5)
Sacral nerve	5쌍(S1~S5)
Coccygeal nerve	1쌍(Co1)

3) Spinal nerve는 spinal cord 양측에서 척추사이공간을 통해 나온다. 위쪽 것은 수평으로 척추사이공간을 통해 나오지만 아래쪽 것은 비스듬히 아래쪽으로 나누어져서 척추사이공간을 통해 나오며 허리뼈와 엉치뼈에서 나오는 허리신경과 엉치신경은 종사(종말끈, terminal filum)를 따라 10~20cm 정도나 내려가며 마미(말총, 말꼬리, cauda equina라고 한다.

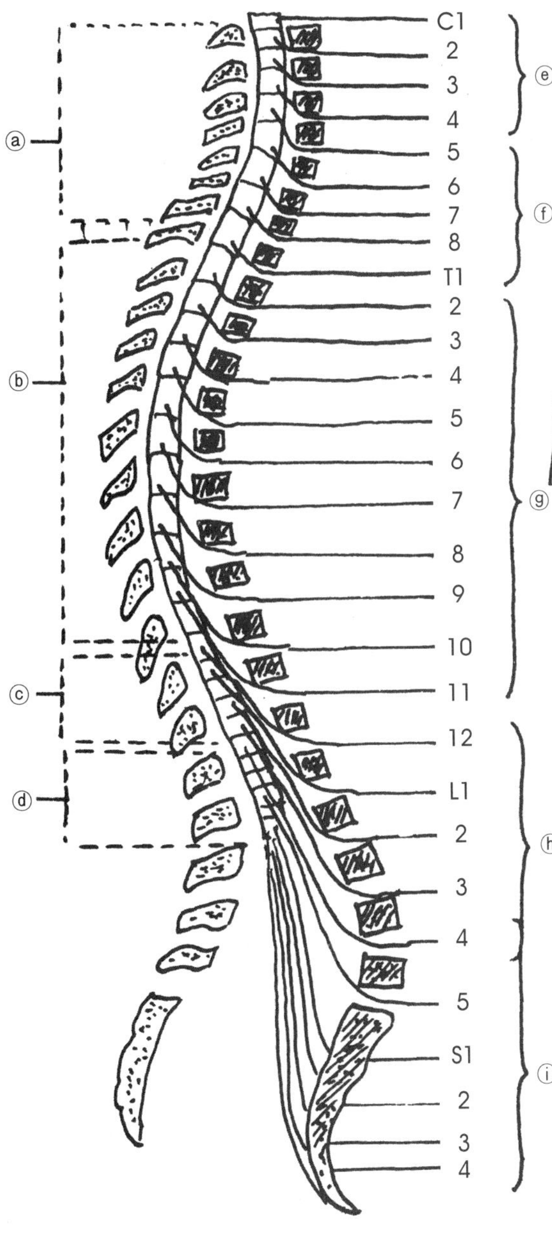
ⓐ
ⓑ
ⓒ
ⓓ
C1
2
3
4
5
6
7
8
T1
2
3
4
5
6
7
8
9
10
11
12
L1
2
3
4
5
S1
2
3
4
ⓔ
ⓕ
ⓖ
ⓗ
ⓘ

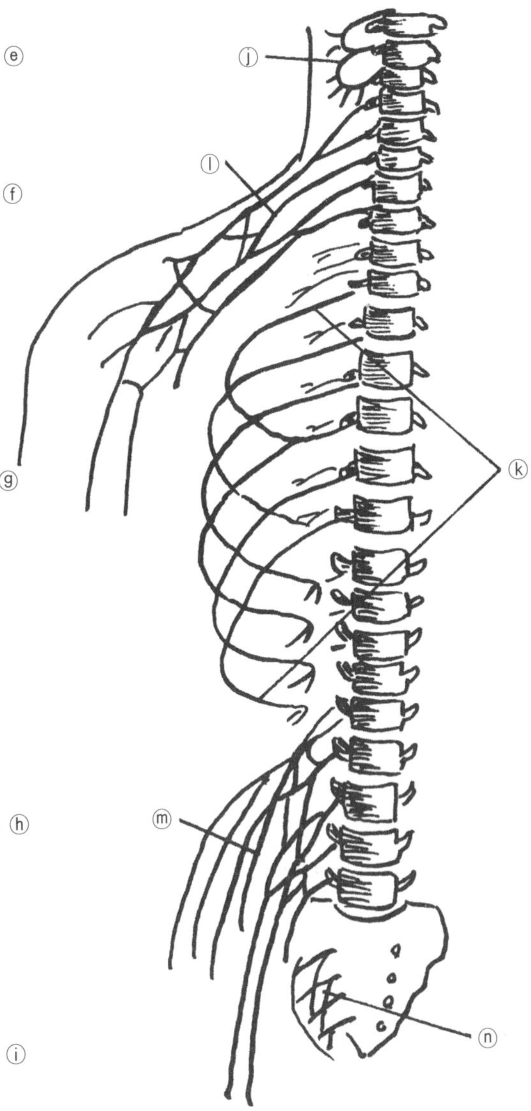
ⓙ
ⓛ
ⓚ
ⓜ
ⓝ

12. 척수의 구조(Structure of spinal cord)

( ) 1. Spinal nerve(척수신경)
( ) 2. Sympathetic trunk(교감신경간→교감신경줄기)
( ) 3. Communicating branches(교통지→교통가지)
( ) 4. Anterior root(전근→앞뿌리)
( ) 5. Posterior root(후근→뒤뿌리)
( ) 6. Spinal ganglion(척수신경절)
( ) 7. Anterior funiculus(전삭→앞섬유단)
( ) 8. Lateral funiculus(측삭→가쪽섬유단)
( ) 9. Posterior funiculus(후삭→뒤섬유단)
( ) 10. Lateral column(측추→가쪽기둥)
( ) 11. Anterior column(전주→앞기둥)
( ) 12. Anterior median fissure(전정중열→앞정중틈새)
( ) 13. Posterior median fissure(후성중구→뉘성중고랑)
( ) 14. White matter(백질→백색질)
( ) 15. Gray matter(회백질→회색질)
( ) 16. Anterior horn(전각→앞뿔)
( ) 17. Posterior horn(후각→뒤뿔)
( ) 18. Central canal(중심관)
( ) 19. Root filaments(근사→잔뿌리)

Spinal cord 표면

1) Ant. median fissure(앞정중틈새)…앞쪽 정중선에 있는 깊은 틈새로, 양측에 앞가쪽고랑(ant. lat. sulcus)이 있고, 앞가쪽고랑에서 앞뿌리가 나온다.
2) Post. median sulcus(뒤정중고랑)…뒷쪽 정중선에 있는 얕은 고랑이며, 양쪽에 뒤가쪽고랑(post. lat. sulcus)이 있고, 뒤가쪽고랑에서 뒤뿌리가 나온다.

Spinal cord의 횡단면

1) 겉질부는 백색질(white substance), 그리고 속질부는 회색질(gray substance)로 된다.
2) Central canal(중심관)…H 자형의 gray substance로 싸여 있고, 뇌실에서 이어지는 관.
3) Gray substance에
   ① Horn—Ant., post., lat. horn
   ② Column—Ant., post., 및 lat. column
   ③ Root—Ant., post., root
4) White substance에서
   Funiculus—Ant., post., lat. funiculus가 있다.
5) Spinal ganglia(척수신경절)…뒤뿌리에는 평대부인 신경절이 있다.

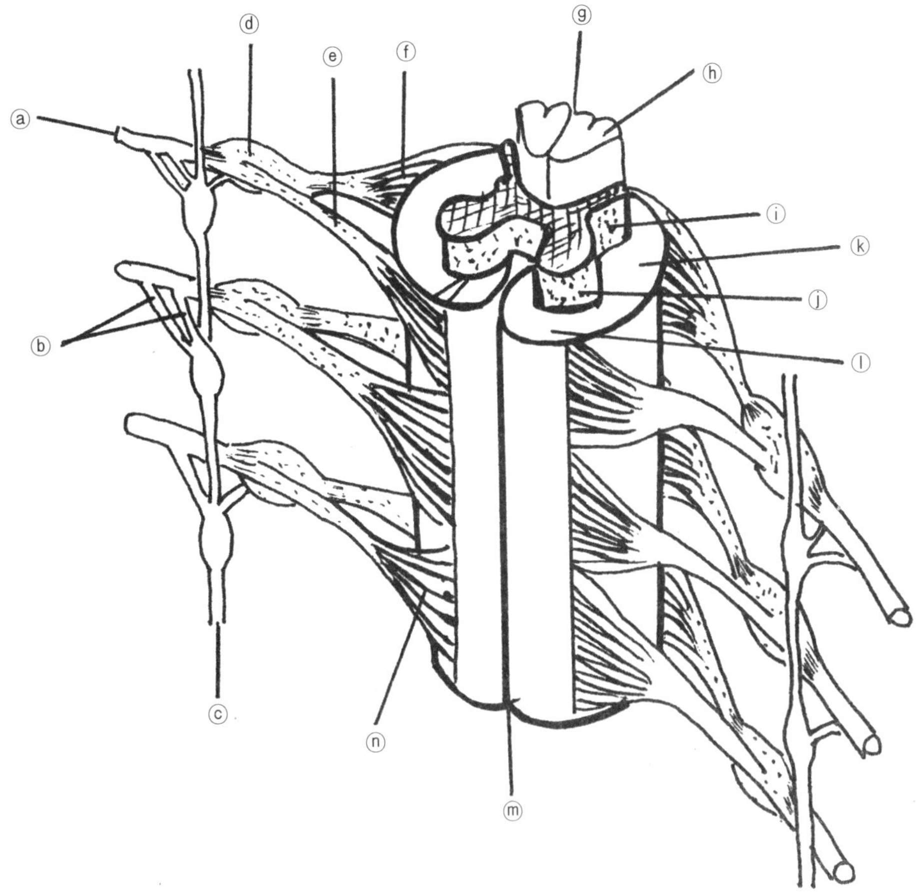

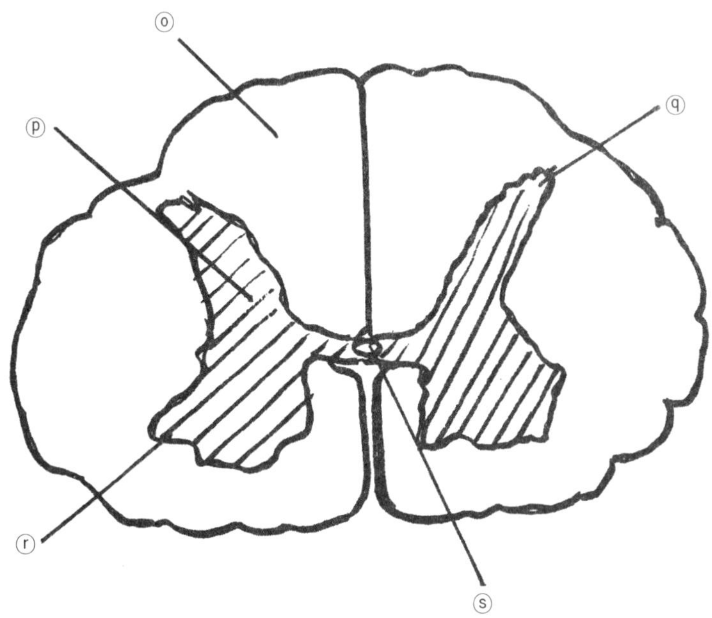

13. 반사궁(반사활 Reflex arcs)

( ) 1. Femoral nerve(대퇴신경→넙다리신경)
( ) 2. Mortor axon(운동축삭=원심성신경로)
( ) 3. Sensory axon(감각축삭=구심성신경로)
( ) 4. Gray matter(회백질→회색질)
( ) 5. White matter(백질→백색질)
( ) 6. Receptor(수용기)
( ) 7. Posterior root(후근→뒤뿌리)
( ) 8. Spinal ganglion(척수신경절)
( ) 9. Sensory neuron cell body(감각뉴론 세포체)
( ) 10. Motor neuron cell body(운동뉴론 세포체)
( ) 11. Motor end plate(운동종말판)
( ) 12. Effector(효과기)
( ) 13. Anterior root(전근→앞뿌리)
( ) 14. Synapse(시납스)

반사는 어떤 감각흥분이 감각 뉴론을 통해서 들어오면 이것에 연결되어 있는 운동뉴론이 흥분하여 근육운동을 일으키는 것인데, 반사가 일어나는 해부학적, 생리학적 기본구조를 반사활(reflex arc)이라 하며 최소 5단계로 구분되고 척수의 기능적 단위가 된다. 반사는 감각이나 의식과는 관계없이 일어난다.

제1단계…Receptor(수용기=피부)
제2단계…Afferent nerve(들신경=감각신경 sensory nerve)
제3단계…Reflex center(반사중추=척추신경 spinal cord)
제4단계…Efferent nerve(날신경=운동신경 motor nerve)
제5단계…Effector(효과기=근육)
Reflex arc는 ①→②→③→④→⑤의 순서이다.

1) 척수반사(spinal reflex)…반사중추가 척수에 있는 반사중추에 의해 일어나는 반사. 반사궁의 경로로 자극전달.
2) 뻗침반사(stretch reflex)…일명 무릎힘줄반사 또는 단일시납스반사. 중간뉴론 없이 감각뉴론과 운동뉴론이 직접 연결(synapse)한다.
3) 굽힘반사(flexion reflex)…일명 방어반사 또는 다시납스반사. 1개 이상의 중간 뉴론이 직렬로 배열.
4) 교차펴짐반사(crossed extension reflex)…한쪽 사지의 굽힘반사가 유발되고 0.2~0.5초 뒤 반대편 사지근이 펴지는 반사.
5) 자세반사(static reflex)…속귀안뜰기관의 수용기인 타원주머니와 목인대의 고유수용기는 항상 긴장성으로 흥분하고 있으며 머리의 위치에 따라 펴짐반사를 통해 항중력근 긴장도의 분포를 조절하는 반사(평형반사).
6) 정위반사(바로잡기반사, righting reflex)…우리 몸가짐이 어떤 원인에 의해 흐트로졌을 때 속귀안뜰기관, 목의 고유수용기, 망막 그리고 신체표면의 압력수용기가 예민하게 반응하여 스스로 바른 자세로 회복하려는 바로잡기반사(정위반사).

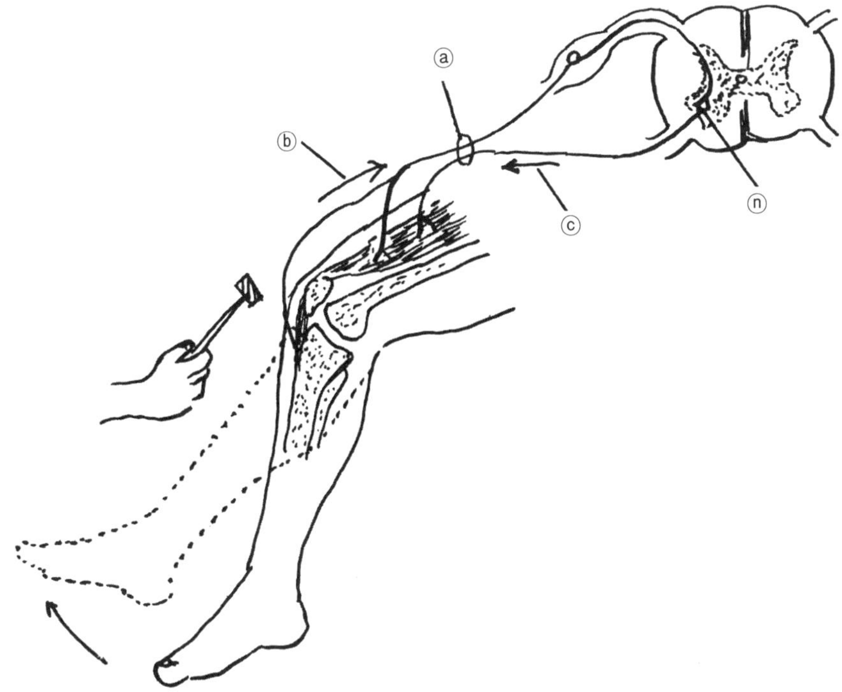

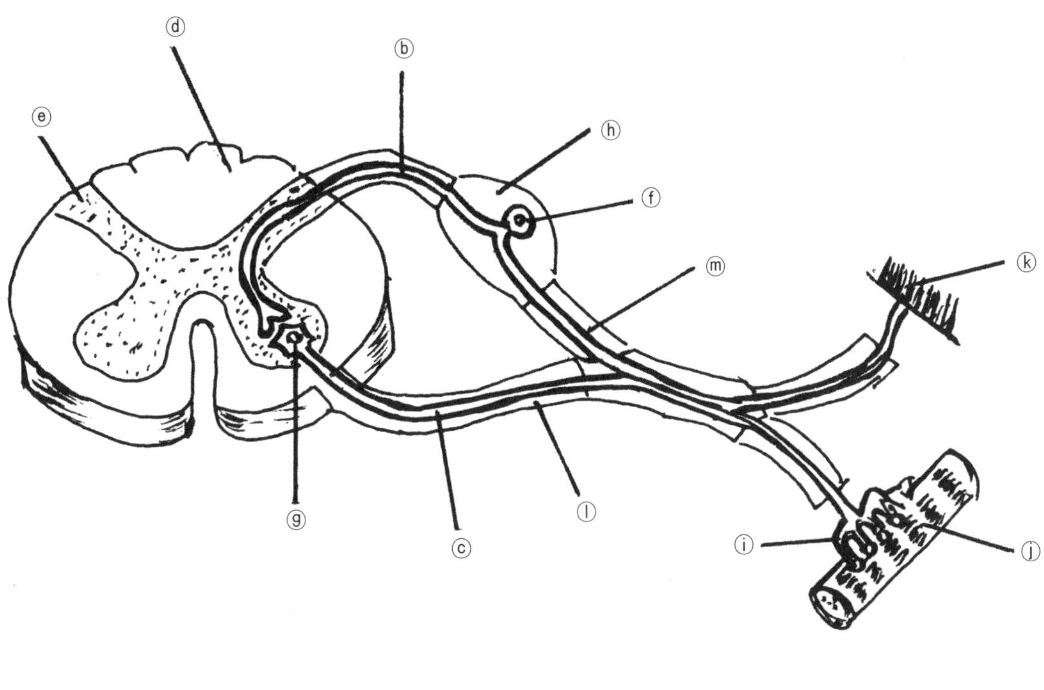

14. 뇌신경(Cranial nerve)

( ) 1. Temporal lobe(측두엽→관자엽)
( ) 2.Frontal lobe(전두엽→이마엽)
( ) 3. Medulla oblongata(연수→숨뇌)
( ) 4. Pons(교→다리뇌)
( ) 5. Olfactory tract(후삭→후각로)
( ) 6. Olfactory bulb(후구→후각망울)
( ) 7. Optic nerve(시신경→시각신경)
( ) 8. Acoustic nerve(내이신경→속귀신경)
( ) 9. Oculomotor nerve(동안신경→눈돌림신경)
( ) 10. Trochlear nerve(활차신경→도르래신경)
( ) 11. Abducens nerve(외전신경→갓돌림신경)
( ) 12. Accessory nerve(부신경→더부신경)
( ) 13. Hypoglossal nerve(설하신경→혀밑신경)
( ) 14. Trigeminal nerve(삼자신경)
( ) 15. Facial nerve(안면신경→얼굴신경)
( ) 16. Glossopharyngeal nerve(설인신경→혀인두신경)
( ) 17. Vagus nerve(미주신경)
( ) 18. Semilunar ganglion(반달신경절)

뇌신경(Cranial nerve)

뇌에서 나온 쌍을 이룬 말초신경으로 12쌍.

제Ⅰ, Ⅱ뇌신경을 제외한 나머지는 뇌줄기(brain stem)에서 기시하며

① Origin→대뇌아래부위
② Distribution→Head, neck
③ Type→Sensory nerve, motor nerve, mixed nerve
④ Function→시각, 청각, 후각, 미각, 눈운동.

Ex. Type
- 1) Sensory nerve→Ⅰ, Ⅱ, Ⅷ
- 2) Motor nerve→Ⅲ, Ⅳ, Ⅵ, Ⅺ, Ⅻ
- 3) Mixed nerve→Ⅴ, Ⅶ, Ⅸ, Ⅹ

이들 신경은 감각섬유로 된 감각신경섬유와 운동섬유로 된 운동신경섬유로 되어 있다.

※ 뇌신경이 통과하는 두개공

제1뇌신경(후각신경)→벌집체판
제2뇌신경(시각신경)→시각신경판
제3뇌신경(눈돌림신경)→위눈확틈새
제4뇌신경(도르래신경)→위눈확틈새
제5뇌신경(삼차신경)
　제1지(눈신경)→위눈확틈새
　제2지(위턱신경)→원형구멍
　제3지(아래턱신경)→타원구멍
제6뇌신경(갓돌림신경)→위눈확틈새
제7뇌신경(얼굴신경)→속귓구멍→얼굴신경관→목꼭지구멍
제8뇌신경(속귀신경)→속귓구멍
제9뇌신경(혀인두신경)→목정맥구멍
제10뇌신경(미주신경)→목정맥구멍
제11뇌신경(더부신경)→목정맥구멍
제12뇌신경(혀인두신경)→혀인두신경관

뇌신경의 기시

대뇌…Ⅰ.
사이뇌…Ⅱ.
중간뇌…Ⅲ, Ⅳ.
다리뇌…Ⅴ, Ⅵ, Ⅶ, Ⅷ.
숨뇌…Ⅸ, Ⅹ, Ⅺ, Ⅻ.

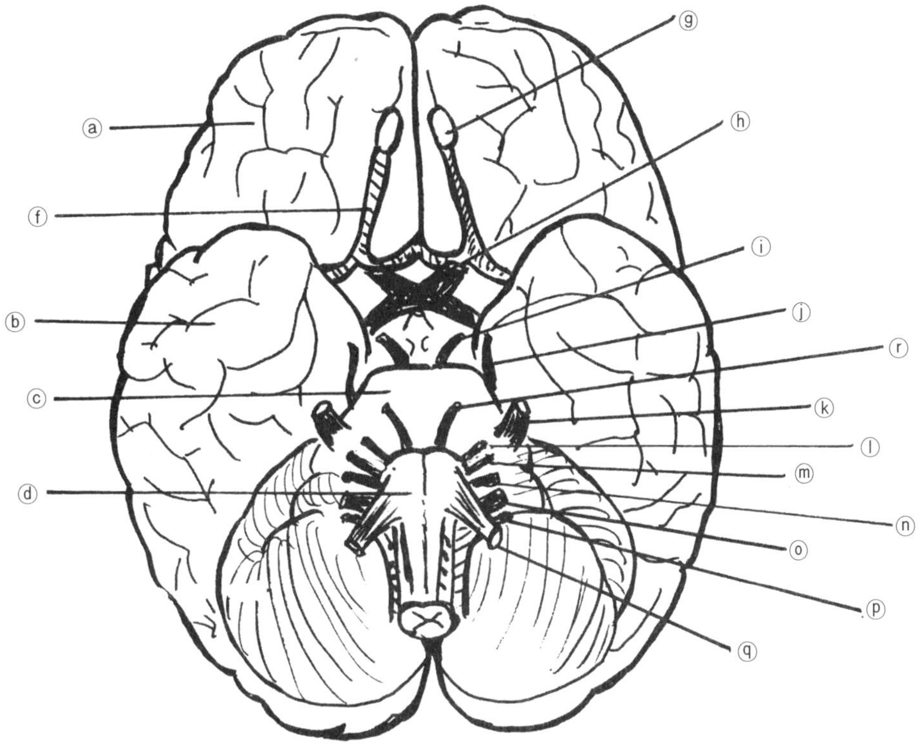

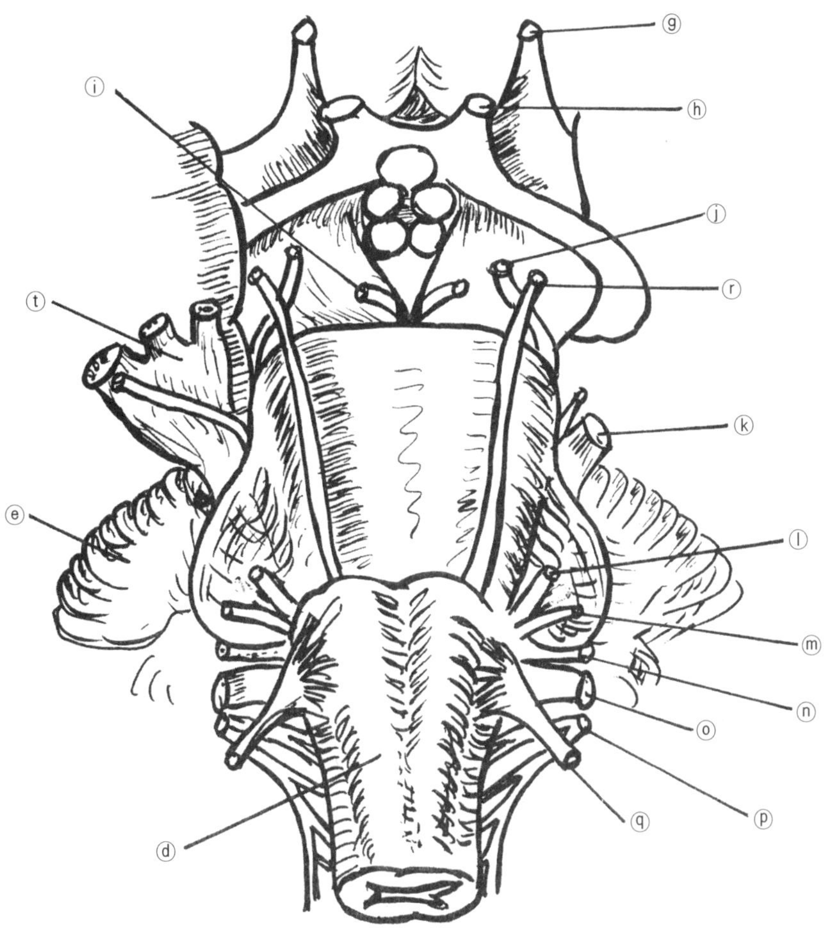

15. 후각신경(Olfactory nerve)과 시각신경(optic nerve)

( ) 1. Olfactory nerve(후신경→후각신경)
( ) 2. Optic nerve(시신경→시각신경)
( ) 3. Cribriform plate(사판→체판)
( ) 4. Olfactory tract(후삭→후각로)
( ) 5. Middle nasal concha(중비갑개→중간코선반)
( ) 6. Olfactory nerve(후신경→후각신경)
( ) 7. Olfactory bulb(후구→후각망울)
( ) 8. Superior nasal concha(상비갑개→위코선반)
( ) 9. Optic tract(시삭→시각로)
( ) 10. Optic radiation(시방사→시각부챗살)
( ) 11. Optic chiasma(시신경교차→시각교차)
( ) 12. Optic nerve(시신경→시각신경)
( ) 13. Lateral geniculate body(외측슬상체→가쪽무릎체)
( ) 14. Superior nasal meatus(상비도→위콧길)
( ) 15. Middle nasal meatus(중비도→중간콧길)
( ) 16. Inferior nasal concha(하비갑개→아래코선반)

후각신경(Olfactory nerve)

냄새를 맡는 감각신경으로, 코안윗부분 점막의 후각세포에 있으며, 벌집뼈체판을 지나 머리뼈안으로 들어가 후각망울(olfactory bulb)에 그친다. 이어 후각로(olfactory tract)를 지나 관자엽의 후각중추(olfactory center)에 이른다.

시각신경(Optic nerve)

시각을 담당하는 지각신경으로, 안구의 망막에 있는 시각세포(visual cells)가 있으며, 시각신경은 시각신경관(optic canal)을 지나 시각교차(optic chiasm)를 이룬 후 시각로(optic tract)를 통해 뇌실질 속으로 들어간다.

후각로(olfactory tract)…이마엽 아래면에서 후각망울와 후각삼각을 연결.

후각망울(olfactory bulb)…이마엽 아래면에 있는 공모양의 팽대부로 후각신경이 들어온다.

체판(cribriform plate)…수평위에 있는 장방형의 뼈판이며 코안과 머리뼈안의 경계를 이루고 있고 많은 작은 구멍이 있으며 후각신경 통과.

시각로(optic tract)…시각교차와 가쪽무릎체 사이에 있는 시각로.

시각교차(optic chiasma)…시각로로 이행하는 시각신경섬유 중에서 안쪽에 있는 부분이 교차한다.

1) 후각신경의 전도로 : 후각상피(후세포)→벌집뼈체판→후각망울→후각로→후각삼각→후각영역.

2) 시각신경의 전도로 : 망막의 시세포→시각신경→시각교차→시각로→가쪽무릎체→시각부챗살→시각영역.

후각신경장애→후각소실

시각신경장애→시력소실

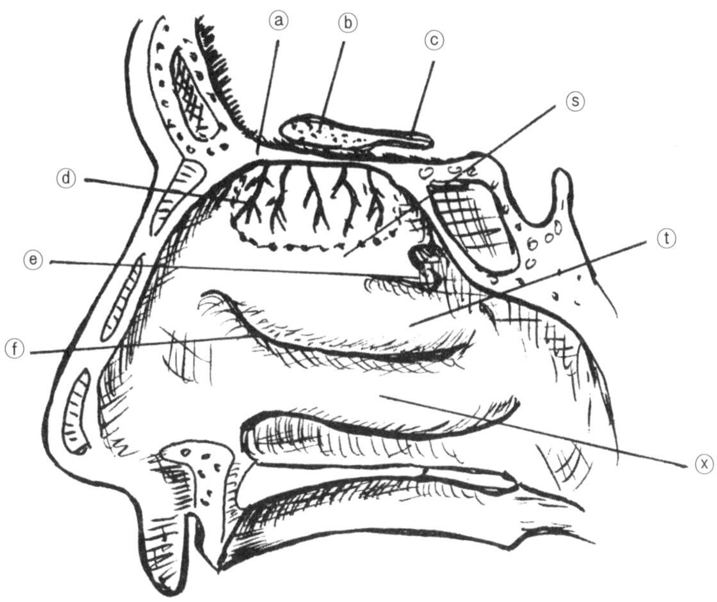

A

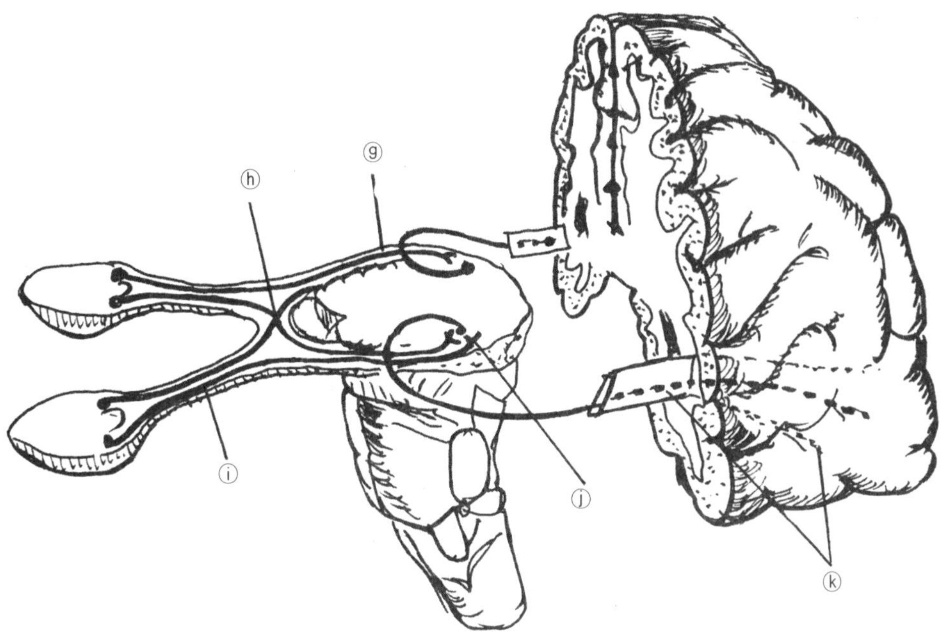

B

16. 동안[눈돌림]신경 Oculomotor nerve], 활차[도르래]신경 Trochlear nerve], 외전[갓돌림]신경 Abducens nerve]

( ) 1. Oculomotor nerve(동안신경→눈돌림신경)

( ) 2. Superior rectus muscle(상직근→위곧은근)

( ) 3. Inferior rectus muscle(하직근→아래곧은근)

( ) 4. Inferior oblique muscle(하사근→아래빗근)

( ) 5. Medial rectus muscle(내측직근→안쪽곧은근)

( ) 6. Trochlear nerve(활차신경→도르래신경)

( ) 7. Superior oblique muscle(상사근→위빗근)

( ) 8. Abducens nerve(외전신경→갓돌림신경)

( ) 9. Lateral rectus muscle(외직근→갓돌림근)

( ) 10. Trigeminal ganglion(삼차신경절)

( ) 11. Levator palpebrae superioris muscle(상안검거근 →눈꺼풀올림근)

( ) 12. Ciliary ganglion(모양체신경절→섬모체신경절)

눈돌림신경(Oculomotor nerve)…중간뇌의 대뇌다리 안쪽에서 나와 해면정맥굴의 위벽을 따라 위눈확틈새를 도르래신경, 눈신경, 갓돌림신경과 같이 지나서 위곧은근, 안쪽곧은근, 아래곧은근, 아래빗근과 눈꺼풀올림근에 분포하는 운동성신경. 눈돌림신경부핵에서 나온 부교감성 섬유는 모양체 신경절을 거쳐 모양체근과 동골괄약근에 분포(빛의 양 조절 및 렌즈의 초점조절).

눈돌림신경장애…눈꺼풀내림, 동공확대, 안구운동이상.

도르래신경(Trochlear nerve)…뇌신경 중 가장 작다. 뇌의 뒷면에서 나오는 단 하나의 뇌신경으로 중간뇌덮개의 아래둔덕 밑에서 교차하여 나오며 대뇌다리아래쪽을 돌아 위눈확틈새를 지나 눈확으로 들어와 위빗근에 분포하는 운동신경. 안구아래가쪽회전.

도르래신경장애…안구운동(위치)이상, 안구안쪽아래불능.

갓돌림신경(Abducens nerve)…다리뇌와 숨뇌사이에서 나와 속목동맥의 가쪽을 지나 위눈확틈새에서 눈확으로 들어와 안구를 갓돌림시키는 갓돌림근에 분포하는 운동신경. 안구운동에 관여하는 3개의 신경중 그 경로가 길고 손상 받기 쉬운 신경. 마비시 안구가 돌아간다. 안구갓돌림불능.

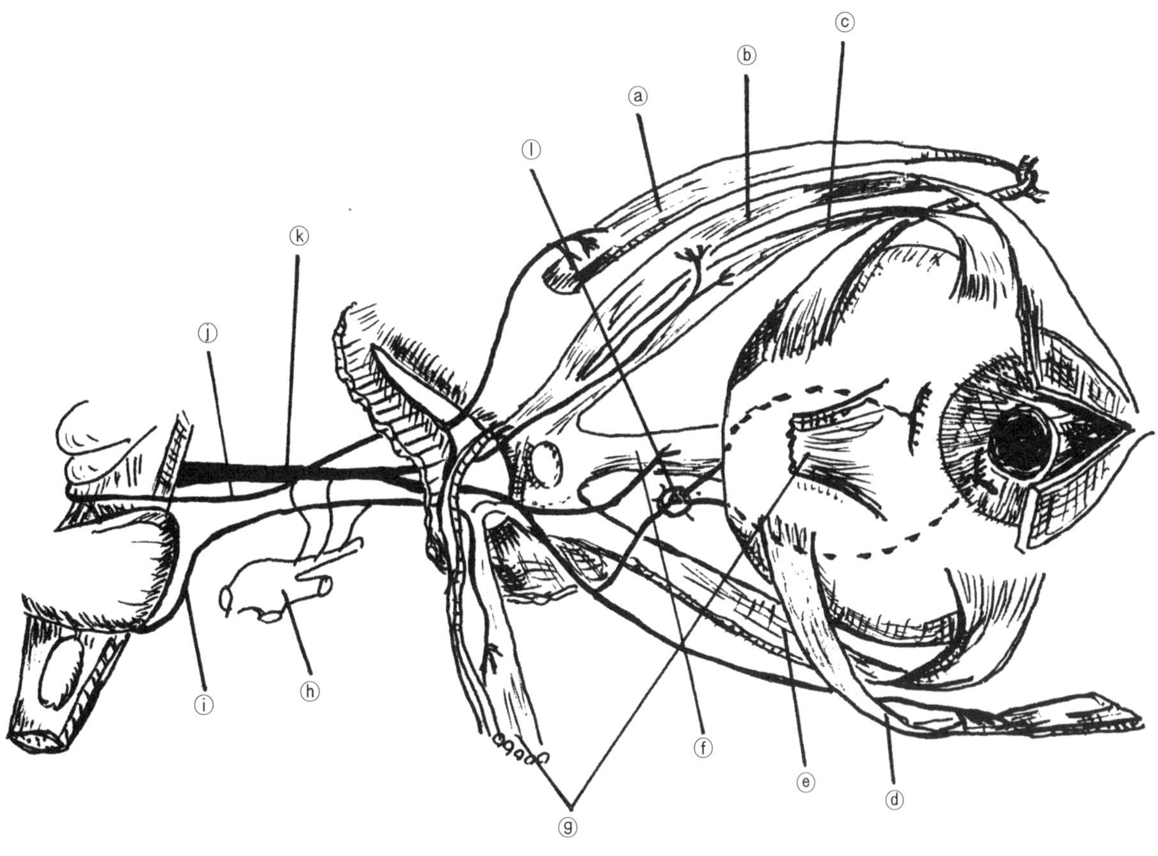

17. 삼차신경(Trigeminal nerve)

( ) 1. Trigeminal ganglion(삼차신경절)
( ) 2. Ophthalmic nerve(안신경→눈신경)
( ) 3. Maxillary nerve(상악신경→위턱신경)
( ) 4. Mandibular nerve(하악신경→아래턱신경)
( ) 5. Inferior alveolar nerve(하치조신경→아래이틀신경)
( ) 6. Supraorbital foramen(안와상공→눈확위구멍)
( ) 7. Infraorbital foramen(안와하공→눈확아래구멍)
( ) 8. Mental foramen(이공→턱끝구멍)
( ) 9. Supraorbital nerve(안와상신경→눈확위신경)
( ) 10. Infraorbital nerve(안와하신경→눈확아래신경)
( ) 11. Mental nerve(이신경→턱끝신경)

삼차신경(Trigeminal nerve)

뇌신경 중 가장 큰 신경이며 다리뇌의 가쪽에서 뇌 밖으로 나온 후 곧 삼차신경절을 만들고 여기에서 3개의 가지로 나뉘어, 첫째가지 눈신경과 둘째가지 위턱신경은 감각신경이고, 셋째가지는 아래턱신경이며 운동신경으로 혼합신경이다.

a) Ophthalmic nerve(눈신경)…위눈확틈새를 거쳐 눈확으로 들어가는 감각신경으로, 눈물샘, 이마의 피부, 안구 외막(공막, 각막), 눈꺼풀, 코점막 등에 분포. 시각과는 직접적 관계가 없다.

b) Maxillary nerve(위턱신경)…원형구멍을 지나 익돌구개와(날개구개오목)로 나와 뇌막, 관골부 입천정과 잇몸, 대구치(큰어금니)와 구강점막, 아래눈꺼풀에서 윗입술 사이의 피부에 분포.

c) Mandibular nerve(아래턱신경)…원형구멍을 통해 머리뼈안 밖으로 나와 씹기근육(깨물근, 관자근, 안가쪽 날개근), 뺨, 귀주변, 혀의 앞 2/3(일반감각), 아랫니에 들어가 분포.
삼차신경은 매우 복잡한 뇌신경
감각성의 종말가지는 얼굴면의 이마부위, 위턱부위 및 아래턱부위 지배.
종말가지가 얼굴로 나오는 구멍(코를 중심으로)
① 눈확위구멍 supraorbital foramen—눈확위신경통과
② 눈확아래구멍 infraorbital foramen—눈확아래신경통과
③ 턱끝구멍 mental foramen—턱끝신경 통과

이 곳은 신경뿐만 아니라 같은 이름의 혈관도 통과하여 임상에서 마취점, 얼굴손상시 출혈점으로도 중요시 된다.

d) Trigeminal ganglion(삼차신경절)…3개의 가지가 나가며 관자골의 바위모뿔위면(삼차신경 압흔)에 있는 신경절로 뇌경질막 속에 묻혀 있다.

※ 삼차신경장애…얼굴과 입안(점막)의 감각마비, 저작근(씹기근육) 마비.

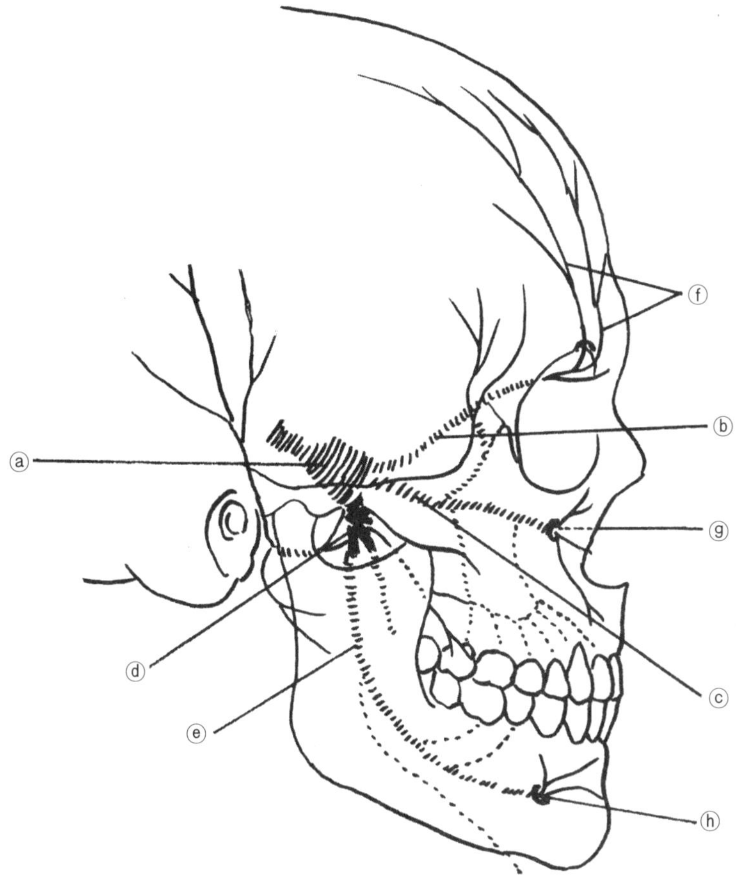

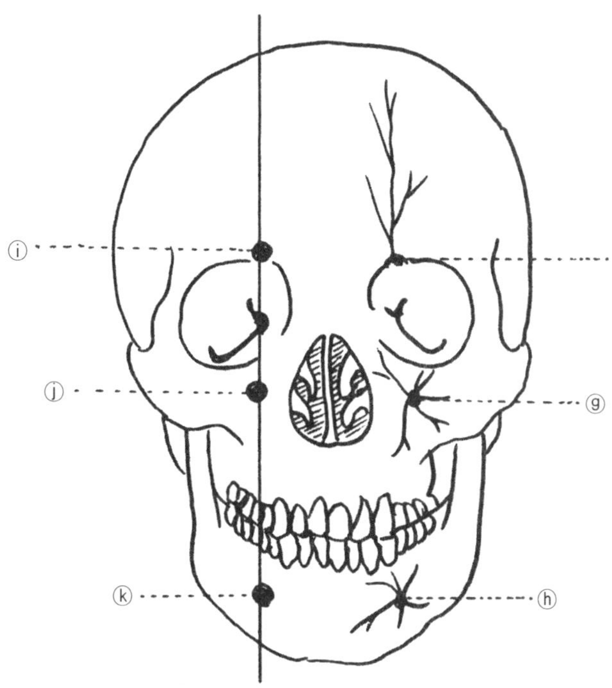

18. 안면(얼굴)신경(Facial nerve)

( ) 1. Chorda tympanic nerve(고삭신경→고실끈신경)
( ) 2. Otic ganglion(이신경절→귀신경절)
( ) 3. Submandibular ganglion(악하신경절→턱밑신경절)
( ) 4. Pterygopalatine ganglion(익구개신경절→날개입천장신경절)
( ) 5. Geniculate ganglion(슬신경절→무릎신경절)
( ) 6. Deep petrosal nerve(심추체신경→깊은바위신경)
( ) 7. Greater petrosal nerve(대추체신경→큰바위신경)
( ) 8. Nucleu of facial nerve(얼굴신경핵)
( ) 9. Orbicularis oculi(안륜근→눈둘레근)
( ) 10. Motor nerve(운동신경)
( ) 11. Platysma(광경근→넓은목근)
( ) 12. Nasalis(비근→코근)
( ) 13. Frontalis(전두근→이마힘살)
( ) 14. Buccinator(협근→볼근)

얼굴신경(Facial nerve)

얼굴근에 분포하는 운동신경과 미각과 타액분비에 관계하는 중간신경(intermedial nerve)을 합친것을 의미하며 얼굴신경은 다리뇌와 숨뇌사이, 갓돌림신경 가쪽에서 나와 속귀신경과 함께 속귀길에 들어가고 속귀길바닥부위에서 속귀신경과 분리되어 얼굴신경관안으로 들어가고 말초가지는 붓꼭지구멍을 통해 얼굴에 나타난다.

얼굴신경안의 미각섬유는 얼굴신경관안에서 갈려져 고실끈신경(chorda tympanic nerve)이 되고 고실내를 통과한 뒤 혀신경과 문합하여 혀의 전방 2/3의 점막에 분포하며 미각관여

a) 운동섬유는 얼굴근육을 지배.
b) 특수감각섬유(고실끈신경)는 혀신경과 문합하여 미각에 관여.
c) 더부신경섬유는 혀밑샘, 턱밑샘, 눈물샘 등에 분비신경을 보낸다.

※ 얼굴신경장애…표정근(얼굴근육)마비. 침분비와 미각장애.

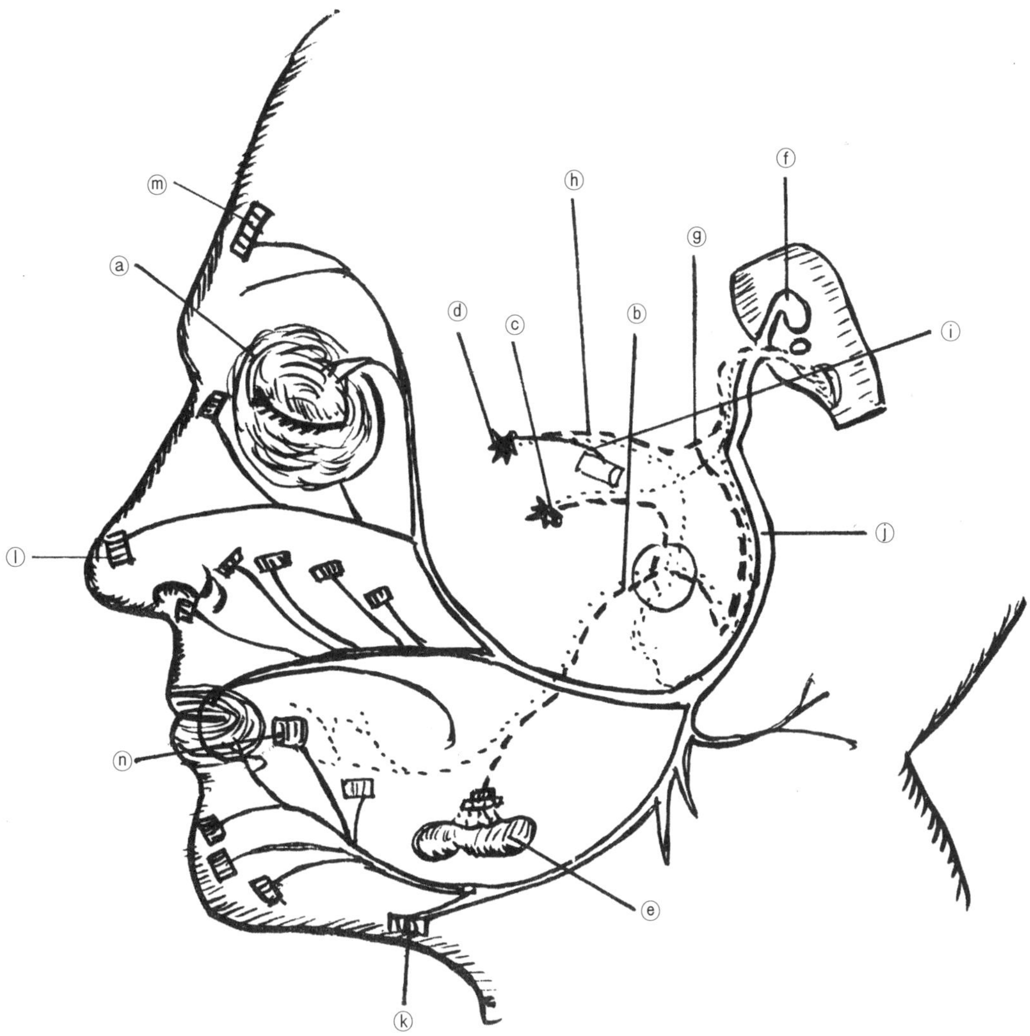

19. 내이신경(속귀신경)(Vestibulocochlear nerve)과 설인신경(혀인두신경)(Glossopharyngeal nerve)

( ) 1. External acoustic meatus(외이도→바깥귀길)
( ) 2. Cochlea(와우→달팽이)
( ) 3. Vestibulocochlear nerve(전정와우신경→안뜰달팽이신경)
( ) 4. Tympanic membrane(고막)
( ) 5. Vestibule(전정→안뜰)
( ) 6. Vestibular nerve(전정신경→안뜰신경)
( ) 7. Cochlear nerve(와우신경→달팽이신경)
( ) 8. Semicircular canal(반규관→반고리관)
( ) 9. Spiral ganglion(나선신경절→달팽이신경절)
( ) 10. Glossopharyngeal nerve(혀인두신경)
( ) 11. Inferior ganglion(하신경절→아래신경절)
( ) 12. Superior ganglion(상신경절→위신경절)
( ) 13. Parotid gland(이하선→귀밑샘)
( ) 14. Palatine tonsil(구개편도→목구멍편도)
( ) 15. Pons(교뇌→다리뇌)
( ) 16. Otic ganglion(이신경절→귀신경절)
( ) 17. Vagus n.(미주신경)
( ) 18. Inferior ganglion(하신경절→아래신경절)
( ) 19. External carotid a.(외경동맥→바깥목동맥)
( ) 20. Internal carotid a.(내경동맥→속목동맥)
( ) 21. Ramus of carotid sinus(경동맥동지→목동맥가지)
( ) 22. Carotid body(경동맥소체→목동맥토리)
( ) 23. Carotid sinus(경동맥동→목동맥팽대)
( ) 24. Common carotid a.(총경동맥→온목동맥)

내이신경(속귀신경, Vestibulocochlear nerve)

다리뇌와 숨뇌의 경계선 부근에서 나와 속귀구멍을 통해 속귀길로 들어가며 특수감각섬유로 달팽이신경과 안뜰신경으로 감각신경이다.

a) Cochlear nerve(달팽이신경)…neuron세포체는 청각수용기를 갖는 달팽이신경절안에 있으며 말초가지는 달팽이의 나선기관(spiral organ)의 감각상피에 분포하며 여기에서 나오는 진동은 다리뇌와 숨뇌를 통해 관자엽의 청각영역에 전달.

b) Vestibular nerve(안뜰신경)…neuron세포체는 안뜰과 반고리관 근처에 있는 안뜰신경절 안에 있으며 말초지는 반고리관의 팽대능선과 둥근주머니평형반과 타원주머니평형반에 있는 감각상피에 있으며 평형감각을 전도.

설인신경(혀인두신경, Glossopharyngeal nerve)

혀와 인두에 분포하며 감각, 운동, 분비에 관여하는 혼합신경.

숨뇌 가쪽에서 나와 목정맥구멍을 통해 머리뼈안을 지나 속목정맥 가쪽으로 내려가 혀가지와 인두가지로 나뉘어진다. 이들 섬유는 인두, 편도, 혀 뒤 1/3에서 온 충격을 뇌에 전달 지각섬유, 침샘과 인두근육에 충격을 전달하는 운동섬유. 목동맥가지는 목동맥반사에 의한 심장의 억제, 혈관확장 미주신경과 더불어 혈압조절에도 관여.

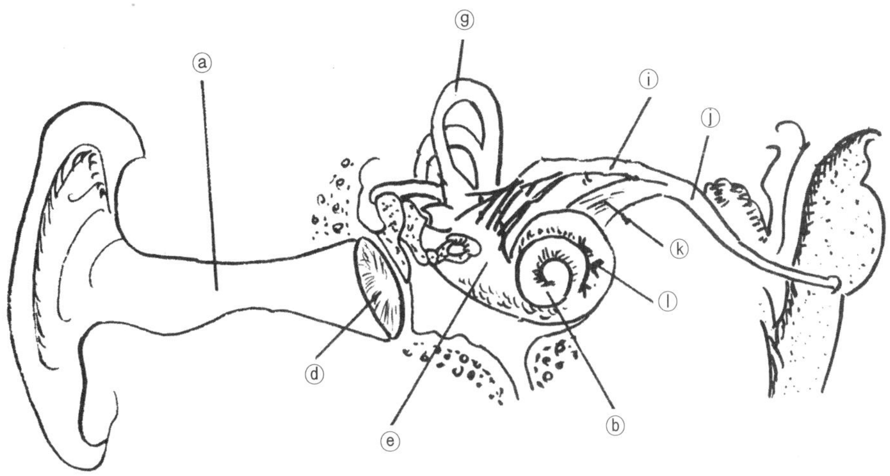

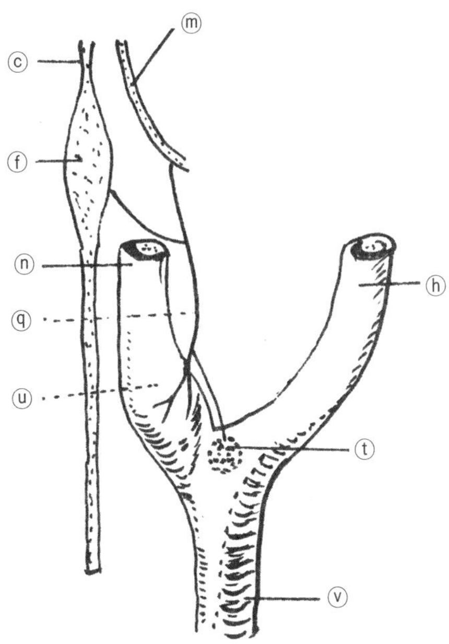

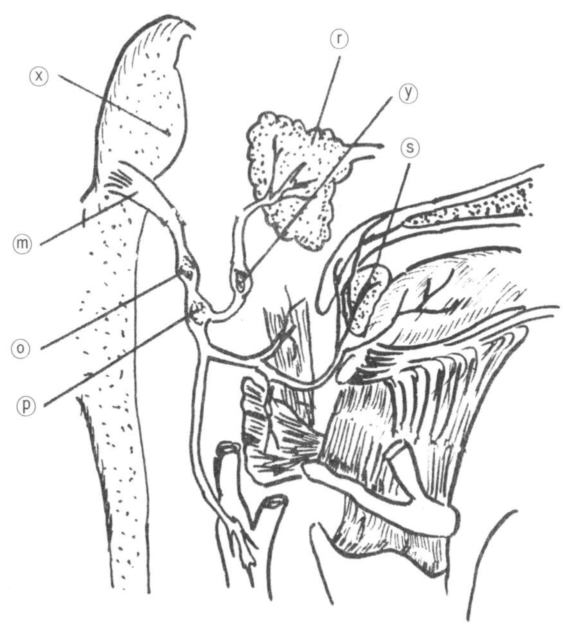

20. 미주신경(Vagus nerve)

( ) 1. Right vagus nerve(우미주신경→오른미주신경)
( ) 2. Superior laryngeal nerve(상후두신경→위후두신경)
( ) 3. Internal laryngeal nerve(속후두신경)
( ) 4. Left vagus nerve(좌미주신경→왼미주신경)
( ) 5. Recurrent laryngeal nerve(반회신경→되돌이후두신경)
( ) 6. External largeal nerve(외후두신경→바깥후두신경)
( ) 7. Soft palate(연구개→물렁입천장)
( ) 8. Lung(폐→허파)
( ) 9. Tongue(혀)
( ) 10. Spleen(비장→지라)
( ) 11. Heart(심장)
( ) 12. Kidney(신장→콩팥)
( ) 13. Liver(간)
( ) 14. Colon(결장→주름창자)
( ) 15. Stomach(위)
( ) 16. Small intestine(소장→작은창자)
( ) 17. Pharyngeal branch(인두지→인두가지)
( ) 18. Auricular branch(이개지→귓바퀴가지)
( ) 19. Celiac plexus(복강신경총→복강신경얼기)
( ) 20. Intestinal ramus(장지→창자가지)

미주신경(Vagus nerve)

숨뇌 가쪽에서 나와 목정맥구멍을 통해 머리뼈안을 나와 목부위, 가슴부위, 아래배부위까지 내려와 내장에 분포하는 혼합신경으로, 지각과 운동 및 분비를 지배하고, 광범위한 내장활동을 지배하며 대부분은 부교감섬유로 구성.

미주신경의 구성분은 다음과 같다.

a) 운동섬유는 대부분 뒤통수근과 물렁입천장 및 인두에 있는 근육을 지배.
b) 일반 감각섬유는 인두, 후두, 식도, 기관지, 폐, 심장 및 배부위내장점막의 감각을 감지.
c) 특수감각섬유는 후두덮개 가까운쪽의 혀에 분포하여 미각 감지.
d) 부교감섬유는 가슴부위 및 배부위장기의 민무늬근과 분비샘(gland)에 분포하며 심장으로 가는 위 및 아래심장신경도 분지한다.

미주신경은 숨뇌에서 나와 목을 통해 가슴부위와 배부위로 내려가면서 퍼진다.
목부위=온목동맥과 속목정맥 사이로 내려감.
가슴안=식도 앞뒤벽에 따라
왼쪽신경—식도앞벽에 따라 앞미주신경줄기.
오른쪽신경—식도뒤벽에 따라 뒤미주신경줄기가 되고 식도구멍을 통해 배안으로
배안=복강동맥주위에서 복강신경얼기를 만들고 분지는 위장, 간장, 이자, 지라, 콩팥 등에 분포.
목부위 가슴부위 분지는 인두, 식도, 후두, 기관, 기관지, 허파, 심장에 분포.

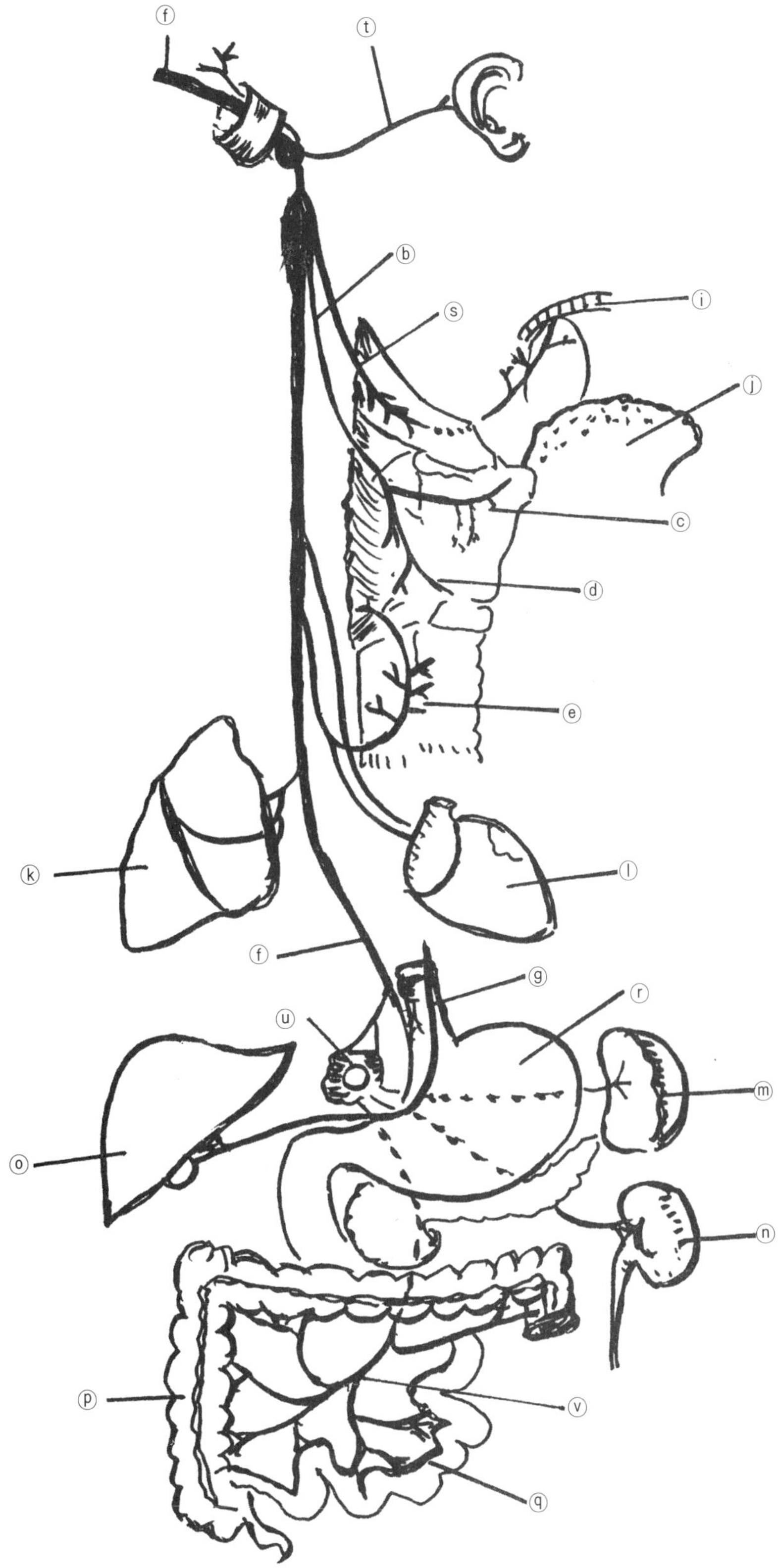

21. 부신경(더부신경, Accessory nerve)과 설하신경(혀밑신경, Hypoglossal nerve)

( ) 1. Accessory nerve(부신경→더부신경)
( ) 2. Hypoglossal nerve(설하신경→혀밑신경)
( ) 3. Pons(교뇌→다리뇌)
( ) 4. Cerebellum(소뇌)
( ) 5. Clavicle(쇄골→빗장뼈)
( ) 6. Foramen magnum(대후두공→큰구멍)
( ) 7. Jugular foramen(경정맥공→목정맥구멍)
( ) 8. Vagus nerve(미주신경)
( ) 9. Cranial root(뇌근→뇌뿌리)
( ) 10. Spinal root(척수근→척수뿌리)
( ) 11. ⓘ+ⓙ=Accessory nerve(부신경→더부신경)
( ) 12. Trapezius muscle(승모근→등세모근)
( ) 13. Sternocleidomastoid muscle(흉쇄유돌근→목빗근)
( ) 14. Medulla oblongata(연수→숨뇌)
( ) 15. Hypoglossal cannl(설하신경관→혀밑신경관)
( ) 16. Tongue(혀)
( ) 17. Hypoglossal nerve(설악신경→혀밑신경)
( ) 18. Geniohyoid m.(이설골근→턱끝목뿔근)
( ) 19. Thyrohyoideus m.(갑상설골근→방패목뿔근)
( ) 20. Omohyoideus m.(견갑설골근→어깨목뿔근)
( ) 21. Sternohyoideus m.(흉골설골근→복장목뿔근)
( ) 22. Superior root of cervical loop(경신경고리의 상근→목신경고리의 위뿌리)
( ) 23. Inferior root of cervical loop(경신경고리의 하근→목신경고리의 아래뿌리)

부신경(더부신경, Accessory nerve)

숨뇌와 척수에서 각각 뇌뿌리(cranial root)와 척수뿌리(spinal root)로 시작되어 하나의 신경으로 합쳐 목정맥구멍을 통해 머리뼈안 밖으로 나오는 운동신경이다. 뇌뿌리는 미주신경과 만나며 충격을 물렁뼈입천장, 인두, 후두의 근육에 보낸다. 척수뿌리는 목으로 내려가 운동성 섬유를 등세모근과 목빗근에 보낸다.

설하신경(혀밑신경, Hypoglossal nerve)

숨뇌에서 나와 혀밑신경관(hypoglossal canal)을 통해 머리뼈안 밖으로 나온다. 모든 혀근육을 지배하며 목신경과 문합하여 목뿔아래근육도 지배하는 운동신경이다.

혀의 운동은 음식 씹고, 언어, 연하시 혀를 움직이게 하는 혀근육에 충격전달 등 중요기능을 유지한다.

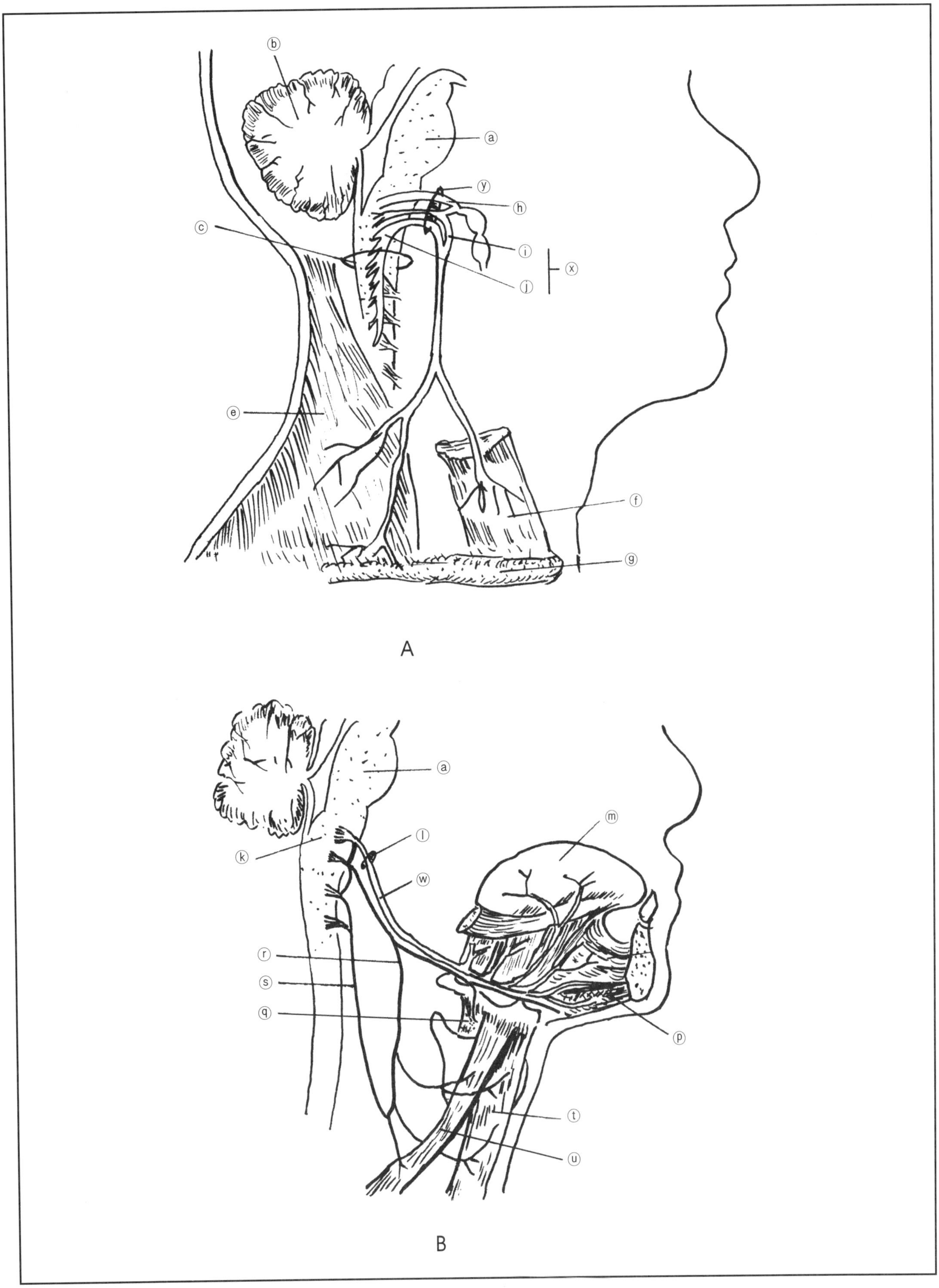
ⓑ
ⓐ
ⓨ
ⓗ
ⓒ
ⓘ
ⓧ
ⓙ
ⓔ
ⓕ
ⓖ
A
ⓐ
ⓜ
ⓛ
ⓚ
ⓦ
ⓡ
ⓢ
ⓠ
ⓟ
ⓣ
ⓤ
B

22. 경신경총(목신경얼기, Cervical plexus)

( ) 1. Great auricular nerve(대이개신경→큰귓바퀴신경)
( ) 2. Transverse cervical nerve(경횡신경→가로목신경)
( ) 3. Lesser occipital nerve(소후두신경→작은뒤통수신경)
( ) 4. Phrenic nerve(횡격신경→가로막신경)
( ) 5. Supraclavicular nerve(쇄골상신경→빗장위신경)
( ) 6. Sup. cerv. sympath ganglion(상경교감신경절→위목교감신경절)
( ) 7. Ansa cervicalis(경신경고리→목신경고리)
( ) 8. Trapezius(승모근→등세모근)
( ) 9. Sternocleidomastoid m.(흉쇄유돌근→목빗근)
( ) 10. Geniohyoideus(이설골근→턱끝목뿔근)
( ) 11. Sternohyoideus(흉골설골근→복장목뿔근)
( ) 12. Omohyoideus(견갑설골근→어깨목뿔근)
( ) 13. Sternothyroideus(흉골갑상근→복장방패근)
( ) 14. Thyrohyoideus(갑상설골근→방패목뿔근)

경신경총(목신경얼기, Cervical plexus)

제1~4경신경(C1~C4)의 앞가지로 구성되며 목빗근육에 덮여 있다.

a) **피지(cutaneous branch→피부가지)**

① Transverse cervical nerve(목가로신경)…목부위의 옆면과 앞면 피부.
② Supraclavicular nerve(빗장위신경)…빗장뼈와 어깨 부근의 피부.
③ Lesser occipital nerve(작은뒤통수신경)…뒤통수부위.
④ Great auricular nerve(큰귓바퀴신경)…귓바퀴의 뒤통수 및 귀밑샘 부근.

b) **근지(muscular branch→근육가지)**

① Ansa cervicalis(목신경고리)…C1~C3 신경이 고리 모양으로 문합, 목뿔아래근육을 지배.
② Phrenic nerve(가로막신경)… C3~C5 신경으로 앞목갈비근앞을 내려가서 가슴안에 들어가 가로막에 분포. 대부분 motor fiber로 구성→가로막근 지배. 일부는 sensory fiber로 심장주머니, 가슴벽의 감각을 감지한다. 한편 가로막신경의 마비가 오면 가로막의 운동소실(가로막은 올라가며 가슴안이 좁혀진다, 호흡관여).

※ 체간에 분포하는 가슴신경은 제외하고는 척추사이공간 가쪽에서 척수신경얼기 spinal plexus를 형성. 12쌍의 가슴신경의 1차지를 갈비사이신경이라 하며, 제1가슴신경은 팔신경얼기, 제12가슴신경은 허리신경얼기, 제12가슴신경을 갈비밑신경.

척수신경얼기(Spinal plexus)

1) Cervical plexus(목신경얼기)…C_1~C_4→목부위지배
2) Brachial plexus(팔신경얼기)…C_5~Th_1→상지지배
   1)+2)=목팔신경얼기(Cervicobrachial plexus)
3) Lumbar plexus(허리신경얼기)…Th_{12}~L_1~L_4
4) Sacral plexus(엉치신경얼기)…L_4~L_5~S_1~S_3
   3)+4)=요허리엉치신경얼기(Lumbosacral plexus)
5) Coccygreal plexus(꼬리신경얼기)…S_4~S_5~Co_1

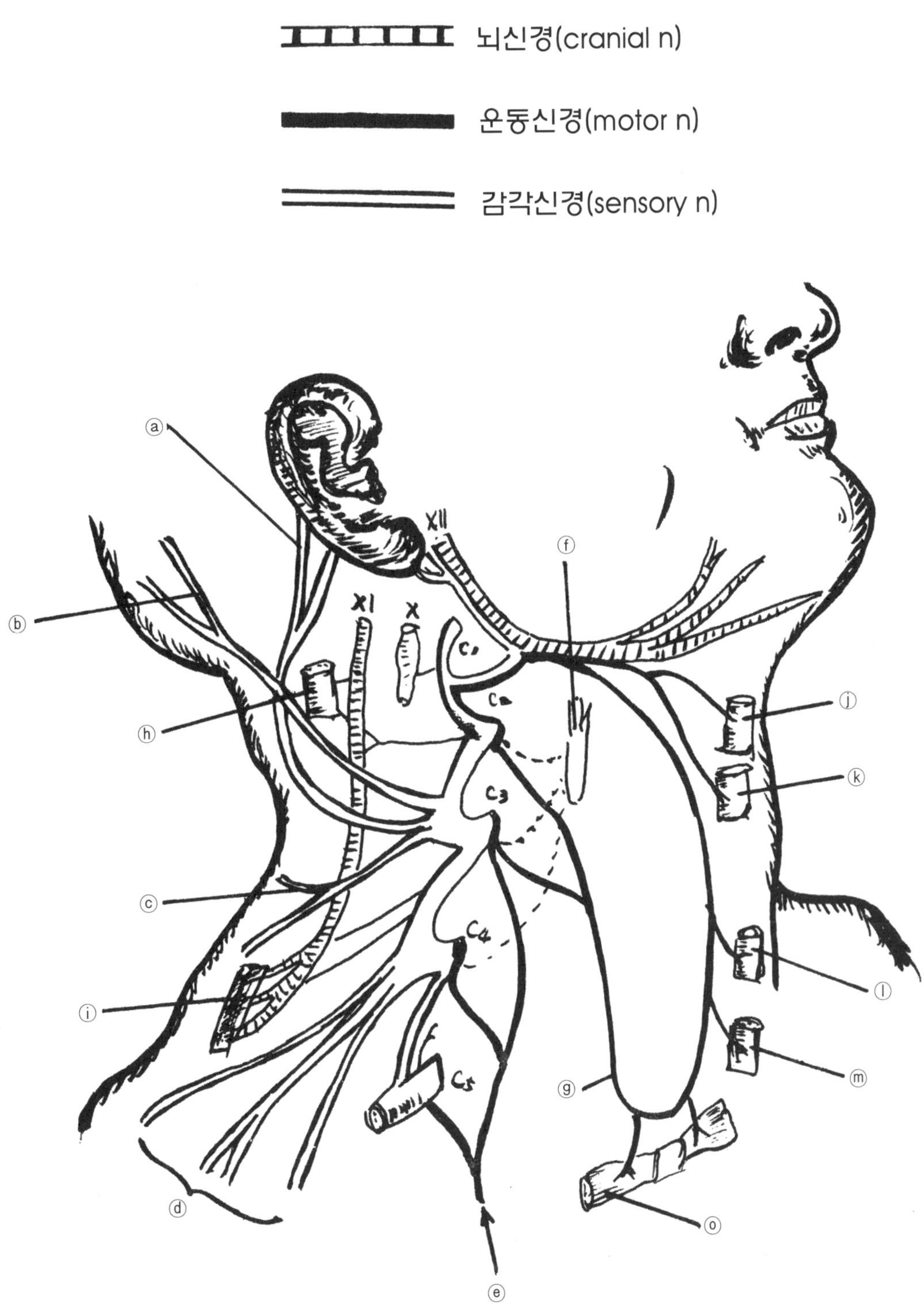
뇌신경(cranial n)
운동신경(motor n)
감각신경(sensory n)
ⓐ
ⓑ
ⓒ
ⓓ
ⓔ
ⓕ
ⓖ
ⓗ
ⓘ
ⓙ
ⓚ
ⓛ
ⓜ
ⓞ
XII
XI
X
C1
C2
C3
C4
C5

23. 완신경총(팔신경얼기, Brachial plexus)

( ) 1. Root(신경근→신경뿌리)
( ) 2. Trunk(신경간→신경줄기)
( ) 3. Medial pectoral. n.(안쪽가슴근신경)
( ) 4. Axillary nerve(액와신경)(C_5~C_7→겨드랑신경)
( ) 5. Radial nerve(요골신경)(C_5~T_1→노신경)
( ) 6. Musculocutaneous nerve(근피신경)(C_5~C_7→근육피부신경)
( ) 7. Ulnar nerve(척골신경)(C_7~T_1→자신경)
( ) 8. Median nerve(정중신경)(C_5~T_1)
( ) 9. Posterior ramus(후지→뒤가지)
( ) 10. Anterior ramus(전지→앞가지)
( ) 11. Lateral cord(외측신경속→가쪽신경다발)
( ) 12. Long thoracic nerve(장흉신경→긴가슴신경)
( ) 13. Posterior cord(후신경속→뒤신경다발)
( ) 14. Medial cord(내측신경속→안쪽신경다발)
( ) 15. Clavicle(쇄골→빗장뼈)
( ) 16. Scapula(견갑골→어깨뼈)

완신경총(팔신경얼기, Brachial plexus)

C_5~C_8, T_1 신경들의 문합으로, 특히 사람은 팔의 운동이 발달하여 손의 운동과 관련하여 매우 중요하다. 팔 전체를 지배하는 강대한 신경얼기로 가쪽목부위로부터 겨드랑이에 걸쳐서 빗장밑동맥, 겨드랑동맥을 에워싸듯이 구성된다.

a) 피부가지(cutaneous branch)

① Mediabrachial cutaneous nerve(안쪽 위팔피부신경)…위팔의 안쪽 피부.

② Medial antebrachial cutaneous nerve(안쪽 아래팔피부신경)…아래팔의 안쪽 피부에 분포.

b) 종말지(terminal branch)

※ Brachial plexus는 3속 5지로 나뉘어 진다.

[다발]

가쪽신경다발(lat. cord)—근육피부신경과 정중신경.
안쪽신경다발(med. cord)—자신경과 정중신경.
뒤신경다발(post. cord)—겨드랑신경과 노신경.

[지]

① Musculocutaneous n.(근육피부신경)…부리위팔근, 위팔두갈래근, 앞가쪽 피부.

② Ulnar n.(자신경)…자쪽손목굽힘근, 뼈사이근, 제3~4벌레근, 새끼두덩근, 새끼손가락(5)과 환지(4), 손등의 노뼈쪽 피부.

③ Axillary n.(겨드랑신경)…작은원근, 세모근, 세모근아래부위의 피부(위팔피부신경으로 위팔가쪽피부)

④ Radial n.(노신경)…위팔세모근, 아래팔의 모든 폄근, 손뒤침근, 아래팔과 위팔의 등쪽 피부, 손등의 노뼈쪽 피부.

⑤ Median n.(정중신경)…아래팔의 굽힘근, 엄지두덩근, 제1~제2벌레근, 손의 노뼈쪽 피부.

근육피부신경이상…Elbow joint(팔꿉관절), 굽힘 불능, 아래팔의 앞가쪽 피부감각 상실.
자신경이상…Claw hand(독수리손), 손등과 손바닥 자뼈쪽 부위의 지각 상실.
겨드랑신경이상…Shoulder joint의 갓돌림 불가. 어깨피부의 지각 상실.
노신경이상…Wrist drop(손목근내림증), 손등, 노뼈쪽 1/2 피부감각 마비.
정중신경이상…Ape hand(원숭이손), 손바닥 가쪽 1/2 피부감각 상실.

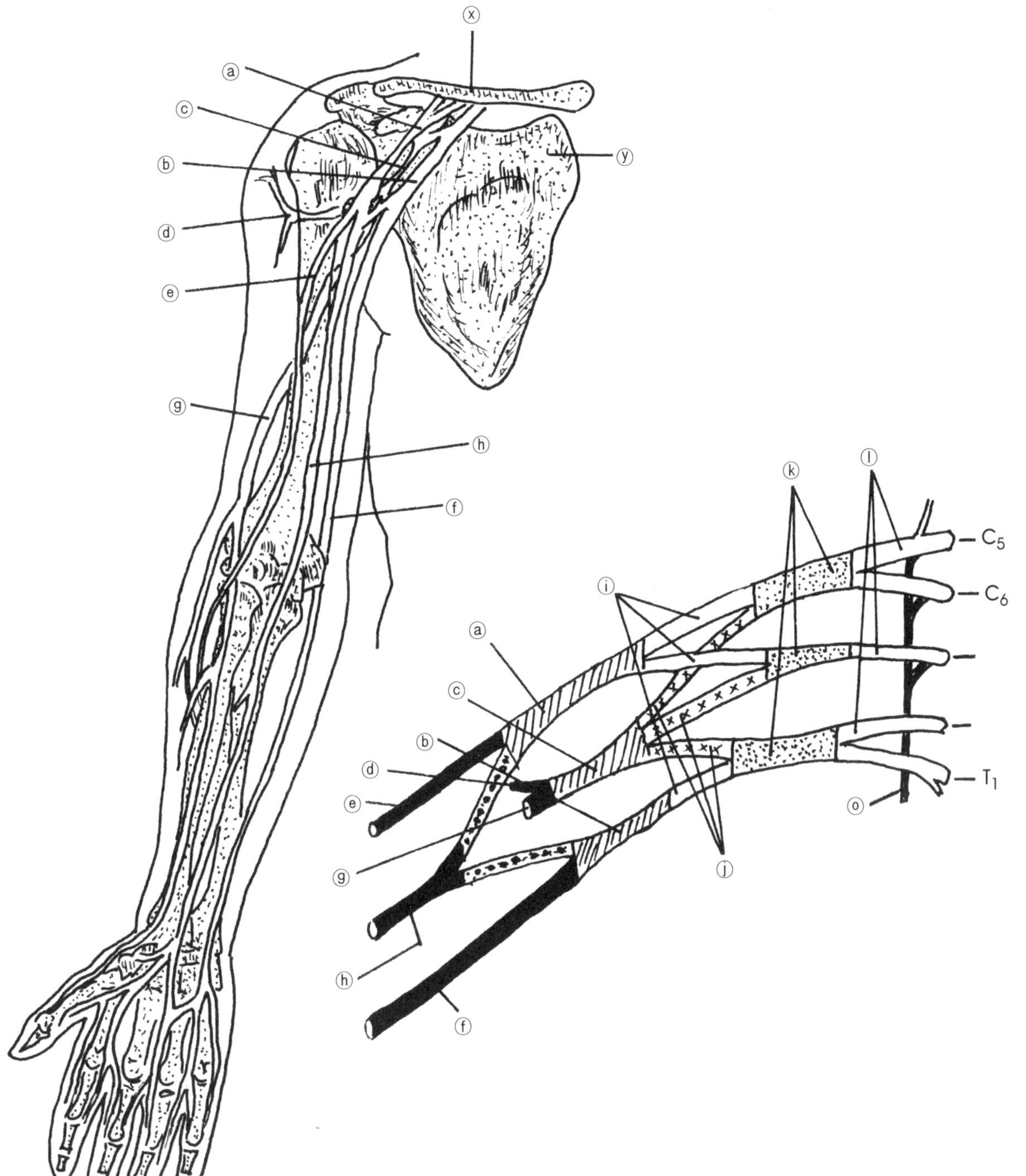
ⓧ
ⓐ
ⓒ
ⓑ
ⓓ
ⓔ
ⓖ
ⓗ
ⓕ
ⓨ
ⓚ
ⓛ
ⓘ
ⓙ
ⓞ
C_5
C_6
T_1

24. 하지(다리)신경(Nerve of the lower limb)

( ) 1. Pudendal nerve(음부신경)
( ) 2. Obturator nerve(폐쇄신경)
( ) 3. Genitofemoral nerve(음부넙다리신경)
( ) 4. Femoral nerve(대퇴신경→넙다리신경)
( ) 5. Lateral femoral cutaneous nerve(외측대퇴피부신경→가쪽넙다리피부신경)
( ) 6. Subcostal nerve(늑하신경→갈비밑신경)
( ) 7. Sciatic nerve(좌골신경→궁둥신경)
( ) 8. Tibial nerve(경골신경→정강신경)
( ) 9. Common peroneal nerve(총비골신경→온종아리신경)
( ) 10. Superficial peroneal nerve(천비골신경) 얇은종아리신경
( ) 11. Deep peroneal nerve(심비골신경→깊은종아리신경)
( ) 12. Femur(대퇴골→넙다리뼈)
( ) 13. Tibia(경골→정강뼈)
( ) 14. Sacrum(천골→엉치뼈)
( ) 15. Pudendal nerve(음부신경)
( ) 16. Iliohypogastric nerve(장골복벽신경→엉덩아랫배신경)
( ) 17. Ilioinguinal nerve(장골서혜신경→엉덩샅굴신경)
( ) 18. Tibial nerve(정강신경)의 시작부위
( ) 19. Common peroneal nerve(총비골신경의 시작부위 →온종아리신경의 시작부위
( ) 20. Posterior femoral cutaneous nerve(후대퇴피신경 →뒤넙다리피부신경)

요신경총(요신경얼기, Lumbar plexus)

Lumbar plexus는 L_1~L_4 신경의 앞가지가 연결되어 구성.

a) Iliohypogastric n.(장골하복신경→엉덩아랫배신경)…배가로근과 배속빗근 아래부위, 배부위 아래부위와 볼기부위의 피부.

b) Ilioinguinal n.(엉덩샅굴신경)…배속빗근 아래부위, 음낭(여자는 대음순)에 분포.

c) Genitofemoral n.(음부넙다리신경)…음낭의 고환올림근, 음부 가쪽과 넙다리의 피부.

d) Obturator n.(폐쇄신경)…넙다리모음근군(긴·짧은모음근, 큰모음근, 두덩정강근)과 넙다리, 종아리피부 안쪽에 분포.
손상시 모음근 마비. 지각신경은 엉덩관절에 분포.

e) Femoral n.(넙다리신경)…허리신경얼기 중 최대. 샅인대의 중간점 아래쪽을 지나 넙다리전면으로 나온다. 운동신경
- 두덩근, 넙다리빗근육, 넙다리네갈래근 지배. 지각신경은 넙다리의 앞면과 복재신경(saphenous n.)을 분지하여 종아리와 발의 안쪽에 분포.

천골신경총(엉치신경얼기, Sacral plexus)

Sacral plexus는 L_4~L_5, S_1~S_3 신경들의 문합으로

a) Sup. gluteal n.(위볼기신경)…중간볼기근, 작은볼기근, 넙다리근막긴장근.

b) Inf. gluteal n.(아래볼기신경)…큰볼기근.

c) Post. femoral cutanous n.(뒤넙다리피부신경)…아래볼기부위, 샅, 음낭 주위의 피부.

d) Sciatic n.(궁둥신경)…인체에서 가장 큰 신경으로, 궁둥구멍근 아래쪽으로 큰궁둥구멍이 나와 궁둥결절 큰돌기 중간을 지나 넙다리뒤면을 내려가면서 오금아래끝에서 정강신경과 온종아리신경으로 분지한다(좌골신경).

e) Pudendal nerve(음부신경)…안쪽음부동맥과 같이 앞아래쪽으로 샅의 근육과 피부. 음낭, 음순, 음경, 음핵, 항문주위 피부와 바깥항문 조임근에 분포.

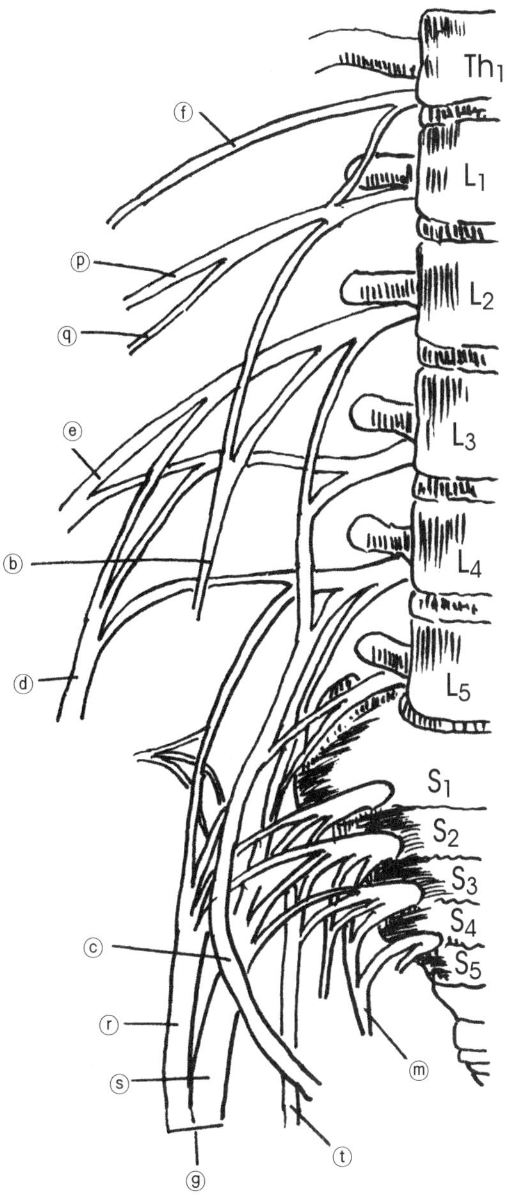
Th1
L1
L2
L3
L4
L5
S1
S2
S3
S4
S5
ⓕ
ⓟ
ⓠ
ⓔ
ⓑ
ⓓ
ⓒ
ⓡ
ⓢ
ⓖ
ⓣ
ⓜ

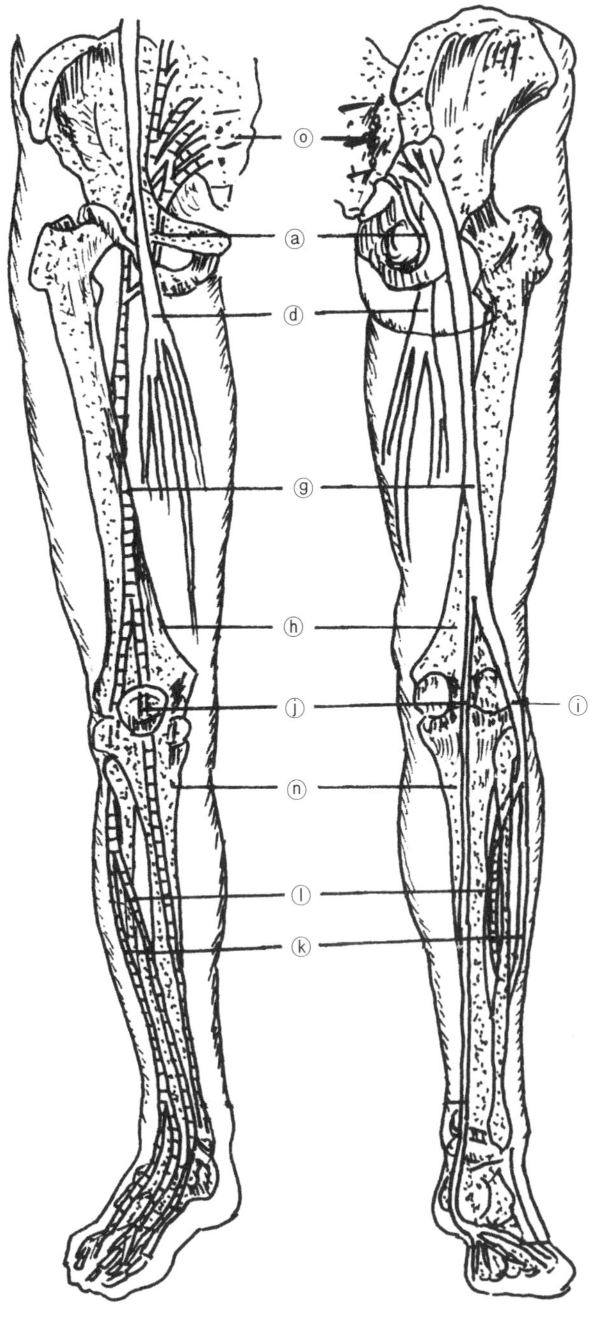
ⓞ
ⓐ
ⓓ
ⓖ
ⓗ
ⓙ
ⓘ
ⓝ
ⓛ
ⓚ

25. 교감신경계의 해설도(Scheme of sympathetic division)

( ) 1. Sup. cerv. ganglion(상경신경절→위목신경절)
( ) 2. Celiac ganglion(복강신경절)
( ) 3. Inferior mesenteric ganglion(하장간막동맥신경절 →아래창자간막신경절)
( ) 4. Superior mesenteric ganglion(상장간막동맥신경절→ 위창자간막신경절)
( ) 5. Lacrimal gland(누선→눈물샘)
( ) 6. Nasal septum(비중격→코중격)
( ) 7. Parotid gland(이하선→귀밑샘)
( ) 8. Submandibular gland(악하선→턱밑샘)
( ) 9. Sublingual gland(설하선→혀밑샘)
( ) 10. Heart(심장)
( ) 11. Lung(폐→허파)
( ) 12. Trachea(기관)
( ) 13. Stomach(위)
( ) 14. Pancreas(췌장→이자)
( ) 15. Spleen(비장→지라)
( ) 16. Liver(간)
( ) 17. Adrenal gland(부신)
( ) 18. Large intestine(대장→큰창자)
( ) 19. Kidney(신장→콩팥)
( ) 20. Urinary bladder(방광)
( ) 21. Genitals(생식기)
( ) 22. Eye(눈)

교감신경계(Sympathetic division)

신경절이전섬유가 흉수신경(가슴신경)과 요수신경(허리신경)에서 시작되는 자율신경계.

1) 머리목부위 Head and neck part

머리목부위의 교감신경줄기는 가쪽목부위의 온목동맥과 속목동맥뒤에서
위쪽—속목동맥신경이 되어 머리뼈안으로
아래쪽—가슴부위의 교감신경줄기로 연속
(a) 위목신경절
(b) 중간목신경절
(c) 밑경신경절

2) 가슴부위(Thoracic part)

가슴부위의 교감신경은 가슴부위 척주의 양쪽을 하행하는 가슴신경절 형성.
교통가지에 의해 갈비사이신경과 연락.
(a) Th_1~Th_4…새로운 뉴론으로 교체없이 심장, 기관, 허파, 대동맥에 분포.
(b) Th_5~Th_9…큰내장신경 ┐
(c) Th_{10}~Th_{12}…작은내장신경 ┘ 복강신경절 위창자간막신경절 형성.

3) 배부위 및 골반부위(Abdominal and pelvis part)

교감신경줄기는 가슴부위의 연속
(a) L_1~L_3…아래창자간막신경절
(b) 경과 중 4~5쌍의 허리신경절 4~5쌍의 엉치신경절
말초지는 부교감성인 골반내장신경과 함께 골반신경얼기를 만들어 골반내장기 및 생식기관에 분포.

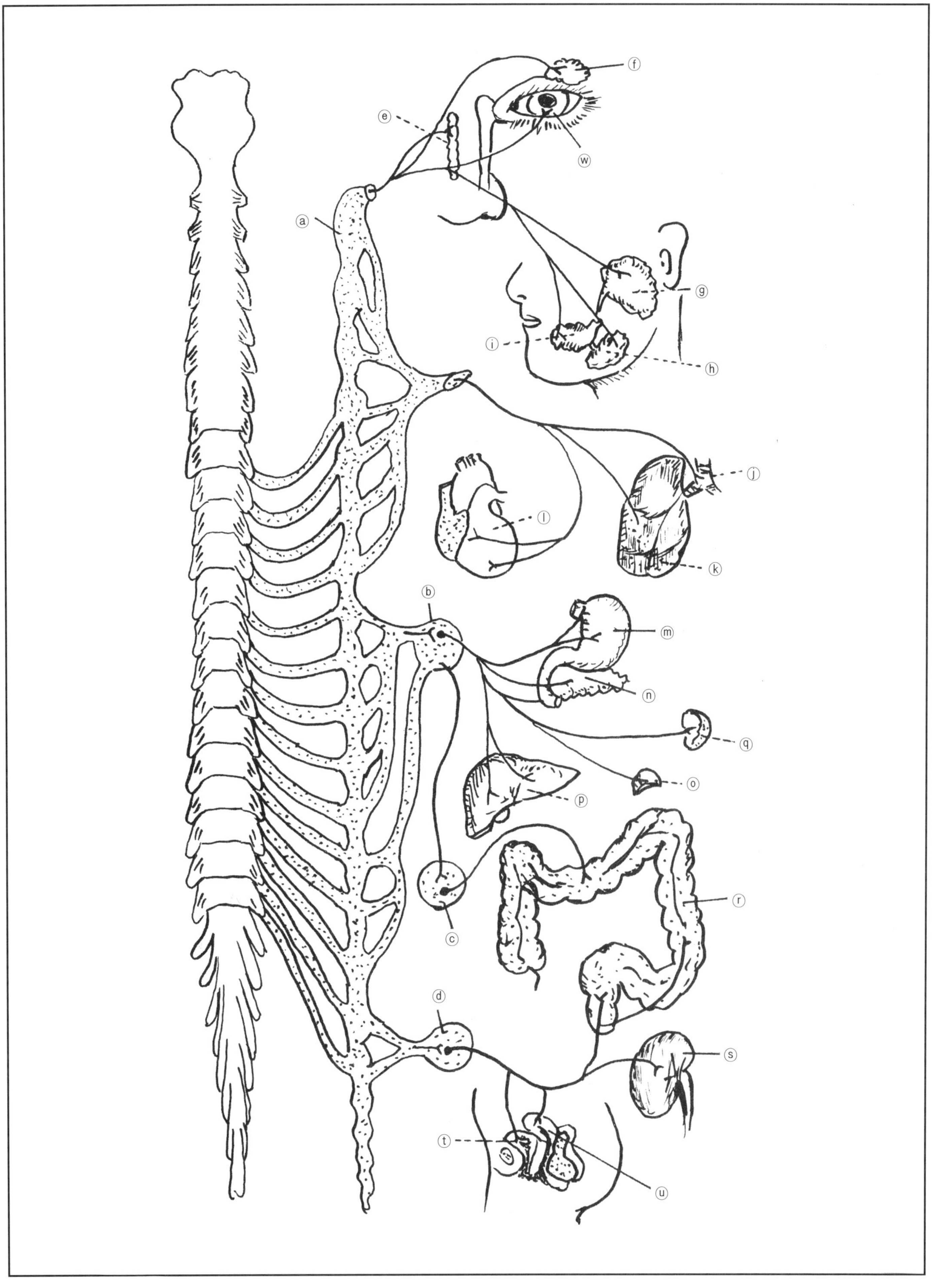

26. 부교감신경의 해설도(Scheme of parasympathetic division)

( ) 1. Ⅲ cranial nerve(제 3뇌신경)
( ) 2. Ⅶ cranial nerve(제 7뇌신경)
( ) 3. Ⅸ cranial nerve(제 9뇌신경)
( ) 4. Ⅹ cranial nerve(제 10뇌신경)
( ) 5. S2~S3 and S4(제 2, 3, 4 천수신경)
( ) 6. Otic ganglia(이신경절→귀신경절)
( ) 7. Submandibular ganglia(악하신경절→턱밑신경절)
( ) 8. Pterygopalatine ganglia(익구개신경절→날개입천장신경절)
( ) 9. Ciliary ganglia(모양체신경절→섬모체신경절)
( ) 10. Intramural ganglia(벽내신경절→벽속신경절)
( ) 11. To eye(안구)
( ) 12. To salivary glands(타액선→침샘)
( ) 13. To nasal/oral cavities(코안과 입안)
( ) 14. To salivary glands(타액선→침샘)
( ) 15. To pelvic and perineal viscera(회음과 골반내장)
( ) 16. To thoracic/abdominal(가슴부위와 배부위내장)
( ) 17. Pelvic splanchnic nerve(골반내장신경)

부교감신경계(Parasympathetic division)

신경절이전섬유가 뇌줄기와 엉치부위에서 시작되는 자율신경계.

1) **뇌부위(Cranial part)**

12뇌신경 중 4쌍은 부교감신경섬유를 포함한다.

a) 눈돌림신경(Ⅲ)→섬모체신경절→섬모체근, 동공조임근(운동지배).

b) 얼굴신경(Ⅶ) ┌ 날개입천장신경절→코점막, 입천장점막, 눈물샘(분비촉진).
└ 턱밑신경절→턱밑샘, 혀밑샘(분비촉진).

c) 혀인두신경(Ⅸ)→귀신경절→귀밑샘(분비촉진).

d) 미주신경(Ⅹ)→심장, 허파, 위, 이자, 콩팥, 소장, 대장 등 내부기관에 분포. 특히 심장에는 억제적이나 소화기관은 촉진적이다.

2) **엉치부위(Sacral part)**

S_2~S_4의 축주세포에서 나온 신경절이전섬유가 골반내장신경 또는 발기신경이 되어 골반신경얼기 형성.

신경절이후섬유는 내림잘록창자, 구불잘록창자, 곧창자, 방광, 생식기 등에 분포. 골반내장, 외음부 등의 혈관을 확장시키고 음경의 발기, 배뇨, 배변에 관여.

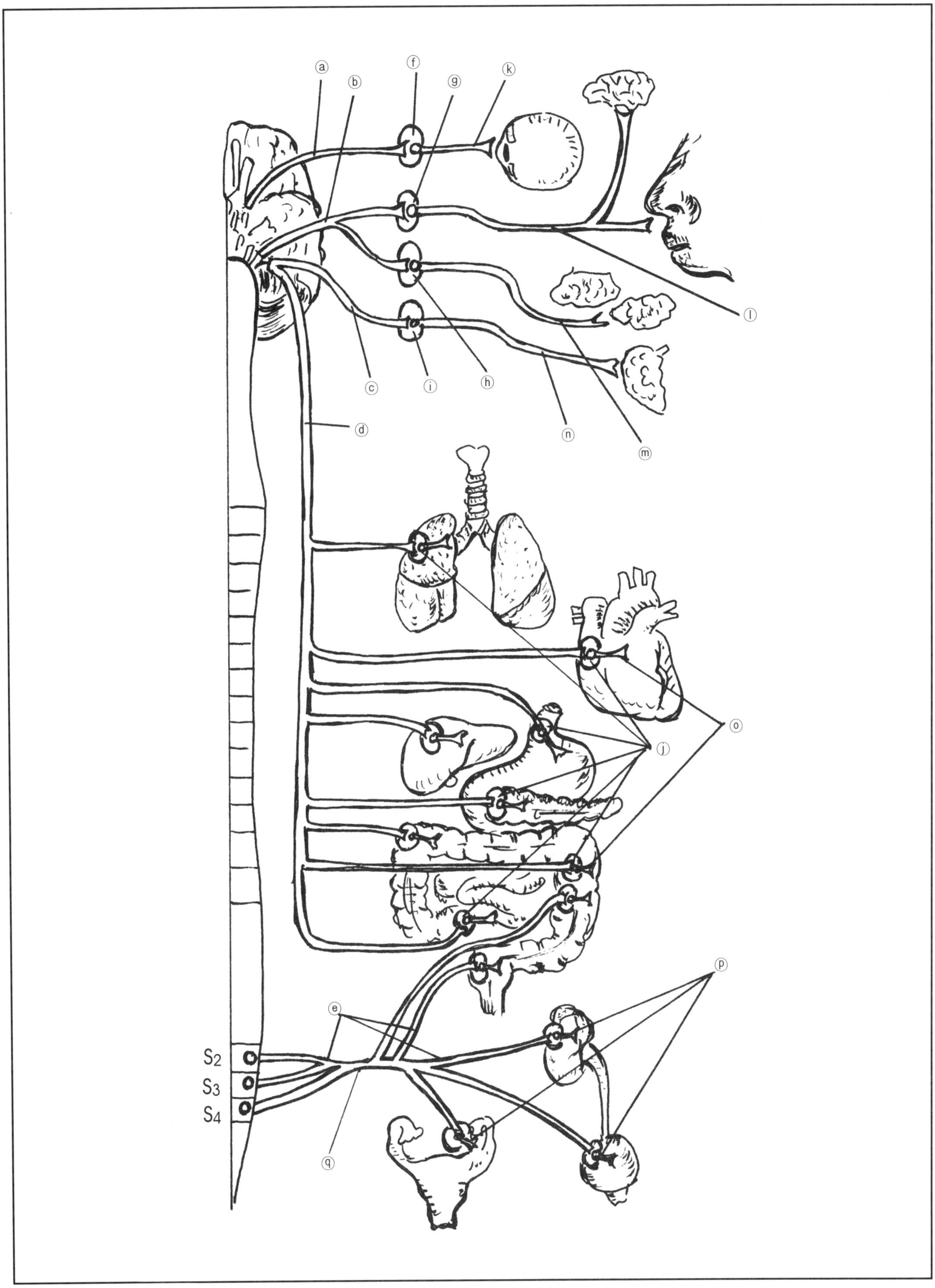
ⓐ
ⓑ
ⓒ
ⓓ
ⓔ
ⓕ
ⓖ
ⓗ
ⓘ
ⓙ
ⓚ
ⓛ
ⓜ
ⓝ
ⓞ
ⓟ
ⓠ
S2
S3
S4

제12장 총피(온피부)

Common integument

1. 피부의 감각수용기(Sensory receptors of the skin)

( ) 1. Sweat gland(한선→땀샘)
( ) 2. Shaft(모간→털줄기)
( ) 3. Subcutaneous tissue(피하조직→피부밑조직)
( ) 4. Stratum granulosum(과립층)
( ) 5. Stratum corneum(각질층)
( ) 6. Stratum spinosum(유극층→가시층)
( ) 7. Stratum basale(기저층→바닥층)
( ) 8. Lymphatic vessel(임프관→림프관)
( ) 9. Arrector pili muscle(입모근→털세움근)
( ) 10. Papillae(유두→젖꼭지)
( ) 11. Follicle(모낭→털주머니)
( ) 12. Vein(정맥)
( ) 13. Artery(동맥)
( ) 14. Sebaceous gland(피지선→기름샘)
( ) 15. Hair bulb(모구→털망울)
( ) 16. Nerve(신경)
( ) 17. Stratum lucidum(투명층)

피부(Skin)

피부는 표피와 진피로 구성되며 그 밑에 피하조직이 있다.

1) Epidermis(표피)

a) 가장 표층을 이루는 중층편평상피.

b) 보통 0.1~0.3mm 두께로, 5층으로 구분.

① Horny layer(각질층)…세포는 생명을 잃고 각질화(stratum corneum).
② Clear layer(투명층)…얇고 투명. 반유동성 물질이 있다(stratum lucidum).
③ Granular layer(과립층)…세포핵이 뚜렷하고 유백색(stratum granulosum).
④ Spinous layer(가시층)…다각세포로 돌기가 있다(stratum spinosum).
⑤ Basal layer(바닥층)…세포분열 왕성. Melanin 색소과립 함유(stratum basale).
진피내의 색소세포와 더불어 피부색 결정.

2) Dermis(진피=true skin)

a) 비교적 두껍고 단단한 결합조직층으로 0.5~0.3mm두께.

b) 경계는 뚜렷치 않으나 2층으로

① Papillar layer(유두층)…진피의 표층. 표피내 젖꼭지가 돌출. 지문형성. 표면세포에 영양공급.
② Reticular layer(그물층)…섬유다발이 그물을 형성. 혈관, 림프관, 신경, 털주머니, 지방샘 분포.

3) Hair(모발)의 구분

① 털줄기(hair shaft)→밖으로 돌출한 털.
② 털뿌리(root of hair)→털주머니에 박혀 있는 부위.
③ 털망울(hair bulb)→털뿌리의 아랫쪽 팽대부.
④ 털유두(hair papillae)→털에 영양공급.
⑤ 털주머니(hair follicle)→털에 영양공급.
⑥ 털주머니의 경사쪽에 기름샘(sebaceous gland)과 털세움근(arrector pili muscle)이 있다.

4) 온피부(Common integument)

피부와 여기에 부속되는 각질기(털, 손, 발톱) 및 피부샘(기름샘, 땀샘, 젖샘)을 총칭하여 온피부라 한다.

※ **온피부의 기능** : 보호기능, 일반감각기능, 지방 및 vitamin D의 저장기능.
수분, 기타 분비물의 배설기능, 체온조절기능.

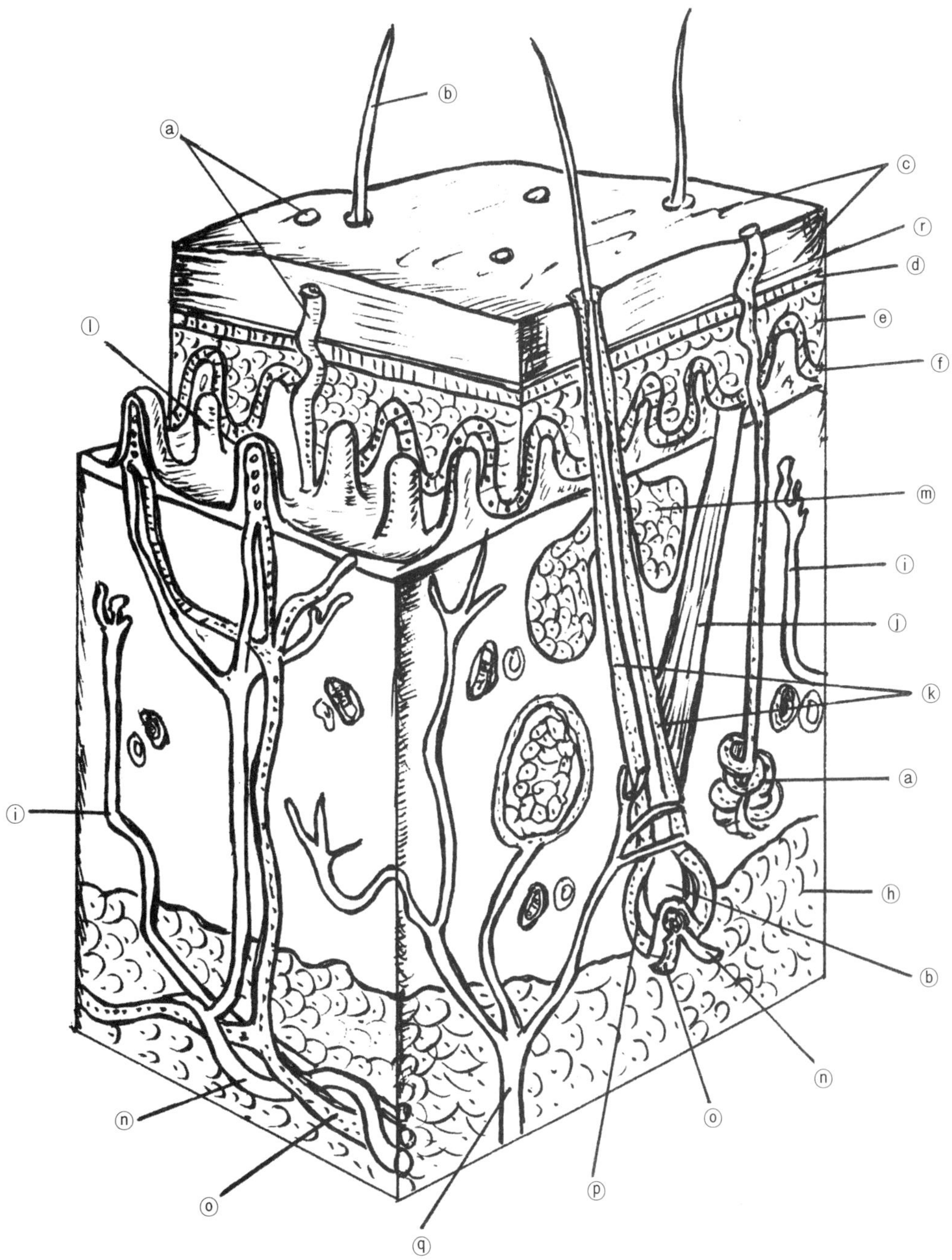

2. 털(Hairs), 모낭(털주머니, Hair follicle), 손 · 발톱(Nails)

( ) 1. Hair shaft(모간→털줄기)
( ) 2. Cortex of hair(모피질→털피질)
( ) 3. Medulla of hair(모수질→털속질)
( ) 4. Hair Cuticle(소피→털소피)
( ) 5. Arrector pili muscle(입모근→털세움근)
( ) 6. Sebaceous gland(피지선→기름샘)
( ) 7. Demal root sheath(진피근초→진피뿌리집)
( ) 8. Internal epithelial root sheath(속상피뿌리집)
( ) 9. External epithelial root sheath(바깥상피뿌리집)
( ) 10. Matrix(기질)
( ) 11. Hair bulb(모구→털망울)
( ) 12. Artery(동맥)
( ) 13. Vein(정맥)
( ) 14. Fat(지방)
( ) 15. Free edge(자유연→자유모서리)
( ) 16. Hyponychium(하조피→아래허물)
( ) 17. Nail body(조체→손발톱몸통)
( ) 18. Lunula(반월→반달)
( ) 19. Eponychium(상조피→위허물)
( ) 20. Epidermis(표피)
( ) 21. Nail root(조근→손발톱뿌리)
( ) 22. Nail bed[matrix](조상→손발톱바닥[바탕질])

Hairs(털)

1) 털은 털뿌리(root of hair)과 털줄기으로 이루어지며, 털뿌리의 아래끝→털망울(팽륭, 털유두, 내재).
2) 중심부를 이루는 속질(medulla), 속질을 둘러싼 겉질(cortex), 겉질바깥비늘처럼 배열된 모소피(hair curticle)의 3층 구조(모발의 표면은 모소피로 싸여있고, 내부의 털겉질, 털속질로 구분).
3) Hair bulb(털망울)…털뿌리 아래끝의 쟁반처럼 팽대된 부분. 모발의 성장은 털망울의 세포가 분열증식.

Nail(손 · 발톱)

1) Nail body(손발톱몸통)…외부에 노출된 부분.
2) Nail root(손발톱뿌리)…피부속에 묻혀 있는 부분.
3) Nail bed(손발톱바닥)…손발톱몸통과 손발톱뿌리가 정지하는 피부면 전체.
4) 손톱의 신생은 손발톱뿌리부위의 표피 기질층이 관장한다.

Cutaneous gland(피부샘)

1) 표피가 진피 혹은 피하조직안에 함몰되어 생기는 선으로, 기름샘(sebaceous gland), 땀샘(sweet glands) 및 젖샘(mammary gland)의 3종류.
   a) 기름샘…진피층에 있으며 털주머니안으로 피지를 분비하는 일명 털주머니샘. 도관은 털주머니에 개구. 손바닥, 발바닥에는 기름샘이 없다.
   b) 땀샘…도관은 피부표면(땀구멍) 진피, 또는 피부아래조직안 코일 모양의 샘에 연결.
   종류…① 샘분비땀샘(eccrine gland) ② 아포크린샘(apocrine gland)

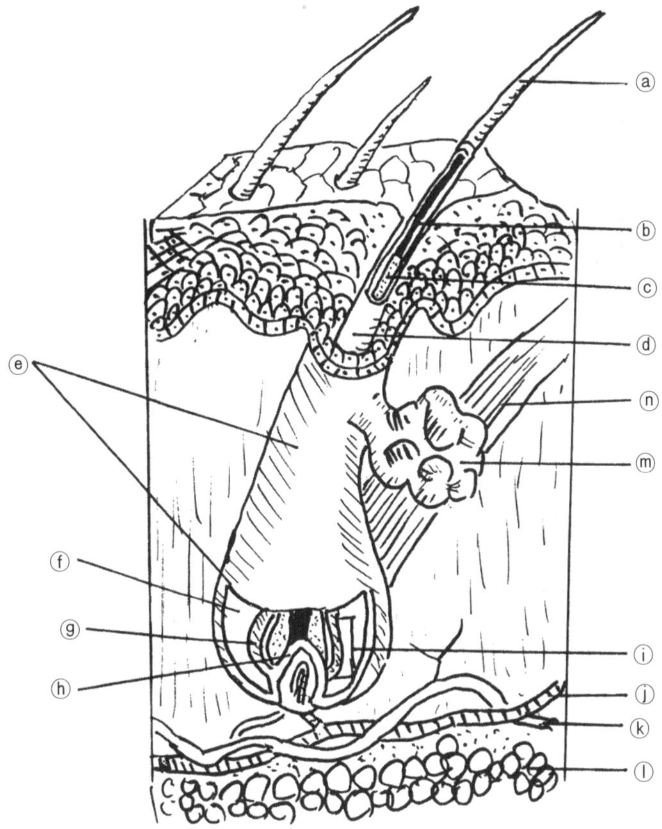

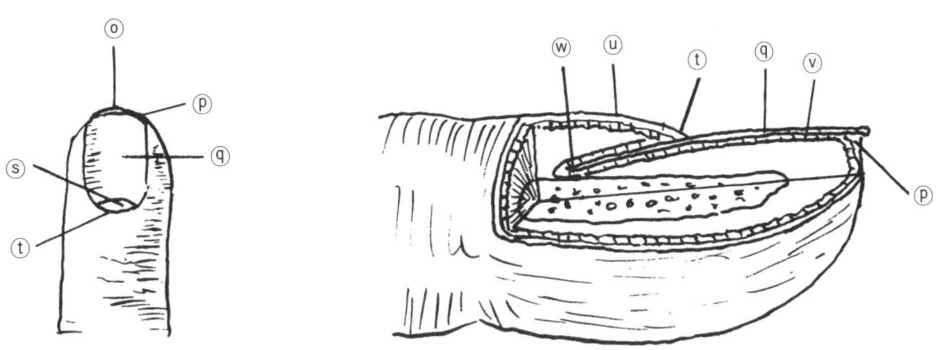

3. 연관통(Referred pain)

( ) 1. Liver and gallbladder(간과 쓸개)
( ) 2. Heart(심장)
( ) 3. Lung and diaphragm(허파와 가로막)
( ) 4. Pancreas(췌장→이자)
( ) 5. Stomach(위)
( ) 6. Small intestine(소장→작은창자)
( ) 7. Appendix(충수→막창자꼬리)
( ) 8. Ovary(난소)
( ) 9. Colon(결장→잘록창자)
( ) 10. Urinary bladder(방광)
( ) 12. Kidney(신장)

연관통(Referred pain)

신체 내부의 어떤 장기에 이상이 생기면 신체 내부 기관의 자극이 인접부위나 때로는 멀리 떨어진 부위의 피부가 감각과민이 되어 아픔을 느끼게 되는데 이를 연관통이라 한다.

신체의 통증을 보면 유해자극이 가해진 부위에 통각을 느끼면서 연관통을 느끼지만 때로는 유해자극이 가해진 부위에는 전혀 통각이 없으면서 연관통을 느끼는 경우가 있다. 연관통을 잘 알아두는 것은 질병의 진단이나 치료에 대단히 중요하다.

㉑ Liver에 유해자극이 가해졌을 때 오른쪽 겨드랑위끝과 위(stomach) 오른쪽에 연관통이 나타난다.

유방과 유선

1) 유방(mamma)

가슴막앞면에서 큰가슴근위에 약 3~5cm 돌출한 한쌍의 반상구 2~6(7)갈비뼈높이. 복장뼈 가쪽면에서 겨드랑에까지 이른다. 유방은 위아래 10~12cm, 왼쪽과 오른쪽 무게 각각 150~200g 수유기에는 400~500g.

2) 젖샘의 구조

① 젖샘엽…젖샘조직은 젖샘엽으로 구성(15~20여개).
② 젖샘관…젖샘엽으로부터 젖수송을 위한 1개씩의 관이 젖꼭지에 모임.
③ 젖샘관팽대…젖샘관과 젖꼭지사이의 팽대부. 젖이 고인다.
④ 젖꽃판…유방의 중앙부(색소침착).

3) 유방의 혈액공급

① 속가슴동·정맥…빗장밑동맥에서 나와 가슴우리앞벽의 속면에 분포.
② 가쪽가슴동·정맥…작은가슴근의 옆모서리아래쪽, 가슴근, 앞톱니근에 분포.
③ 갈비사이동·정맥.

4) 유방의 림프순환

여성의 유방에는 피부아래조직안에 겨드랑으로 통하는 림프관과 림프절이 많아서 유방암발생 시 전이통로가 되므로 임상에 중요. 유방가쪽윗부분의 일부가 겨드랑으로 뻗어 젖샘꼬리부위라고 하며 유방암 호발부위. 젖샘가쪽에 있는 림프관은 겨드랑 림프절로 향한다.

유방이 있는 림프절…가슴근 림프절, 복장옆 림프절, 가쪽겨드랑 림프절.

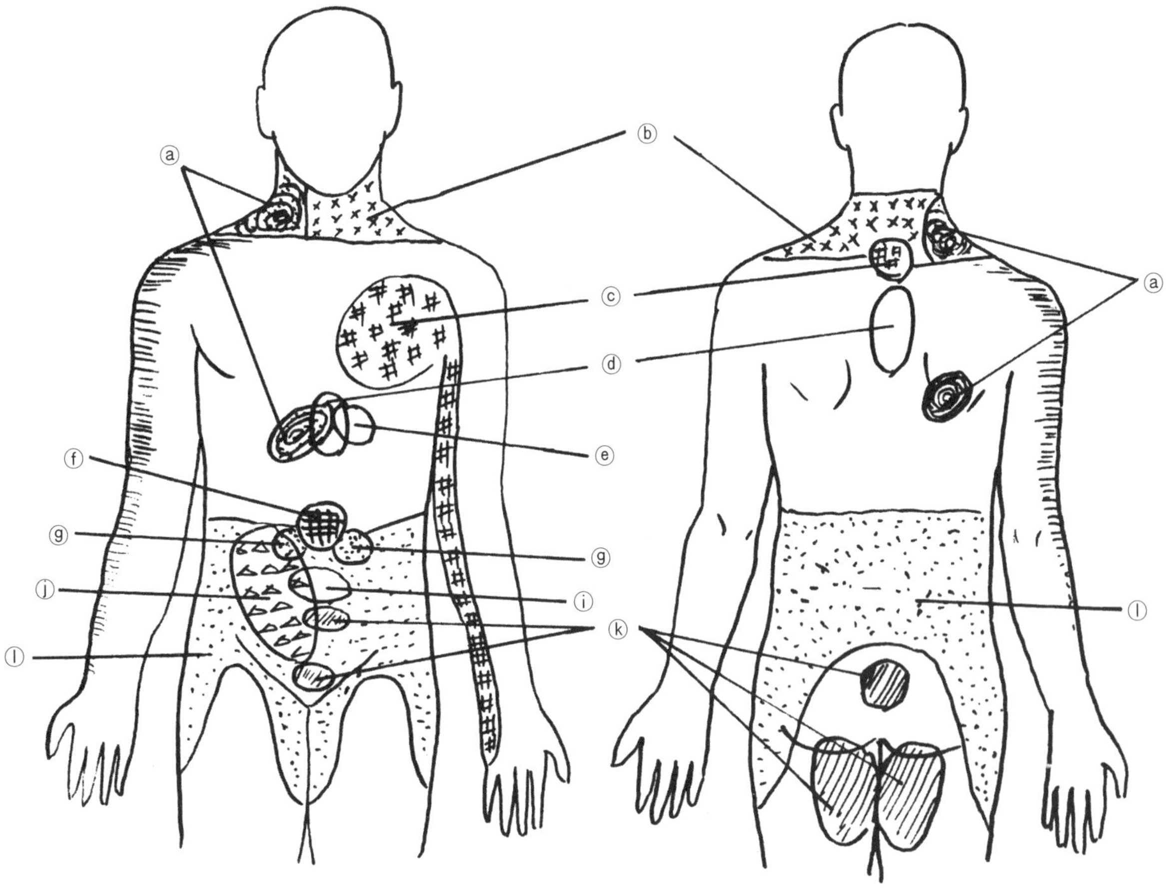

제13장 감각기관

Organs of senses

1. 눈의 층구조(Layers of the eye)

( ) 1. Right rays(광선)
( ) 2. Cornea(각막→맑은막)
( ) 3. Pupil(동공)
( ) 4. Iris(홍채)
( ) 5. Visual axis(시선축)
( ) 6. Ciliary zonule(모양체소대→섬모체띠)
( ) 7. Ciliary body(모양체→섬모체)
( ) 8. Anterior chamber(전안방→앞방)
( ) 9. Posterior chamber(후안방→뒤방)
( ) 10. Lense(수정체)
( ) 11. Ora serrate(거상연→톱니둘레)
( ) 12. Sclera(공막→흰자위막)
( ) 13. Choroid(맥락막)
( ) 14. Central fovea(중심와→중심오목)
( ) 15. Optic nerve(시신경)
( ) 16. Central retinal vein(중심망막정맥)
( ) 17. Central retinal artery(중심망막동맥)
( ) 18. Internal limiting membrane(내경계막)
( ) 19. Axon(축삭)
( ) 20. Ganglion neuron(신경절뉴론)
( ) 21. Rod cells(간상세포→막대세포)
( ) 22. Bipolar neurons(쌍극성뉴론)
( ) 23. Nerve impulse(신경자극)
( ) 24. Cone cell(원추세포→원뿔세포)
( ) 25. Pigment epithelium(망막색소상피)
( ) 26. Retina(망막)

안구의 층구조

a) Fibrous coat(안구섬유막)

① Cornea(각막)…앞쪽 1/6의 투명층.
② Sclera(흰자위막)…뒤쪽 5/6의 불투명층.

b) Vascular coat(안구혈관막)

① Choroid(맥락막)…흰자위막과 망막 사이에 있는 막으로, melanin 색소가 많아 암갈색이며, 혈관과 색소세포가 많다. 외부광선을 차단하고, 안구내 영양 공급.

② Ciliary body(섬모체)…안구포도막의 일부로 맥락막과 홍채 사이에 있다. 민무늬근인 섬모체근으로 되어 있고 수정체와 연결되어 있는 섬모체띠(ciliary zonule)가 부착.

③ Iris(홍채)…각막과 수정체 사이에 있고 앞방(anterior chamber)과 뒤방(posteriro chamber)으로 구분하고 있다. 동공의 크기조절. 돌림섬유→동공조임. 부챗살섬유→동공확대.

c) Internal coat(안구속막)

① Retina(망막)…안구속막은 망막으로 구성.

② 망막은 부위에 따라 3부분.
Ciliary portion(망막 섬모체부위)와 iris portion(망막 홍채부위)는 섬모체와 홍채를 덮고 있으나 신경세포가 없어 blind portion of retina(망맥맹부→망막소경부분).
Optic portion(망막시각부)…시각에 관여하며

③ Macula lutea(황반)…망막시각부위 뒤쪽 중심부로, 이것의 중심부를 중심오목(central fovea)이라하고 이곳에 원뿔세포(cone cell)가 있고 막대세포(rod cell)는 중심오목 이외의 망막에 원뿔세포와 혼합 존재하고 있다.

※ 안검(눈꺼풀)…피부, 피부밑조직, 눈둘레근, 눈꺼풀판, 민무늬근, 결막, 눈꺼풀올림근으로 구성.
눈둘레근…눈꺼풀을 둥글게 싸는 근육. 조임근육. 눈을 감고 눈물을 코로 보내는 역할. 마비시 토끼눈
민무늬근(위 · 아래눈꺼풀판근)…위눈꺼풀근→눈꺼풀올림, 위눈꺼풀근 도움. 아래눈꺼풀근→눈꺼풀내림, 아래곧은근막에 연결. 위목교감신경절에서 나오는 교감신경지배.

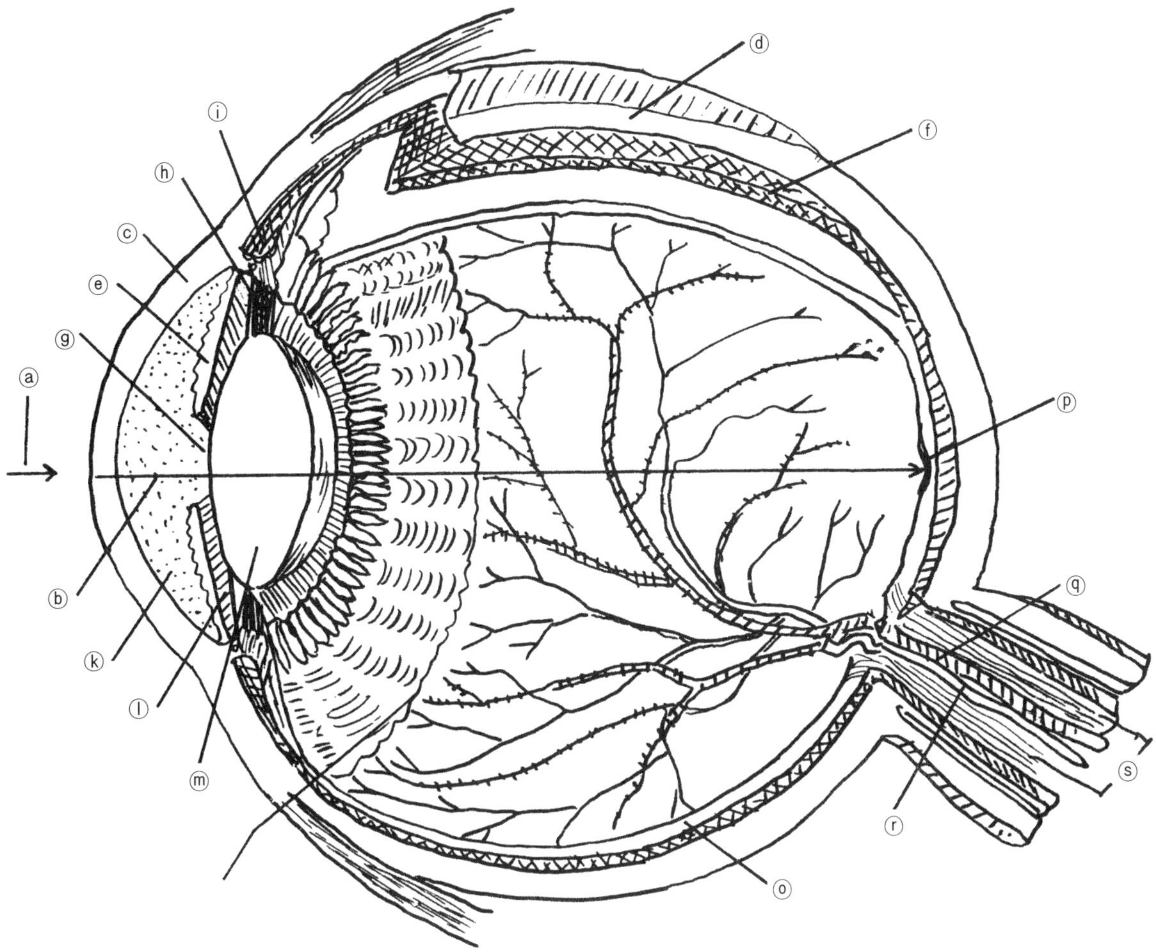

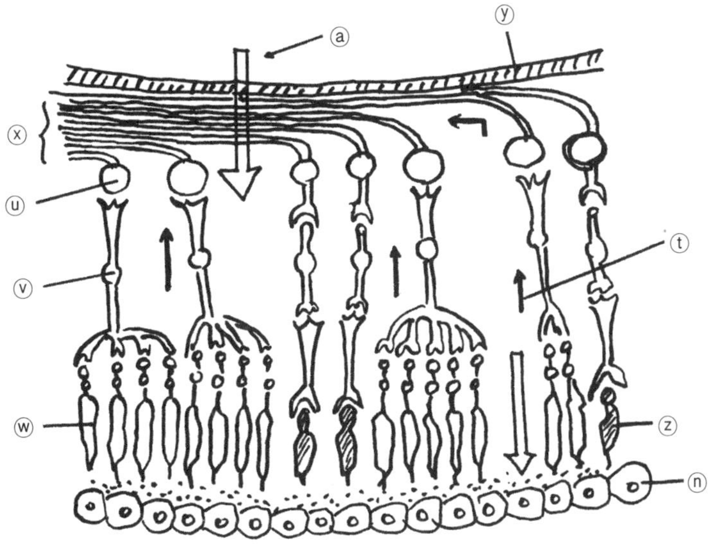

2. 안방수(안구방수)의 배출(Drainage of aqueous humor)과 눈물기관 (Lacrimal apparatus)

( ) 1. Cornea(각막→맑은막)
( ) 2. Sclera(공막→흰자위막)
( ) 3. Scleral venous sinus(흰자위막정맥굴)
( ) 4. Conjunctiva(결막)
( ) 5. Anterior chamber(전안방→앞방)
( ) 6. Iris(홍채)
( ) 7. Ciliary processes(모양체돌기→섬모체돌기)
( ) 8. Suspensory ligament(모양체소대→섬모체띠)
( ) 9. Lens(수정체)
( ) 10. Lacrimal gland(누선→눈물샘)
( ) 11. Lacrimal caruncle(누구→눈물언덕)
( ) 12. Lacrimal sac(누낭→눈물주머니)
( ) 13. Lacrimal duct(누관→눈물관)
( ) 14. Lacrimal point(누점→눈물점)
( ) 15. Lacrimal canaliculus(누소관→눈물소관)
( ) 16. Nasal cavity(비강)
( ) 17. Vitreous body(초자체→유리체)
( ) 18. Nasolacrimal duct(비누관→코눈물관)
( ) 19. Choroid(맥락막)
( ) 20. Retina(망막)
( ) 21. Cliary muscle(모양체근→섬모체근)

안방수(Aqueous humor)→안구방수

각막과 수정체 사이에 있는 투명한 액체로서 섬모체돌기(ciliary process)에서 분비되어 뒤방에 고여 동공을 거쳐 앞방으로 나와 홍채와 각막이 이어지는 곳인 홍채각막간극(홍채각막각공간)(space of irido-corneal angle)에 이른다. 이어서 흰자위막정맥굴(scleral venous sinus)에 흡수되어 정맥으로 주입된다.

안방수는 뇌척수액과 같이 끊임없이 생산되고 배출되며 이 액체순환에 장애가 생기면 안구의 내압이 상승하여 녹내장(glaucoma)이 된다.

눈물기관(Lacrimal apparatus)

눈물기관은 눈물을 분비하는 샘(gland)과 운반하는 관들로 구성.

a) Lacrimal gland(눈물샘)…눈확의 위벽 가쪽에 있는 타원형의 장액선이다.
b) Lacrimal duct(눈물관)…눈물점에서 시작되는 관으로 안쪽의 눈물주머니에 개구.
c) Lacrimal sac(눈물주머니)…눈확의 안쪽벽 코눈물관의 위끝에 있다.
d) Nasolacrimal duct(코눈물관)…1.5~2cm의 가는 관으로 눈물주머니의 눈물을 아래콧길에 개구한다.

눈물샘(Lacrimal gland)은

a) 눈확부위 눈물샘…눈확위벽의 앞가쪽 눈물샘오목에 위치.
b) 눈꺼풀부위 눈물샘…위눈꺼풀올림근 널힘줄의 아래끝에 있고 위눈꺼풀까지 넓히다.
눈확부위눈물샘으로부터 12개의 도관이 눈꺼풀부위눈물샘을 통해 위결막구석으로 개구. 눈꺼풀부위눈물샘은 별도의 도관이 위결막구석으로 개구.

눈물길(Lacrimal tracts)

눈물샘에서 분비된 눈물은 눈물유두→위 · 아래눈물점→위 · 아래눈물소관→눈물주머니→코눈물관→아래콧길로 개구.

섬모체근육 수축—섬모체띠 이완, 긴장도 이완, 근거리 초점.

섬모체근육 이완—섬모체띠 긴장, 원거리 초점.

섬모체근육은 눈돌림신경에서 유래하는 부교감신경의 신경절이후섬유에 의해 지배. 이들 섬유는 섬모체신경절을 경유해 근에 도달.

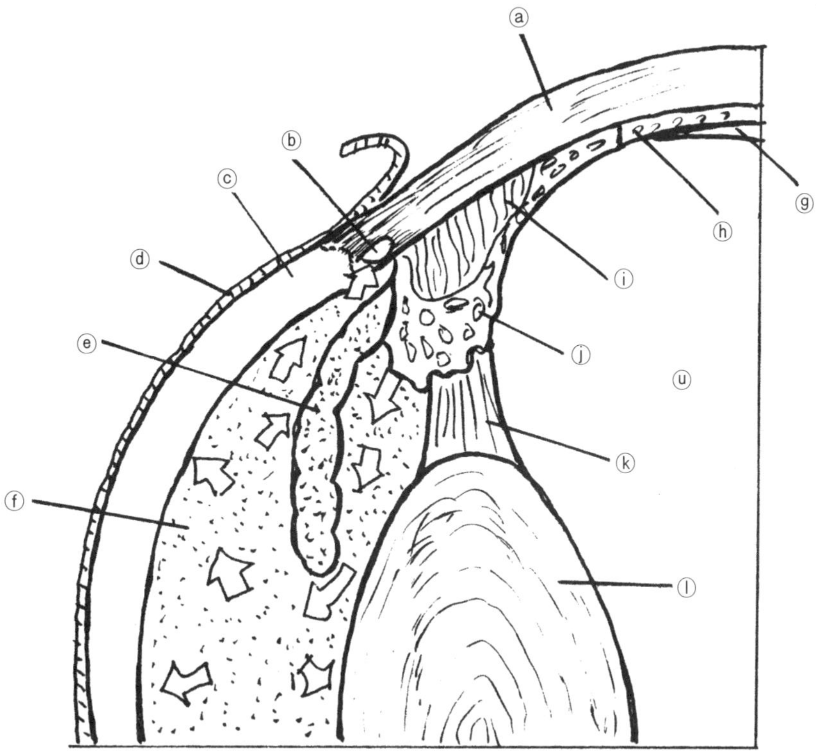

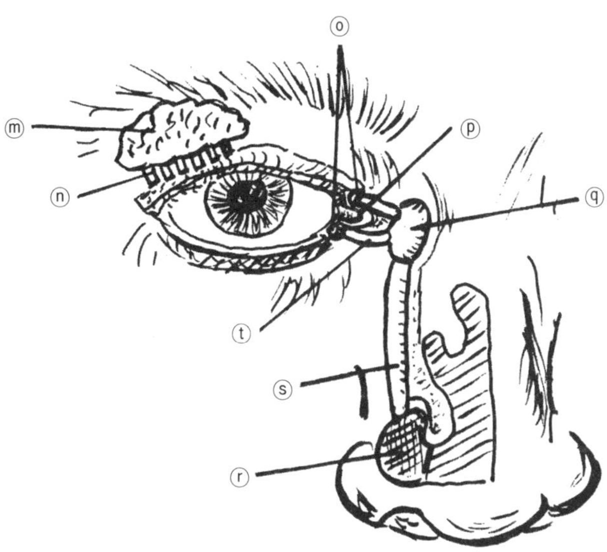

3. 눈의 근육(Muscles of the eye)과 시각신경로(Visual pathways)

( ) 1. Superior rectus(상직근→위곧은근)
( ) 2. Inferior rectus(하직근→아래곧은근)
( ) 3. Superior oblique(상사근→위빗근)
( ) 4. Inferior oblique(하사근→아래빗근)
( ) 5. Medial rectus(내측직근→안쪽곧은근)
( ) 6. Lateral rectus(외측직근→가쪽곧은근)
( ) 7. Optic nerve(시신경→시각신경)
( ) 8. Sphincter pupillae(동공괄약근→동공조임근)
( ) 9. Dilator pupillae(동공산대근→동공확대근)
( ) 10. Visual object(시각대상)
( ) 11. Light wave(광로)
( ) 12. Visual cortex(시각겉질)
( ) 13. Retina(망막)
( ) 14. Optic chiasma(시교차→시각교차)
( ) 15. Optic nerve(시신경→시각신경)
( ) 16. Optic tract(시삭→시각로)
( ) 17. Superior collicui(상구→위구역)
( ) 18. Lateral geniculate body(외측슬상체→가쪽무릎체)
( ) 19. Optic radiation(시방선→시각로부챗살)
( ) 20. Levator palpebrae superioris(상안검거근→위눈꺼풀올림근)

안구근육(Muscles of eye)

a) Superior rectus m.(위곧은근)…눈확위벽을 따라 주행. 안구를 위로 당기고 눈돌림신경 지배.
b) Inferior rectus m.(아래곧은근)…눈확아래벽을 따라 주행. 안구를 밑으로 당기고, 눈돌림신경 지배.
c) Medialis rectus m.(안쪽곧은근)…눈가안쪽벽을 따라 주행. 안구의 안쪽회전. 눈돌림신경 지배.
d) Inferior oblique m.(아래빗근)…뒤가쪽으로 주행. 안구를 위로 당기고 갓돌림을 겸한다. 눈돌림신경 지배.
e) Superior oblique m.(위빗근)…위곧은근의 위를 따라 가다가 급히 가쪽으로 굽는다. 안구를 아래로 당기고 벌림을 겸하고 도르래신경 지배.
f) Lateralis rectus m.(가쪽곧은근)…눈확 가쪽벽을 따라 주행. 안구의 가쪽 회전. 갓돌림신경 지배.

시각경로(Visual pathways)

망막의 신경절세포에서 시작하며 시신경섬유의 약 반수 정도는 교차하므로 시신경교차(optic chiasma)라 하고 교차후 시각로(optic tract)라 하며 간뇌의 뒤에 있는 가쪽 무릎체 및 중간뇌의 위둔덕에 연결된다. 이곳에서 시각로부챗살을 지나 뒤통수엽의 뒤끝에 있는 시각로중추(visual center)에서 그친다.

※ 안구근육 중에서 아래빗근을 제외한 근들은 온힘줄고리에서 기시하여 각막-흰자위막 결합부의 흰자위막에 정지한다.

시신경흥분전도 : 외부광선→각막→방수→수정체→유리체→망막

a) 왼오른 코안쪽 신경섬유→시각신경교차→반대쪽 시각로→가쪽 무릎체
b) 왼오른 관자쪽 신경섬유→시각신경교차 없음→같은쪽 시각로→가쪽 무릎체
→시각로부챗살을 지나 시각영역에 투사

시각영역—망막에 맺어진 상이 시각신경 전도를 거쳐 전도된 후 양쪽 눈에 맺어진 상을 분석하여 물체 인식.
위눈꺼풀올림근—주체인 가로무늬근부분은 눈돌림신경 위쪽가지에 의해 지배.
일부 민무늬근은 위목교감신경절에서 오는 교감신경지배.

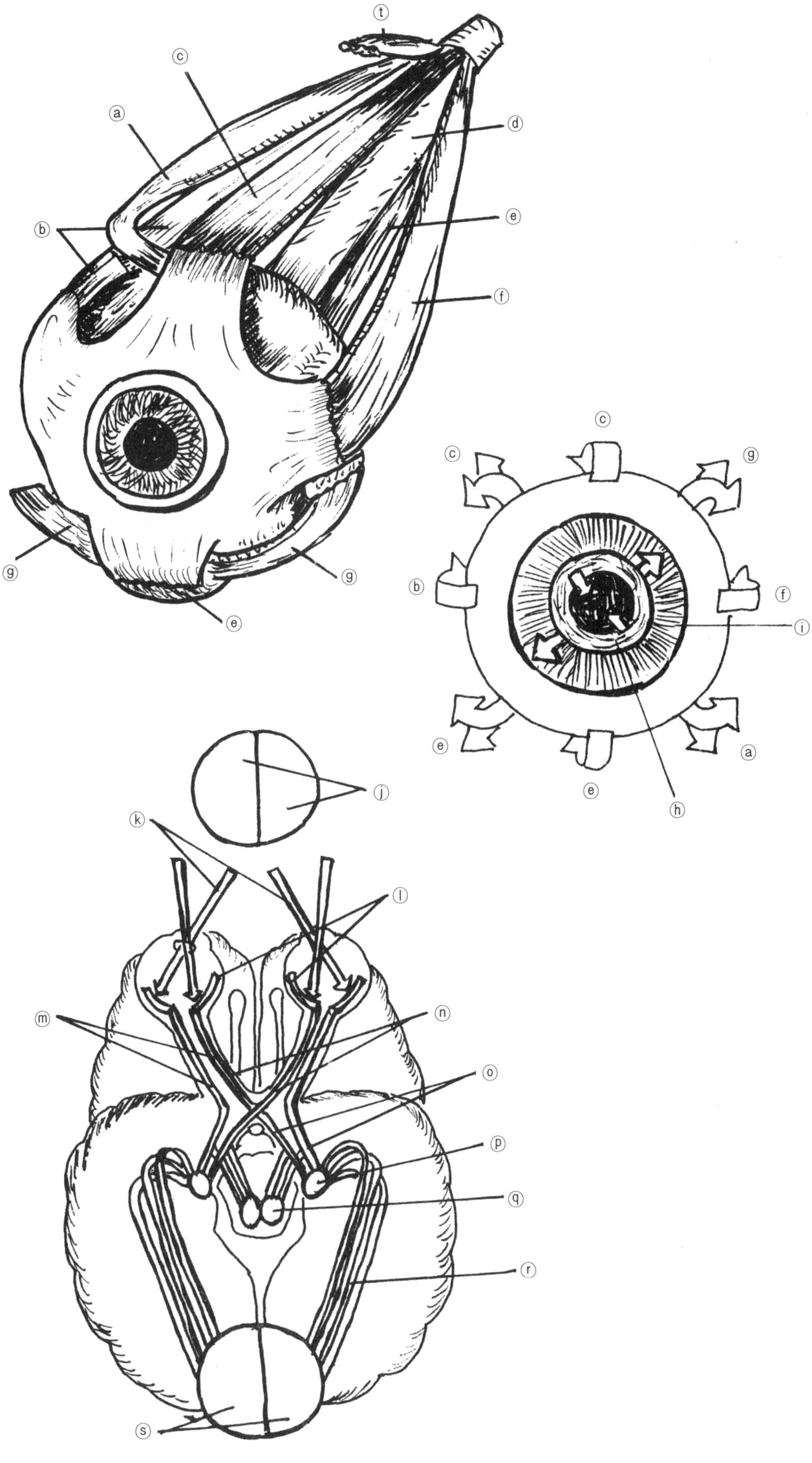

4. 귀의 구조(Structure of the ear)

( ) 1. Auricle(이개→귓바퀴)
( ) 2. Lobule of auricle(귓볼)
( ) 3. External acoustic meatus(외이도→바깥귀길)
( ) 4. Middle ear(중이→가운데귀)
( ) 5. External ear(외이→바깥귀)
( ) 6. Internal ear(내이→속귀)
( ) 7. Osseous semicircular canal(반고리관)
( ) 8. Auditory tube(이관→귀관)
( ) 9. Cochlea(와우관→달팽이관)
( ) 10. Vestibulocochlear nerve(내이신경→속귀신경)
( ) 11. Tympanic membrane(고막)
( ) 12. Malleal head(추골두→망치뼈머리)
( ) 13. Malleus(추골→망치골)
( ) 14. Mallear manubrium(추골병→망치뼈자루)
( ) 15. Incudal body(침골체→모루뼈몸통)
( ) 16. Stapes(등골→등자뼈)
( ) 17. Incudostapes articulation(침등관절→모루등자관절)
( ) 18. Incus(침골→모루뼈)
( ) 19. Anterior semicircular canal(전반규관→앞반고리관)
( ) 20. Lateral semicircular canal(외측반규관→가쪽반고리관)
( ) 21. Posterior semicircular canal(후반규관→뒤반고리관)
( ) 22. Vestibular window(전정창→안뜰창)
( ) 23. Cochlear window(와우창→달팽이창)
( ) 24. Ampullae of semicircular canal(반고리관팽대)

청각계(Auditory system)

관자뼈 안에 수용된 소리의 감지와 체위의 변화를 감지하는 평형기관으로, 바깥귀, 가운데귀 및 속귀로 구성.

1) External ear(바깥귀)

a) Auricle(이개)…측두부에서 밖으로 튀어나와 외계의 음파를 모아 가운데귀에 전달하는 깔때기모양의 부분.

b) External acoustic meatus(바깥귀길)…바깥귀구멍에서 시작. 길이 2.5cm S자형으로 가쪽 1/3 연골성, 안쪽 2/3 골성부로 된다.

2) Middle ear(가운데귀)

가운데귀는 고막에 의해 바깥귀길로부터 분리되고 안뜰창(난원창)에 의해 속귀와 경계 짓고 있다.

a) Tympanic membrane(고막)

b) Tympanic cavity(고실)…귀관과 귀속뼈로 구성.

3) Internal ear(속귀)

a) 중앙부에 안뜰(vestibule)…위치감각.

b) 뒤쪽에 반고리관(semicircular canal)…앞, 뒤 및 가쪽 반고리관의 3개의 팽대부…회전감각.

c) 앞쪽에 달팽이관(cochlea)이 있어 소리 감지의 주역.

※ 나선신경절(spiral ganglion)…달팽이관축의 나선관 바닥을 따라 있는 감각신경절로써 쌍극성 세포를 가지고 있으며, 말초돌기는 신경작은구멍을 통해 나선기로, 중앙돌기는 소귀길을 통해 뇌줄기의 달팽이핵으로 간다.

고막…바깥귀에 대해 55°의 경사. 두께 0.1mm.

고막배꼽…망치뼈자루 맨끝에 있다. 여기서 고막은 안쪽방향으로 당긴다(오목한 중심부).

망치뼈자루…백색의 줄무늬로 망치뼈융기로 향한다.

광추면(cone of light)…고막배꼽 앞아래쪽. 반사경의 광선에 반사로 고막상태 판정(가운데귀염, 고막출혈 등). 이완부와 긴장부가 있다.

귀속뼈＝망치뼈→모루뼈→등자뼈 : 3개의 뼈는 인대에 의해 고실위벽에 고정.

고막긴장근…고막의 긴장. 등자근…고막의 이완.

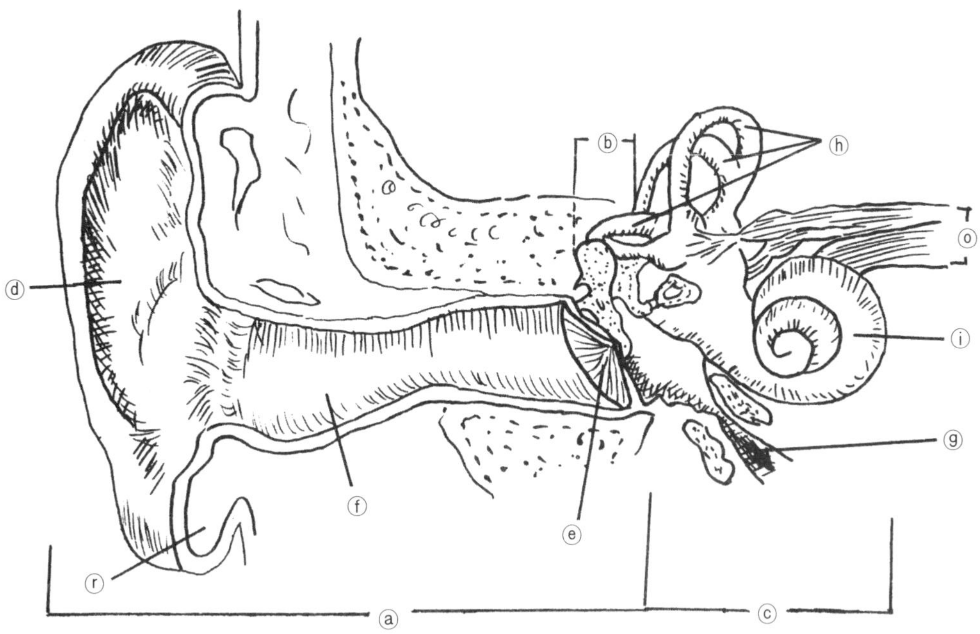

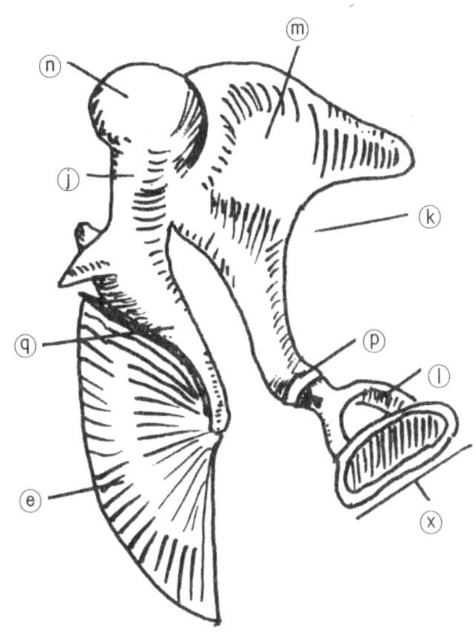

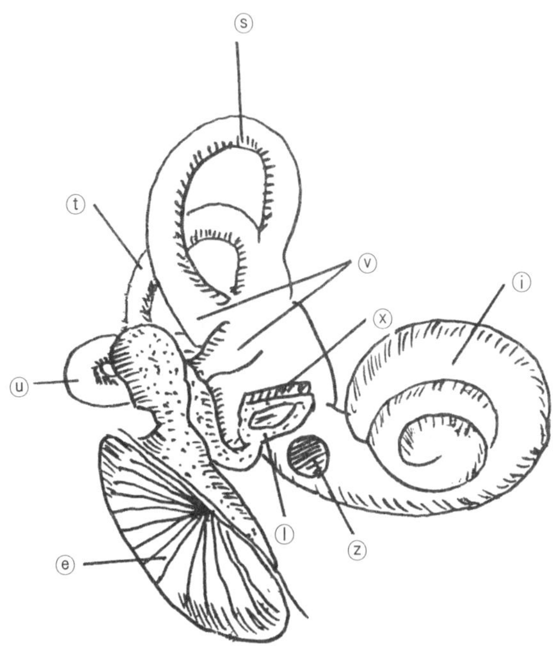

5. 와우관(달팽이관, Cochlea)의 구조

( ) 1. Scala vestibuli(전정계→안뜰계단)
( ) 2. Cochlear duct(와우관→달팽이관)
( ) 3. Basilar membrane(기저막→바닥막)
( ) 4. Scala tympani(고실계→고실계단)
( ) 5. Tectorial membrane(개막→덮개막)
( ) 6. Vestibular membrane(전정막→안뜰막)
( ) 7. Spiral ligament(나선인대)
( ) 8. Organ of corti(코르티기관)
( ) 9. Outer pillar cell(외지주세포)
( ) 10. Inner sensory cell(내감각세포)
( ) 11. Inner tunnel(내터널→속굴)
( ) 12. Internal spiral tunnel(내나선터널→속나선굴)
( ) 13. Spiral ganglion(나선신경절)
( ) 14. Osseous spiral lamina(골나선판→뼈나선판)

달팽이관(Cochlear duct)

1) 막미로 앞쪽에 위치하는 달팽이나선관 안에 있고, 달팽이축(modiolus) 주위를 2.5바퀴 회전하는 막성관.
2) 3개의 관, 즉
   a) Scala vestibuli(안뜰계단)…윗부분이며 바깥림프가 있다.
   b) Scala tympani(고실계단)…아랫부분이며 바깥림프가 있다.
   c) Cochlea duct(달팽이관)…안뜰계단과 고실계단 사이에 있고 속림프가 채워져 있으며 달팽이관의 단면은 3각형 모습이고 안뜰계단 사이에 안뜰막(vestibular membrane), 고실계단 사이에 바닥막(basilar mem-brane)이 있다. 바닥막 위에는 청각감수기관인 나선기관(spiral organ of corti)이 있다.

※ 속귀는 청각 및 평형각을 담당하는 말단기관이 수용된 거죽을 이루는 벼미로와 그 안에 있는 막미로로 구분. 둘사이에 바깥림프, 막미로 안에는 속림프로 채워진다.

- **뼈미로**(bony labyrinth)…안뜰, 반고리관, 달팽이로 구분.
  안뜰=안뜰안 뒤 : 타원주머니→타원주머니반 ┐
  　　　　　　앞 : 둥근주머니→둥근주머니반 ┘─ 감각상피세포가 전정신경(평형각 감수)
  반규관=타원주머니 뒤쪽에 3개의 막성반고리관 연결. 개구부 3개소 팽대.
  달팽이관=골성 달팽이안에 있고 달팽이쪽 주위를 2와 1/2회전. 발성관, 속림프 내재. 가로면은 안뜰계단, 고실계단, 달팽이관.
- **막미로**(membranous labyrinth)…막미로는 골미도 안에 있는 막으로 구성된 관계통
- **평형반**…특수감각세포집단주머니의 속안을 향해 비운동성 섬유가 있고 끝이 젤라틴에 의해 합쳐져 있다. 탄산석회 결정체인 평형사(신체위치 느끼는 지각부).
- **팽대능**…반달모양으로 팽대부공간 속에 돌출된 능선. 감각상피로 덮여져 있고 안뜰신경과 연결하여 평형각에 관여. 머리가 정지해 있을 때 팽대능선의 팽대꼭대기는 위쪽으로 향하고 머리가 움질일 때 팽대 꼭대기는 구부러져 감각수용기능 자극을 받는다.

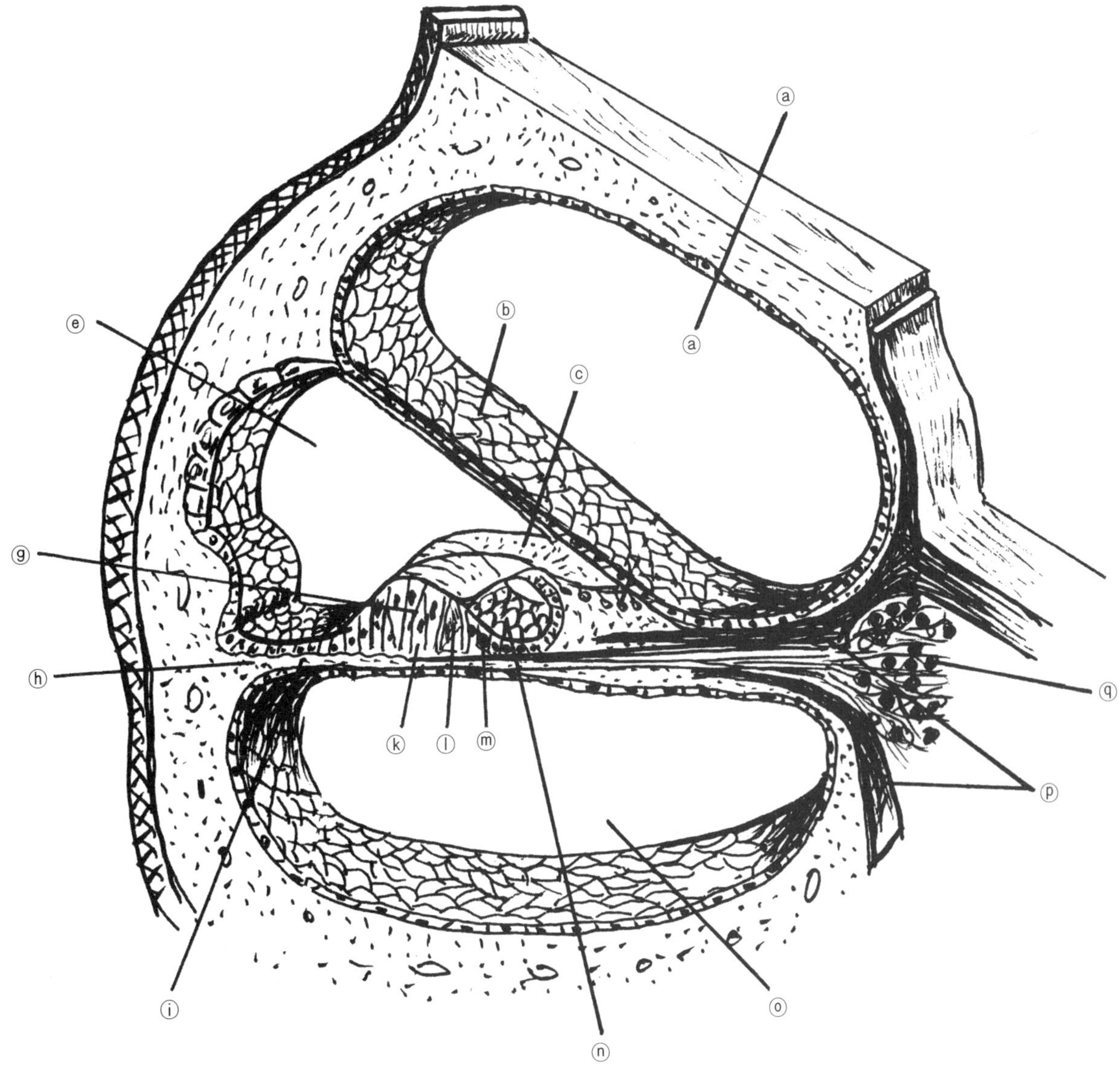

6. 후각기관(Olfactory organs)

( ) 1. Olfactory neuron(후각 뉴론)
( ) 2. Olfactory tract(후삭→후각로)
( ) 3. Cribriform plate(사판→체판)
( ) 4. Olfactory bulb(후구→후각망울)
( ) 5. Inferior nasal concha(하비갑개→아래코선반)
( ) 6. Middle nasal concha(중비갑개→중간코선반)
( ) 7. Olfactory nerve(후각신경)
( ) 8. Olfactory epithelium(후각상피)
( ) 9. Mucus layer(점액층)
( ) 10. Olfactory vesicle(후각소포)
( ) 11. Olfactory hairs(후각모→후각털)
( ) 12. Olfactory cell(후각세포)
( ) 13. Supporting(지지세포→버팀세포)
( ) 14. Basal cell(기저세포→바닥세포)
( ) 15. Connective tissue(결합조직)

후각기(Organ of smell)

1) 냄새를 맡는 곳은 코안 위쪽부위(코중격과 위콧길 사이).
2) 후각부위의 점막은 거짓중층섬모원주상피로 덮여있으며 3종의 세포가 있다.
   a) Olfactory cell(후각세포)
      ① 후각에 직접 관여.
      ② 세포체는 가늘고 길며 핵은 원형.
      ③ 버팀세포 사이에 있는 두극신경세포로 표면에 6~8개의 냄새털이 있고, 바닥부위에 후각신경이 있다.
   b) Supporting cell(버팀세포)
      ① 원주상, 황색과립, 핵은 타원형.
      ② 냄새털은 버팀세포를 관통하여 막위에 나와있다.
      ③ 후각세포와 버팀세포의 비율 3:2.
   c) Basal cell(바닥세포)
      ① 버팀세포의 바닥부위사이에 단층배열.
      ② 버팀세포의 보충 역할.
3) 후각신경(olfactory nerve)은 벌집뼈체판을 지나 후각망울(olfactory bulb)에 이른 후에 후각로(olfactory tract)를 통해 관자엽에 있는 후각중추에 이른다.

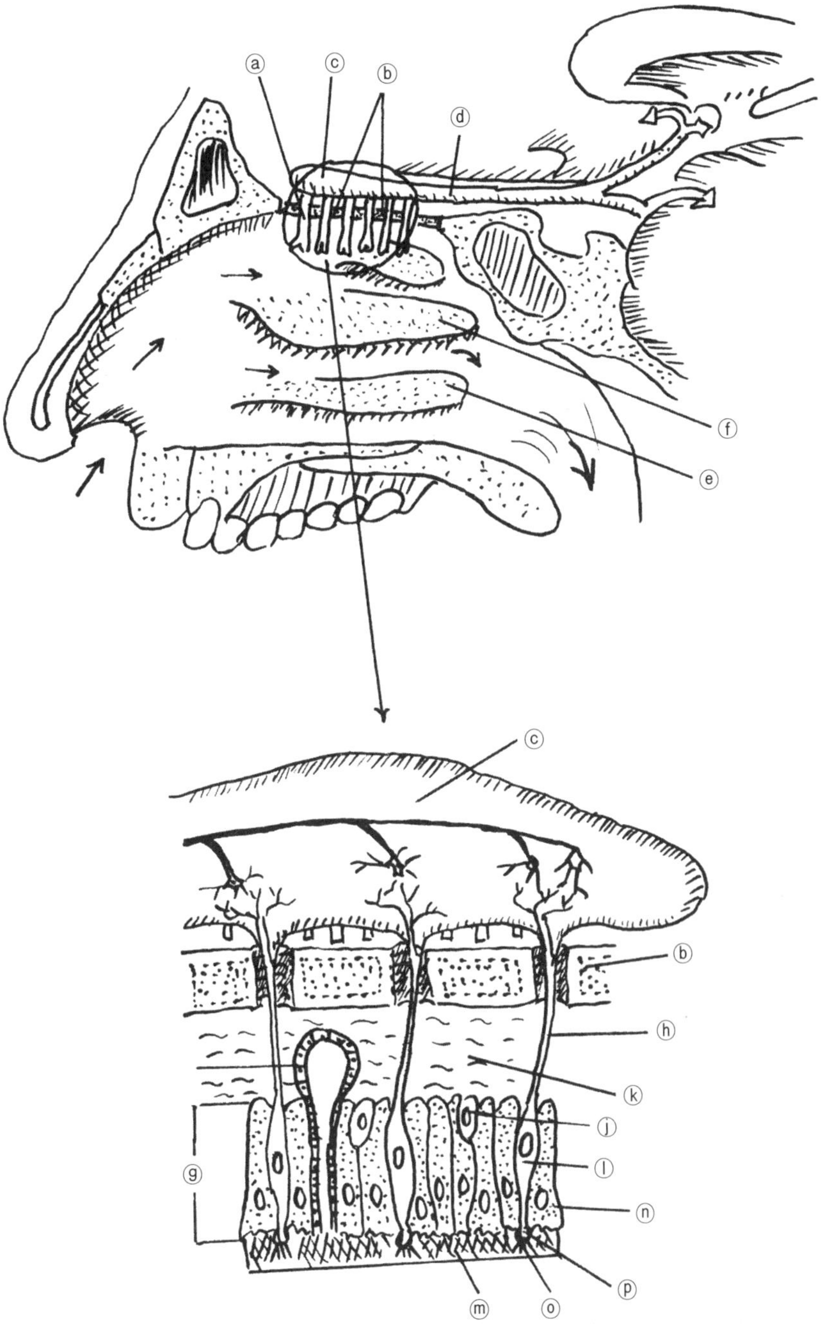

7. 미각기관(Taste organs)

( ) 1. Vagus nerve(미주신경)
( ) 2. Trigeminal nerve(삼차신경)
( ) 3. Facial nerve(안면신경)
( ) 4. Glossopharyngeal nerve(설인신경)
( ) 5. Epiglottis(후두덮개)
( ) 6. Foramen cecum(맹공→막구멍)
( ) 7. Palatine tonsil(구개편도→목구멍편도)
( ) 8. Lingual tonsil(설편도→혀편도)
( ) 9. Terminal sulcus(분계구→분계고랑)
( ) 10. Circumvallate papilla(유곽유두→성곽유두)
( ) 11. Fungiform papilla(심상유두→버섯유두)
( ) 12. Filiform papilla(사상유두→실유두)
( ) 13. Foliate papilla(엽상유두→잎새유두)
( ) 14. Root of tongus(설근→혀뿌리)
( ) 15. Taste bud(미뢰→맛봉오리)
( ) 16. Taste pore(미공→맛구멍)
( ) 17. Taste hairs(미모→미각털)
( ) 18. Taste cell(미세포→미각세포)
( ) 19. Supporting cell(버팀세포)

미각기(Organ of taste)

1) 맛의 감지는 성곽유두의 옆벽 맛봉우리(taste bud)에서 쉽게 관찰.
2) Taste bud의 구성.
   Taste cell, supporting cell, basal cell로 된다.
   각 미세포는 미각털(taste hair)이 돌출되어 있고 바닥부위의 신경섬유와 접촉.
3) **유두의 종류(혀유두=lingual papillae)**
   a) Vallate Papillae(성곽유두)…분계구 앞에 평행으로 8~12개의 가장 큰 유두(폭 1.0~2.0mm, 높이 0.5~10.mm 1개의 유두에 약 200여개의 맛봉우리가 발달).
   b) Foliate papillae(잎새유두)…성인은 감소, 어린이는 발달.
   c) Fungiform papillae(버섯유두)…버섯모양, 불규칙.
   d) Filiform papillae(실유두)…끝이 가늘고 중앙과 뒤부위에 많다(맛봉우리없음).
4) **혀의 지배신경**
   a) Hypoglossal nerve(혀밑신경)…혀뿌리의 운동지배(혀의 운동지배).
   b) Trigeminal nerve(삼차신경)의 혀신경(lingual nerve)…혀의 앞 2/3 ┐
   c) Glossopharyngeal nerve(혀인두신경)…혀의 뒤 1/3 ┘ 일반감각
   d) Facial nerve(얼굴신경)…혀앞 2/3 ┐
   e) Glossopharyngcal nerve(혀인두신경)…혀의 뒤 1/3 ├ 특수감각(미각)
   f) Vagus nerve(미주신경)…혀뿌리부위 ┘

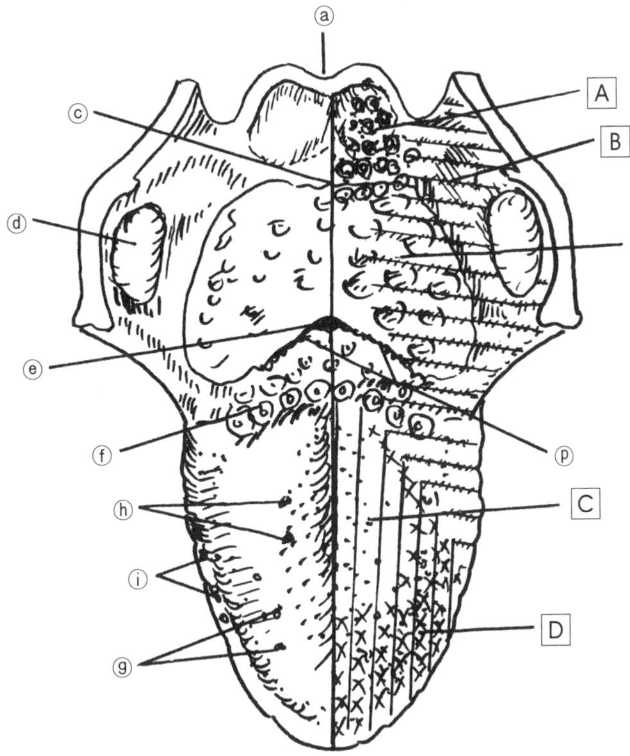
ⓐ
A
ⓒ
B
ⓓ
ⓑ
ⓔ
ⓕ
ⓟ
C
ⓗ
ⓘ
D
ⓖ

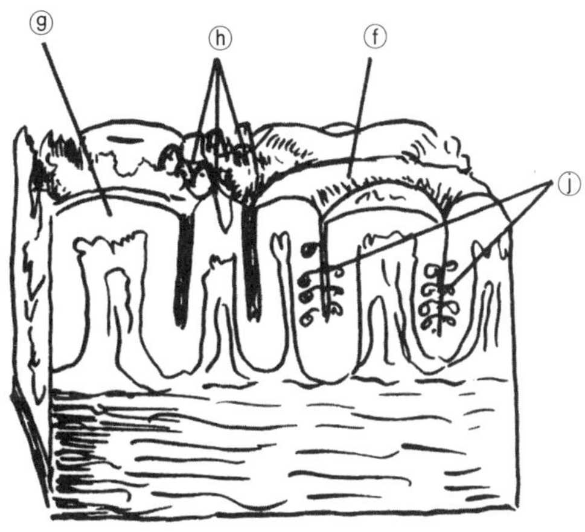
ⓖ
ⓗ
ⓕ
ⓙ

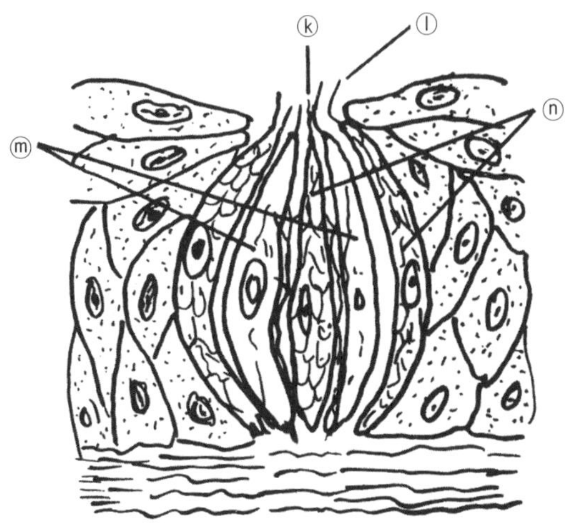
ⓚ
ⓛ
ⓜ
ⓝ

참고문헌

한갑수 : 인체해부학, 고문사, 서울, 1985.

김동창외 8인 공저 : 칼라 인체해부도, 고문사, 서울, 1986.

정일천, 이명복, 한갑수 편저 : 도해 해부학사전, 고문사, 서울, 1976.

안의태, 고정식, 양남길 공저 : 인체해부학, 이구출판사, 서울, 1983.

권홍식 : 인체해부학, Ⅰ, Ⅱ : 수문사, 서울, 1985.

김종훈 : 인체구조학, 교학연구사, 서울, 1984.

정영태 : 인체해부학, 고문사, 서울, 1988.

전용혁, 서영석, 박선화 : 인체해부학 개정5판, 청구문화사, 서울, 2006.

정영태, 정경아 : 인체해부학, 청구문화사, 서울, 2004.

정영태, 정경아 : 인체해부학 개정2판, 청구문화사, 서울, 2008.

Basmajian, J. V. : Primary Anatomy, Willians and Wilkins Co., Baltimore, 1970.

Anderson, J. E. : Grant's Atlas of Anatomy, Williams and Wilkins Co., Baltimore, 1978.

Roberta Bruck-Kan : Introduction to Human Anatomy, Harper and Row, 1979.

Carmine D. Clemenle : Anatomy, Urban and Schwarzenberg, 1981.

山田女正 : 現代の解剖學, 金原出版株式會社 東京, 1981.

嶋井和世 : カラースケツチ解剖學, 廣川書店, 東京, 1983.

石川春律 : 局所解剖學アトラス, 文光堂, 東京, 1983.

대한해부학회 : 해부학용어 넷째판, 아카데미아 서울 1996.

대한해부학회 : 해부학용어 다섯째판, 아카데미아 서울 2005.

정인혁 : 해부학용어 그림사전, 아카데미아 서울 2006.

지제근 : 지제근 의학용어사전, 아카데미아 서울 2007.

해 답 편

1장. 해부학의 개념

P. 10

1. 위치와 방향에 관한 용어
   1 - ⓖ
   2 - ⓗ
   3 - ⓔ
   4 - ⓕ
   5 - ⓐ
   6 - ⓓ
   7 - ⓑ
   8 - ⓒ

P. 12

2. 머리와 얼굴부위
   1 - ⓐ
   2 - ⓒ
   3 - ⓑ
   4 - ⓔ
   5 - ⓓ
   6 - ⓖ
   7 - ⓕ
   8 - ⓘ
   9 - ⓗ
   10 - ⓙ
   11 - ⓜ
   12 - ⓚ
   13 - ⓛ
   14 - ⓝ
   15 - ⓟ
   16 - ⓞ
   17 - ⓠ
   18 - ⓢ
   19 - ⓡ
   20 - ⓤ
   21 - ⓣ

P. 14

3. 흉부와 배부(가슴부위와 등부위)
   1 - ⓐ
   2 - ⓑ
   3 - ⓓ
   4 - ⓒ
   5 - ⓕ
   6 - ⓘ
   7 - ⓔ
   8 - ⓖ
   9 - ⓙ
   10 - ⓗ
   11 - ⓞ
   12 - ⓛ
   13 - ⓚ
   14 - ⓝ
   15 - ⓜ
   16 - ⓟ

P. 16

4. 상지부(팔부위)
   1 - ⓒ
   2 - ⓑ
   3 - ⓓ
   4 - ⓐ
   5 - ⓔ
   6 - ⓡ
   7 - ⓗ
   8 - ⓛ
   9 - ⓕ
   10 - ⓖ
   11 - ⓜ
   12 - ⓙ
   13 - ⓝ
   14 - ⓚ
   15 - ⓠ
   16 - ⓟ
   17 - ⓘ
   18 - ⓞ

p. 18

5. 복부와 요부(배부위와 허리부위)
   1 - ⓑ
   2 - ⓐ
   3 - ⓓ
   4 - ⓔ
   5 - ⓒ
   6 - ⓖ
   7 - ⓕ
   8 - ⓗ
   9 - ⓙ
   10 - ⓛ
   11 - ⓚ
   12 - ⓘ

P. 20

6. 회음부(샅부위)
   1 - ⓑ
   2 - ⓒ
   3 - ⓔ
   4 - ⓐ
   5 - ⓕ
   6 - ⓓ

P. 22

7. 하지부(다리부위)
   1 - ⓑ
   2 - ⓒ
   3 - ⓗ
   4 - ⓐ
   5 - ⓘ
   6 - ⓓ
   7 - ⓙ
   8 - ⓔ
   9 - ⓕ
   10 - ⓜ
   11 - ⓚ
   12 - ⓖ
   13 - ⓛ

P. 24

8. 상피조직
   1 - A
   2 - B
   3 - C
   4 - D
   5 - E
   6 - F

P. 26

9. 결합조직
   1 - D
   2 - A
   3 - B
   4 - C
   5 - G
   6 - E
   7 - F
   8 - ⓐ
   9 - ⓗ
   10 - ⓘ
   11 - ⓙ
   12 - ⓑ
   13 - ⓔ
   14 - ⓞ
   15 - ⓛ
   16 - ⓝ
   17 - ⓕ
   18 - ⓖ
   19 - ⓒ
   20 - ⓓ
   21 - ⓟ
   22 - ⓡ
   23 - ⓠ
   24 - ⓜ

P. 28

10. 근육조직
   1 - C
   2 - A
   3 - B
   4 - ⓐ
   5 - ⓑ
   6 - ⓓ
   7 - ⓔ
   8 - ⓒ
   9 - ⓕ
   10 - ⓕ

P. 30

11. 신경조직

1 - ⓑ
2 - ⓐ
3 - ⓒ
4 - ⓕ
5 - ⓗ
6 - ⓖ
7 - ⓔ
8 - ⓓ
9 - ⓘ

P. 32

12. 신경세포와 뉴론의 종류

1 - A
2 - B
3 - D
4 - C
5 - E
6 - ⓐ
7 - ⓕ
8 - ⓓ
9 - ⓔ
10 - ⓗ
11 - ⓖ
12 - ⓘ
13 - ⓙ
14 - ⓒ
15 - ⓑ

2장. 골격계통

P. 36

1. 뼈의 기본구조

1 - ⓘ
2 - ⓒ
3 - ⓓ
4 - ⓐ
5 - ⓖ
6 - ⓔ
7 - ⓕ
8 - ⓗ
9 - ⓙ
10 - ⓚ
11 - ⓑ
12 - ⓛ
13 - ⓜ

P. 38

2. 체강(몸통공간)

1 - ⓕ
2 - ⓐ
3 - ⓔ
4 - ⓑ
5 - ⓖ
6 - ⓗ
7 - ⓒ
8 - ⓘ
9 - ⓓ
10 - ⓙ
11 - ⓚ
12 - ⓛ
13 - ⓜ
14 - ⓝ
15 - ⓞ
16 - ⓟ

P. 40

3. 사람뼈대의 부위명

1 - ⓔ
2 - ⓞ
3 - ⓦ
4 - ⓛ
5 - ⓗ
6 - ⓟ
7 - ⓑ
8 - ⓝ
9 - ⓙ
10 - ⓜ
11 - ⓖ
12 - ⓠ
13 - ⓢ
14 - ⓚ
15 - ⓡ
16 - ⓘ
17 - ⓧ
18 - ⓕ
19 - ⓒ
20 - ⓨ
21 - ⓐ
22 - ⓓ
23 - ⓤ
24 - ⓥ

P. 42

4. 두개골(머리뼈)의 앞면

1 - ⓑ
2 - ⓐ
3 - ⓖ
4 - ⓙ
5 - ⓜ
6 - ⓗ
7 - ⓘ
8 - ⓓ
9 - ⓚ
10 - ⓕ
11 - ⓝ
12 - ⓞ

P. 44

5. 두개골(머리뼈)의 바깥면

1 - ⓐ
2 - ⓒ
3 - ⓙ
4 - ⓜ
5 - ⓞ
6 - ⓟ
7 - ⓠ
8 - ⓚ
9 - ⓛ
10 - ⓗ
11 - ⓘ
12 - ⓕ
13 - ⓔ
14 - ⓓ
15 - ⓑ
16 - ⓝ

P. 46

6. 두개골(머리뼈)의 윗면

1 - ⓐ
2 - ⓔ
3 - ⓕ
4 - ⓖ
5 - ⓙ
6 - ⓞ
7 - ⓗ
8 - ⓘ
9 - ⓝ
10 - ⓜ
11 - ⓓ
12 - ⓒ

P. 48

7. 두개골(머리뼈)의 뒷면

1 - ⓐ
2 - ⓑ
3 - ⓓ
4 - ⓘ
5 - ⓢ
6 - ⓡ
7 - ⓒ
8 - ⓜ
9 - ⓗ
10 - ⓙ
11 - ⓠ

P. 50

8. 두개(머리뼈)바닥의 속면

1 - ⓐ
2 - ⓓ
3 - ⓑ
4 - ⓒ
5 - ⓗ
6 - ⓔ
7 - ⓖ

8 - ⓛ
9 - ⓘ
10 - ⓚ
11 - ⓜ
12 - ⓙ
13 - ⓝ
14 - ⓞ
15 - ⓢ
16 - ⓡ
17 - ⓤ
18 - ⓟ
19 - ⓣ

P. 52

9. 머리뼈의 아랫면

1 - ⓐ
2 - ⓓ
3 - ⓑ
4 - ⓔ
5 - ⓒ
6 - ⓕ
7 - ⓛ
8 - ⓜ
9 - ⓝ
10 - ⓟ
11 - ⓙ
12 - ⓠ
13 - ⓢ
14 - ⓣ
15 - ⓧ
16 - ⓦ

P. 54

10. 이마뼈의 바깥면과 뒤통수뼈의 속면

1 - ⓑ
2 - ⓐ
3 - ⓒ
4 - ⓔ
5 - ⓓ
6 - ⓚ
7 - ⓘ
8 - ⓙ
9 - ⓖ
10 - ⓛ
11 - ⓜ
12 - ⓝ
13 - ⓞ
14 - ⓟ
15 - ⓢ
16 - ⓥ

P. 56

11. 측두골(관자뼈)과 접형골(나비뼈)

1 - A
2 - B
3 - C
4 - ⓒ
5 - ⓔ
6 - ⓑ
7 - ⓓ
8 - ⓚ
9 - ⓗ
10 - ⓖ
11 - ⓕ
12 - ⓘ
13 - ⓙ
14 - ⓞ
15 - ⓛ
16 - ⓟ
17 - ⓠ
18 - ⓡ
19 - ⓢ

P. 58

12. 벌집뼈, 광대뼈, 입천장뼈, 보습뼈

1 - A
2 - B
3 - C
4 - D
5 - E
6 - ⓒ
7 - ⓑ
8 - ⓐ
9 - ⓓ
10 - ⓔ
11 - ⓕ
12 - ⓙ
13 - ⓞ
14 - ⓗ
15 - ⓘ
16 - ⓚ
17 - ⓛ
18 - ⓜ
19 - ⓡ
20 - ⓠ
21 - ⓢ
22 - ⓦ

P. 60

13. 위턱뼈와 아래턱뼈

1 - A
2 - B
3 - C
4 - ⓐ
5 - ⓔ
6 - ⓒ
7 - ⓑ
8 - ⓓ
9 - ⓕ
10 - ⓗ
11 - ⓖ
12 - ⓙ
13 - ⓘ
14 - ⓛ
15 - ⓚ
16 - ⓜ
17 - ⓞ
18 - ⓠ
19 - ⓝ
20 - ⓟ
21 - ⓡ
22 - ⓢ
23 - ⓣ
24 - ⓤ
25 - ⓥ
26 - ⓦ

P. 62

14. 목뿔뼈, 눈확, 코중격

1 - A
2 - B
3 - C
4 - ⓒ
5 - ⓐ
6 - ⓑ
7 - ⓓ
8 - ⓔ
9 - ⓕ
10 - ⓖ
11 - ⓠ
12 - ⓡ
13 - ⓢ
14 - ⓙ
15 - ⓗ
16 - ⓣ
17 - ⓛ
18 - ⓜ
19 - ⓝ
20 - ⓞ
21 - ⓟ
22 - ⓤ
23 - ⓥ
24 - ③
25 - ⑩
26 - ⑤
27 - ④
28 - ⑦
29 - ②
30 - ⑥
31 - ⑧
32 - ⓦ
33 - ⓧ
34 - ⓨ
35 - ⓩ
36 - ⑪

P. 64

15. 두개골(머리뼈)의 봉합과 천문(숫구멍)

1 - ⓐ
2 - ⓓ
3 - ⓔ
4 - ⓑ
5 - ⓒ
6 - ⓕ
7 - ⓘ
8 - ⓚ
9 - ⓙ
10 - ⓜ
11 - ⓛ
12 - ⓞ
13 - ⓖ

P. 66

16. 척주

1 - C
2 - E
3 - B
4 - A
5 - D
6 - ⓑ
7 - ⓐ
8 - ⓒ
9 - ⓔ
10 - ⓓ
11 - ⓕ
12 - F
13 - G
14 - H
15 - I

P. 68

17. 척추뼈의 기본구조

1 - ⓒ
2 - ⓐ
3 - ⓑ
4 - ⓕ
5 - ⓖ
6 - ⓓ
7 - ⓔ
8 - ⓗ
9 - ⓘ
10 - ⓚ
11 - ⓙ
12 - ⓜ
13 - ⓝ
14 - ⓛ

P. 70

18. 경추(목뼈)

1 - A
2 - C
3 - E
4 - B
5 - D
6 - F
7 - ⓒ
8 - ⓔ
9 - ⓖ
10 - ⓚ
11 - ⓜ
12 - ⓞ
13 - ⓑ
14 - ⓓ
15 - ⓕ
16 - ⓗ
17 - ⓛ
18 - ⓟ

P. 72

19. 흉추(등뼈)와 요추(허리뼈)

1 - A
2 - D
3 - B
4 - E
5 - C
6 - ⓐ
7 - ⓓ
8 - ⓖ
9 - ⓙ
10 - ⓑ
11 - ⓕ
12 - ⓒ
13 - ⓗ
14 - ⓔ
15 - ⓚ
16 - ⓘ
17 - ⓜ
18 - ⓛ
19 - ⓞ

P. 74

20. 천골(엉치뼈)과 미골(꼬리뼈)

1 - A
2 - B
3 - D
4 - C
5 - E
6 - ⓓ
7 - ⓗ
8 - ⓚ
9 - ⓝ
10 - ⓞ
11 - ⓜ
12 - ⓑ
13 - ⓔ
14 - ⓘ
15 - ⓢ
16 - ⓟ
17 - ⓡ
18 - ⓛ
19 - ⓠ
20 - ⓒ
21 - ⓕ
22 - ⓖ

P. 76

21. 흉곽(가슴우리)과 흉골(복장뼈)

1 - A
2 - C
3 - B
4 - D
5 - ⓐ
6 - ⓓ
7 - ⓗ
8 - ⓔ
9 - ⓕ
10 - ⓖ
11 - ⓒ
12 - ⓙ
13 - ⓚ
14 - ⓜ
15 - ⓝ
16 - ⓟ
17 - ⓞ
18 - ⓠ
19 - ⓡ
20 - ⓛ
21 - ⓑ

P. 78

22. 늑골(갈비뼈)

1 - A
2 - C
3 - D
4 - B
5 - E
6 - ⓓ
7 - ⓕ
8 - ⓒ
9 - ⓑ
10 - ⓔ
11 - ⓖ
12 - ⓙ
13 - ⓗ

P. 80

23. 골반

1 - ⓐ
2 - ⓒ
3 - ⓑ

4 - ⓓ
5 - ⓖ
6 - ⓕ
7 - ⓔ
8 - ⓘ
9 - ⓗ
10 - ⓚ
11 - ⓛ
12 - ⓜ
13 - ⓝ
14 - ⓞ
15 - ⓠ
16 - ⓟ
17 - ⓡ
18 - ⓢ
19 - ⓤ
20 - ⓧ

P. 82

24. 상지골(팔뼈)
1 - A
2 - B
3 - ⓐ
4 - ⓒ
5 - ⓔ
6 - ⓕ
7 - ⓑ
8 - ⓓ
9 - ⓖ
10 - ⓗ

P. 84

25. 상지대(팔이음뼈)
1 - ⓐ
2 - ⓒ
3 - ⓑ
4 - ⓓ
5 - ⓔ
6 - ⓗ
7 - ⓖ
8 - ⓙ
9 - ⓘ
10 - ⓚ
11 - ⓝ
12 - ⓛ
13 - ⓜ
14 - ⓞ
15 - ⓢ
16 - ⓟ
17 - ⓡ
18 - ⓣ
19 - ⓠ

P. 86

26. 상완골(위팔뼈)
1 - ⓐ
2 - ⓟ
3 - ⓞ
4 - ⓕ
5 - ⓓ
6 - ⓒ
7 - ⓑ
8 - ⓔ
9 - ⓝ
10 - ⓖ
11 - ⓗ
12 - ⓚ
13 - ⓜ
14 - ⓛ
15 - ⓙ
16 - ⓘ
17 - ⓠ
18 - ⓡ

P. 88

27. 전완골(아래팔뼈)
1 - ⓐ
2 - ⓑ
3 - ⓒ
4 - ⓔ
5 - ⓕ
6 - ⓓ
7 - ⓖ
8 - ⓗ
9 - ⓘ
10 - ⓛ
11 - ⓜ
12 - ⓝ
13 - ⓙ
14 - ⓟ
15 - ⓞ

P. 90

28. 수근골(손뼈)
1 - ⓐ
2 - ⓒ
3 - ⓓ
4 - ⓑ
5 - ⓕ
6 - ⓔ
7 - ⓖ
8 - ⓗ
9 - ⓘ
10 - ⓚ
11 - ⓙ
12 - ⓛ
13 - ⓜ

p. 92

29. 하지골(다리뼈)
1 - ⓐ
2 - ⓒ
3 - ⓑ
4 - ⓓ
5 - ⓔ
6 - ⓗ
7 - ⓕ
8 - ⓖ
9 - ⓘ
10 - ⓙ
11 - ⓚ

P. 94

30. 우관골 외측면(오른 볼기뼈 가쪽면)
1 - ⓑ
2 - ⓐ
3 - ⓒ
4 - ⓓ
5 - ⓕ
6 - ⓔ
7 - ⓗ
8 - ⓖ
9 - ⓘ
10 - ⓛ
11 - ⓝ
12 - ⓞ
13 - ⓠ
14 - ⓜ
15 - ⓟ
16 - ⓡ
17 - ⓢ
18 - ⓣ

P. 96

31. 우관골내면(오른 볼기뼈 속면)
1 - ⓝ
2 - ⓞ
3 - ⓟ
4 - ⓐ
5 - ⓑ
6 - ⓛ
7 - ⓜ
8 - ⓓ
9 - ⓕ
10 - ⓠ
11 - ⓖ
12 - ⓚ
13 - ⓗ
14 - ⓘ
15 - ⓡ
16 - ⓢ
17 - ⓣ

P. 98

32. 대퇴골(넙다리뼈)
1 - ⓐ
2 - ⓑ

3 - ⓖ
4 - ⓗ
5 - ⓚ
6 - ⓛ
7 - ⓔ
8 - ⓘ
9 - ⓙ
10 - ⓜ
11 - ⓕ
12 - ⓓ
13 - ⓒ
14 - ⓝ

P. 100

33. 슬개골(무릎뼈)
1 - ⓐ
2 - ⓑ
3 - ⓒ
4 - ⓓ
5 - ⓔ
6 - ⓗ
7 - ⓕ
8 - ⓖ
9 - ⓘ
10 - ⓛ
11 - ⓙ
12 - ⓚ
13 - ⓜ

P. 102

34. 경골(정강뼈)
1 - A
2 - B
3 - ⓑ
4 - ⓒ
5 - ⓐ
6 - ⓓ
7 - ⓔ
8 - ⓗ
9 - ⓘ
10 - ⓕ
11 - ⓙ

P. 104

35. 비골(종아리뼈)
1 - ⓑ
2 - ⓐ
3 - ⓕ
4 - ⓓ
5 - ⓒ
6 - ⓔ
7 - ⓙ
8 - ⓘ
9 - ⓗ
10 - ⓖ
11 - ⓚ
12 - ⓛ

P. 106

36. 족근골(발뼈)
1 - A
2 - C
3 - B
4 - ⓑ
5 - ⓐ
6 - ⓕ
7 - ⓔ
8 - ⓖ
9 - ⓓ
10 - ⓒ
11 - ⓙ
12 - ⓘ
13 - ⓗ
14 - ⓜ
15 - ⓛ

3장. 관절계통

P. 110

1. 관절의 기본구조
1 - ⓐ
2 - ⓓ
3 - ⓒ
4 - ⓑ
5 - ⓔ
6 - ⓕ
7 - ⓖ
8 - ⓗ
9 - ⓘ
10 - ⓛ
11 - ⓜ
12 - ⓚ
13 - ⓙ
14 - ⓝ

p. 112

2. 윤활관절과 연골
1 - A
2 - C
3 - B
4 - D
5 - ⓑ
6 - ⓐ
7 - ⓓ
8 - ⓒ
9 - ⓕ
10 - ⓔ
11 - ⓖ
12 - ⓗ
13 - ⓘ
14 - ⓚ
15 - ⓙ

p. 114

3. 관절의 운동
1 - ⓐ
2 - ⓑ
3 - ⓒ
4 - ⓓ
5 - ⓔ
6 - ⓖ
7 - ⓕ
8 - ⓛ
9 - ⓜ
10 - ⓙ
11 - ⓚ
12 - ⓘ
13 - ⓗ
14 - ⓝ
15 - ⓞ
16 - ⓠ
17 - ⓟ

P. 116

4. 두개척추관절(머리뼈 척추관절)
1 - ⓐ
2 - ⓑ
3 - ⓒ
4 - ⓘ
5 - ⓗ
6 - ⓧ
7 - ⓚ
8 - ⓙ
9 - ⓜ
10 - ⓛ
11 - ⓟ
12 - ⓠ
13 - ⓝ
14 - ⓨ
15 - ⓡ
16 - ⓢ
17 - ⓤ
18 - ⓥ
19 - ⓣ

P. 118

5. 흉골(복장뼈), 늑골(갈비뼈), 쇄골(빗장뼈), 그리고 골반관절
1 - ⓐ
2 - ⓑ
3 - ⓕ
4 - ⓔ
5 - ⓖ
6 - ⓜ
7 - ⓗ
8 - ⓛ
9 - ⓙ
10 - ⓚ
11 - ⓒ
12 - ⓨ

13 - ⓤ
14 - ⓓ
15 - ⓝ
16 - ⓠ
17 - ⓞ
18 - ⓟ
19 - ⓡ
20 - ⓥ
21 - ⓧ
22 - ⓣ
23 - ⓘ
24 - ⓩ

P. 120

6. 팔뼈의 관절
1 - ⓔ
2 - ⓓ
3 - ⓑ
4 - ⓒ
5 - ⓐ
6 - ⓗ
7 - ⓖ
8 - ⓘ
9 - ⓙ
10 - ⓚ
11 - ⓛ
12 - ⓕ
13 - ⓝ
14 - ⓞ
15 - ⓟ
16 - ⓠ
17 - ⓡ
18 - ⓢ
19 - ⓣ
20 - ⓤ
21 - ③
22 - ⓩ
23 - ⑧
24 - ⑩
25 - ⑦
26 - ⑤
27 - ④
28 - ⑬
29 - ⓨ
30 - ⓧ
31 - ⑫
32 - ⑥
33 - ⑭
34 - ⑮
35 - ⑯

P. 122

7. 대퇴관절
1 - ⓐ
2 - ⓑ
3 - ⓒ
4 - ⓓ
5 - ⓔ
6 - ⓕ
7 - ⓖ
8 - ⓗ
9 - ⓘ
10 - ⓜ
11 - ⓙ
12 - ⓚ
13 - ⓛ
14 - ⓞ
15 - ⓟ
16 - ⓢ
17 - ⓣ
18 - ⓤ

P. 124

8. 무릎관절
1 - ⓐ
2 - ⓑ
3 - ⓒ
4 - ⓓ
5 - ⓗ
6 - ⓘ
7 - ⓖ
8 - ⓔ
9 - ⓙ
10 - ⓕ
11 - ⓚ
12 - ⓜ
13 - ⓝ
14 - ⓞ
15 - ⓟ
16 - ⓠ
17 - ⓢ
18 - ⓥ
19 - ⓧ
20 - ⓣ
21 - ⓤ
22 - ⓛ
23 - ⓡ

P. 126

9. 발목관절
1 - ⓒ
2 - ⓓ
3 - ⓖ
4 - ⓔ
5 - ⓗ
6 - ⓘ
7 - ⓐ
8 - ⓑ
9 - ⓡ
10 - ⓚ
11 - ⓛ
12 - ⓜ
13 - ⓙ
14 - ⓝ
15 - ⓞ
16 - ⓩ
17 - ⓣ
18 - ⓥ
19 - ⓦ
20 - ⓨ
21 - ⓧ
22 - ⓤ
23 - ⓕ
24 - ⓢ
25 - ⓟ
26 - ⓠ

4장. 근육계통

P. 130

1. 근육조직
1 - B
2 - A
3 - C
4 - ⓐ
5 - ⓒ
6 - ⓑ
7 - ⓕ
8 - ⓔ
9 - ⓓ
10 - ⓞ
11 - ⓖ
12 - ⓗ
13 - ⓚ
14 - ⓙ
15 - ⓘ
16 - ⓛ
17 - ⓝ
18 - ⓜ

p. 132

2. 얼굴부위와 목부위의 근육
1 - ⓑ
2 - ⓐ
3 - ⓓ
4 - ⓔ
5 - ⓒ
6 - ⓗ
7 - ⓕ
8 - ⓛ
9 - ⓙ
10 - ⓜ
11 - ⓘ
12 - ⓚ
13 - ⓝ
14 - ⓟ
15 - ⓞ
16 - ⓠ
17 - ⓡ

P. 134

3. 저작(씹기)근육

1 - ⓑ
2 - ⓐ
3 - ⓒ
4 - ⓓ
5 - ⓔ
6 - ⓕ
7 - ⓖ

P. 136

4. 목부위 근육

1 - ⓚ
2 - ⓙ
3 - ⓘ
4 - ⓝ
5 - ⓓ
6 - ⓒ
7 - ⓔ
8 - ⓐ
9 - ⓑ
10 - ⓕ
11 - ⓗ
12 - ⓖ
13 - ⓜ
14 - ⓛ
15 - ⓞ

P. 138

5. 설골(목뿔뼈)을 중심으로 한 근육들

1 - Ⓐ
2 - Ⓑ
3 - ⓐ
4 - ⓑ
5 - ⓒ
6 - ⓓ
7 - ⓔ
8 - ⓕ
9 - ⓖ
10 - ⓗ
11 - ⓘ
12 - ⓙ
13 - ⓚ
14 - ⓛ
15 - ⓜ
16 - ⓞ

P. 140

6. 몸통의 근육, 앞면

1 - ⓐ
2 - ⓔ
3 - ⓖ
4 - ⓘ
5 - ⓚ
6 - ⓜ
7 - ⓞ
8 - ⓠ
9 - ⓗ
10 - ⓙ
11 - ⓛ
12 - ⓝ
13 - ⓟ
14 - ⓡ
15 - ⓢ
16 - ⓣ
17 - ⓥ

P. 142

7. 가슴부위의 근육

1 - ⓐ
2 - ⓑ
3 - ⓓ
4 - ⓔ
5 - ⓒ
6 - ⓘ
7 - ⓗ
8 - ⓛ
9 - ⓝ
10 - ⓞ
11 - ⓜ
12 - ⓙ
13 - ⓚ
14 - ⓟ
15 - ⓠ
16 - ⓡ

P. 144

8. 횡격막(가로막)

1 - ⓐ
2 - ⓕ
3 - ⓑ
4 - ⓓ
5 - ⓒ
6 - ⓚ
7 - ⓗ
8 - ⓘ
9 - ⓛ
10 - ⓤ
11 - ⓜ
12 - ⓞ
13 - ⓝ
14 - ⓠ
15 - ⓟ
16 - ⓣ
17 - ⓢ

P. 146

9. 복부(배부위)의 근육

1 - ⓐ
2 - ⓒ
3 - ⓓ
4 - ⓔ
5 - ⓖ
6 - ⓗ
7 - ⓝ
8 - ⓚ
9 - ⓘ
10 - ⓞ
11 - ⓡ

P. 148

10. 몸통의 근육, 뒷면

1 - ⓐ
2 - ⓑ
3 - ⓓ
4 - ⓢ
5 - ⓤ
6 - ⓔ
7 - ⓕ
8 - ⓖ
9 - ⓗ
10 - ⓠ
11 - ⓛ
12 - ⓝ
13 - ⓘ
14 - ⓜ
15 - ⓞ
16 - ⓟ
17 - ⓥ
18 - ⓩ
19 - ⓨ
20 - ⓒ
21 - ⓙ

P. 150

11. 척추기립근(척주세움근)

1 - ⓚ
2 - ⓜ
3 - ⓐ
4 - ⓑ
5 - ⓒ
6 - ⓓ
7 - ⓕ
8 - ⓗ
9 - ⓖ
10 - ⓔ
11 - ⓙ
12 - ⓘ

P. 152

12. 견갑골(어깨뼈)을 안정시키는 근육

1 - A
2 - B
3 - D
4 - E
5 - F
6 - G
7 - C
8 - ⓐ
9 - ⓔ

10 - ⓒ
11 - ⓓ
12 - ⓕ
13 - ⓘ
14 - ⓗ
15 - ⓙ
16 - ⓖ
17 - ⓜ

P. 154

13. 견관절(어깨관절)을 움직이는 근육

1 - ⓐ
2 - ⓑ
3 - ⓒ
4 - ⓓ
5 - ⓔ
6 - ⓕ
7 - ⓖ
8 - ⓘ
9 - ⓗ
10 - ⓙ
11 - ⓚ
12 - ⓛ
13 - ⓜ
14 - ⓝ
15 - ⓞ

P. 156

14. 상지(팔)의 근육

1 - A
2 - B
3 - ⓐ
4 - ⓑ
5 - ⓓ
6 - ⓒ
7 - ⓔ
8 - ⓗ
9 - ⓖ
10 - ⓕ
11 - ⓛ
12 - ⓚ
13 - ⓜ
14 - ⓙ
15 - ⓟ
16 - ⓣ
17 - ⓢ
18 - ⓞ

P. 158

15. 상완(위팔)의 근육

1 - ⓒ
2 - ⓑ
3 - ⓐ
4 - ⓓ
5 - ⓔ
6 - ⓖ
7 - ⓕ
8 - ⓙ
9 - ⓗ
10 - ⓛ
11 - ⓘ
12 - ⓚ
13 - ⓜ

P. 160

16. 전완(아래팔)의 근육

1 - ⓐ
2 - ⓒ
3 - ⓓ
4 - ⓕ
5 - ⓔ
6 - ⓑ
7 - ⓖ
8 - ⓗ
9 - ⓘ
10 - ⓙ
11 - ⓚ
12 - ⓛ
13 - ⓜ
14 - ⓝ

P. 162

17. 손의 근육

1 - A
2 - B
3 - ⓖ
4 - ⓕ
5 - ⓔ
6 - ⓗ
7 - ⓙ
8 - ⓘ
9 - ⓚ
10 - ⓛ
11 - ⓜ
12 - ⓟ
13 - ⓞ
14 - ⓝ

P. 164

18. 하지(다리)의 근육

1 - ⓐ
2 - ⓑ
3 - ⓒ
4 - ⓓ
5 - ⓚ
6 - ⓛ
7 - ⓜ
8 - ⓞ
9 - ⓙ
10 - ⓘ
11 - ⓗ
12 - ⓖ
13 - ⓔ
14 - ⓝ
15 - ⓥ
16 - ⓟ
17 - ⓠ
18 - ⓢ
19 - ⓣ
20 - ⓧ
21 - ⓨ
22 - ⓡ
23 - ⓦ
24 - ⓤ
25 - ⓩ
26 - ⓕ

P. 166

19. 둔부(볼기)의 근육

1 - ⓒ
2 - ⓑ
3 - ⓐ
4 - ⓔ
5 - ⓕ
6 - ⓖ
7 - ⓗ
8 - ⓓ
9 - ⓙ
10 - ⓘ
11 - ⓚ
12 - ⓜ
13 - ⓝ
14 - ⓞ

P. 168

20. 앞넙다리근육

1 - ⓒ
2 - ⓖ
3 - ⓔ
4 - ⓕ
5 - ⓓ
6 - ⓗ
7 - ⓐ
8 - ⓑ
9 - ⓘ
10 - ⓚ
11 - ⓝ
12 - ⓜ
13 - ⓛ
14 - ⓞ
15 - ⓟ
16 - ⓡ
17 - ⓠ

P. 170

21. 내전근(모음근육)

1 - A
2 - B
3 - ⓐ

4 - ⓒ
5 - ⓔ
6 - ⓖ
7 - ⓑ
8 - ⓓ

P. 172

22. 후대퇴근(뒤넙다리근육)
1 - ⓕ
2 - ⓐ
3 - ⓒ
4 - ⓑ
5 - ⓝ
6 - ⓘ
7 - ⓖ
8 - ⓚ
9 - ⓗ
10 - ⓓ
11 - ⓔ
12 - ⓙ
13 - ⓛ

P. 174

23. 앞종아리근육과 종아리근육
1 - A
2 - B
3 - ⓐ
4 - ⓑ
5 - ⓒ
6 - ⓔ
7 - ⓓ
8 - ⓕ
9 - ⓖ
10 - ⓚ
11 - ⓗ
12 - ⓛ
13 - ⓜ

P. 176

24. 뒤종아리근육
1 - ⓑ
2 - ⓐ
3 - ⓗ
4 - ⓘ
5 - ⓒ
6 - ⓔ
7 - ⓖ
8 - ⓙ
9 - ⓕ
10 - ⓚ
11 - ⓓ

P. 178

25. 발의 근육
1 - A
2 - B
3 - C
4 - D
5 - E
6 - ⓐ
7 - ⓒ
8 - ⓕ
9 - ⓑ
10 - ⓓ
11 - ⓔ
12 - ⓗ
13 - ⓖ
14 - ⓘ
15 - ⓚ
16 - ⓛ
17 - ⓞ
18 - ⓜ
19 - ⓝ
20 - ⓟ
21 - ⓡ
22 - ⓠ
23 - ⓢ

5장. 순환계통

P. 182

1. 순환계통의 모형도
1 - ⓒ
2 - ⓔ
3 - ⓖ
4 - ⓓ
5 - ⓕ
6 - ⓗ
7 - ⓘ
8 - ⓙ
9 - ⓝ
10 - ⓞ
11 - ⓠ
12 - ⓡ
13 - ⓟ
14 - ⓢ
15 - ⓣ
16 - ⓧ
17 - ⓦ
18 - ⓤ
19 - ⓨ
20 - ⓥ
21 - ⓩ
22 - ⓐ
23 - ⓑ
24 - ⓚ
25 - ⓛ
26 - ⓜ

P. 184

2. 혈관의 구조
1 - B
2 - A
3 - C
4 - ⓓ
5 - ⓐ
6 - ⓑ
7 - ⓒ
8 - ⓔ
9 - ⓕ
10 - ⓙ
11 - ⓖ
12 - ⓚ
13 - ⓗ
14 - ⓜ
15 - ⓛ
16 - ⓘ

P. 186

3. 심장의 위치
1 - ⓑ
2 - ⓒ
3 - ⓐ
4 - ⓓ
5 - ⓖ
6 - ⓔ
7 - ⓕ
8 - ⓗ
9 - ⓚ
10 - ⓛ
11 - ⓙ
12 - ⓜ
13 - ⓘ

P. 188

4. 심장의 외부(바깥)구조
1 - A
2 - B
3 - ⓐ
4 - ⓑ
5 - ⓕ
6 - ⓔ
7 - ⓓ
8 - ⓒ
9 - ⓖ
10 - ⓗ
11 - ⓙ
12 - ⓚ
13 - ⓘ
14 - ⓛ
15 - ⓜ
16 - ⓞ
17 - ⓝ
18 - ⓟ
19 - ⓠ
20 - ⓡ

P. 190

5. 심장의 내부구조
1 - ⓐ
2 - ⓓ

3 - ⓒ
4 - ⓔ
5 - ⓑ
6 - ⓕ
7 - ⓖ
8 - ⓙ
9 - ⓗ
10 - ⓘ
11 - ⓜ
12 - ⓛ
13 - ⓝ
14 - ⓟ
15 - ⓞ
16 - ⓣ
17 - ⓤ

P. 192

6. 신장의 자극전도계

1 - ⓐ
2 - ⓑ
3 - ⓕ
4 - ⓒ
5 - ⓗ
6 - ⓓ
7 - ⓔ
8 - ⓖ

P. 194

7. 심장의 심장동맥 순환

1 - ⓔ
2 - ⓕ
3 - ⓓ
4 - ⓘ
5 - ⓗ
6 - ⓙ
7 - ⓜ
8 - ⓚ
9 - ⓛ
10 - ⓣ
11 - ⓠ
12 - ⓟ
13 - ⓡ
14 - ⓞ
15 - ⓢ
16 - ⓤ

P. 196

8. 폐(허파) 순환

1 - ⓐ
2 - ⓑ
3 - ⓔ
4 - ⓒ
5 - ⓓ
6 - ⓕ
7 - ⓘ
8 - ⓖ
9 - ⓙ
10 - ⓗ
11 - ⓛ
12 - ⓚ
13 - ⓜ
14 - ⓝ
15 - ⓟ
16 - ⓞ
17 - ⓠ
18 - ⓡ

P. 198

9. 전신순환의 주요동맥

1 - ⓐ
2 - ⓑ
3 - ⓒ
4 - ⓓ
5 - ⓔ
6 - ⓕ
7 - ⓖ
8 - ⓗ
9 - ⓛ
10 - ⓜ
11 - ⓝ
12 - ⓟ
13 - ⓡ
14 - ⓧ
15 - ⓦ
16 - ⓘ
17 - ⓙ
18 - ⓚ
19 - ⓞ
20 - ⓠ
21 - ⓢ
22 - ⓣ
23 - ⓤ

P. 200

10. 두경부(머리, 목부위)의 동맥

1 - ⓐ
2 - ⓑ
3 - ⓒ
4 - ⓓ
5 - ⓕ
6 - ⓔ
7 - ⓗ
8 - ⓖ
9 - ⓘ
10 - ⓙ
11 - ⓚ
12 - ⓞ
13 - ⓝ
14 - ⓜ
15 - ⓟ
16 - ⓛ

P. 202

11. 뇌의 동맥분포

1 - ⓑ
2 - ⓕ
3 - ⓖ
4 - ⓔ
5 - ⓛ
6 - ⓐ
7 - ⓒ
8 - ⓓ
9 - ⓗ
10 - ⓜ
11 - ⓠ

P. 204

12. 빗장밑동맥과 겨드랑동맥

1 - ⓐ
2 - ⓔ
3 - ⓓ
4 - ⓑ
5 - ⓒ
6 - ⓕ
7 - ⓗ
8 - ⓖ
9 - ⓘ
10 - ⓙ
11 - ⓛ
12 - ⓚ
13 - ⓜ
14 - ⓞ
15 - ⓝ
16 - ⓟ

P. 206

13. 상지(팔)의 동맥

1 - ⓐ
2 - ⓑ
3 - ⓣ
4 - ⓤ
5 - ⓧ
6 - ⓒ
7 - ⓓ
8 - ⓖ
9 - ⓗ
10 - ⓘ
11 - ⓙ
12 - ⓚ
13 - ⓛ
14 - ⓝ
15 - ⓜ
16 - ⓞ
17 - ⓕ
18 - ⓟ
19 - ⓠ
20 - ⓢ

P. 208

14. 흉대동맥(가슴대동맥)과 복대동맥(배대동맥)

1 - ⓑ
2 - ⓐ
3 - ⓓ
4 - ⓔ
5 - ⓕ
6 - ⓒ
7 - ⓖ
8 - ⓗ
9 - ⓘ
10 - ⓚ
11 - ⓙ
12 - ⓜ
13 - ⓛ
14 - ⓝ
15 - ⓞ
16 - ⓠ
17 - ⓟ
18 - ⓡ
19 - ⓢ

P. 210

15. 소화기관계의 동맥

1 - ⓐ
2 - ⓑ
3 - ⓓ
4 - ⓒ
5 - ⓔ
6 - ⓗ
7 - ⓕ
8 - ⓘ
9 - ⓙ
10 - ⓚ
11 - ⓛ
12 - ⓝ
13 - ⓜ
14 - ⓞ
15 - ⓠ
16 - ⓥ
17 - ⓣ
18 - ⓡ
19 - ⓟ
20 - ⓢ
21 - ⓤ
22 - ⓦ
23 - ⓨ
24 - ⓩ
25 - ⓖ

P. 212

16. 골반과 회음(샅)동맥

1 - ⓒ
2 - ⓓ
3 - ⓑ
4 - ⓐ
5 - ⓕ
6 - ⓔ
7 - ⓖ
8 - ⓗ
9 - ⓙ
10 - ⓚ
11 - ⓜ
12 - ⓛ
13 - ⓟ
14 - ⓦ
15 - ⓢ
16 - ⓥ
17 - ⓣ
18 - ⓤ
19 - ⓝ
20 - ⓡ
21 - ⓠ
22 - ⓞ
23 - ⓧ

P. 214

17. 하지(다리)의 동맥

1 - A
2 - B
3 - ⓐ
4 - ⓒ
5 - ⓑ
6 - ⓓ
7 - ⓔ
8 - ⓖ
9 - ⓕ
10 - ⓗ
11 - ⓚ
12 - ⓜ
13 - ⓛ
14 - ⓝ
15 - ⓞ
16 - ⓟ
17 - ⓩ
18 - ⓢ
19 - ⓤ
20 - ⓦ
21 - ⓥ
22 - ⓧ
23 - ⓣ
24 - ⓨ

P. 216

18. 맥박점

1 - ⓒ
2 - ⓑ
3 - ⓐ
4 - ⓓ
5 - ⓕ
6 - ⓖ
7 - ⓔ
8 - ⓗ
9 - ⓘ
10 - ⓚ
11 - ⓙ

P. 218

19. 전신순환의 주요정맥

1 - ⓐ
2 - ⓓ
3 - ⓔ
4 - ⓖ
5 - ⓕ
6 - ⓗ
7 - ⓘ
8 - ⓛ
9 - ⓚ
10 - ⓙ
11 - ⓞ
12 - ⓠ
13 - ⓡ
14 - ⓢ
15 - ⓣ
16 - ⓤ
17 - ⓥ
18 - ⓦ
19 - ⓝ
20 - ⓟ
21 - ⓧ
22 - ⓨ
23 - ⓩ
24 - ⓜ

P. 220

20. 두경부(머리목부위)의 정맥

1 - ⓖ
2 - ⓐ
3 - ⓓ
4 - ⓑ
5 - ⓒ
6 - ⓔ
7 - ⓕ
8 - ⓗ
9 - ⓛ
10 - ⓟ
11 - ⓚ
12 - ⓜ
13 - ⓘ
14 - ⓙ
15 - ⓢ
16 - ⓡ
17 - ⓠ
18 - ⓤ
19 - ⓣ

P. 222

21. 목부위정맥, 홀정맥, 아래대정맥계통
  1 - ⓑ
  2 - ⓐ
  3 - ⓓ
  4 - ⓒ
  5 - ⓔ
  6 - ⓗ
  7 - ⓖ
  8 - ⓕ
  9 - ⓘ
  10 - ⓚ
  11 - ⓙ
  12 - ⓛ
  13 - ⓜ
  14 - ⓞ
  15 - ⓠ
  16 - ⓟ
  17 - ⓡ
  18 - ⓣ
  19 - ⓧ

P. 224

22. 하지(다리)의 정맥
  1 - ⓐ
  2 - ⓑ
  3 - ⓓ
  4 - ⓒ
  5 - ⓔ
  6 - ⓖ
  7 - ⓗ
  8 - ⓝ
  9 - ⓘ
  10 - ⓙ
  11 - ⓜ
  12 - ⓚ
  13 - ⓛ
  14 - ⓕ

P. 226

23. 팔 · 다리의 피부정맥
  1 - ⓖ
  2 - ⓑ
  3 - ⓓ
  4 - ⓒ
  5 - ⓐ
  6 - ⓙ
  7 - ⓚ
  8 - ⓛ
  9 - ⓝ
  10 - ⓘ
  11 - ⓗ

P. 228

24. 간문맥계
  1 - ⓒ
  2 - ⓐ
  3 - ⓑ
  4 - ⓓ
  5 - ⓗ
  6 - ⓔ
  7 - ⓕ
  8 - ⓡ
  9 - ⓝ
  10 - ⓘ
  11 - ⓙ
  12 - ⓠ
  13 - ⓜ
  14 - ⓚ
  15 - ⓛ
  16 - ⓞ
  17 - ⓟ
  18 - ⓖ

P. 230

25. 태아순환
  1 - ⓐ
  2 - ⓑ
  3 - ⓒ
  4 - ⓓ
  5 - ⓠ
  6 - ⓟ
  7 - ⓡ
  8 - ⓢ
  9 - ⓣ
  10 - ⓗ
  11 - ⓔ
  12 - ⓖ
  13 - ⓦ
  14 - ⓤ
  15 - ⓜ
  16 - ⓘ
  17 - ⓧ
  18 - ⓞ
  19 - ⓚ
  20 - ⓛ

P. 232

26. 림프계통
  1 - ⓐ
  2 - ⓒ
  3 - ⓑ
  4 - ⓚ
  5 - ⓖ
  6 - ⓓ
  7 - ⓕ
  8 - ⓔ
  9 - ⓗ
  10 - ⓘ
  11 - ⓙ
  12 - ⓞ
  13 - ⓛ
  14 - ⓜ
  15 - ⓝ
  16 - ⓟ
  17 - ⓠ
  18 - ⓡ
  19 - ⓢ

P. 234

27. 림프선의 구조
  1 - ⓐ
  2 - ⓒ
  3 - ⓑ
  4 - ⓔ
  5 - ⓓ
  6 - ⓜ
  7 - ⓖ
  8 - ⓕ
  9 - ⓘ
  10 - ⓗ
  11 - ⓙ
  12 - ⓛ
  13 - ⓚ

P. 236

28. 비장(지라)의 미세구조
  1 - ⓖ
  2 - ⓕ
  3 - ⓒ
  4 - ⓓ
  5 - ⓔ
  6 - ⓐ
  7 - ⓑ
  8 - ⓗ
  9 - ⓘ
  10 - ⓚ
  11 - ⓙ
  12 - ⓛ
  13 - ⓝ
  14 - ⓜ

6장. 소화기계통

P. 240

1. 소화기계통
  1 - ⓧ
  2 - ⓐ
  3 - ⓗ
  4 - ⓖ
  5 - ⓜ
  6 - ⓞ
  7 - ⓝ
  8 - ⓤ
  9 - ⓡ
  10 - ⓦ
  11 - ⓠ
  12 - ⓟ
  13 - ⓢ
  14 - ⓣ

15 - ⓨ
16 - ⓔ
17 - ⓓ
18 - ⓒ
19 - ⓕ
20 - ⓙ
21 - ⓚ
22 - ⓘ
23 - ⓩ
24 - ⓥ

P. 242

2. 머리와 목부위의 정중 시상단면도

1 - ⓓ
2 - ⓒ
3 - ⓢ
4 - ⓔ
5 - ⓡ
6 - ⓟ
7 - ⓞ
8 - ⓠ
9 - ⓜ
10 - ⓚ
11 - ⓘ
12 - ⓙ
13 - ⓗ
14 - ⓛ
15 - ⓝ
16 - ⓑ
17 - ⓥ
18 - ⓤ
19 - ⓐ
20 - ⓣ

P. 244

3. 입과 혀

1 - ⓐ
2 - ⓒ
3 - ⓑ
4 - ⓓ
5 - ⓕ
6 - ⓔ
7 - ⓖ
8 - ⓗ
9 - ⓙ
10 - ⓘ
11 - ⓛ
12 - ⓜ
13 - ⓚ
14 - ⓟ
15 - ⓝ
16 - ⓞ
17 - ⓠ
18 - ⓢ
19 - ⓡ
20 - ⓣ
21 - ⓤ
22 - ⓥ
23 - ⓧ
24 - ⓨ

P. 246

4. 치아

1 - A
2 - B
3 - ⓐ
4 - ⓑ
5 - ⓓ
6 - ⓒ
7 - ⓔ
8 - ⓖ
9 - ⓙ
10 - ⓚ
11 - ⓗ
12 - ⓛ
13 - ⓘ
14 - ⓜ
15 - ⓞ
16 - ⓟ
17 - ⓡ
18 - ⓝ
19 - ⓠ
20 - ⓣ
21 - ⓢ
22 - ⓥ
23 - ⓤ
24 - ⓦ
25 - ⓧ

P. 248

5. 구강선(입안샘)의 위치, 개구부 및 구조

1 - ⓐ
2 - ⓒ
3 - ⓑ
4 - ⓔ
5 - ⓓ
6 - ⓕ
7 - ⓖ
8 - ⓗ
9 - ⓘ
10 - ⓚ
11 - ⓙ
12 - A
13 - B
14 - C
15 - ⓛ
16 - ⓜ
17 - ⓝ
18 - ⓞ

P. 250

6. 인두와 식도

1 - ⓑ
2 - ⓐ
3 - ⓘ
4 - ⓙ
5 - ⓔ
6 - ⓚ
7 - ⓛ
8 - ⓕ
9 - ⓡ
10 - ⓖ
11 - ⓜ
12 - ⓝ
13 - ⓞ
14 - ⓟ
15 - ⓠ
16 - ⓢ
17 - ⓣ
18 - ⓦ
19 - ⓥ
20 - ⓤ
21 - ⓧ
22 - ⓨ
23 - ⓗ
24 - ⓩ

P. 252

7. 위

1 - ⓐ
2 - ⓓ
3 - ⓒ
4 - ⓑ
5 - ⓔ
6 - ⓖ
7 - ⓕ
8 - ⓘ
9 - ⓗ
10 - ⓙ
11 - ⓚ
12 - ⓜ
13 - ⓛ
14 - ⓝ
15 - ⓞ
16 - ⓠ
17 - ⓡ
18 - ⓟ
19 - ⓢ
20 - ⓣ
21 - ⓤ
22 - ⓦ
23 - ⓥ
24 - ⓩ
25 - ⓨ
26 - ⓧ
27 - ㉠

P. 254

8. 소장(작은창자)

1 - ⓐ
2 - ⓒ
3 - ⓑ
4 - ⓓ
5 - ⓕ
6 - ⓔ
7 - ⓖ
8 - ⓗ
9 - ⓙ
10 - ⓚ
11 - ⓘ
12 - ⓛ
13 - ⓜ

P. 256

9. 대장(큰창자)

1 - ⓑ
2 - ⓐ
3 - ⓓ
4 - ⓒ
5 - ⓔ
6 - ⓕ
7 - ⓖ
8 - ⓗ
9 - ⓙ
10 - ⓘ
11 - ⓚ
12 - ⓜ
13 - ⓝ
14 - ⓛ
15 - ⓞ
16 - ⓠ
17 - ⓟ
18 - ⓡ
19 - ⓤ
20 - ⓣ
21 - ⓢ
22 - ⓥ
23 - ⓧ
24 - ⓦ

P. 258

10. 간장

1 - ⓑ
2 - ⓐ
3 - ⓕ
4 - ⓗ
5 - ⓓ
6 - ⓒ
7 - ⓔ
8 - ⓖ
9 - ⓘ
10 - ⓙ
11 - ⓛ
12 - ⓚ
13 - ⓜ
14 - ⓝ
15 - ⓞ
16 - ⓠ
17 - ⓟ
18 - ⓢ
19 - ⓡ
20 - ⓣ
21 - ⓤ

P. 260

11. 쓸개, 이자, 지라, 샘창자

1 - ⓐ
2 - ⓒ
3 - ⓑ
4 - ⓓ
5 - ⓔ
6 - ⓖ
7 - ⓕ
8 - ⓗ
9 - ⓘ
10 - ⓙ
11 - ⓟ
12 - ⓞ
13 - ⓚ
14 - ⓛ
15 - ⓝ
16 - ⓜ
17 - ⓡ
18 - ⓠ
19 - ⓢ
20 - ⓣ
21 - ⓥ
22 - ⓤ
23 - ⓦ

P. 262

12. 배안의 시상단면도

1 - ⓐ
2 - ⓑ
3 - ⓒ
4 - ⓖ
5 - ⓗ
6 - ⓛ
7 - ⓜ
8 - ⓝ
9 - ⓙ
10 - ⓓ
11 - ⓔ
12 - ⓕ
13 - ⓘ
14 - ⓚ
15 - ⓞ
16 - ⓟ
17 - ⓡ
18 - ⓠ
19 - ⓧ
20 - ⓢ
21 - ⓣ
22 - ⓤ
23 - ⓦ

7장. 호흡기계통

p. 266

1. 호흡기계통의 모형도

1 - ⓐ
2 - ⓓ
3 - ⓑ
4 - ⓒ
5 - ⓔ
6 - ⓗ
7 - ⓕ
8 - ⓖ
9 - ⓛ
10 - ⓙ
11 - ⓘ
12 - ⓚ

P. 268

2. 비강(코안)

1 - A
2 - C
3 - B
4 - ⓐ
5 - ⓖ
6 - ⓓ
7 - ⓑ
8 - ⓗ
9 - ⓙ
10 - ⓘ
11 - ⓚ
12 - ⓛ
13 - ⓝ
14 - ⓜ
15 - ⓞ
16 - ⓟ
17 - ⓢ
18 - ⓡ
19 - ⓠ
20 - ⓣ
21 - ⓤ
22 - ⓥ
23 - ⓦ
24 - ⓨ
25 - ⓩ
26 - ⓒ

P. 270

3. 부비동(코곁굴)

1 - ⓞ

2 - ⓔ
3 - ⓒ
4 - ⓑ
5 - ⓐ
6 - ⓓ
7 - ⓕ
8 - ⓘ
9 - ⓗ
10 - ⓖ
11 - ⓙ
12 - ⓚ
13 - ⓛ
14 - ⓜ

P. 272

4. 인두와 후두

1 - ⓨ
2 - ⓑ
3 - ⓐ
4 - ⓒ
5 - ⓔ
6 - ⓓ
7 - ⓕ
8 - ⓗ
9 - ⓘ
10 - ⓖ
11 - ⓙ
12 - ⓛ
13 - ⓜ
14 - ⓟ
15 - ⓠ
16 - ⓚ
17 - ⓝ
18 - ⓞ
19 - ⓥ
20 - ⓢ
21 - ⓡ
22 - ⓣ
23 - ⓤ
24 - ⓦ
25 - ⓧ

P. 274

5. 기관지수(기관지나무)

1 - ⓐ
2 - ⓓ
3 - ⓔ
4 - ⓒ
5 - ⓗ
6 - ⓖ
7 - ⓘ
8 - ⓙ
9 - ⓚ
10 - ⓚ$_4$
11 - ⓚ$_5$
12 - ⓚ$_1$
13 - ⓚ$_2$
14 - ⓚ$_3$
15 - ⓛ
16 - ⓛ$_4$
17 - ⓛ$_5$
18 - ⓛ$_1$
19 - ⓛ$_2$
20 - ⓛ$_3$
21 - ⓜ
22 - ⓟ
23 - ⓠ
24 - ⓝ
25 - ⓞ

P. 276

6. 폐(허파)

1 - ⓒ
2 - ⓓ
3 - ⓔ
4 - ⓐ
5 - ⓑ
6 - ⓕ
7 - ⓖ
8 - ⓘ
9 - ⓚ
10 - ⓙ
11 - ⓛ
12 - ⓗ
13 - ⓜ
14 - ⓞ
15 - ⓝ

P. 278

7. 허파구역과 관련된 기관 및 기관지의 분지상태

1 - ⓐ
2 - ⓒ
3 - ⓑ
4 - ⓔ
5 - ⓓ
6 - ⓕ
7 - ⓗ
8 - ⓖ
9 - ⓙ
10 - ⓘ
11 -
12 - ⓞ
13 - ⓠ
14 - ⓚ
15 - ⓜ
16 - ⓢ
17 - ⓝ
18 - ⓡ
19 - ⓟ

P. 280

8. 호흡의 기전

1 - ⓓ
2 - ⓒ
3 - ⓔ
4 - ⓕ
5 - ⓖ
6 - ⓐ
7 - ⓑ
8 - A
9 - B

P. 282

9. 가슴막, 심장막, 세로칸의 구성

1 - ⓐ
2 - ⓔ
3 - ⓑ
4 - ⓓ
5 - ⓒ
6 - ⓕ
7 - ⓖ
8 - ⓗ
9 - ⓘ
10 - ⓞ
11 - ⓝ
12 - ⓜ
13 - ⓙ
14 - ⓛ
15 - ⓡ
16 - ⓟ
17 - ⓠ
18 - ⓢ

8장. 비뇨기계통

P. 286

1. 요로

1 - ⓘ
2 - ⓐ
3 - ⓑ
4 - ⓓ
5 - ⓔ
6 - ⓕ
7 - ⓖ
8 - ⓙ
9 - ⓒ
10 - ⓠ
11 - ⓢ
12 - ⓡ
13 - ⓤ
14 - ⓥ
15 - ⓣ
16 - ⓦ
17 - ⓚ
18 - ⓛ
19 - ⓝ
20 - ⓜ

21 - ⓞ
22 - ⓟ
23 - ⓧ

P. 288

2. 신장(콩팥)의 종단면
1 - ⓑ
2 - ⓒ
3 - ⓐ
4 - ⓓ
5 - ⓖ
6 - ⓕ
7 - ⓔ
8 - ⓘ
9 - ⓗ
10 - ⓙ
11 - ⓜ
12 - ⓚ
13 - ⓛ

P. 290

3. 토리와 콩팥세관
1 - ⓑ
2 - ⓐ
3 - ⓕ
4 - ⓔ
5 - ⓓ
6 - ⓖ
7 - ⓙ
8 - ⓗ
9 - ⓘ
10 - ⓚ
11 - ⓜ
12 - ⓟ
13 - ⓝ
14 - ⓞ
15 - ⓠ
16 - ⓡ

p. 292

4. 방광과 전립샘 및 요관의 횡단도
1 - ⓐ
2 - ⓒ
3 - ⓓ
4 - ⓑ
5 - ⓔ
6 - ⓖ
7 - ⓗ
8 - ⓕ
9 - ⓘ
10 - ⓙ
11 - ⓜ
12 - ⓞ
13 - ⓝ
14 - ⓟ
15 - ⓡ
16 - ⓠ
17 - ⓢ
18 - ⓣ
19 - ⓛ

9장. 생식기계통

P. 296

1. 남성생식기
1 - ⓓ
2 - ⓔ
3 - ⓕ
4 - ⓖ
5 - ⓛ
6 - ⓜ
7 - ⓚ
8 - ⓘ
9 - ⓑ
10 - ⓐ
11 - ⓒ
12 - ⓗ
13 - ⓙ
14 - ⓝ
15 - ⓞ
16 - ⓢ
17 - ⓡ
18 - ⓠ
19 - ⓟ
20 - ⓣ
21 - ⓤ

P. 298

2. 고환과 정자
1 - ⓗ
2 - ⓙ
3 - ⓘ
4 - ⓚ
5 - ⓜ
6 - ⓞ
7 - ⓝ
8 - ⓛ
9 - ⓤ
10 - ⓦ
11 - ⓥ
12 - ⓨ
13 - ⓧ
14 - ⓠ
15 - ⓟ
16 - ⓡ
17 - ⓢ
18 - ⓖ
19 - ⓕ
20 - ⓔ
21 - ⓑ
22 - ⓓ
23 - ⓒ
24 - ⓐ

P. 300

3. 정낭과 전립선(전립샘)
1 - ⓐ
2 - ⓑ
3 - ⓒ
4 - ⓓ
5 - ⓕ
6 - ⓖ
7 - ⓘ
8 - ⓗ
9 - ⓚ
10 - ⓙ
11 - ⓛ
12 - ⓝ
13 - ⓜ
14 - ⓟ
15 - ⓠ
16 - ⓢ
17 - ⓡ
18 - ⓣ
19 - ⓤ
20 - ⓦ
21 - ⓥ
22 - ⓧ

P. 302

4. 음경
1 - ⓐ
2 - ⓔ
3 - ⓒ
4 - ⓑ
5 - ⓕ
6 - ⓗ
7 - ⓖ
8 - ⓙ
9 - ⓚ
10 - ⓜ
11 - ⓛ
12 - ⓝ
13 - ⓞ
14 - ⓣ
15 - ⓟ
16 - ⓓ
17 - ⓧ
18 - ⓤ
19 - ⓦ
20 - ⓥ
21 - ⓠ
22 - ⓨ
23 - ⓩ

P. 304

5. 여성생식기
1 - ⓐ

2 - ⓑ
3 - ⓒ
4 - ⓓ
5 - ⓞ
6 - ⓝ
7 - ⓜ
8 - ⓙ
9 - ⓚ
10 - ⓘ
11 - ⓛ
12 - ⓕ
13 - ⓗ
14 - ⓟ
15 - ⓖ

P. 306

6. 내 · 외(속 · 바깥)생식기 구조

1 - ⓗ
2 - ⓒ
3 - ⓑ
4 - ⓐ
5 - ⓓ
6 - ⓕ
7 - ⓔ
8 - ⓖ
9 - ⓙ
10 - ⓚ
11 - ⓤ
12 - ⓝ
13 - ⓛ
14 - ⓜ
15 - ⓞ
16 - ⓢ
17 - ⓡ
18 - ⓣ
19 - ⓦ
20 - ⓠ
21 - ⓟ

P. 308

7. 정자와 난소

1 - ⓐ
2 - ⓒ
3 - ⓑ
4 - ⓓ
5 - ⓗ
6 - ⓔ
7 - ⓖ
8 - ⓕ
9 - ⓘ
10 - ⓚ
11 - ⓜ
12 - ⓛ
13 - ⓞ
14 - ⓟ
15 - ⓢ
16 - ⓣ
17 - ⓝ
18 - ⓡ
19 - ⓤ

P. 310

8. 자궁과 난관(자궁관)

1 - ⓟ
2 - ⓠ
3 - ⓑ
4 - ⓐ
5 - ⓕ
6 - ⓒ
7 - ⓔ
8 - ⓓ
9 - ⓗ
10 - ⓖ
11 - ⓘ
12 - ⓛ
13 - ⓙ
14 - ⓜ
15 - ⓞ
16 - ⓝ
17 - ⓡ

P. 312

9. 자궁내막의 주기적 변화

1 - A, B
2 - D
3 - C
4 - ⓐ
5 - ⓑ
6 - ⓒ
7 - ⓓ
8 - ⓔ

P. 314

10. 성주기

1 - ⓐ
2 - ⓐ^{1}
3 - ⓐ^{2}
4 - ⓐ^{3}
5 - ⓐ^{4}
6 - ⓕ,ⓕ'
7 - ⓖ
8 - ⓑ
9 - ⓒ
10 - ⓓ
11 - ⓔ^{4}
12 - ⓔ^{3}
13 - ⓔ^{2}
14 - ⓔ^{1}
15 - ⓗ
16 - ⓘ
17 - ⓙ
18 - ⓚ

P. 316

11. 유선(젖샘)

1 - ⓐ
2 - ⓑ
3 - ⓓ
4 - ⓒ
5 - ⓕ
6 - ⓔ
7 - ⓟ
8 - ⓠ
9 - ⓗ
10 - ⓖ
11 - ⓙ
12 - ⓘ
13 - ⓜ
14 - ⓚ
15 - ⓞ

P. 318

12. 회음(샅)과 불임시술 부위

1 - ⓒ
2 - ⓐ
3 - ⓑ
4 - ⓚ
5 - ⓓ
6 - ⓧ
7 - ⓔ
8 - ⓕ
9 - ⓖ
10 - ⓗ
11 - ⓙ
12 - ⓘ
13 - ⓛ
14 - ⓞ
15 - ⓢ
16 - ⓡ
17 - ⓠ
18 - ⓟ
19 - ⓣ
20 - ⓤ
21 - ⓥ
22 - ⓩ
23 - ⓦ

P. 320

13. 배란에서 착상까지의 과정과 태반의 모형도

1 - ⓐ
2 - ⓒ
3 - ⓑ
4 - ⓓ
5 - ⓔ
6 - ⓗ
7 - ⓖ
8 - ⓙ
9 - ⓘ

10 - ⓕ
11 - ⓛ
12 - ⓜ
13 - ⓝ
14 - ⓟ
15 - ⓞ
16 - ⓡ
17 - ⓠ
18 - ⓣ
19 - ⓥ

P. 322

14. 태반

1 - ⓐ
2 - ⓘ
3 - ⓑ
4 - ⓓ
5 - ⓒ
6 - ⓔ
7 - ⓚ
8 - ⓖ
9 - ⓗ
10 - ⓙ
11 - ⓛ
12 - ⓝ
13 - ⓞ
14 - ⓜ
15 - ⓟ
16 - ⓠ
17 - ⓢ
18 - ⓡ

10장. 내분비샘

P. 326

1. 내분비선(내분비샘)의 종류

1 - ⓑ
2 - ⓘ
3 - ⓗ
4 - ⓐ
5 - ⓒ
6 - ⓕ
7 - ⓓ
8 - ⓖ
9 - ⓙ
10 - ⓔ

P. 328

2. 뇌하수체

1 - ⓑ
2 - ⓓ
3 - ⓒ
4 - ⓐ
5 - ⓔ
6 - ⓕ
7 - ⓖ
8 - ⓘ
9 - ⓗ
10 - ⓚ
11 - ⓜ
12 - ⓛ
13 - ⓝ
14 - ⓙ
15 - ⓞ
16 - ⓟ
17 - ⓠ

P. 330

3. 뇌하수체의 기능에 대한 도해

1 - ⓖ
2 - ⓐ
3 - ⓓ
4 - ⓑ
5 - ⓔ
6 - ⓕ
7 - ⓘ
8 - ⓗ
9 - ⓟ
10 - ⓙ
11 - ⓠ
12 - ⓛ
13 - ⓚ
14 - ⓜ
15 - ⓞ

P. 332

4. 갑상선(갑상샘)과 부갑상선(부갑상샘)

1 - ⓐ
2 - ⓥ
3 - ⓑ
4 - ⓒ
5 - ⓚ
6 - ⓜ
7 - ⓘ
8 - ⓗ
9 - ⓡ
10 - ⓝ
11 - ⓕ
12 - ⓠ
13 - ⓞ
14 - ⓔ
15 - ⓓ
16 - ⓖ
17 - ⓟ
18 - ⓢ
19 - ⓣ
20 - ⓦ
21 - ⓧ
22 - ⓤ
23 - ⓨ
24 - ⓩ

P. 334

5. 부신

1 - ⓐ
2 - ⓒ
3 - ⓑ
4 - ⓓ
5 - ⓕ
6 - ⓖ
7 - ⓗ
8 - ⓙ
9 - ⓘ
10 - ⓔ
11 - ⓣ
12 - ⓚ
13 - ⓛ
14 - ⓝ
15 - ⓜ
16 - ⓞ
17 - ⓢ
18 - ⓟ
19 - ⓠ
20 - ⓡ

P. 336

6. 췌장(이자)

1 - ⓖ
2 - ⓢ
3 - ⓕ
4 - ⓐ
5 - ⓑ
6 - ⓓ
7 - ⓒ
8 - ⓗ
9 - ⓙ
10 - ⓘ
11 - ⓔ
12 - ⓛ
13 - ⓜ
14 - ⓚ
15 - ⓣ
16 - ⓞ
17 - ⓟ
18 - ⓠ
19 - ⓡ
20 - ⓝ

11장. 신경계통

P. 340

1. 뉴론과 축삭 피복의 구조

1 - ⓑ
2 - ⓐ

3 - ⓒ
4 - ⓕ
5 - ⓗ
6 - ⓖ
7 - ⓔ
8 - ⓓ
9 - ⓘ

P. 342

2. 시납스의 해부

1 - ⓐ
2 - ⓑ
3 - ⓔ
4 - ⓘ
5 - ⓕ
6 - ⓗ
7 - ⓖ
8 - ⓒ
9 - ⓓ
10 - ⓙ

P. 344

3. 신경교(신경아교)세포

1 - ⓒ
2 - ⓑ
3 - ⓐ
4 - ⓓ

P. 346

4. 중추신경계의 발생

1 - ⓒ
2 - ⓐ
3 - ⓑ
4 - ⓓ
5 - ⓗ
6 - ⓔ
7 - ⓕ
8 - ⓖ
9 - ⓙ
10 - ⓚ
11 - ⓛ
12 - ⓜ
13 - ⓞ
14 - ⓝ
15 - ⓠ
16 - ⓟ
17 - ⓡ
18 - ⓣ
19 - ⓢ

P. 348

5. 대뇌반구의 바깥면과 속면

1 - ⓐ
2 - ⓑ
3 - ⓒ
4 - ⓓ
5 - ⓔ
6 - ⓕ
7 - ⓖ
8 - ⓗ
9 - ⓘ
10 - ⓜ
11 - ⓝ
12 - ⓞ
13 - ⓢ
14 - ⓚ
15 - ⓙ
16 - ⓟ
17 - ⓠ
18 - ⓣ
19 - ⓥ
20 - ⓦ
21 - ⓧ
22 - ⓨ
23 - ⓩ
24 - A
25 - B
26 - C
27 - D

P. 350

6. 소뇌와 소뇌핵

1 - ⓐ
2 - ⓡ
3 - ⓑ
4 - ⓗ
5 - ⓙ
6 - ⓢ
7 - ⓒ
8 - ⓠ
9 - ⓖ
10 - ⓕ
11 - ⓓ
12 - ⓔ
13 - ⓚ
14 - ⓛ
15 - ⓜ
16 - ⓞ
17 - ⓟ
18 - ⓝ
19 - ⓘ
20 - ⓣ
21 - ⓤ
22 - ⓦ
23 - ⓥ
24 - ⓧ
25 - ⓩ
26 - ⓨ

P. 352

7. 뇌간(뇌줄기)

1 - ⓑ
2 - ⓛ
3 - ⓒ
4 - ⓚ
5 - ⓓ
6 - ⓙ
7 - ⓘ
8 - ⓔ
9 - ⓕ
10 - ⓗ
11 - ⓖ
12 - ⓜ
13 - ⓝ
14 - ⓟ
15 - ⓞ
16 - ⓡ
17 - ⓠ

P. 354

8. 간뇌(사이뇌)와 대뇌핵

1 - ⓒ
2 - ⓓ
3 - ⓑ
4 - ⓐ
5 - ⓔ
6 - ⓕ
7 - ⓣ
8 - ⓠ
9 - ⓡ
10 - ⓢ
11 - ⓖ
12 - ⓗ
13 - ⓞ
14 - ⓟ
15 - ⓘ
16 - ⓙ
17 - ⓛ
18 - ⓜ

P.356

9. 뇌척수막

1 - ⓗ
2 - ⓓ
3 - ⓔ
4 - ⓐ
5 - ⓑ
6 - ⓒ
7 - ⓕ
8 - ⓖ
9 - ⓘ
10 - ⓙ
11 - ⓛ
12 - ⓜ
13 - ⓝ
14 - ⓞ
15 - ⓟ
16 - ⓚ

17 - ⓢ
18 - ⓡ

P. 358

10. 뇌척수액의 순환도

1 - ⓐ
2 - ⓒ
3 - ⓓ
4 - ⓔ
5 - ⓑ
6 - ⓕ
7 - ⓖ
8 - ⓘ
9 - ⓛ
10 - ⓙ
11 - ⓗ
12 - ⓚ
13 - ⓝ
14 - ⓞ
15 - ⓜ

P. 360

11. 척수와 척수신경

1 - ⓐ
2 - ⓑ
3 - ⓒ
4 - ⓓ
5 - ⓙ
6 - ⓛ
7 - ⓔ
8 - ⓕ
9 - ⓖ
10 - ⓜ
11 - ⓝ
12 - ⓗ
13 - ⓘ
14 - ⓚ

P. 362

12. 척수의 구조

1 - ⓐ
2 - ⓒ
3 - ⓑ
4 - ⓔ
5 - ⓕ
6 - ⓓ
7 - ⓛ
8 - ⓚ
9 - ⓗ
10 - ⓘ
11 - ⓙ
12 - ⓜ
13 - ⓖ
14 - ⓞ
15 - ⓟ
16 - ⓡ
17 - ⓠ
18 - ⓢ
19 - ⓝ

P. 364

13. 반사궁(반사활)

1 - ⓐ
2 - ⓒ
3 - ⓑ
4 - ⓔ
5 - ⓓ
6 - ⓚ
7 - ⓜ
8 - ⓗ
9 - ⓕ
10 - ⓖ
11 - ⓘ
12 - ⓙ
13 - ⓛ
14 - ⓝ

P. 366

14. 뇌신경

1 - ⓑ
2 - ⓐ
3 - ⓓ
4 - ⓒ
5 - ⓕ
6 - ⓖ
7 - ⓗ
8 - ⓜ
9 - ⓘ
10 - ⓙ
11 - ⓡ
12 - ⓟ
13 - ⓠ
14 - ⓚ
15 - ⓛ
16 - ⓝ
17 - ⓞ
18 - ⓣ

P. 368

15. 후각신경과 시각신경

1 - A
2 - B
3 - ⓐ
4 - ⓒ
5 - ⓣ
6 - ⓓ
7 - ⓑ
8 - ⓢ
9 - ⓖ
10 - ⓚ
11 - ⓗ
12 - ⓘ
13 - ⓙ
14 - ⓔ
15 - ⓕ
16 - ⓧ

P. 370

16. 동안(눈돌림)신경, 활차(도르래)신경, 외전(갓돌림)신경

1 - ⓚ
2 - ⓒ
3 - ⓔ
4 - ⓓ
5 - ⓕ
6 - ⓙ
7 - ⓐ
8 - ⓘ
9 - ⓖ
10 - ⓗ
11 - ⓑ
12 - ⓛ

P. 372

17. 삼차신경

1 - ⓐ
2 - ⓑ
3 - ⓒ
4 - ⓓ
5 - ⓔ
6 - ⓘ
7 - ⓙ
8 - ⓚ
9 - ⓕ
10 - ⓖ
11 - ⓗ

P. 374

18. 안면(얼굴)신경

1 - ⓑ
2 - ⓒ
3 - ⓔ
4 - ⓓ
5 - ⓖ
6 - ⓘ
7 - ⓗ
8 - ⓕ
9 - ⓐ
10 - ⓙ
11 - ⓚ
12 - ⓛ
13 - ⓜ
14 - ⓝ

P. 376

19. 속귀신경과 혀인두신경

1 - ⓐ
2 - ⓑ

3 - ⓙ
4 - ⓓ
5 - ⓔ
6 - ⓘ
7 - ⓚ
8 - ⓖ
9 - ⓛ
10 - ⓜ
11 - ⓟ
12 - ⓞ
13 - ⓡ
14 - ⓢ
15 - ⓧ
16 - ⓨ
17 - ⓒ
18 - ⓕ
19 - ⓗ
20 - ⓝ
21 - ⓠ
22 - ⓣ
23 - ⓤ
24 - ⓥ

P. 378

20. 미주신경

1 - ⓕ
2 - ⓑ
3 - ⓒ
4 - ⓖ
5 - ⓔ
6 - ⓓ
7 - ⓘ
8 - ⓚ
9 - ⓙ
10 - ⓜ
11 - ⓛ
12 - ⓝ
13 - ⓞ
14 - ⓟ
15 - ⓡ
16 - ⓠ
17 - ⓢ
18 - ⓣ
19 - ⓤ
20 - ⓥ

P. 380

21. 부신경(더부신경)과 설하(혀밑)신경

1 - A
2 - B
3 - ⓐ
4 - ⓑ
5 - ⓖ
6 - ⓒ
7 - ⓨ
8 - ⓗ
9 - ⓘ
10 - ⓙ
11 - ⓧ
12 - ⓔ
13 - ⓕ
14 - ⓚ
15 - ⓛ
16 - ⓜ
17 - ⓦ
18 - ⓟ
19 - ⓠ
20 - ⓤ
21 - ⓣ
22 - ⓡ
23 - ⓢ

P. 382

22. 목신경얼기)

1 - ⓐ
2 - ⓒ
3 - ⓑ
4 - ⓔ
5 - ⓓ
6 - ⓕ
7 - ⓖ
8 - ⓘ
9 - ⓗ
10 - ⓙ
11 - ⓛ
12 - ⓞ
13 - ⓜ
14 - ⓚ

P. 384

23. 완신경총(팔신경얼기)

1 - ⓛ
2 - ⓚ
3 - ⓟ
4 - ⓓ
5 - ⓖ
6 - ⓔ
7 - ⓕ
8 - ⓗ
9 - ⓙ
10 - ⓘ
11 - ⓐ
12 - ⓞ
13 - ⓒ
14 - ⓑ
15 - ⓧ
16 - ⓨ

P. 386

24. 하지(다리)신경

1 - ⓐ
2 - ⓒ
3 - ⓑ
4 - ⓓ
5 - ⓔ
6 - ⓕ
7 - ⓖ
8 - ⓙ
9 - ⓘ
10 - ⓚ
11 - ⓛ
12 - ⓗ
13 - ⓝ
14 - ⓞ
15 - ⓜ
16 - ⓟ
17 - ⓠ
18 - ⓡ
19 - ⓢ
20 - ⓣ

P. 388

25. 교감신경계의 해설도

1 - ⓐ
2 - ⓑ
3 - ⓓ
4 - ⓒ
5 - ⓕ
6 - ⓔ
7 - ⓖ
8 - ⓗ
9 - ⓘ
10 - ⓛ
11 - ⓚ
12 - ⓙ
13 - ⓜ
14 - ⓝ
15 - ⓠ
16 - ⓟ
17 - ⓞ
18 - ⓡ
19 - ⓢ
20 - ⓣ
21 - ⓤ
22 - ⓦ

P. 390

26. 부교감신경의 해설도

1 - ⓐ
2 - ⓑ
3 - ⓒ
4 - ⓓ
5 - ⓔ
6 - ⓘ
7 - ⓗ
8 - ⓖ

9 - ⓕ
10 - ⓙ
11 - ⓚ
12 - ⓜ
13 - ⓛ
14 - ⓝ
15 - ⓟ
16 - ⓞ

12장. 총피(온피부)

P. 394

1. 피부의 감각수용기

1 - ⓐ
2 - ⓑ
3 - ⓗ
4 - ⓓ
5 - ⓒ
6 - ⓔ
7 - ⓕ
8 - ⓘ
9 - ⓙ
10 - ⓛ
11 - ⓚ
12 - ⓞ
13 - ⓝ
14 - ⓜ
15 - ⓟ
16 - ⓠ
17 - ⓡ

P. 396

2. 털, 모낭(털주머니), 손 · 발톱

1 - ⓐ
2 - ⓒ
3 - ⓑ
4 - ⓓ
5 - ⓝ
6 - ⓜ
7 - ⓔ
8 - ⓖ
9 - ⓕ
10 - ⓗ
11 - ⓘ
12 - ⓙ
13 - ⓚ
14 - ⓛ
15 - ⓞ
16 - ⓟ
17 - ⓠ
18 - ⓢ
19 - ⓣ
20 - ⓤ
21 - ⓦ
22 - ⓥ

P. 398

3. 연관통

1 - ⓐ
2 - ⓒ
3 - ⓑ
4 - ⓔ
5 - ⓓ
6 - ⓕ
7 - ⓙ
8 - ⓖ
9 - ⓘ
10 - ⓚ
11 - ⓛ

13장. 감각기관

P. 402

1. 눈의 층구조

1 - ⓐ
2 - ⓒ
3 - ⓖ
4 - ⓔ
5 - ⓑ
6 - ⓗ
7 - ⓘ
8 - ⓙ
9 - ⓚ
10 - ⓛ
11 - ⓜ
12 - ⓓ
13 - ⓕ
14 - ⓟ
15 - ⓢ
16 - ⓠ
17 - ⓡ
18 - ⓨ
19 - ⓧ
20 - ⓤ
21 - ⓦ
22 - ⓥ
23 - ⓣ
24 - ⓩ
25 - ⓝ
26 - ⓞ

P. 404

2. 안방수(안구방수)의 배출과 눈물기관

1 - ⓒ
2 - ⓐ
3 - ⓑ
4 - ⓓ
5 - ⓕ
6 - ⓔ
7 - ⓙ
8 - ⓚ
9 - ⓛ
10 - ⓜ
11 - ⓟ
12 - ⓠ
13 - ⓝ
14 - ⓞ
15 - ⓣ
16 - ⓡ
17 - ⓤ
18 - ⓢ
19 - ⓗ
20 - ⓖ
21 - ⓘ

P. 406

3. 눈의 근육과 시각신경로

1 - ⓒ
2 - ⓔ
3 - ⓐ
4 - ⓖ
5 - ⓑ
6 - ⓕ
7 - ⓓ
8 - ⓗ
9 - ⓘ
10 - ⓙ
11 - ⓚ
12 - ⓢ
13 - ⓛ
14 - ⓝ
15 - ⓜ
16 - ⓞ
17 - ⓠ
18 - ⓟ
19 - ⓡ
20 - ⓣ

P. 408

4. 귀의 구조

1 - ⓓ
2 - ⓡ
3 - ⓕ
4 - ⓑ
5 - ⓐ
6 - ⓒ
7 - ⓗ
8 - ⓖ
9 - ⓘ
10 - ⓞ
11 - ⓔ
12 - ⓝ
13 - ⓙ
14 - ⓠ
15 - ⓜ
16 - ⓛ
17 - ⓟ

18 - ⓚ
19 - ⓢ
20 - ⓤ
21 - ⓣ
22 - ⓧ
23 - ⓩ
24 - ⓥ

P. 410

5. 와우관(달팽이관)의 구조

1 - ⓐ
2 - ⓔ
3 - ⓘ
4 - ⓞ
5 - ⓒ
6 - ⓑ
7 - ⓗ
8 - ⓖ
9 - ⓚ
10 - ⓜ
11 - ⓛ
12 - ⓝ
13 - ⓠ
14 - ⓟ

P. 412

6. 후각기관

1 - ⓐ
2 - ⓓ
3 - ⓑ
4 - ⓒ
5 - ⓔ
6 - ⓕ
7 - ⓗ
8 - ⓖ
9 - ⓜ
10 - ⓟ
11 - ⓞ
12 - ⓛ
13 - ⓝ
14 - ⓙ
15 - ⓚ

P. 414

7. 미각기관

1 -A
2 - C
3 - D
4 - B
5 - ⓐ
6 - ⓔ
7 - ⓓ
8 - ⓑ
9 - ⓟ
10 - ⓕ
11 - ⓖ
12 - ⓗ
13 - ⓘ
14 - ⓒ
15 - ⓙ
16 - ⓚ
17 - ⓛ
18 - ⓜ
19 - ⓝ

색칠사람해부학

2008년 3월 20일 초판발행
2011년 1월 15일 개정판발행

지은이 : 정영태, 김금숙, 김쌍용, 김용남, 박순옥, 서미경, 양정화,
정경아, 정헌근, 조광호, 차병헌, 최정현, 최종운, 홍성일

펴낸이 : 이상태

펴낸곳 : 청구문화사
(120-831)서울특별시 서대문구 연희 1동 436-1번지

전 화 : 02-332-0541(代) FAX : 02-337-9577

등 록 : 1990년 11월 2일 제9-247호

가격 25,000원

ISBN 978-89-5616-409-0 93510